Handbuch

der

allgemeinen und speciellen Chirurgie

von

Dr. A. Wernher,
Professor der Chirurgie und pathologischen Anatomie, Director des chirurgischen Klinikums an der Universität zu Gieſsen.

Erster Band.

Gieſsen, 1846.
J. Ricker'sche Buchhandlung.

Handbuch

der

allgemeinen und speciellen Chirurgie

von

Dr. A. Wernher,
Professor der Chirurgie und pathologischen Anatomie, Director des chirurgischen Klinikums an der Universität zu Giefsen.

Ersten Bandes erste Abtheilung.

Giefsen, 1846.
J. Ricker'sche Buchhandlung.

Vorwort.

Der Verfasser eines Handbuches, eines Buches also, welches, wenn es auch die Ergebnisse eigener Untersuchung nicht gänzlich ausschliefst, doch mehr nur die Zusammenstellung und Bearbeitung des früher schon Bekannten beabsichtigt und welches seinen Werth weniger in dem Reichthume neuer Ansichten über die Erscheinungen der Krankheiten und der Bekanntmachung neuer Hülfsmittel denselben abzuhelfen zu suchen hat, als vielmehr in der, dem Zeitbedürfnisse angepafsten Zweckmäfsigkeit und der Vollständigkeit, mit der es das Material ordnet, das Brauchbare aus dem Chaos des Unbrauchbaren, Veralteten, mit dem die ärztlichen Wissenschaften überladen sind, sondert, hat sich zunächst darüber auszusprechen, in wie weit er zu diesem Unternehmen berechtigt und durch ein wirkliches Bedürfnifs aufgefordert war.

Schon die academische Stellung des Verfassers möchte jedoch die Herausgabe eines eigenen Handbuches, als Grundlage für seine Vorlesungen, rechtfertigen. Soll nämlich in der verhältnifsmäfsig kurzen Zeit, die den Vorträgen über ausgedehnte Fächer auf Universitäten gewidmet werden kann, eine Lehre erschöpfend abgehandelt und den Zuhörern die Mittel an die Hand gegeben werden, ihren Inhalt sich dauernd anzueignen und doch der Lehrer nicht so an den Buchstaben gefesselt sein, dafs er nicht in freiem Vortrage, seinen Eingebungen folgend, sich ergiefsen dürfte, so bleibt nur ein Mittel, die Zugrundelage eines Handbuches übrig, dessen Angaben der Lehrer als die seinigen anerkennt.

Jahre lang hat sich der Verfasser damit beholfen, fremde Handbücher seinen Vorlesungen zu Grunde zu legen, dieses Auskunftsmittel aber von Jahr zu Jahr unzulänglicher gefunden, da mit jedem Tage, mit jeder neuen Erfahrung die Zahl der Punkte sich mehrte, in welchen seine Ansichten nicht vollkommen mit denen eines Dritten, über die Darstellung wissenschaftlicher Gegenstände und die Ausdehnung, die denselben zu geben seien, übereinstimmten. Unter solchen Verhältnissen aber artet der Vortrag, der einem fremden Handbuche folgt, zuletzt in eine ausführliche Kritik und Vervollständigung eines Buches aus, was eben so zeitraubend, als wenig anregend für die Zuhörer ist.

Hiermit möchte für einen academischen Lehrer die Herausgabe eines eigenen, vorzüglich seinen Zuhörern gewidmeten Handbuches, stets vollkommen gerechtfertigt sein; aufserdem aber scheint überhaupt jetzt eine günstige Zeit eingetreten zu sein, einen Versuch zu machen, die Ergebnisse wissenschaftlicher Forschungen im Gebiete der Wundarzneikunde in einem neuen Handbuche zusammen zu fassen.

Die Chirurgie, die es mehr mit in die Sinne fallenden Gegenständen zu thun hat, hielt sich von jeher glücklicher Weise ziemlich frei von der Sucht, ihr Wissen in das Procrustesbett eines Systemes zu zwängen, sie ist daher in dem Verlaufe des letzten Jahrhunderts den nachtheiligen Einflüssen mystischer und philosophischer Naturansichten, hohler Hypothesen und unheilvoller Systemmacherei mehr entgangen, als die innere Medicin. Ihre Richtung ist stets mehr praktisch und weniger theoretisirend gewesen. Glücklicher Weise aber ist die Zeit jetzt vorüber gegangen, in der ein theoretisirender und ein unglücklicher Arzt ziemlich gleichbedeutend waren; Physiologie und Pathologie haben sich von den Fesseln unheilvoller Systeme befreit, sie sind zu einer naturgetreuen, rationell-empirischen Bearbeitung zurückgekehrt und die Chirurgie hat sich ihnen wieder anzuschliefsen, um auch ihrerseits von den Vortheilen Gebrauch zu machen, welche zwar zunächst für Physiologie und Pathologie, aber auch durch diese für die praktischen Fächer, durch die glücklichen Bearbeitungen der Histologie, der pathologischen Anatomie, so wie durch die Anwendung der organischen Chemie gewonnen worden sind. Wir begnügen uns nicht mehr mit Krankheitsbildern, wie sie die treue Beobachtung der äufsern Erscheinungen auffafst, wir verlangen vielmehr, mit Fug und Recht, auch den Schlüssel zu erhalten, der uns, so weit es ohne Hypothesen geschehen kann, das Verständnifs der ursächlichen Verkettung der einzelnen Erscheinungen, den Zugang zu der Kenntnifs des innern Triebwerkes der Krankheit aufschliefst.

Mit Recht dürfen wir fordern, dafs unsere Einsicht über das Wesen der Krankheiten nicht auf die blofse Bekanntschaft mit den äufsern Erscheinungen, sondern auf die Kenntnifs des wahren und primären Sitzes, der wesentlichen Veränderungen der festen und flüssigen Bestandtheile unseres Körpers, auf die genauere Einsicht über die Abhängigkeit der einzelnen Erscheinungen von einander, begründet sei. Eine gleich klare Einsicht müssen wir von den Wirkungen unserer Heilmittel haben, wenn wir auf den Namen rationeller Aerzte Anspruch machen wollen.

Diese Zwecke zu fördern hat sich der Verfasser zu einer Hauptaufgabe seines Handbuches gemacht und daher sich nicht darauf beschränkt, blofs vollständige und getreue Beschreibungen der einzelnen Krankheiten, ihres Verlaufes und der bewährten Behandlungsmethoden derselben zu liefern, sondern einen gleichen Werth darauf gelegt, das Verständnifs der innern Vorgänge, so weit als möglich, zu eröffnen. Ein Eingehen in die Tagespolemik glaubte er sich jedoch nicht gestatten zu dürfen. Hiermit jedoch fordert das Handbuch einen verhältnifsmäfsig gröfseren Umfang, als ihn die meisten früheren bedurften. Der Verfasser hat sich aber überhaupt nicht vorgesetzt ein Lehrbuch zu schreiben, welches, als Grundlage zu Vorlesungen, den Gang im Ganzen vorzeichnet und dem mündlichen Vortrage überläfst, die Lücken auszufüllen und das blofs Angedeutete auszuführen, er wollte vielmehr ein Handbuch liefern, welches dem angehenden Arzte, auch nach Vollendung seiner academischen Studien, die Aufschlüsse zu geben vermag, deren er etwa bedürfen könnte und für welche ihm die mündliche Unterweisung seines Lehrers nicht mehr zu Gebote steht. Hiermit ist eine gröfsere Vollständigkeit und Ausführlichkeit im Einzelnen nothwendig geworden, neben der jedoch ein zweckmäfsiger, freier und anregender Vortrag recht wohl bestehen kann, ja meiner Ansicht nach erst möglich wird.

Innere und äufsere Heilkunde sind nur durch eine hergebrachte Uebereinkunft und nicht durch irgend einen logischen Grund getrennte Wissenschaften; die Vertreter beider werden sich, so wie es früher geschehen ist, so auch in Zukunft gegenseitiger Eingriffe in ihre Gebiete beschuldigen und die Versuche, die Gränzen derselben scharf zu ziehen, werden scheitern, so wie sie bis jetzt alle gescheitert sind. Diese Unsicherheit der Gränze ist es, die Manchen in diesem Handbuche dieses und jenes wird finden lassen, was er mit mehr Recht, der innern Medicin zugerechnet wissen möchte, so wie Andere vielleicht ihre Ansprüche über Ausführlichkeit nicht ganz befriedigt finden. Die Operationslehre namentlich glaubte der Verfasser unberührt lassen zu dürfen, weil sie mehrfach in neuern gesonderten Werken abgehandelt wurde, auf allen Universitäten in besonderen Vorträgen gelehrt wird und weil ihr hier doch nicht die nöthige Ausführlichkeit hätte gegeben werden können. Es schien zweckmäfsiger, den Raum, der hiermit gewonnen wurde, der Krankheitserklärung zuzuwenden, denn:

qui bene distinguit, bene medebitur.

Der Verfasser.

Erster Theil.
Von der Entzündung.

Erster Abschnitt.
Von der Entzündung und ihren nächsten Ausgängen im Allgemeinen.

Literatur.

Im Allgemeinen.

Wedekind, allgemeine Theorie der Entzündung und ihrer Ausgänge. 1791. Brambilla, Abhandl. von der Phlegmone und ihren Ausgängen. Aus dem Ital. von Schmidt. — H. v. d. Bosch, theoretisch-praktische Versuche über die E. und ihre Endigungen. Münster 1780. — Hunter, Versuche über das Blut, die Entzündung und die Schufswunden. Uebers. von Hebenstreit. Bd. 2. — J. Thomson, über die Entzündung. Uebers. von Krukenberg. Bd. 2. 1820. — B. Travers, the Physiology on inflammation and the healing process. London 1844. — An Inquiry concerning that disturbed state of the vital functions usually denominated constitutional irritation. Lond. 1826. — Naumann, zur Lehre von der E. — J. Scott, surgical observations on the treatment of inflammation. — Vogel, Art. Entzündung im Handwörterbuch d. Physiologie v. Wagner, Bd. 1. — J. Burns, dissertations on inflammation. Vol. 2. Glasgow 1800. — Broussais, histoire des phlegmasies ou inflammations chroniques. 2 Vol. Paris 1836. Étude raisonnée des phlegmasies fondée sur l'anatomie pathologique et sur l'observation clinique. Par. 1808. — J. H. James, observations on the general principles and on the particular nature and treatment of various species of infl. Lond. 1832. — G. Rogerson, a treatise on infl. Vol. 182. Lond. 1832. — Zink, über E. und ihre Ausgänge in morphologischer und genetischer Beziehung. Jahrb. des ärztl. Vereins zu München 1842. — Unger, Beiträge zur Klinik der Chirurgie. Bd. 1. Leipz. 1833. — Henle, pathol. Untersuchungen. Berl. — Stilling, über Spinal-Irritation. — Henle, Zeitschrift für rationelle Med. Bd. 2. — Dzondi, de inflammatione aphorismi. Halae 1814. — G. Rasori, Theorie der E. Aus dem Ital. von Runge. Berl. 1838. — Hausmann, über E. Hannover 1837.

Anatomie der Entzündungen.

Gendrin, anat. Beschreibung der E. und ihrer Folgen. Uebers. v. Radius. 1828. — Nasse, die E. nach ihren anat. Ergebnissen. Arch. f. med. Erfahrung März, April 1834. — Carswell, illustration on the elementary formes of disease. Fasc. 1. — Vogel, Tafeln zur patholog. Histologie.

Mikroscopische Untersuchung der Entzündungen.

Kaltenbrunner, experimenta circa statum sanguinis et vasorum in inflammatione. — Hastings, a treatise on infl. of the moucous membrane of the lungs. Uebers. v. Busch. Lond. 1820. — Koch, de observationibus nonnullis microscopicis sanguinis cursum et inflammat. spectantibus. Berol. 1825. — C. F. Koch, über die E. nach mikroscop. Versuchen; Meckel's Archiv für Anat. u. Physiol. Bd. VI. 1832. — Gluge, observationes nonnullae microscopicae fila (quae primitiva dicunt) in inflammatione spectantes. Berol. 1835. — Anat.-mikroscop. Untersuch. zur allgem. und speciellen Pathologie. Hft. 1 u. 2. — Emmert, Beiträge zur Pathologie und Therapie mit besonderer Berücksichtigung der Chirurgie. Hft. 1. Bern 1832. Observationes quaedam microscopicae in partibus animalium pellucidis institutae de inflammatione. Berol. 1835. — Latour, revue méd. Janv. 1840. — Dubois, prèleçons de pathologie expérimentale. Paris 1841. — Gierse, quaenam sit ratio caloris organici partium inflammatione laborantium.

Blut bei Entzündungen.

Nasse, das Blut in mehrfacher Beziehung physiologisch und pathologisch untersucht. Bonn 1836. — G. Andral, essai d'hématologie patholog. Par. 1843. Andral u. Gavaret, Untersuchungen über die Veränderungen der Mengenverhältnisse des Faserstoffes &c. Aus dem Franz. von Walther. — Andral et Gavaret, réponse aux principales objections dirigées contre les procédés suivies dans les analyses du sang. — Magendie, Vorlesungen über die physikalischen Erscheinungen des Lebens. Bd. IV. — Piorry, Haemopathologie, a. d. Franz. von Krupp. — Simon, Handb. der angewandten med. Chemie. — Lehmann, Lehrbuch der physiologischen Chemie. — Hoffmann, das Protein und seine Verbindungen. — Scherer, chemische und mikroscopische Untersuchungen zur Pathologie. Würzb. 1843. — Wunderlich, pathologische Physiologie des Blutes. Stuttg. 1845. — J. Liebig, die organische Chemie in ihrer Anwendung auf Physiologie und Pathologie. — Becquerel et Rodier, recherches sur la composition du sang dans l'état de santé et dans l'état de maladie. Gaz. méd. 1845. — Giovanni Polli, die Gerinnung und Speckhaut des Blutes bezüglich ihrer Ursachen und ihres symptomatischen Werthes, namentlich als Entscheidungsmomente für den Aderlafs.

Secretionen bei Entzündungen.

Zimmermann, über die Lehre von den Krisen und den kritischen Tagen, insbes. über die Harnkrise in Entzündungen. Simon's Beiträge zur physiol. und pathol. Chemie und Mikroscopie p. 368. — Becquerel, der Urin im gesunden und krankhaften Zustande, übers. von Neubert, 1842. — Lheritier, traité de chimie pathologique. Paris 1842.

Als Entzündung bezeichnet man denjenigen, dem normalen Ernährungsprocefs nahe verwandten Krankheitszustand, bei welchem, in einem mit Blutgefäfsen versehenen Theile, das Blut in gröfserer Quantität, als zur normalen Ernährung erforderlich ist, angehäuft und zugleich der Erregungszustand der Nerven, zunächst der ganglionären, gesteigert ist. Da dieser Procefs sehr vielen chirurgischen Krankheiten zu Grunde liegt, oder sie begleitet, oder der Wundarzt bei seinen Heilversuchen sich desselben bedient, so ist er von jeher mit Recht an die Spitze des Systemes der Wundarzneikunde gestellt worden. So oft man auch versucht hat, die Entzündung aus der Reihe der selbstständigen Krankheiten zu streichen, sie gleichsam in ihre einzelnen Elemente aufzulösen, so ist doch bis jetzt durch keinen dieser Versuche, eben weil sie nur an einzelne Erscheinungen, die Stockung des Blutes (Andral's Hyperaemie, Eisenmann's Stasis, Magendie's Folgen der Defibrination) u. s. w., die auch bei ganz verschiedenen Krankheiten vorkommen können, sich hielten, etwas Genügenderes an die Stelle gesetzt, vielmehr nur neue Verwirrung und Nachtheil für die praktische Anwendung geschaffen worden, indem die verschiedenartigsten und wesentlich entgegengesetzten Zustände, scorbutische und typhöse Blutstockungen, Extravasate und passive Congestionen, mit entzündlichen Congestionen auf höchst einseitige Weise in eine Reihe gestellt wurden. Wie so viele andere Krankheiten besteht die Entzündung nicht aus einem Elemente, sondern aus mehren, aus deren Zusammenwirken erst das Bild der vollständigen Krankheit hervorgeht. Einzelne Elemente der Krankheit können in einzelnen Fällen vorwiegen, andere zurücktreten, aber nur wo sämmtliche vorhanden sind, verdient die Krankheit den Namen einer wahren Entzündung.

Die Aufstellung einer besondern Krankheitsclasse, Entzündung, wird dadurch, dafs sie in andere Formen und Classen übergeht, eben so wenig gestört, wie dieses von andern Krankheiten, ja fast von allen Naturgegenständen der Fall ist, dafs sie sich nicht mit scharfen Gränzen an einander reihen, sondern in Uebergangsformen und durch diese in andere Classen auslaufen.

Ein Theil der der Entzündung eigenthümlichen Veränderungen erkennen wir mit unsern unbewaffneten Sinnen, zur Wahrnehmung anderer bedarf es des Mikroscopes, der anatomischen und chemischen Untersuchung.

Die mit unbewaffneten Sinnen erkennbaren Erscheinungen der Entzündung sind folgende:

Schmerz; Grad, Beschaffenheit, Verschiedenheit desselben.

Die Entzündung beginnt in der Regel, namentlich wenn sie aus äufsern traumatischen Veranlassungen hervorgegangen ist, mit einem Gefühle gesteigerter nervöser Erregung, das sich in den meisten Organen, und in allen, welche mit Tastnerven versehen sind, als Schmerz, zuweilen auch als ein nicht gerade unangenehmer Kitzel, oder in Organen, deren Nerven nicht zu den eigentlichen Tastnerven gehören, als eine krankhaft gesteigerte Empfindung ausspricht, welches wir nicht als Schmerz zu bezeichnen pflegen, z. B. im Auge als Funkensehen u. s. w.

Die Heftigkeit und die Beschaffenheit des Schmerzes wechseln nach dem Grade, dem Sitze der Entzündung, dem Charakter derselben, sowie der eigenthümlichen Empfindungsweise der an der Krankheit

Theil nehmenden peripherischen Nerven und der Nervencentra, bis zu welchen sich die Erregung erstreckt, nach dem Grade der Erregbarkeit des Nervensystems im Allgemeinen. Die Heftigkeit des Schmerzes steht zwar, im Allgemeinen, im Verhältnifs zu dem relativen Reichthume des erkrankten Organes an Empfindungsnerven, doch werden auch Gewebe, welche nur mit sympathischen Fasern versorgt sind, durch die Entzündung schmerzhaft, indem die gesteigerten Erregungen nicht in den nächsten Ganglien, oder dem Rückenmarke, untergehen, sondern sich bis zum Gehirne fortpflanzen. Die An- oder Abwesenheit deutlichen Entzündungsschmerzes in solchen Organen hängt von der Stärke der localen Erregung ab; oft bedarf es einer weitern äufsern Erregung, durch Druck, Wärme etc., um den Schmerz unzweideutiger hervortreten zu lassen. Er ist im Beginne der Krankheit häufig ein reiner Wundschmerz, bedingt durch die unmittelbare Einwirkung der Entzündungsursache auf die peripherischen Nerven des erkrankten Theiles. Diese unmittelbare Erregung kann in dem ganzen Verlaufe der Krankheit in gröfserm oder geringerm Maafse fortdauern. Oft ist der Sitz des Schmerzes nur scheinbar in peripherischen Theilen, der That nach aber in den Centralgebilden des Nervensystems zu suchen, von denen er sich secundär durch Reflex auf jene verbreitet.

In dem spätern Verlaufe der Krankheit hängt die Heftigkeit des Schmerzes hauptsächlich von dem Grade der entzündlichen Spannung und Congestion ab, von dem Drucke und der Zerrung, die die überfüllten Capillarien auf die Nerven ausüben. Organe, welche wegen ihres eigenen Baues, oder weil sie mit unnachgiebigen Gebilden umhüllt sind, der Entzündungscongestion nicht frei nachzugeben vermögen, werden, wenn sie selbst auch sehr nervenarm sind, durch Entzündung sehr schmerzhaft und der Schmerz läfst augenblicklich nach, sobald durch Schnitt oder partiellen Brand die Möglichkeit einer freiern Ausdehnung gegeben ist. Geringern Einflufs auf die Erregung des Schmerzes kann auch die vermehrte Hitze äufsern.

Der Schmerz ist im Anfange der Entzündung in der Regel brennend, stechend, reifsend, nicht selten nachlassend und aussetzend. Wenn mit der gesteigerten Nervenerregung die Congestion sich ausbildet, wird der Schmerz anhaltender, gleichmäfsiger, bis er mit dem höchsten Grade der Dehnung unerträglich spannend und drückend geworden ist. Jetzt läfst er häufig wieder nach, entweder weil die Entzündung sich zum Bessern wendet, oder weil die Nerven anfangen gelähmt zu werden, der Uebergang in Brand bevorsteht.

In Sinnesorganen vermindert sich bei der Entzündung die Empfänglichkeit für die ihnen zustehenden adäquaten Reize (das Auge unterscheidet die Gegenstände nicht mehr), während ihr Gemeingefühl gesteigert wird.

In der Regel ist der Entzündungsschmerz anhaltend und nachlassend und nur nach besondern Ursachen aussetzend. Ebenso kommt das Gefühl von Pochen, Reifsen und Schiefsen nur besondern Entzündungszuständen zu. Jenes findet man bei Entzündungen sehr gefäfsreicher, empfindlicher und von festen Membranen umhüllter Gebilde, indem bei starker Spannung die sehr gereizten Nerven die Pulsationen der naheliegenden Arterien fühlen, oder wenn die Arterien selbst an der Entzündung Antheil nehmen und die gesteigerte Empfindlichkeit ihrer eigenen Nerven ausnahmsweise die Erregung bis zum Sitze des Bewufstseins fortsetzt, dieses in nervösen Gebilden, Fascien und fibrösen Häuten.

Röthe; Ursache, Grade und Verschiedenheit derselben.

Früher oder später nach dem Auftreten des Schmerzes erscheint die Röthe; nur wenn die Entzündung aus einfach congestiven Zuständen sich hervorbildet, geht sie ihm voraus. Die Ursache der Röthe liegt im Allgemeinen in dem gröfsern Reichthume des entzündeten Theiles an Blut, insbesondere aber darin, dafs die Capillarien sehr ausgedehnt und stärker mit Blut erfüllt sind, dafs sich in ihnen die Blutscheiben dichter an einander und an die Wand des Gefäfses andrängen, dafs sie in Gefäfse eintreten, die sonst nur Serum in sich aufnehmen, dafs sie endlich dem Blutserum ihren Farbestoff mittheilen und mit diesem, oder selbst unverändert, aus dem Gefäfse austreten und das ganze Parenchym durchtränken und färben. Bei chronisch verlaufenden Entzündungen bilden sich endlich neue Gefäfse, welche sich gleichfalls in den Zustand der Entzündung versetzen und ihren gefärbten Inhalt durchschimmern lassen.

So lange das Blut noch zu- und abzufliefsen vermag, ist die Röthe in der Regel hell, arteriell, später mit beginnender Stockung wird sie dunkler, venöser, und endlich, mit vollendeter Stockung, geht sie in's Schieferblaue, Violettblaue, selbst Schwarze über.

Hat die Entzündungsröthe von Anfang an eine in's Bläuliche ziehende Farbe, so liegt die Ursache hiervon bald in der mehr venösen Beschaffenheit der gesammten Säftemasse, bald in der gestörten Function der Respirationsorgane, dem gelähmten Einflusse des Nervensystemes,. oder der Einwirkung miasmatischer und septischer Gifte. Dunkle, bläuliche Röthe findet sich bei Entzündungen torpider Subjecte, in nervenarmen Gebilden, helle Carmoisinröthe in nervenreichen Theilen und bei lebhafter Erregung des Nervensystemes. — Gelbliche

Färbung der Röthe findet sich ebenfalls nur bei besondern Veranlassungen und Complicationen der Entzündung.

Gewebe, welche im normalen Zustande nur mit sehr engen und wenigen Gefäfsen versehen sind, nehmen durch die Entzündung häufig nur einen grauröthlichen Schimmer an, sie können jedoch im Verlaufe der Krankheit stärker vascularisirt werden und färben sich alsdann entschiedener roth. Ob gänzlich gefäfslose Gewebe, wie die Gelenkknorpel Erwachsener, überhaupt vascularisirt und dadurch zur Entwicklung der Entzündung fähig gemacht werden können, wird von Vielen geleugnet, scheint jedoch möglich zu sein.

In allen gefäfsarmen, oder erst neu vascularisirten Geweben, ist die Röthe im Anfange nie gleichmäfsig, sondern in Flecken und Striemen vertheilt, erst mit der reichlichern Entwicklung der Capillarien wird sie in ihnen gleichmäfsiger, wie sie in gefäfsreicheren Geweben von Anfang an ist.

Verschwindet die Röthe noch unter dem Fingerdrucke, so zeigt sie einen geringern Grad und eine oberflächlichere Entzündung an, als wenn sie unter dem Drucke bleibt; in dem erstern Falle ist noch keine, in dem zweiten dagegen vollständige Stagnation des Blutes und Durchtränkung des Parenchyms mit Blutroth eingetreten.

Geschwulst; Ursachen derselben.

Entzündete Organe sind immer geschwollen; man sieht dieses am deutlichsten, wenn nicht die ganze Masse eines Gebildes, sondern nur ein Theil davon erkrankt ist. Mit der Geschwulst bildet sich ein derselben, so wie der gröfsern oder geringern Nachgiebigkeit des entzündeten Theiles entsprechender Grad von Spannung aus. Nur wenn sich die Entzündung ihrem Ausgange naht, findet manchmal Verminderung des Umfangs eines Organes im Ganzen statt, immerhin aber ist Zunahme des Umfanges, als Begleiter der Entzündungsausgänge, häufiger.

In den frühern Stadien hängt die Geschwulst von dem vermehrten Zuströmen des Blutes zu den Capillarien, der stärkern Erfüllung derselben mit Blut ab, und erreicht, so lange diese Ursache allein besteht, nur mäfsige Ausdehnung; später wird sie unterhalten und gesteigert durch das stärkere Austreten des Gefäfsinhaltes, durch die Bildung von Ergüssen verschiedener Art und die Organisation derselben. Hiermit ist die Geschwulst, da sich beständig neue Ergüsse bilden können, einer beständigen Steigerung fähig, und kann bei chronischen Entzündungen, besonders laxer, leicht infiltrirbarer Organe, eine sehr beträchtliche Gröfse erreichen. Da diese Ergüsse, besonders festere, nicht sogleich wieder resorbirt und entfernt werden können, so besteht die Geschwulst in der Regel auch nach Ablauf der eigentlichen Entzündung noch fort.

Die Beschaffenheit der Geschwulst, ihre genauere Umgränzung, oder unbestimmtere Verbreitung, der Grad ihrer Festigkeit, Elasticität, Spannung, Härte oder teigichte Beschaffenheit, sind nach dem Baue des erkrankten Organes, dem Grade, dem Stadium, dem Charakter und den Ursachen der Entzündung, mannichfachem Wechsel unterworfen. — In der Regel ist die Entzündungsgeschwulst in den frühern Stadien, so lange sich noch keine Exsudate gebildet haben, elastisch, sie wird später mit dem Auftreten wässeriger Ergüsse weich und teigicht, mit plastischen Ergüssen in verschiedenem Grade fest und hart.

Mürbheit entzündeter Gebilde.

Mit der Ausbildung der Geschwulst ist das entzündete Organ in seinem Gefüge zwar dichter, weniger locker, zugleich aber auch weniger cohärent geworden. Es kann leicht sein, dafs es sich praller anfühlt und doch zugleich mürber und leichter zu zerreifsen geworden ist. — Diese Verminderung der Cohäsion beginnt schon mit den ersten Stadien der Krankheit und kann nach und nach so weit vorschreiten, dafs selbst die festesten Organe, mehr noch die weichen parenchymatösen, sich fast in Brei auflösen. Diese Mürbheit ist der Beweis, wie sehr durch höhere Grade, oder längere Dauer der Entzündung, die Ernährung des erkrankten Theiles beeinträchtigt ist; sie steht in naher Verwandtschaft mit dem Brande. Bei vielen chirurgischen Zuständen gereicht es dem Kranken zum gröfsten Nachtheile, wenn diese Mürbheit nicht in gehörige Betracht gezogen wird.

Durchsichtige Organe werden im Gefolge der Stagnation und Durchschwitzung der Säfte bei der Entzündung undurchsichtig, milchicht, opalisirend, wie von einem dünnen Rauche überzogen.

Temperaturerhöhung; Ursache, Grade und Verschiedenheit derselben.

Mit dem vermehrten Zuströmen des Blutes, der Stagnation desselben, dem regeren Stoffwechsel und der stärkeren Erregung der Nervenenergien, wird die Temperatur des entzündeten Theiles erhöht. Die Entzündungshitze hat dieselbe Quelle wie die thierische Wärme überhaupt, von der sie nur eine Steigerung ist. Sie ist Folge eines chemisch vitalen Processes, eines regern Stoffwechsels zwischen Parenchym und Blut, wobei durch den vollständigern Verbrauch des Sauerstoffgehaltes des zuströmenden Bluts gröfsere Quantitäten Kohlensäure und wahrscheinlich auch Wasser gebildet werden. Zugleich wirkt unstreitig die krankhafte Steigerung der Nervenenergie auf die

Beschleunigung dieser Processe, auf die Erhöhung der Temperatur und auf die lebhaftere Wahrnehmung derselben durch den Kranken. Die Steigerung der Wärme ist nur so lange möglich, als sauerstoffreiches Blut zugeführt wird und als die Nerven thätig sind. Sobald eine dieser Bedingungen erlischt, die Zuströmung des Blutes aufhört, oder die Nerven gelähmt werden, — Zustände, die sich gegenseitig bedingen, — so sinkt die Temperatur, bis sie sich endlich, in dem Brande, mit der Wärme der umgebenden Luft fast in's Gleichgewicht stellt.

Je mehr das Blut mit dem Parenchyme in Berührung kommt, je länger diese Berührung dauert, desto reichlicher ist die Bildung von Kohlensäure und desto mehr Wärme mufs sich entwickeln. Diese Bedingungen finden sich am vollkommensten erfüllt im stadium congestivum, kurz vor der vollkommenen Stasis des Bluts.

Es ist anzunehmen, dafs bei jeder Entzündung ein Uebermaas von Wärme erzeugt wird; bei sehr schwachen oder räumlich sehr beschränkten, oberflächlichen Entzündungen kann die Wärme aber so unbedeutend vermehrt sein, oder so schnell an die Umgebung abgegeben werden, dafs sie objectiv nicht mefsbar ist. — Bei ausgebreiteten und lebhaftern Entzündungen dagegen kann sie mit dem Thermometer gemessen werden und bis gegen 7 und mehr Grade Fht. betragen.

Für das Gefühl des Kranken scheint die Wärme meistens beträchtlicher, als sie nach der objectiven Untersuchung sich herausstellt, da sie der gesteigerten Empfindlichkeit der Nerven sich in krankhaft erhöhter Weise darstellt; nur dann, wenn die Empfänglichkeit des Nervensystems im Allgemeinen, oder in dem kranken Theile, geschwächt oder gelähmt ist, oder wenn die Krankheit in einem nervenarmen, oder nur mit sympathischen Fasern versehenen Organe ihren Sitz hat, kann die Hitze dem Untersuchenden stärker erscheinen, als dem Kranken. Die Temperatur des entzündeten Theiles steigt über die des Blutes, welches ihm zugeführt wird, hinaus; sie ist in dem Entzündungsheerde am stärksten und theilt sich von diesem, durch das Blut, dem ganzen Körper mit.

Ein eigenthümliches unangenehmes Gefühl brennender Wärme, das der untersuchenden Hand lange anhaftet, ist ein höchst wichtiges Zeichen und giebt den Beweis, dafs die Säfte des Kranken entweder im Allgemeinen, oder zunächst nur in dem leidenden Theile anfangen in Zersetzung überzugehen. Es findet sich bei Entzündungen, welche in Brand umzuschlagen drohen, die aus septischen Ursachen entstanden sind und mit putriden Fiebern in Verbindung stehen.—Die Empfindung dieser Hitze gleicht dem brennenden, prickelnden Gefühle, welches durch Emanation von Ammoniakgas, Kohlensäure etc. in unsern Empfindungsnerven erregt wird.

Functionsstörung; allgemeine Gesetze derselben.

Bei jeder Entzündung wird die Function des leidenden Theiles im Verhältnifs zu dem Grade der Krankheit gestört. Die Functionsstörung besteht im Anfange und mit dem Nachlasse der Krankheit in vermehrten, beschleunigten und etwas unregelmäfsigen Aeufserungen der dem kranken Organe eigenthümlichen Thätigkeiten, auf der Höhe in Schwächung und endlich gänzlicher Unterdrückung derselben. Muskulöse Gebilde ziehen sich anfangs auf schwache Reize krampfhaft zusammen, hören später auf willkürlich beweglich zu sein und werden zuletzt ganz unbeweglich. Secretionsorgane sondern anfangs reichlicher, aber weniger stoffreiche, weniger verarbeitete Stoffe ab, auf der Höhe der Entzündung stockt jede Secretion. In Sinnesorganen zeigen sich anfangs Täuschungen der Empfindungen, später werden sie gänzlich unempfindlich. Steigt eine Entzündung, durch welche die Functionen gänzlich unterdrückt waren, wieder von ihrer Höhe herab, so stellen sich wieder unregelmäfsige Aeufserungen, wie im Anfange der Krankheit, ein. — Hiernach stehen die Functionsstörungen im Allgemeinen vollkommen mit den anatomischen Veränderungen im Einklange, indem die Thätigkeitsäufserungen, so lange das Gefäfs- und Nervenleben noch gesteigert sind, belebt erscheinen und anfangen gelähmt zu werden, sobald die Stasis sich ausbildet.

Consensuelle Erscheinungen.

Da kein Organ für sich allein besteht, jedes derselben nur Theil eines Ganzen ist, so können auch die Störungen bei der Entzündung sich nie auf das unmittelbar erkrankte Organ beschränken. Nur bei sehr unbedeutenden Entzündungen minder wichtiger Theile bleiben die secundären und allgemeinen Störungen so unbeträchtlich, dafs sie unserer Wahrnehmung entgehen, oder als minder wichtig nicht beachtet werden. — Diese secundären Erscheinungen sprechen sich theils als consensuelle, sympathische Störungen einzelner Organe, theils als Mitergriffensein des gesammten Organismus, als entzündliches Fieber aus. Die consensuellen Symptome selbst sind höchst mannichfach und ihre Quellen sehr verschieden; sie können hier nur nach ihren allgemeinsten Eigenschaften und Ursachen angedeutet werden.

Consensuelle Nervensymptome.

Eine grofse Reihe von ihnen, wozu genau genommen auch das Reizfieber gehört, läfst sich als reflectorische Nervenerscheinungen erklären. Dahin gehören alle abnorme Empfindungen und Bewegungen in entfernten Organen, die nicht selbst an der Entzündung directen Antheil genommen haben. Die abnormen Reflexerregungen in entfernten Gebilden walten oft so sehr über die primären vor, dafs diese gänzlich von ihnen übertäubt, von dem Kranken nicht beachtet und selbst von dem Arzte übersehen werden können; so z. B. Empfindlichkeit des Magens bei Gehirnreiz, Schmerz im Knie bei Entzündung des Hüftgelenkes.—Unpassende Reizung des sympathisch erregten Organes wirkt eben so nachtheilig auf die primäre Entzündung, als wie Steigerung dieser auch die reflectorischen Erregungen steigert. — Schmerzen, welche bei Entzündungen durch Reflex in entfernten Organen entstanden sind, werden in der Regel nur durch Reize, welche auf den primären Sitz wirken, vermehrt; man kann sich daher dieses Mittels bedienen, um den eigentlichen Sitz der Krankheit zu ermitteln.

Consensuelle Symptome an den Gränzen der Entzündung.

Andere sympathische Erscheinungen werden durch unmittelbaren Zusammenhang und Gleichartigkeit des Gewebes vermittelt. Die anatomischen Veränderungen bei der Entzündung begränzen sich nie plötzlich, sondern gehen allmählich in Zustände über, welche der Entzündung nahe stehen, ohne selbst Entzündung zu sein. Nur wo Organe von ganz verschiedener Structur und welche von verschiedenen Stämmen Gefäfse und Nerven erhalten, an einander stofsen, können die entzündlichen Umwandlungen sich plötzlich endigen; sie gehen alsdann nur bis zu den Zellgewebslagen, welche die verschiedenen einfachen Gewebesysteme unter einander verbinden.

Consensus durch vicariirende Theilnahme.

Eine dritte Reihe sympathischer Erscheinungen entstehen bei gleicher Beschaffenheit des Gewebes und der Functionen zweier Organe, wenn die Thätigkeit des einen, für die durch die Entzündung unterdrückten Functionen des andern, vicariirend eintreten mufs.— Indem hierdurch häufig die Thätigkeit im Uebermaas angeregt wird, erfolgt aus dieser Ursache nicht selten Ueberreizung in dem anfangs nur sympathisch ergriffenen Theile, welche selbst wieder in Entzündung ausgehen kann. So entzündet sich sehr oft das eine Auge, oder die eine Niere, nachdem das andere Auge, oder die andere Niere, vorher eine Zeitlang schon allein erkrankt waren.

Consensus durch Störung der Secretionen.

Leiden Secretionsorgane, besonders solche, welche bestimmt sind Auswurfsstoffe aus dem Blute zu entfernen, so wird das Blut, wenn auf der Höhe der Entzündung die Secretion stockt, mit jenen Materien überladen, gleichsam vergiftet. Abgesehen von dem Einflusse, den diese Veränderung der Blutmischung auf die Beschaffenheit des Fiebers, den Puls äufsert, entstehen auch mannichfache secundäre sympathische Erscheinungen dadurch, dafs die Natur sich neue Auswege zur Entfernung jener verbrauchten Stoffe sucht. Häufig wählt sie die Schleim- und serösen Häute, bald diese bald jene Region derselben, und schafft sich vicariirende Abscheidungen, durch welche die Functionen der vicariirenden Organe natürlich gestört werden müssen.

Diesen Erscheinungen, welche wir schon während des Lebens des Kranken mit unbewaffneten Sinnen wahrnehmen können, reihen sich diejenigen an, welche wir nur mit Hülfe des Mikroscopes, der chemischen Untersuchung des Blutes und der Secrete und der anatomischen Zerlegung des entzündeten Theiles selbst, zu erkennen vermögen. Die wichtigsten Aufschlüsse giebt die mikroscopische Untersuchung an lebenden Theilen.

Mikroscopische Erscheinungen der Entzündung.

Nur bei mit gehöriger Vorsicht absichtlich erregten Entzündungen an durchsichtigen Gebilden warmblütiger Thiere lassen sich sämmtliche Momente des Entzündungsprocesses in ihrer Vollständigkeit unter dem Mikroscope beobachten. Bei zufälligen Entzündungen entgehen die frühern Stadien der Beobachtung, und bei unvorsichtiger und stürmischer Einwirkung der Entzündungsreize wird das Krankheitsbild durch das Hinzutreten von Veränderungen, welche die Folge von rein chemischen oder physikalischen Einwirkungen sind, getrübt.

Zweckmäfsig kann man die Erscheinungen der Entzündung, welche man unter dem Mikroscope wahrnimmt, in vier Gruppen, welche den Stadien der Krankheit entsprechen, zusammenfassen.

Die erste Symptomengruppe folgt unmittelbar auf die Einwirkung des Entzündungsreizes.—Sie entspricht dem Stadium des Entzündungsanfanges und des Fieberfrostes.

Man sieht die Haargefäfse sich verengern, das Blut in ihnen strömt rascher, die Blutscheiben halten sich mehr in der Mitte des Gefäfses und fliefsen weniger dicht gedrängt an einander, daher sie auch weniger roth durch die Gefäfswand durchschimmern. Ganz enge Gefäfse scheinen zu verschwinden, da die Blutkügelchen, die vorher schon nur einzeln in sie eintraten, ganz aus ihnen abgehalten werden. Das Blut scheint mehr von dem Entzündungsheerde weg, als zu demselben hin zu fliefsen, der kranke Theil wird daher blässer und kühler, es ist Schmerz ohne Congestion vorhanden.

Die Mischungsverhältnisse des Blutes scheinen jetzt noch nicht verändert. Die Blutscheiben sind regelmäfsig von Serum umflossen.

Wirkten die Entzündungsreize zu intensiv, so fehlt diese Gruppe entweder ganz, oder die Verengerung geht doch fast augenblicklich in Erweiterung der Gefäfse über, so dafs sie der Beobachtung entgeht. Die centrifugale Richtung des Blutstromes dauert immer nur kurze Zeit, von wenigen Secunden bis zu wenigen Minuten (bis zu 20 Minuten).

In der zweiten Gruppe, welche dem Stadium der trocknen Hitze einer Entzündung oder eines Fiebers entspricht, sieht man alle Haargefäfse sich erweitern. Diese Veränderung fehlt niemals.

Das Blut fliefst nur im Anfange dieses Stadiums noch rascher, nach und nach verlangsamt sich seine Strömung bis zum gänzlichen Stocken. Die Strömung geht jetzt fast lediglich nach dem Entzündungsheerde hin, fast alle Gefäfse werden zuleitende, wenige bleiben ableitend.

An den Gränzen der Entzündung sind die kleinen arteriellen Stämme besonders thätig; sie erweitern sich, nehmen mehr Blut auf und führen dem entzündeten Theile, in verhältnifsmäfsig kurzer Zeit, viel Blut zu, mehr, als wieder abgeleitet werden kann. Diese Blutanhäufung und beschleunigte Bewegung ist von dem Herzen unabhängig, sie ist vorhanden, ehe der Organismus im Ganzen durch Fieber Theil an der Entzündung genommen hat.

Die Blutscheiben sind in sehr grofser Anzahl vorhanden; sie liegen dicht gedrängt, wie Geldstücke in einer Rolle, an einander, füllen den ganzen Raum des Gefäfses aus, dessen Wandungen sie unmittelbar berühren. Der seröse Raum an den Wändungen des Gefäfses verschwindet. Eine Menge Gefäfse werden sichtbar, die es früher nicht waren, weil sie nur Serum, oder doch nur selten und nur einzelne Blutscheiben in sich aufnahmen. Die Entzündungscongestion hat sich ausgebildet und die vollkommene Stasis des Bluts bereitet sich vor. Der entzündete Theil ist geröthet und geschwollen.

In der dritten Gruppe sind, durch die blofs nach dem Entzündungsheerde zugewendete Richtung des Blutstromes, die Haargefäfse bis zum äufsersten Ausdehnungsvermögen angefüllt und die Blutbewegung stockt in dem Mittelpunkte der Entzündung gänzlich. Die Blutscheiben gerathen mit dem Ende der zweiten Symptomengruppe in eine oscillatorische Bewegung, sie weichen mit der Diastole des Herzens beinahe eben so weit zurück, als sie bei der Systole vorwärts getrieben worden waren, und stehen endlich gänzlich stille. Sie liegen nun sehr dicht an einander und haben nur wenig Serum zwischen sich. Wo früher nur zwei zu sehen waren, liegen jetzt 20—30 Scheiben. Etwas weiter von dem Entzündungsheerde entfernt bewegen sich die Blutkügelchen noch, aber langsam, und an den

Gränzen ist die Bewegung des Blutes rasch und dasselbe reich an Scheiben. Die Stasis geht immer von den kleinsten Capillarien aus, sie ist in diesen schon vorhanden, während die kleinen Arterien immer noch Blut zuführen. Bei sehr starken Entzündungsreizen geht die Stasis endlich rückwärts auch bis zu den kleinen Arterien- und Venenstämmen.

Schon mit der entzündlichen Congestion, noch mehr aber mit der Ausbildung der vollkommenen entzündlichen Stasis, verlassen einzelne Bestandtheile des Bluts die Gefäfswand und transsudiren in das benachbarte Parenchym. Zuerst das Blutserum, mit den Blutsalzen und dem aufgelösten Blutroth, später auch der Faserstoff. Bei den höhern Graden der Entzündung tritt endlich auch theilweise das unveränderte Blut mit den Blutscheiben, wobei natürlich einzelne Gefäfsverzweigungen zerrissen sein müssen, aus den Gefäfsen. Das Verhältnifs zwischen den Blutscheiben und dem Serum scheint daher auf der Höhe der Entzündung sehr verändert; wegen der Exsudation des Serum scheinen die erstern im Verhältnifs zum letztern sehr vermehrt. Ihre Oberfläche wird runzlicher, ihre tellerförmige Grube verschwindet, sie kleben leichter an einander und an den Wandungen des Gefäfses an, werden blasser, indem sie einen Theil ihres färbenden Inhaltes an den Rest des Serums abgeben und mit demselben eine röthliche, körnige Masse bilden, in welcher die Capillarien anfangs nur noch an ihrer intensivern rothen Färbung zu erkennen sind und endlich gänzlich verschwinden.

Die ausgetretenen gefärbten Blutflüssigkeiten durchdringen das Parenchym endlich so, dafs man an dem Mittelpunkte der Entzündung weder Gefäfse, noch Blutscheibe, noch Parenchym deutlich unterscheiden, sondern nur eine rothe körnige Masse wahrnehmen kann.

Gewebe, welche durchscheinend waren, sind jetzt vollkommen undurchsichtig und trüb geworden.

So weit man jetzt noch die histologischen Elementartheile des erkrankten Gewebes wahrnehmen kann, bemerkt man, dafs sie an den entzündlichen Umänderungen keinen directen Antheil nehmen, dafs sie nämlich von den entzündlichen Exsudaten, wie sie bis jetzt sich schon gebildet haben, zwar bedeckt und umhüllt und dadurch zum Theile unsichtbar geworden sind, selbst aber, was Form, Festigkeit u. s. w. anbetrifft, nicht verändert worden sind.

Gegen das Ende dieses Stadiums bemerkt man an verschiedenen Stellen des entzündeten Theiles unregelmäfsige Ansammlungen von Blut, Blutinseln, welche zum Theile nach Zerreifsung der Gefäfse durch Austretungen, zum Theile aber auch durch Neubildung von Blut entstanden sein können.

Diese Gruppe entspricht dem Stadium der Höhe der Entzündung und des Fiebers; in ihm bilden sich die verschiedenen entzündlichen Exsudationen aus.

Der Anfang der vierten Gruppe wird durch Bildung neuer Gefäfse und mit ihnen neuer Nerven charakterisirt. Die Bildung der Gefäfse kann nicht unmittelbar wahrgenommen, sondern nur erschlossen werden. Höchst wahrscheinlich entstehen sie in den entzündlichen Exsudaten, nicht durch Verlängerung der ursprünglich vorhandenen, sondern aus Zellen, die anfangs ein in sich abgeschlossenes, centrales Gefäfssystem bilden, welches sich ausbreitend endlich mit noch offenen Gefäfsen an der Grenze der Entzündung zusammentritt. Mit der Entwicklung neuer Gefäfse beginnt der Rücktritt der Entzündung, es entspricht daher auch die vorstehende Gruppe dem Stadium der Krise. Doch kann natürlich die Entzündung schon zurücktreten, ehe die Gefäfse gänzlich verschlossen sind, indem das Blut in ihnen wieder flüssig wird, oder nie völlig gestockt hatte.

Je vollständiger und zahlreicher die neuen Gefäfse sich bilden, oder die ursprünglichen wieder frei werden, desto vollständiger kann auch die Resolution der Entzündung sein.

Untersucht man unter dem Mikroscope Stückchen eines der Leiche entnommenen, oder von dem Körper getrennten, entzündeten Theiles, so müssen natürlich die Resultate der Untersuchung nach dem Stadium sehr verschieden sein. Im Allgemeinen ergiebt sich aber, wie bei der Untersuchung lebender Theile, die Ueberfüllung der Gefäfse mit Blut, die weiter als im normalen Zustande scheinen und dichtere Netze bilden, sowie die Erfüllung des Parenchyms mit Extravasaten aus dem Blute.

Ueber das V e r h a l t e n d e r L y m p h g e f ä f s e bei Entzündungen liegen uns sehr wenig directe Beobachtungen vor. Es ist anzunehmen, dafs im Beginne der Krankheit auch ihre Thätigkeit gesteigert ist, dafs sie von dem Uebermaase des Extravasats aus dem Blute reichlich aufsaugen und dafs sie erst auf der Höhe der Entzündung, so gut wie die Blutgefäfse, geschlossen werden, womit ihre Thätigkeit aufhört. Wir können dieses Verhalten daraus erschliefsen, dafs anfangs, auch bei beträchtlicher Congestion, die Geschwulst doch nur mäfsige Fortschritte macht und dafs die Lymphgefäfse, welche von entzündeten Theilen herkommen, offenbar, weil sie der Qualität nach sehr von ihrem gewöhnlichen Inhalte abweichende Flüssigkeiten, Entzündungsproducte, in sich aufgenommen haben, häufig selbst entzündet werden und die Entzündung bis zu den nächsten Drüsen und weiter verbreiten.

Erklärung der mikroscopischen Erscheinungen.

Zur Erläuterung der Ursachen, durch welche die Erscheinungen, welche wir in entzündeten Theilen unter dem Mikroscope beobachten, zu Stande kommen, sind zwar viele Versuche gemacht und Hypothesen aufgestellt worden, von denen aber keine in jeder Beziehung genügen kann. Es läfst sich bis jetzt nur so viel sagen, dafs die Veränderungen in dem Verhalten der Capillargefäfswände zunächst von den Nerven, welche diese Gefäfse begleiten, abhängen. In dem Verlaufe der mikroscopischen Erscheinungen sind Gegensätze unverkennbar, die unmöglich auf einer und derselben Ursache, auf der Fortdauer einer einmal angeregten Nervenstimmung, beruhen können. Wir sind vielmehr anzunehmen genöthigt, dafs, so wie die Erscheinungen sich in den verschiedenen Stadien geradezu entgegen gesetzt sind, so auch die Ursachen, die denselben zu Grunde liegen, sich direct entgegen stehen müssen. In der ersten, bei dem Menschen, oder unter verschiedenen Verhältnissen (zu starke, zu schwache Reize) auch bei Thieren, nicht wahrnehmbaren Symptomengruppe, tritt als hauptsächlichste Erscheinung, der sich die übrigen als Folge anreihen, Verengerung des Gefäfslumens ein. Man nimmt mit Recht, seitdem die Contractilität der Gefäfswände durch Henle sehr wahrscheinlich geworden ist, an, dafs die Zusammenziehung derselben eine lebendige, selbstständige, und nicht blofs von physikalischen Gesetzen, von Veränderungen des Bluts, oder des Parenchyms, abhängige sei, und läfst sie aus einer allzustarken Einwirkung der motorischen Gefäfsnerven hervorgehen. Sie gleicht also den krampfhaften Zusammenziehungen in Muskeln. Auf diese krampfhafte Zusammenziehung folgt Erweiterung des Gefäfslumens. Unmöglich können so entgegengesetzte Erscheinungen, wie Contraction und Erweiterung, auf einer und derselben Ursache beruhen und auch letztere von der Fortdauer desselben Reizzustandes der Nerven, wie die Contraction, abhängen.—Auf der andern Seite vereinigt sich die Idee, die Erweiterung und somit die Entzündung selbst, da ja die Contraction häufig gänzlich fehlt, einfach auf Ueberreizung und Lähmung beruhen zu lassen, eben so wenig mit den übrigen Entzündungserscheinungen, der Fortdauer des Schmerzes, der vermehrten organischen Plastik, Neigung zu Hypertrophien, der erhöhten Wärme, als mit der anerkannten Wirkung der gegen diesen Zustand hülfreichen Arzneien. Aufserdem sieht man ähnliche Gefäfserweiterungen und Blutanhäufungen auch bei andern Zuständen, die gewifs nicht auf Lähmung beruhen, wie bei physiologisch gesteigerter Turgescenz. Dieser Widerspruch scheint sich am besten durch die Annahme aufzulösen, dafs, während in einigen Nervenregionen, der sensibeln Fasern die Erregung bestehen bleibt und selbst steigt, durch Antagonismus in den anfangs mit erregten Gefäfsnerven Depression und Lähmung entsteht. In dem ersten Erregungszustande der Gefäfsnerven ziehen sich die Gefäfse zusammen, mit der spätern Depression ihrer Nerven erweitern sie sich. Aus dem veränderten Zustande der Gefäfse lassen sich die Störungen der Circulation erklären. So lange die Gefäfse zusammengezogen sind, ist der Theil blafs und kühl, weil weniger Blut vorhanden ist, dieses durch die zusammengezogene und defshalb verdickte Gefäfswand weniger durchschimmert und in geringere Wechselwirkung mit dem Parenchym tritt. Das Blut strömt in den verengten Capillarien, denen die Arterien (die sich auf der kranken Seite nicht häufiger zusammenziehen) unverändert gleich viel Säfte, mit derselben Propulsivkraft wie früher, zuführen, nach bekannten hydrostatischen Gesetzen schneller. Die Blutscheiben, als der specifisch schwerste Bestandtheil des Bluts, halten sich in der Mitte der Strömung; die Lymphräume an den Seiten des Gefäfses sind deutlich sichtbar. Der kranke Theil verliert seinen Turgor, weil bei der raschen Blutbewegung die exosmotische Strömung offenbar vermindert, die endosmotische aber verstärkt ist, daher vermehrte Resorption (Entleerung von vielem, sehr wässrigem hellem Urin). Mit der Erweiterung des Gefäfses treten aus entgegengesetzten Ursachen die entgegengesetzten Folgen ein. Je weiter die Capillarien werden, desto langsamer strömt, bei unveränderter und mit dem übrigen Körper ganz gleicher Zufuhr durch die Arterien, das Blut in ihnen, es häuft sich an und schimmert durch die erweiterte und verdünnte Gefäfswand stärker durch. Mit der zunehmenden Anhäufung des Blutes und somit mit dem steigenden Druck der Flüssigkeitssäule auf die Gefäfswand, vermehrt sich die Transsudation, die wässrigen Theile des Bluts verlassen zuerst das Gefäfs und lassen die Körperchen und das Plasma zurück. Die Blutkörperchen häufen sich daher im Verhältnifs zu dem sie umspülenden Serum immer mehr an, sie nähern sich der Gefäfswand immer mehr und verändern ihre Form und physikalischen Eigenschaften, wie auch aufserhalb des Körpers in verdichteten Medien. Sie quellen auf, werden runzlich und verlieren die Fähigkeit, leicht über einander zu gleiten. Endlich legen sie sich unmittelbar an einander und an die Wand des Gefäfses, das sie dadurch gänzlich verstopfen, an. Mit dieser gänzlichen Stockung in einzelnen Gefäfstheilen ist aber natürlich die Ursache zur weitern Ausbildung der Stase gegeben. Die Verlangsamung der Blutbewegung wird zunächst durch die Erweiterung des Gefäfslumens bedingt, zur Vollendung der Stockung können noch andere Ursachen, die veränderte Mischung des Blutes, die gröfsere Plasticität desselben, die Veränderungen in dem physikalischen Verhalten der Blutscheiben, welche weniger leicht über einander gleiten, vielleicht verstärkte Attraction des Parenchyms dazu beitragen, der Propulsivkraft des Herzens die Wage zu halten und völlige Stockung einzuleiten.

Anatomische Veränderungen bei Entzündungen.

Die anatomische Untersuchung nach dem Tode zeigt aufser dem, was früher schon unter den äufsern Erscheinungen der Entzündung angeführt wurde, entzündete Theile meistens noch geröthet, seltener und nur bei sehr oberflächlichen Entzündungen membranöser Gebilde, kann die Röthe in der Leiche wieder verschwinden. Bei wahrer Entzündungsröthe unterscheidet man fast immer, entweder schon mit dem blofsen Auge, oder mit der Loupe, ein deutlich injicirtes Gefäfsnetz, welches bald einfach ästig, netzförmig, oder büschelförmig, fleckig verbreitet ist. Nur in den seltensten Fällen wird die Röthung so vollständig, dafs man kein Gefäfsnetz mehr zu unterscheiden vermag. Je dichter das Gefäfsnetz ist, desto höher war der Grad der vorausgegangenen Entzündung; beinahe gleichförmige Färbung deutet auf beträchtliche Extravasate aus dem Blute. Nicht jede Röthe jedoch, welche man nach dem Tode findet, giebt den Beweis vorausgegangener Entzündung, da sich einzelne Theile auch durch blofse Imbibition, hypostatische Senkung und Congestion röthen können. Die Imbibitionsröthe unterscheidet sich von der entzündlichen jedoch dadurch, dafs die Gebilde ganz gleichförmig geröthet sind, ohne alle Spur von Gefäfsramificationen, dafs die Röthe, neben serösem Ergufs, die einzige Erscheinung ist, welche auf Entzündung deuten könnte, während alle übrigen Zeichen dieser Krankheit fehlen. Schwieriger ist die anatomische Unterscheidung der Entzündungsröthe von der congestiven, da beide in einander übergehen. Der Hauptunterschied liegt darin, dafs die Entzündung ihren Sitz in den feinsten Capillarien hat und mit organischen Umwandllungen verbunden ist, während die reine Congestion in blofser Blutanhäufung besteht. Bei letzterer findet man daher die gröfsern Gefäfse, besonders Venen, gefüllt und das Blut läfst sich wieder durch Streichen, Waschen oder abhängige Lage austreiben; bei der Entzündung dagegen sind die feinsten Capillarien injicirt und die Röthe haftet organisch an ihnen. Doch sind diese Zeichen nicht immer beweisend, da beide Krankheiten in einander übergehen und auch die Dauer der Entzündungsröthe nach dem Tode von dem Grade, den die Krankheit erreicht hat, abhängt.

Um die gerötheten Stellen herum findet man die Gewebe immer mit Serum infiltrirt und gewöhnlich weicher, mürber, leichter zu zerreifsen.

Die Leichen von Personen, welche acuten, reinen Entzündungen unterlagen, sind trocken und erhalten die Todtenstarre ungewöhnlich lang; sie faulen langsam, ihre Hautoberfläche bleibt lange röthlich gefärbt, Todtenflecke erscheinen erst spät, wenig zahlreich und von heller röthlicher Farbe. Das Blut zeigt wenig Neigung hypostatische Erfüllungen zu bilden, die Gewebe zu durchdringen und zu färben. Alle parenchymatösen Organe sind fest, zäh, derb. In dem Herzen und den grofsen Gefäfsen, oft auch auf den serösen und Schleimhäuten, finden sich feste, weifse Coagula, Sterbegerinsel, von ungewöhnlicher Gröfse und Festigkeit. Nur bei den heftigsten Entzündungen, welche in Lähmung und Brand überzugehen drohten, oder wirklich übergegangen sind, fehlen diese Gerinsel.

Verhalten des Bluts bei Entzündungen.

Bei jeder Entzündung erleidet das Blut in seiner Mischung und in seinen physikalischen Eigenschaften wichtige Veränderungen, deren Kenntnifs zum richtigen Verständnifs der einzelnen Erscheinungen unentbehrlich ist. Diese Veränderungen stehen stets im Verhältnifs zu der Gröfse und Intensität der Entzündung. Sie sind daher bei sehr schwachen, chronischen Entzündungen, eben so wie bei zwar intensiven, aber auf einen kleinen Raum beschränkten, wenig bemerklich. Sie sind die Folge der Entzündung, daher im Anfange dieser Krankheit weniger ausgeprägt, als im weitern Verlaufe derselben.

Physikalische Eigenschaften, Dichtigkeit, Temperatur, Gerinnungsfähigkeit des Bluts.

Bei jeder Entzündung wird die Dichtigkeit des Blutes vermindert. Wenn die mittlere Dichtigkeit des gesunden defibrinirten Blutes sich durch die Zahl 1060, die des Serums durch 1028 ausspricht, so stellt sich bei acuten Entzündungen die erstere auf 1055, die des letztern auf 1025. (Becquerel und Rodier.)

Bei jeder mit Fieber verbundenen Entzündung steigt die thermometrische Wärme und die Wärmecapacität des Bluts. Die Steigerung der thermometrischen Wärme kann 6° R. betragen. Es kühlt sich langsamer ab. Die Quelle dieser erhöhten Wärme ist dieselbe, wie für die Hitze in dem entzündeten Theile. Es gerinnt langsamer, denn wenn auch die Gerinnung früher, als bei nicht entzündlichem Blute beginnt, so ist sie doch später vollendet. Je stärker die Faserhaut auf dem Blute wird, desto langsamer vollendet sich die Gerinnung. Bei der Gerinnung trennen sich die einzelnen nähern Bestandtheile, deren relative Mengenverhältnisse wichtige Veränderungen erlitten haben, vollständiger von einander.

Veränderungen in den Mengenverhältnissen der einzelnen Blutbestandtheile.

Einige Bestandtheile des Blutes sind vermehrt, andere vermindert, bei einigen läfst sich keine bemerkenswerthe Veränderung annehmen.

In vermehrter Quantität finden sich die Fibrine, die Fette des Blutes, besonders die Cholestearine und das phosphorhaltige Fett, weniger die Seroline und die phosphatischen Salze (Kalk); vermindert sind besonders die Blutkügelchen, sodann das Albumin und das Wasser. Am auffallendsten ist die Vermehrung des Faserstoffgehaltes. Man darf annehmen, dafs die Fibrine des Blutes bei jeder Entzündung an Menge zunimmt und dafs diese Vermehrung immer vollkommen bemerklich ist, sobald sich die Entzündung mit fieberhaften Regungen verbindet. Sie beträgt, wenn man $2\frac{1}{2}$ pC. als die Mittelzahl des normalen Faserstoffgehaltes annimmt, häufig das Doppelte und kann bis zu 10 pC. steigen. Am höchsten ist der Fibrinegehalt auf der Höhe der Entzündung, bevor sich Ergüsse gebildet haben, gestiegen. Bei chronischen und fieberlosen Entzündungen ist die Vermehrung der Fibrine höchst unbedeutend. Der gröfsere Gehalt des Blutes an Fibrin und die Stockung im Entzündungsheerde bedingen die Neigung zu plastischen Ausschwitzungen.

Wenn der Faserstoff des entzündlichen Blutes reichlich vermehrt ist, so gerinnt er immer langsamer, als der des nicht entzündeten Blutes. Es scheint, dafs der neu entstandene, der die Vermehrung ausmacht, noch nicht die vollkommene Gerinnungsfähigkeit des ältern angenommen hat.

Mulder hat gezeigt, dafs der Faserstoff des entzündlichen Blutes, wie er sich in der Faserhaut abscheidet, auch in seinen chemischen Qualitäten von der des normalen Blutes abweicht. Er erkennt in den plastischen Bestandtheilen des Blutes, welche früher als Faserstoff angenommen wurden, höhere Oxydationsstufen des Protein, Proteinbi- und tritoxyd. (Mulder, Scheikundige Onderzoekingen. Vyfde Stuck.)

Fett.

Mit dem Faserstoffe ist auch immer entsprechend der Gehalt des Blutes an Fett vermehrt. Besonders hat die Cholestearine im Mittel um das Doppelte, etwas weniger das phosphorhaltige Fett, am wenigsten und oft unmerklich die Seroline zugenommen. Mit der Steigerung des Gehaltes dieser beiden Substanzen werden die der Entzündung eigenthümlichsten Ausschwitzungen des Eiters, der reich an beiden ist, vorbereitet.

Serum.

In dem aus der Ader gelassenen entzündlichen Blute ist der Wassergehalt des Serum, im Verhältnifs zu dem festen Theile des Blutkuchens, durch vollständigere Trennung scheinbar vermehrt, in der Regel aber enthält das Blut weniger Wasser. Nur bei Entzündungen seröser Häute, wenn seröse Ausschwitzungen gehemmt wurden, kann der Wassergehalt wirklich vermehrt sein; der Blutkuchen schwimmt daher in dem Serum, welches $^2/_3$—$^3/_4$ des Ganzen beträgt. Nur wenn bei sehr heftigen Entzündungen die Kräfte darniederliegen, ist der Kuchen von wenig Serum umflossen.

Das Blutwasser ist immer klar und hell, durchsichtig, farblos, schwach citrongelb; besonders bei ganz reinen Entzündungen mit reichlicher Vermehrung des Faserstoffgehaltes, selten, insbesondere bei Entzündungen mancher seröser und Schleimhäute, ist das Blutwasser milchig, trübe; rothgefärbtes Serum, mit röthlichem, körnigem Bodensatze, zeigt Complication mit typhösen und putriden Zuständen, d. h. mit entschiedener Neigung der Blutscheiben zu zerfallen an.

Der Gehalt des Blutserum an Albumin bei Entzündungen ist in der Regel vermindert. Die Verminderung des Albumin steht im Verhältnifs zur Vermehrung der Fibrine, so dafs, wenn man die Verhältnifszahlen beider zusammenrechnet, nahezu der Gehalt des normalen Blutes an Proteinverbindungen herauskömmt.

Verhalten der Blutscheiben.

Bei jeder Entzündung, welche mit Fieber verbunden ist und bei welcher sich auf dem aus der Ader gelassenen Blute eine Faserhaut bildet, ist die Quantität der Blutscheiben vermindert. Die Verminderung der Blutscheiben steht mit der Vermehrung der Fibrine in umgekehrtem Verhältnisse; diese Verminderung ist die Ursache, dafs, trotz dem, dafs Fett und Faserstoff an Menge zugenommen haben, das entzündliche Blut doch, im Verhältnisse zum Wasser, ärmer an festen Bestandtheilen geworden ist. Die Verminderung kann unter die Hälfte des normalen Gehaltes herabgehen. Die Behandlung, Aderlässe, Diätentziehungen, haben grofsen Einflufs auf die Verminderung der Blutscheiben, mehr als auf irgend einen andern Bestandtheil des Blutes.—Die Blutscheiben selbst sind dunkler, schwerer, sie kleben leichter mit ihren breiten Flächen zu Säulchen an einander, welche sich, da sie im Verhältnifs zu der Fläche, die sie der Blutflüssigkeit darbieten, schwerer geworden sind, in dem Serum rascher, als im normalen Blute senken.

Verhalten der Salze.

Der Gehalt des Blutes an alkalischen Salzen, namentlich an salzsaurem Natron und Kali, ist im allgemeinen unverändert, der an phosphatischen Kalksalzen in der Regel etwas vermehrt. In manchen Fällen von Entzündung scheint jedoch der Gehalt des Blutes an Salzen keine Veränderung erlitten zu haben.—Das entzündete Blut ist hiernach zwar ärmer an festen Bestandtheilen, aber durch seinen vermehrten Gehalt an Faserstoff viel plastischer; es steht hierdurch dem defibrinirten Blute bei Scorbut, Typhus etc., bei welchen Krankheiten sich Erscheinungen bilden können, welche in einigen Eigenschaften Gemeinsames mit der Entzündung haben, wesentlich und geradezu entgegen. Tritt jedoch zu diesen Krankheiten eine wahre Entzündung hinzu, so macht sich auch der Einflufs derselben auf die Mischung des Blutes, und namentlich auf die Steigerung des Faserstoffgehaltes, bemerkbar. Befällt die Entzündung einen durch frühere Krankheiten geschwächten Menschen, so macht sich dieses Verhältnifs namentlich durch noch beträchtlichere Verminderung der Blutkügelchen geltend.

Bildung der Faserhaut.

Auf den angeführten Veränderungen in dem chemischen und physikalischen Verhalten des Bluts beruht die Bildung der entzündlichen Faserhaut, crusta inflammatoria, pleuritica, Speckhaut, worunter man eine Schichte reinen Faserstoffes auf der Oberfläche des Blutkuchens versteht. Ihre Bildung wird begünstigt durch die Zunahme des Fibrinegehaltes und durch diejenigen Veränderungen des entzündlichen Blutes, welche eine vollständigere Scheidung seiner einzelnen Bestandtheile erlauben: langsamere Abkühlung und Gerinnung, raschere Senkung der Blutscheiben. Da analoge Verhältnisse, wenigstens theilweise, auch bei dem Blute nicht entzündlicher Krankheiten vorkommen, die Entstehung der Faserhaut bei ächten Entzündungen durch gewisse Umstände verhindert werden kann, so kann eine Faserhaut auf dem Blute, die jedoch in ihren Eigenschaften mit der ächt entzündlichen nicht vollkommen übereinstimmt, eben so wohl bei nicht entzündlichen Krankheiten vorkommen, als auch bei wirklicher Entzündung fehlen.

Eigenschaften der ächt entzündlichen Faserhaut.

Die ächt entzündliche Faserhaut ist weifsgrau, gelblich, schwach grünlich, fest, zäh, lederartig elastisch, verhältnifsmäfsig dick. Ihre Oberfläche ist becherförmig ausgehöhlt und zwar um so mehr, je fester sie ist; ihre Ränder sind zackig umgebogen; sie ist von dem rothen Theile des Blutkuchens scharf abgeschnitten.

Zuweilen fehlt die Faserhaut bei ächten Entzündungen, man sieht aber dann in dem Blutkuchen, in der Nähe der Oberfläche, weifse, feste Streifen, welche eben so gut, als die Faserhaut selbst, die phlogistische Natur des Blutes beweisen.

Der Blutkuchen bei entzündlichem Blute zieht sich stark zusammen, er entfernt sich defswegen von den Wandungen des Gefäfses, seine Gestalt ist ein nach oben und unten abgestumpfter Doppelkegel. Er ist von mittlerer Festigkeit; er schwimmt in dem Serum, seine

Oberfläche hält sich mit dem Serum au niveau, oder ragt selbst über diese empor. Die Blutkügelchen lösen sich nicht in dem Serum auf.

Modificationen der Faserhaut.

Von diesen Eigenschaften des ächt entzündlichen Blutkuchens kommen vielfache Abweichungen vor, welche theils in zufälligen äufsern Einflüssen, theils in Complicationen der Krankheit ihren Grund haben.

Die Faserhaut fehlt auf dem aus der Ader gelassenen Blute, wenn die Entzündung nur eine sehr geringe Ausbreitung hat, mit geringer Intensität und ohne Fieber verläuft, weil alsdann die Steigerung des Faserstoffgehaltes so gering ist, dafs sie sich nicht leicht bemerklich macht; auf der andern Seite fehlt sie aber auch häufig, wenigstens in dem Blute der ersten Aderlässe, wenn die Entzündung äufserst heftig ist, in Brand überzugehen droht, die Kräfte durch die Heftigkeit der Entzündung gänzlich darniederliegen, der Puls klein, unterdrückt ist. Sie fehlt besonders auch bei Entzündungen der Centralgebilde des Nervensystems, welche in Lähmung derselben ausgegangen sind, so wie bei Entzündungen der Athmungsorgane, bei welchen die Respiration beinahe gänzlich darniederliegt. Oft erscheint dann auf dem Blute eines zweiten oder dritten Aderlasses die Faserhaut, wenn es gelang, durch die erste die Heftigkeit der Entzündung zu brechen.—Eben so fehlt die Faserhaut bei ächten Entzündungen, wenn durch äufsere Verhältnisse, rasche Abkühlung des Blutes in flachen Gefäfsen, langsames tropfenweises Abfliefsen aus einer engen Oeffnung der Vene u. s. w., die Gerinnung des Blutes beschleunigt und somit die Scheidung in seine einzelnen Bestandtheile erschwert wird.

Nicht entzündliche Faserhaut.

Dagegen bildet sich nicht selten auf dem Blute eine Kruste, ohne dafs eine Entzündung besteht, selbst bei Krankheitszuständen, welche gewissermafsen der Entzündung entgegengesetzt sind; überall nämlich, wo die Blutscheiben sich rasch von dem gerinnbaren Theile des Blutes trennen, daher eine reine Faserstoffschichte über sich stehen lassen. Bei allen Krankheiten also, in welchen die Blutscheiben sehr reich an Farbestoff, daher specifisch sehr schwer (Typhus, Scorbut), oder in einem sehr dünnflüssigen Serum suspendirt sind (viele Hydropsien).

Die Faserhaut und der Blutkuchen, die sich unter diesen Verhältnissen bilden, weichen jedoch, da sie nicht vollkommen aus denselben Ursachen, wie bei Entzündungen, entstehen, auch von der eigentlichen crusta inflammatoria in manchen Beziehungen ab.

Da der Faserstoffgehalt bei diesen Krankheiten nicht wie bei der Entzündung vermehrt ist, so ist auch die Kruste dünn, oft nur ein dünnes Häutchen, welches den rothen Theil des Blutkuchens durchschimmern läfst. Sie ist schillernd, weich, schleimig, oft schmierig, nicht zäh und namentlich nicht tellerförmig eingezogen. Der Blutkuchen löst sich wenig, oder nur theilweise, von dem Rande des Gefäfses. Da bei jenen Krankheiten die Blutscheiben nicht vermindert sind, so ist auch der rothe Theil des Blutkuchens im Verhältnifs zur Dicke der Kruste und zur Menge des Serums beträchtlich, der Kuchen schwimmt daher nicht in dem ihn umspülenden Serum.—Die Blutscheiben haben Neigung, sich in dem Serum aufzulösen, dieses färbt sich daher bald röthlich und auf den Boden des Gefäfses setzt sich ein rothes, körniges Sediment von aufgelösten Blutscheiben.

Beschaffenheit der Faserhaut bei Entzündungen einzelner Gewebe.

Auf die Beschaffenheit der crusta inflammatoria haben Form, Stadium und Sitz der Entzündung, die Diät und die Behandlung, welcher der Kranke unterworfen war, vielfachen Einflufs.

Am stärksten pflegt die Zunahme der Fibrine in dem Blute und die Kruste zu sein bei Entzündungen der Respirationsorgane, bei welchen der Athmungsprocefs noch nicht unterdrückt ist, am schwächsten bei Entzündungen der Schleimhäute, besonders des Darmkanals. Sehr starke Faserhäute findet man bei Entzündungen seröser und fibröser Häute, bei rheumatischen Entzündungen, schwächere bei den Entzündungen der Drüsen.

Verhältnifs der Faserhaut zum Fieber. Ursachen der Vermehrung der Fibrine.

Nie erscheint eine entzündliche Faserhaut auf dem Blute, ehe der Puls fieberhaft erregt ist; je voller und härter der Puls, desto dicker und zäher pflegt die Faserhaut zu sein und desto reicher ist das Blut an Fibrine. War der Puls unterdrückt, so erscheint die Faserhaut erst, wenn durch antiphlogistische Behandlung der Puls freier geworden ist; haben reichliche Blutentleerungen statt gefunden, oder haben sich starke plastische Exsudate bei einer Entzündung gebildet, so verschwindet häufig die Faserhaut wieder, die früher bemerklich war.

Die häufig angenommene Ansicht, dafs erst das Fieber die Bedingungen zur Vermehrung des Faserstoffes und die Entstehung der Faserhaut, durch die raschere Respiration etc., setze, scheint nicht die richtige zu sein, da es viele Fieber giebt, bei denen der Faserstoff abnimmt, vielmehr das umgekehrte Verhältnifs zu bestehen, dafs erst, wenn auf der Höhe der Entzündung gewisse, zur Bildung einer Faserhaut disponirende Veränderungen entstanden sind, das Blut reicher an Fibrine geworden ist und die Nervenerregung einen höhern Grad erreicht hat, aus diesen Ursachen Fieber zur Entzündung hinzutritt. Ein grofser Theil der Mittel, welche wir als kühlende, beruhigende anwenden, wirken auf die Blutmischung, auf Verminderung der Quantität und Gerinnbarkeit der Fibrine.— So lange die locale Entzündung im Steigen ist, oder sich auf ihrer Höhe erhält, vermögen Aderlässe die relative Menge des Faserstoffes zu den übrigen Blutbestandtheilen nicht zu vermindern; erst mit der Abnahme der localen Krankheit kehrt der Fibrinegehalt zur Norm zurück.—Das Fieber vermehrt allein für sich auch bei der längsten Dauer den Fibrinegehalt des Blutes nicht, tritt aber zu einem Fieber eine Entzündung hinzu, so wird auch das Blut alsbald reicher an Faserstoff.—Die Quelle, aus welcher der Faserstoff in dem entzündlichen Blute vermehrt wird, ist noch nicht mit ausgemachter Sicherheit ermittelt. Henle sucht die Ursache nur in den veränderten Verhältnissen der Transsudation, wonach das Blut auf der Höhe der Entzündung einen Theil seines Serum verliert, während es das Plasma behält und dadurch relativ reicher an Fibrine wird. Hiernach müfste aber bei allen wässerigen Exsudationen (nach absichtlich erregten Diarrhöen) das Blut plastischer werden, was nicht der Fall ist. Simon weist auf den Gegensatz in den Mengeverhältnissen zwischen Blutkügelchen und Fibrine hin und läfst das Uebermaas der letztern durch rasche Umsetzung der erstern entstehen. Gewifs ist auch dieses gegenseitige Verhältnifs als durchaus constant zu beachten, besonders da in mehren andern Zuständen, bei denen die Blutkügelchen ebenfalls vermindert sind, auch die Verhältnifszahl der Fibrine steigt, wie bei der Chlorose, beim Verhungern. Da aber in vielen andern Krankheiten, in denen die Quantität des Hämatoglobulins vermindert ist, defswegen der Gehalt an Fibrine nicht steigt, so können wenigstens die Schlufsfolgerungen, welche Simon gezogen hat, nicht unbedingt angenommen werden.

Die Entzündung geht immer der Vermehrung des Faserstoffes voraus und diese dem Fieber, selbst bei Personen mit plethorischer Constitution und sogenannter entzündlicher Anlage scheint, nach Becquerel und Rodier, nur ein Ueberflufs an Blut überhaupt, nicht aber eine Abweichung in der Mischung desselben zu bestehen, wie man bisher glaubte. Also auch hier wird der Ueberschufs an Fibrine erst durch die Entzündung selbst gebildet. Jede willkührlich erregte Entzündung von hinreichender Ausdehnung veranlafst Vermehrung des Faserstoffes. Das genaue und constante Wechselverhältnifs, in dem die Vermehrung der Fibrine mit der Verminderung der Blutkügelchen und des Albumins sich befindet, läfst als ziemlich sicher annehmen, dafs diese Verhältnisse mit einander in causaler Verbindung stehend sich gegenseitig bedingen, und als höchst wahrscheinlich, dafs die Vermehrung der Fibrine unmittelbar aus dem Albumin, dessen Verhältnifszahl demgemäfs vermindert erscheint, hervorgeht. Eben so ist als gewifs anzunehmen, dafs der Stand der Innervation von grofsem Einflusse auf den Procefs ist, denn wir sehen, dafs, sobald durch das Uebermaas der Entzündung und des Fiebers die Centralgebilde des Nervensystems anfangen gelähmt zu werden, oder wenn diese selbst unmittelbar schwer erkrankt sind, der Einflufs der Nerven also geschwächt ist, die Tendenz zur Vermehrung der Fibrine augenblicklich aufhört und die Verhältnifszahl derselben selbst unter das Mittel herabsinkt.—Wie nun aber die Vermehrung der freiwillig gerinnbaren Proteinverbindungen zu Stande kommt und ob diese dieselben sind, die wir im normalen Blute als Fibrine bezeichnen, ist noch nicht mit völliger Sicherheit festgestellt.—Nach einer Ansicht spielen die Salze des Blutes hierbei die Hauptrolle. Wir wissen aus Erfahrung, dafs Fibrine und Albumin im Blut an Alkali gebunden sind und durch dieses löslich erhalten werden (Mulder), dafs in Krankheiten, in welchen die freiwillige Gerinnbarkeit des Blutes grofsentheils verloren gegangen ist, alle im normalen Zustande saure Secretionen alkalisch reagiren, dafs die alkalischen Salze, welche in das Blut übergehen, wenn sie im Uebermaas genommen werden, die Gerinnbarkeit des Blutes aufheben. Es ist daher sehr nahe liegend anzunehmen, dafs der entgegengesetzte Zustand des Blutes, vermehrte Gerinnbarkeit, aus verminderter Alkalescenz des Blutes hervorgehe. Diese Ansicht wird durch mehre Gründe unterstützt : die saure Beschaffenheit der Secretionen bei Entzündungen, den Mangel alkalischer Salze, besonders des salzsauren Natrons, im Urine, die saure Reaction des Entzündungsblutes selbst (Dénot), wenn sie sich bestätigen sollte, so wie dafs durch Säuren, besonders solche, welche nicht mit den Secreten wieder unverändert ausgeschieden werden, die Gerinnbarkeit des Blutes gehoben und die verlorene wieder hergestellt werden kann. Nach diesen Erfahrungen, zusammengehalten mit den Beobachtungen über den Einflufs erhöhter Innervation auf die Fibrine, hat man angenommen, dafs durch den Einflufs der Nerven, wie durch den elektrischen Strom, Zerlegung der alkalischen Salze des Blutserum bewirkt, die Säure ausgeschieden und die Wirkung der alkalischen Blutsalze auf die Löslichkeit der Proteinverbindungen aufgehoben werde.

Dieser Ansicht stehen jedoch wichtige Gegengründe entgegen. Zunächst dafs der Gehalt des Blutes an Salzen keine Veränderung erleidet (Becquerel und Rodier), die mit der Steigerung der Fibrine in richtigem Verhältnifs steht, sodann dafs, wenn die Zerlegung eines Salzes die Ursache sein soll, nicht einzusehen ist, warum nur die freie Säure und nicht auch das frei gewordene Alkali auf die

Proteinverbindungen des Bluts wirken soll Aufserdem läfst diese Erklärungsweise die Verminderung der Blutkügelchen ganz aufser Betracht.

In Rücksicht auf die von Mulder dargethane Modification der coagulablen Bestandtheile des Blutes in der crusta inflammatoria, die nach ihm fast durchaus aus höhern Oxydaten des Protein besteht, hat man (Frerich) eine andere Theorie aufgestellt, welche mit dieser Erscheinung die constante Verminderung der Blutkügelchen in Verbindung bringt und für welche vieles zu sprechen scheint. Hiernach wäre die Verminderung der Blutkügelchen, Folge des stärkern Verbrauchs, der verminderten Erzeugung, das Primäre, die Vermehrung des Faserstoffes das Secundäre, womit in Einklang gebracht wird, dafs auch in andern Krankheiten mit Verminderung der Kügelchen (Chlorose, Tuberculose, bei Hungernden) der Fibrinegehalt steigt. Der Sauerstoff der Athmosphäre übt seinen Einflufs bei der Respiration nicht allein auf die Kügelchen, sondern auch auf die Bestandtheile des Plasmas, insbesondere den aufgelösten Faserstoff, da durch Scherer, Nasse, Denis nachgewiesen ist, dafs frischer Faserstoff Sauerstoff aufnimmt und Kohlensäure ausscheidet. Verminderung der Blutkügelchen hat daher, bei gleicher oder selbst gesteigerter Aufnahme des Sauerstoffs, vermehrte Einwirkung desselben auf die coagulabeln Bestandtheile des Serums zur Folge. Auf diese Weise erklärt sich die Vermehrung des Oxyproteins, bei gleichzeitiger Verminderung der Blutkügelchen und des Albumins.—Nach dieser Theorie läfst sich erklären, warum Aderlässe, durch welche hauptsächlich die Blutkügelchen abnehmen, den Fibrinegehalt nicht wesentlich vermindern, warum bei Entzündungen blutarmer und räumlich beschränkter Organe, bei denen wenig Blutkügelchen nur zerstört werden können, der Faserstoffgehalt des Blutes nicht steigt, dagegen um so mehr, je blutreicher das erkrankte Organ ist (Lunge).

Zur Erklärung der Verminderung des Wassergehaltes im Blute bietet sich am natürlichsten der Verlust an Wasser dar, welchen das Blut durch die raschere Verdunstung auf der heifsen Haut und der Lungenoberfläche, bei rascher, fieberhafter Respiration, so wie durch die wässerigen Exsudate, welche, sobald die entzündliche Stockung beginnt, nie fehlen, erleiden mufs.—Für die Ursachen der Abnahme der Blutscheiben lassen sich nach dem jetzigen Stande des Wissens, wonach wir über die Entstehung und Verwendung derselben noch aller sichern Kenntnisse entbehren, keine befriedigenden Aufschlüsse geben.

Secretionen bei Entzündung.

Aus der Veränderung der Blutmischung und der Ernährung bei

fieberhaften Entzündungen folgt nothwendig, dafs auch die Secretionen verändert sein müssen — Sie sind im Allgemeinen vermindert, besonders die wässerigen, daher ist die Haut trocken, die Stühle angehalten. Am meisten auffallend, und defswegen auch am meisten bekannt, sind die Veränderungen in der Mischung des Urines bei Entzündungen. Auf der Höhe der Entzündung werden, wenn der gesammte Urin von 24 Stunden untersucht wird, durch denselben bei weitem weniger Wasser und feste Bestandtheile, als im gesunden Zustande, entleert. Der Gehalt an Wasser ist jedoch beträchtlicher, als der an festen Bestandtheilen vermindert, wefshalb, wenn der Urin einer einzelnen Ausleerung untersucht wird, derselbe relativ reich an diesen erscheint. Der Urin ist von dunkler Weinfarbe, specifisch schwerer, von saurer Reaction, stark duftend, klar, ohne Sediment, welches auch dann sich nicht bildet, wenn der Urin (in der kalten Luft) gestanden, oder wenn man etwas Essig, oder Salpetersäure zugesetzt hat. Er enthält (in 24 Stunden) bei weitem weniger von den stickstoffreichen Stoffen, welche durch den organischen Umsatz entstehen, Harnstoff, Harnsäure, extractive Materie, besonders Alkoholextract, als der gesunde Urin. Die beträchtlichste Verminderung betrifft immer den Harnstoff, weniger die Harnsäure, welche sogar zuweilen absolut vermehrt sein kann. Berechnet man aber den Stickstoffgehalt aus beiden, so wird dieser immer in geringerem Maase, als im Normalzustande, ausgeschieden. Betrachtet man jedoch nur den Urin einer einzelnen Entleerung, so scheinen diese Stoffe, relativ zu dem Wasser, immer vermehrt. Absolut vermindert sind die Salze, besonders das Kochsalz, weniger die schwefelsauren Salze. Auf der Höhe der Entzündung wird der Urin klar gelassen, er trübt sich auch auf Zusatz von Salpetersäure nicht. Mit der herannahenden Krise wird der Urin trüblich, oder bildet doch auf Zusatz von einigen Tropfen Salpetersäure eine Wolke, welche in der Mitte des Gefäfses schwebt. In der Krise selbst bildet der Urin häufig ein gelblich, gelblich-röthliches oder rothes Sediment von krystallinischer Harnsäure, harnsaurem Ammonium und Trippelphosphaten. Das wahre kritische Sediment ist krystallinisch; so lange der Urin noch Krystalle von Harnsäure bildet, kann der Kranke nicht als vollkommen genesen angesehen werden. Doch erscheinen diese Sedimente häufig auch im Verlaufe der Entzündung, ohne dafs die Krankheit sich defshalb besserte, oder erst nach einigen Tagen, nachdem die locale Entzündung und das Fieber schon nachgelassen hatten. Mit der vollendeten Genesung wird der Urin wieder hell. So lange die Krisis dauert, wird verhältnifsmäfsig mehr Harnsäure als Harnstoff gebildet; sobald die Krise sich vollendet, stellen sich beide Stoffe wieder in ihr normales Verhältnifs.

Natürlich haben die Behandlung und die Diät grofsen Einflufs auf die Beschaffenheit des Urines. Durch spärliche Diät, häufiges Blutlassen wird das Quantum der festen Bestandtheile noch mehr vermindert, durch reichliches Wassertrinken der Wassergehalt erhöht, durch manche Salze (Natronsalze, Tart. stib. etc.), die in den Urin übergehen, die Harnsäure gelöst erhalten und gehindert Sedimente zu bilden. Mit der Harnkrise stellt sich gewöhnlich gleichzeitig auch die Hautkrise durch reichlichere Schweifse ein.

Steigt die Entzündung, besonders wichtiger Organe, der Nervencentren, bis zur Lähmung, bis zum Brande, so zeigt der Urin, entweder unmittelbar nachdem er gelassen wurde, alkalische Reaction, oder er wird doch nach kurzem Stehen, indem sich kohlensaures Ammonium durch Umsatz des Harnstoffes bildet, neutral oder alkalisch. Dasselbe ist der Fall bei septischen Entzündungen und bei denen, welche in colliquative Eiterung übergegangen sind. Der Urin ist hier von hellgelblicher Farbe, trüb, jumentös, er riecht ammoniakalisch, der eigenthümliche Geruch des Harnstoffes fehlt, es bilden sich weifse Bodensätze aus Magnesia-Trippelphosphaten und phosphorsaurem Kalke, die man an ihrer Krystallform unter dem Mikroscope leicht erkennt.

Der eigentliche Entzündungs- oder Fieberurin ist also auf der Höhe der Krankheit arm an denjenigen stickstoffhaltigen Bestandtheilen, welche Producte des organischen Umsatzes sind, weil der organische Umsatz, auf einem Punkt über die Norm gesteigert, antagonistisch an allen übrigen Punkten sinkt, und noch ärmer an Wasser, welches bei der raschern Respiration, der höhern Wärme der Haut stärker verdunstet, oder durch wässerige Exsudationen verloren geht. So lange das Blut reich an Fibrine bleibt und die Blutbewegung stürmisch, fieberhaft ist, ist die Ausscheidung des Harnstoffes durch den Urin unter der normalen Quantität. Die Umsetzung ist unter diesem Verhältnisse überhaupt mangelhaft und erhebt sich nur bis zur Stufe der Harnsäure, die in normaler, oder selbst allzureichlicher Quantität, statt des Harnstoffes abgeschieden wird. Erst wenn mit dem Nachlafs der Entzündung die Functionen der secernirenden Organe wieder frei werden, steigt auch die Quantität der festen, stickstoffreichen Substanzen, welche mit dem Urin ausgeschieden werden, bis sie mit der vollendeten Krise die Norm erreicht haben, oder selbst etwas über diese hinaus gehen. Mit den sogenannten kritischen Ausleerungen werden defshalb keine fremdartige Stoffe entfernt, sondern mit dem Nachlafs der Entzündung stellt sich nur die normale Quantität der Ausleerung wieder her. Viele sogenannte Krisen durch den Harn sind demnach nur scheinbar, weil nicht mehr, sondern weniger Harnstoff und Harnsäure, als im normalen Verhalten, abgeschieden werden und diese nur durch die sehr beträchtliche Concentration des Urins vermehrt scheinen.

Ueber die Veränderungen der Secretionen des Verdauungsapparates im Allgemeinen bei reinen Entzündungen ist uns sehr wenig bekannt.—Im Allgemeinen sind auch diese Secretionen, auf der Höhe der Entzündung angehalten, trocken, sie werden häufig mit dem Nachlafs derselben flüssiger. Sehr häufig folgen in dieser Zeit reichliche gallige Ausleerungen, höchst wahrscheinlich durch reichlichere Umsetzung der Proteinverbindungen in Choleinsäure.

Fieber bei Entzündungen.

Fieber gesellt sich zu jeder Entzündung, sobald entweder die locale Erregung der Gefühlsnerven, oder die Veränderung der Blutmischung, einen gewissen Grad erreicht hat. Es ist keinem Zweifel unterworfen, dafs der Complex von Erscheinungen, welche wir als Fieber bezeichnen, unter denen die anhaltend beschleunigte Herzbewegung die hervorstechenste ist, seinen nächsten Grund in einer besondern Erregung des Nervensystemes hat. Zugleich weist das Auftreten ähnlicher Erscheinungen in allen Theilen des Körpers darauf hin, dafs die Erregung nicht von einer einzelnen Provinz des peripherischen Nervensystems, sondern von dem Sammelpunkt vieler peripherischer Nerven ausgeht. Wir werden somit auf das Rückenmark und in höherer Instanz, mit dem Auftreten von Delirien, auf das Gehirn hingewiesen, deren besondere Erregungen als die eigentliche Quelle des Fiebers zu betrachten sind. Bei manchen Fiebern ist diese vermehrte Reizempfindlichkeit gewisser Parthien der Centralorgane des Nervensystems, einzelner Theile des Rückenmarkes, bestimmt durch Empfindlichkeit gegen Druck nachzuweisen.

Bei der Entzündung kann diese Erregung auf eine doppelte Weise zu Stande kommen. Sehr häufig entsteht Fieber als Begleiter einer Entzündung augenblicklich mit der Einwirkung der localen Ursache, wenn durch diese, Verbrennung z. B., die Gefühlsnerven sehr lebhaft erregt wurden, durch Reflex auf das Rückenmark. Bei mäfsigen, wenig schmerzhaften, fieberlosen Entzündungen tritt leicht Fieber hinzu, wenn durch irgend eine Ursache, Gemüthsbewegung, erhitzende Arzneien und Getränke, das Nervensystem in höhere Spannung versetzt wird. In andern Fällen, bei mäfsigerer Erregung der Nerven, erfolgt das Fieber erst mit der vollständigen Ausbildung der localen Entzündung und ist alsdann offenbar nicht immer blofs die Folge der von dem Entzündungsheerde ausgehenden Nervenerregung, sondern auch von der veränderten Mischung des Bluts und von dem Einflusse desselben auf das Rückenmark und das Gehirn. In ähnlicher Weise sieht man fieberhafte Bewegungen entstehen ohne alle primäre Nervenerregung, blofs durch fehlerhafte Mischung des Blutes, Zurückhaltung von Auswurfsstoffen u. s. w. So wie Fieber entsteht, wenn irgend ein fremdartiger, zur Ernährung untauglicher Stoff dem Blute sich beimischt, oder sobald zur Excretion bestimmte in ungewöhnlicher Quantität in demselben zurückgehalten werden, so erscheint auch Fieber mit sehr kräftigem, hartem, mäfsig beschleunigtem Pulse, lebhafter, jedoch nicht brennender Wärme, Röthung der Haut, starkem Durst, mangelnder Efslust, sobald bei einer Entzündung die Mischung des Blutes wesentlich verändert und sobald namentlich die Quantität des zur Ernährung am meisten verwendbaren und stickstoffreichsten Bestandtheiles, der Fibrine, sich ungewöhnlich angehäuft hat. Inflammatorisches Fieber steht mit Vermehrung des relativen Gehaltes an Fibrine und Neigung derselben, sich auszuscheiden, in directem Zusammenhange. Schwindet das Uebermaas von Fibrine mit der Ausbildung von faserstoffigen Exsudaten, Eiterung, wieder aus dem Blute, so kann der Puls zwar beschleunigt bleiben, er verliert aber seinen eigentlich inflammatorischen Charakter, seine Völle und Härte. Das Herz zieht sich rascher zusammen, weil entweder durch reflectorische Erregung seine Nerven empfindlicher gegen das Einströmen des Blutes geworden sind, oder weil die veränderte Blutmischung einen lebhaftern Reiz auf die Endigungen der Herznerven ausübt. Sobald die beiden genannten Zustände aufhören, der Schmerz in dem Entzündungsheerde nachläfst und die Mischung des Blutes zur Norm zurückkehrt, läfst auch das Fieber nach.

In der Regel überträgt sich die abnorme Erregung der Centralgebilde auf das Herz, daher abnorme Bewegungen desselben als hauptsächlichstes Criterium des Fiebers betrachtet werden, jedoch nie ausschliefslich auf dieses, wie die übrigen Erscheinungen, welche das entzündliche Fieber auszeichnen, die Gefühle von Frost und Hitze, Abgeschlagenheit, Müdigkeit, Appetitlosigkeit, Durst, die Veränderungen in dem Turgor der Haut, der Secretionen, besonders des Urines, deren nähere Anführung und Erklärung jedoch Gegenstand der allgemeinen und innern Pathologie bleiben mufs, beweisen. Die Erregung des Nervensystemes, besonders des Rückenmarkes, welche bei Entzündungen gewöhnlich unter der hergebrachten Form des Fiebers erscheint, kann jedoch auch, aus nicht näher bekannten Ursachen, das Herz unberührt lassen und in anderer Form, als Krämpfe, oder Delirien mit furibunden Ausbrüchen, auftreten. In nicht seltenen Fällen sah man Krämpfe und Fieber, d. h. beschleunigte Herzbewegung, mit einander abwechseln.

Obgleich in der Regel die locale Entzündung die Veranlassung zu dem Fieber wird, so kann doch auch eine primäre, sich als Fieber aussprechende Erregung der Centraltheile des Nervensystemes von diesen aus sich auf einzelne peripherische Regionen übertragen und in ihnen die Ursache von localen Erregungen, Blutanhäufungen, Extravasaten und Entzündungen werden. Oft auch erscheinen die Entzündungen, welche auf allgemeine Fieberregungen folgen, wie z. B. bei der Rose, gleichsam als die Krise derselben, indem die Fiebersymptome mit dem Auftreten der Entzündung verschwinden, oder doch bedentend nachlassen. Unter diesen Verhältnissen ist anzunehmen, dafs das Fieber Folge einer primären Veränderung der Blutmischung war, die durch das Auftreten der Entzündung, vielleicht durch locale Ausscheidungen, eine Veränderung erlitt.—Fieber, welche zu Entzündungen hinzutreten, sind an und für sich Zeichen der höhern Intensität der Krankheit und tragen selbst dazu bei, durch die stürmischere Blutbewegung, die stärkere Ausdehnung der Gefäfse, raschere Respiration, den localen Entzündungsprocefs und die von ihm abhängigen Veränderungen in der Mischung des Blutes, zu steigern. Jedes Fieber, welches zu einer Entzündung hinzutritt, erhält von dieser den inflammatorischen Charakter, so wie umgekehrt jedes anderweitige Fieber, welches sich mit Entzündungen complicirt, diesen seinen Charakter aufdrückt.

Gewöhnlich ist, dem Typus nach, das Fieber bei Entzündungen anhaltend, exacerbirend, zuweilen deutlich remittirend, selten intermittirend. Seine Dauer hängt von der der Entzündung und der Intensität derselben ab. Wenn die Entzündung sich sehr hinauszieht und ihre Producte fortwährend dem Blute sich beimischen, so dauert auch die Ursache der Erregung der Nervencentra gewöhnlich in milderm Grade fort und das Fieber gestaltet sich zu dem sogenannten hektischen Fieber. Aufserdem kann jede andere der hergebrachten Formen von Fieber zu Entzündungen hinzutreten, je nachdem die Erregung der Centralgebilde, nach Art der Veranlassung, oder der Empfänglichkeit des Individuums, intensiv und extensiv schwächer oder beträchtlicher wird, auf das Gehirn sich ausdehnt, oder auf einzelne Regionen des Rückenmarks etc. beschränkt bleibt, und durch Reflex Störungen in diesen oder jenen Secretionen veranlafst.

Ausbreitung der Entzündung.

Die Entzündung ergreift häufig nur ein Organ, oder selbst nur ein Gewebe eines zusammengesetzten Organes, und verbreitet sich alsdann nur so weit, als sich die Gefäfse und Nerven dieses Gewebes erstrecken. Sie begränzt sich daher oft sehr scharf an Stellen, wo verschiedene Gewebe an einander stofsen, oder geht nur erst, nachdem sie sich in einem Gewebe vollständig entwickelt hat, durch Contact auf ein anliegendes Gewebe über. So bleibt die Entzündung sehr häufig auf eine Membran des Darmkanals, z. B. die Schleimhaut, beschränkt, breitet sich in dieser der Fläche nach sehr weit aus und greift erst bei beträchtlicherer Intensität auf die benachbarten Membranen über. Da viele Veranlassungen zu Entzündungen ihre Wirkungen nur auf bestimmte Gewebe äufsern, so kann das Auftreten in diesem oder jenem derselben oft zur Feststellung der Ursachen mit benutzt werden.

Zur allgemeinern und über viele Organe verbreiteten Krankheit kann die Entzündung werden:

1) wenn sie selbst aus einer allgemeinen Krankheit hervorgeht, aus einer Säfteentmischung, welche ihre Deposita an verschiedenen Stellen zugleich, oder nach und nach macht.

2) Indem sie selbst eine veränderte Mischung des Blutes erzeugt, die dasselbe zu Stockungen und Austretungen geneigt macht, theils nämlich durch die Bildung eines Uebermaases von Faserstoff, theils durch die Aufnahme von Entzündungsproducten, Eiter, Jauche, welche die Natur an andern Stellen wieder auszuscheiden versucht. Am häufigsten dienen dazu die Schleimhäute, seltener die serösen Oberflächen, zuweilen auch parenchymatöse Organe. Es gehört unter andern hierher das von Rokitansky beobachtete häufige Auftreten von Milzentzündungen nach Pericarditis und Endocarditis.

3) Kann allgemeinere Verbreitung der Entzündung entstehen, wenn sie der Ausstrahlung der Nervenfasern auf verschiedene Regionen folgt, indem entweder die primäre Nervenerregung in der entzündeten Fläche sich auf die Centralgebilde und von diesen durch Reflex auf andere entfernte Gebilde überträgt und in diesen gleichfalls entzündliche Zufälle erregt, oder indem die Erregung primär in den Centralgebilden des Nervensystems stattfand und von diesen aus sich auf mehre, oft sehr viele Stellen zugleich, oder nach und nach verbreitete. In die erste Reihe gehören unter andern die Entzündungen, welche bei Onanisten, an verschiedenen Stellen des Körpers, besonders in der Wirbelsäule, so häufig vorkommen, so wie viele Phlogosen, welche auf sehr schmerzhafte äufsere Entzündungen in innern Gebilden folgen, wie z. B. die Entzündung des einen Auges auf die des andern, Entzündung des Darmkanals nach Verbrennung der Haut folgt u. s. w., zu den letztern die Entzündungen, welche aus reinen Spinalirritationen, zwischen welchen und den Entzündungen überhaupt nur ein gradweiser Unterschied besteht, hervorgehen. Eben so gut, wie die Nervenerregung von der Peripherie sich auf die Centralgebilde übertragen und durch die Vermittlung dieser Fieber und andere allgemeine

Zufälle hervorrufen kann, ist es möglich, dafs die primäre Erregung der Centralgebilde sich auf die peripherischen Endigungen der Nerven ausbreitet und durch diese die localen Symptome der Entzündung veranlafst. Viele stark remittirende, oder selbst nachlassende, wandernde und überspringende, viele sogenannte rheumatische Entzündungen gehören hierher.

Verlauf und Stadien.

In dem Verlaufe und der Aufeinanderfolge der innern Veränderungen bei der Entzündung liegt es begründet, dafs der Procefs dieser Krankheit, wenn er nicht beständig neu angefacht wird, sich in sich selbst, in regelmäfsiger Folge gewisser Erscheinungen, die man als Kennzeichen bestimmter Stadien angenommen hat, vernichten mufs. Durch diese regelmäfsige Aufeinanderfolge bestimmter Stadien, und nicht etwa durch die Zeitdauer ihres Bestehens, reiht sich die Entzündung den acuten Krankheiten an. — Chronisch wird die Entzündung, wenn der regelmäfsige Verlauf der Krankheit durch wiederholte Einwirkung der Veranlassungen gestört und beständig neu angefacht wird.

Die einzelnen Stadien, wenn sie wirklich durch bestimmte Erscheinungen markirt sein sollen, müssen mit bestimmten inneren, anatomischen, Veränderungen in wesentlicher Verbindung stehen. Als solche lassen sich vier, der Entzündung wesentlich angehörige, Stadien unterscheiden. Das erste, des Entzündungsanfangs, Froststadium, Krampfstadium, beginnt mit dem Augenblicke, in welchem die Entzündungsursache eingewirkt hat, und giebt sich durch Contraction, Blässe und Schauder zu erkennen. Es fehlt häufig, oder wird wegen seiner kurzen Dauer nicht wahrgenommen. Es fehlt eben sowohl, wenn die locale Nervenerregung zu schwach war, als dafs sie sich auf die Centralgebilde in bemerklicher Weise hätte übertragen können, demnach bei allen schleichenden und latenten Entzündungen, als bei zu heftiger localer Erregung, weil hier statt Contraction unmittelbar die Erweiterung der Gefäfse, Röthe und Turgor auf die Einwirkungen der Ursache auftreten. Es entspricht dieses Stadium der ersten Gruppe der mikroscopischen Veränderungen. Das zweite Stadium, incrementi, wird durch den Beginn der Congestion, und durch die heftige Röthe und Geschwulst, welche diese begleiten, bezeichnet und entspricht der zweiten Gruppe der mikroscopischen Erscheinungen. Das dritte Stadium, die Entzündungshöhe, acme, beginnt mit dem Augenblicke, in welchem das Blut in den Gefäfsen anfängt zu stocken und die Hitze und Geschwulst ihre äufserste Höhe erreicht haben. Das vierte

Stadium, der Krise und der Entzündungsausgänge, kann durch verschiedene Erscheinungen bezeichnet werden, je nachdem die Entzündung sich zertheilt, oder in eine der verschiedenen Exsudationen, oder in Brand übergeht. In dem ersten Falle wird dieses Stadium, in Bezug auf die innern Veränderungen, durch die Bildung neuer Haargefäfse, die Wiederherstellung des Kreislaufes, die Aufsaugung des Ergufses, wobei gleichzeitig die einzelnen äufsern Entzündungssymptome zurückgehen, bezeichnet.

Wenn die Entzündung aus irgend einer andern Krankheit hervorgeht, so kommt zu diesen vier Stadien noch das der Vorboten, welches alle diejenigen Krankheitserscheinungen in sich fafst, die zwischen der Einwirkung der ersten Krankheitsursache und dem Auftreten der Entzündung selbst liegen.

Als fünftes Stadium hat man häufig ein Stadium der Nachkrankheiten und Ausgänge angenommen.

Dauer der Entzündung.

Die Dauer der Entzündung selbst, sowie die der einzelnen Stadien, läfst sich im Allgemeinen nicht feststellen. Sie wird vielfach durch die Beschaffenheit, Intensität der Veranlassungen, den Lebenszustand des erkrankten Organes, die Constitution des Subjectes modificirt. Sie kann demnach sehr rasch, binnen wenigen Stunden, zu den Ausgängen hinführen, aber auch sehr langsam verlaufen. Die Dauer des stad. prodromorum ist durchaus unbestimmbar, das erste Stadium der Entzündung selbst dauert selten über eine halbe Stunde, für die übrigen Stadien hat die ältere Pathologie einen halb siebentägigen ($3\frac{1}{2}$) Typus und für die ganze Dauer der Entzündung eine Zeit von 7, 14, 21 Tagen angenommen, die jedoch selten eingehalten werden.

Verschiedenheiten der Entzündung.

Obwohl die Entzündung überall, wo sie auftritt, in ihren wesentlichen Eigenschaften immer dieselbe ist, so kommen doch in Bezug auf den Verlauf, das relative Vor- oder Zurücktreten einzelner Symptome, manche Modificationen vor, welche die specielle Diagnose der Entzündung begründen.

Acute, chronische Entzündung.

Diese Modificationen beziehen sich

1) auf die Dauer und den Verlauf. Man unterscheidet hiernach die acute und die chronische Entzündung. Acut verlaufen nur diejenigen Entzündungen, deren Veranlassungen rasch vorüber gegangen sind. Sie beenden ihren Verlauf bis zur Resolution, oder bis zu einem der andern Ausgänge und Nachkrankheiten, in ziemlich regelmäfsig auf einander folgenden Stadien und ungefähr in der als Norm

angenommenen Zeit. Haben dagegen die Veranlassungen mit dem Auftreten der Entzündung ihre Wirksamkeit nicht gänzlich verloren, sondern wirken sie, oder neue Irritationen, fortwährend auf den entzündeten Theil ein, so wird die Entzündung an ihrem regelmäfsigen Gange zur Beendigung gehindert, die Stadien verwirren sich, indem zu den Symptomen der Ausgänge fortwährend die neu erregten des Entzündungsanfanges hinzutreten. Bei den meisten chronischen Entzündungen sind allgemeine constitutionelle Störungen wenigstens als mitwirkende Ursachen aufzusuchen. Viele Entzündungen aus traumatischen Ursachen werden chronisch, weil allgemeine Störungen, Entmischungen der Säfte, ältere Desorganisationen des entzündeten Gewebes, die für sich allein nicht mächtig genug waren, eine Entzündung zu erregen, sich derselben bemächtigen und sie unterhalten. Solche allgemeinere Veranlassungen sind stets aufzusuchen, wenn eine Entzündung, welche aus äufserer Ursache entstanden zu sein scheint, in der regelmäfsigen Zeit sich nicht beendigen will. Andererseits werden chronische Entzündungen häufig rasch zur Entscheidung gebracht, wenn neue Veranlassungen einwirken, welche mächtig genug sind, schnell einen der Ausgänge herbeizuführen.

Andere Modificationen in dem Auftreten und in dem Verlaufe der Entzündung beruhen auf der Verschiedenheit der Veranlassungen. Die entferntern Veranlassungen haben entweder nur auf die Erzeugung der Entzündung gewirkt, oder sie haben vorerst eine andere Krankheit hervorgerufen, die selbst erst die nähere Veranlassung zur Entzündung wird. In dem ersten Falle nennt man die Entzündung eine reine, idiopatische, primäre, in dem letztern eine symptomatische, abgeleitete, secundäre. Bei der erstern ist die Krankheit blofs durch die, der Entzündung wesentlich zukommenden Erscheinungen bezeichnet, bei der letztern dagegen ist das Bild der reinen Entzündung durch die Anwesenheit von Erscheinungen, welche der ursprünglichen Krankheit angehören, getrübt.

Dyskrasische Entzündungen.

Zu den symptomatischen Entzündungen gehören die specifischen und dyskrasischen, d. h. diejenigen, welche durch eine primäre fehlerhafte Mischung der Säfte entweder erzeugt, oder doch unterhalten werden.

Obschon wir die äufsern Symptome einiger dyskrasischer Entzündungen ziemlich genau kennen, so ist uns doch die Begründung der meisten derselben, worin eigentlich die Abweichung der Säftemischung besteht, sowie warum sie zu Entzündungen und zwar in bestimmten Organen mit Vorliebe disponirt, nur sehr mangelhaft bekannt.

Die einfachste Säfteentmischung entsteht durch blofse Abweichung in den relativen Mengenverhältnissen der normalen Blutbestandtheile. Von diesen kennen wir das Vorwiegen der Fibrine, als constitutio arterialis, zur Entzündung disponirend. Aber auch das Zurücktreten der Fibrine in dem Blute, bei Vorwiegen der Blutkügelchen, mit Hinneigung zur gänzlichen Auflösung der Säfte, wie wir sie beim Scorbute, dem Typhus, den Pyaemien finden, hindert das Zustandekommen von Blutstockung, das Austreten einzelner Blutbestandtheile, nicht. Viele dieser Stockungen sind keine wahren Entzündungen, können aber in solche übergehen. Hieran reihen sich die Entmischungen, welche durch gehinderte Thätigkeiten von Secretionsorganen und Zurückhaltung normaler, oder pathologischer Auswurfsstoffe, des Urins, des Schweifses, der Galle, des Secretes der Schleimhäute und Schleimdrüsen entstehen. Alle diese Entmischungen disponiren zu Entzündungen, besonders in denjenigen Organen, welche vicariirend die Absonderung übernehmen. Wir bezeichnen zum Theile die Entzündungen, welche aus dieser Quelle entstehen, mit besondern Namen, als biliöse, rheumatische, catarrhalische.

Andere dyskrasische Zustände entstehen endlich, indem bei der Assimilation und Blutbereitung Verbindungen entstehen, die dem normalen Zustande fremd sind und durch welche die Ernährung des ganzen Körpers und die einzelner, vorzüglich disponirter Organe insbesondere leidet.

Die meisten dieser Entzündungen sind uns ihrer wahren chemischen und physikalischen Eigenschaften nach nur sehr wenig bekannt und selbst ihre Wirkung kennen wir nur ihrem Endresultate nach, nicht aber nach ihren Ursachen.

Alle diese Säfteentmischungen streben, bald mehr in dem ganzen Organismus, bald mehr nur in einzelnen, besonders geeigneten Theilen desselben, Ablagerungen zu bilden, die zum Theile durchaus unorganisch sind und defswegen, sobald sie abgesetzt sind, auch als fremde Körper auf ihre Umgebung irritirend wirken, zum Theile wohl einen gewissen Grad von Organisation erreichen, die jedoch weder so vollkommen ist, noch auch ihnen die Lebensdauer ertheilt, wie sie die normalen Gebilde besitzen. In ihrem halborganisirten Zustande werden sie geduldet, ohne entzündungserregend zu wirken, sie zerfallen aber früher oder später und reizen alsdann als todte, abgestorbene Körper die Nachbarschaft. Diese Ablagerungen sind allerdings gleichsam als reinigende Abscheidungen aus dem Blute, und die verschwärenden Stellen, die sich unter dem Einflusse einer secundären Entzündung bilden, als neugeschaffene pathologische Secretionsorgane zu betrachten, vermittelst welcher sich die Säfte eines Theiles dessen, was nicht zur Ernährung verwendet und durch die normalen Secretionsorgane ausgeschieden werden kann, entledigen. Trotz dieser Ausscheidungen dauert aber in der Regel die auf fehlerhafte Ernährung und Umsetzung gegründete Säfteentmischung fort, es bilden sich daher fortwährend neue Ablagerungen, so dafs man dieselben häufig in jedem Stadium der Entwickelung, als frisch ausgeschieden, halb, völlig zerfallen, in einem und demselben Körper antrifft, ihre Abscheidung vermehrt sich selbst und ihre Tendenz zum Zerfall nimmt zu, sowie durch die Resorption der verjaugten Ablagerungen die Säfteentmischung sich steigert und der völligen Auflösung zueilt. Hierher gehören die Entzündungen, deren Grund in gichtischer, scrophulöser, tuberculöser, rhachitischer oder Krebsdyskrasie u. s. w. liegt.

Endlich giebt es eine Reihe dyskrasischer Entzündungen, die auf der Einführung eines Anstockungsstoffes in den Körper beruhen, der sich selbst fortwährend neu erzeugt, über den Körper ausbreitet, an disponirten Stellen Ablagerungen und Entzündungen erregt, und, an gewisse Träger gebunden, sich auf andere Organismen übertragen läfst, in ihnen denselben Cyclus von Metamorphosen fortsetzt. Hierher gehören, in chirurgischer Beziehung, besonders die syphilitischen, herpetischen Entzündungen, die acuten Exantheme, sowie diejenigen, welche durch die Uebertragung contagiöser Stoffe von Thieren auf Menschen, durch den Milzbrand, das Rotzcontagium entstehen.

Der innere Mechanismus, vermittelst welches alle diese Abweichungen von der normalen Blutmischung entzündungserregend wirken, ist uns fast völlig unbekannt und es ist uns nicht erlaubt, auch nur Vermuthungen darüber auszusprechen, da uns von vielen derselben die Kenntnifs derjenigen Abweichungen der Crasis, wodurch sich dieselbe von andern wesentlich unterscheidet, also die Grundbedingung einer auf Thatsachen gestützten Untersuchung, noch fehlt. Nur von wenigen derselben lassen sich, aufser dem uns bekannten äufsern Symptomencomplex, auch einige Thatsachen anführen, welche wenigstens Andeutungen zur Erklärung des innern Vorganges zu geben im Stande sind.

Alle Entzündungen, welche auf specifischen und dyskrasischen Zuständen der Säfte beruhen, sind immer an bestimmte Gewebe gebunden, in denen sie sich entwickeln und welche fast für jede derselben besondere sind. Die Erkenntnifs des Sitzes einer specifischen Entzündung in einem bestimmten Gewebe, kann daher in zweifelhaften Fällen helfen, auf die Spur der verborgenen Ursache zu führen. Alle specifischen und dyskrasischen Entzündungen zeichnen sich durch besondere Eigenthümlichkeiten in ihrem Verlaufe, besondere Modificationen der Entzündungssymptome, sowie durch Neigung zu eigenthümlichen Ausgängen, von einander aus. Sie sind hierdurch häufig durch die blofse Autopsie, ohne geschichtliche Kenntnifs der Veranlassung und der weitern Aeufserungen der Dyskrasie, zu bestimmen. Durch das Zusammentreffen mehrer Dyskrasien in einem Körper entstehen gemischte Bilder dyskrasischer Entzündungen.

Die meisten dyskrasischen Entzündungen treten mit geringer Heftigkeit auf und verlaufen gern schleichend, chronisch, weil sie nicht aus übermäfsigen äufsern Reizen, sondern durch das ganz allmählige Anwachsen der Dyskrasie entstehen und weil das Fortbestehen der innern Ursachen ihre schnelle Beendigung hindert. Viele von ihnen sind nicht fix, sondern werden leicht durch Einflüsse, welche störend in ihren Gang eingreifen, von dem Gewebe, in welchem sie sich ursprünglich entwickelt hatten vertrieben und auf andere, welche mit jenem physiologisch verwandt sind und in welchen sie gleich anfänglich mit grofser Intensität aufzutreten pflegen, übertragen.

Viele dieser Entzündungen lassen sich zwar durch locale Mittel heben, ohne dafs defswegen, da die inneren Bedingungen fortbestehen, die Krankheit selbst beseitigt wäre, das Fortbestehen jener wird vielmehr denselben Cyclus von Erscheinungen entweder in demselben Organe, oder in andern hervorrufen. Erst wenn die inneren Bedingungen gänzlich gehoben, oder doch sehr geschwächt sind, verschwinden auch die von ihnen abhängigen Entzündungserscheinungen von selbst.

Keine der eigentlich dyskrasischen Entzündungen neigt zur Resolution, oder zur einfach plastischen Ausschwitzung. Diese beiden Ausgänge werden, theils durch die ununterbrochene Einwirkung der Ursache, wodurch die Entzündung selbst hinausgezogen und ihr Einflufs auf die Producte der Ausschwitzung verlängert wird, theils durch den Zustand der Säfte und der Exsudate, die an und für sich wenig zur normalen Ernährung tauglich sind, vielmehr zum frühzeitigen Zerfalle hinneigen, gehindert. Daher zeigen alle dyskrasischen Entzündungen entschiedene Neigung zur Vereiterung, Verschwärung und in höherer Instanz zum Brande. Bilden sich unter ihrem Einflusse feste Ablagerungen, so sind dieselben nicht den normalen Bildungen analog, sondern Wucherungen mannichfacher Art, die den normalen Geweben stets fremd bleiben.

Unter den dyskrasischen Entzündungen sind uns folgende hauptsächlich bekannt und für die Chirurgie von besonderer Wichtigkeit.

1) Die catarrhalische Entzündung. Sie ist Folge der gestörten Wechselwirkung zwischen der äufsern Haut und den Schleimhäuten, Störung der Functionen der erstern und Uebertragung derselben auf die letztern. Ihr Sitz sind die Schleimhäute und die

Drüsensäcke derselben. Von der Gränze der Entzündung wird fast immer der ganze Umfang der Schleimhäute in Mitleidenschaft gezogen. Die Symptome sind die bekannten der Entzündung überhaupt. Sie endet in der Regel mit häufiger Abstofsung der Epitheliums, und reichlicher Schleimsecretion, dem immer, auch bei leichten entzündlichen Reizungen, Eiter beigemischt ist (Sputa cocta). Bei lebhaftern Entzündungen besteht das Secret fast aus reinem Eiter. Seröse Ausschwitzungen kommen in Verbindung mit der eitrigen nnd schleimigen häufig vor, als serösmucöse Ausleerungen, sowie an manchen Stellen in das subnumucöse Zellgewebe, als Oedem (oedima glottidis). Plastische Exsudate erscheinen nur in dem höchsten Grade der Entzündung, als sogenannte croupöse Ablagerungen.

2) Die rheumatische Entzündung. Ihr Sitz ist das Zellgewebe, besonders das geformte Zellgewebe der Aponenrose, Fascien-, Sehnen- und Nervenscheiden, Bänder, Knochenhäute, Muskelkapseln, die serösen und Synovialkapseln, sowie alle Organe, in welche Zellgewebe eingeht.

Röthe und Geschwulst fehlen bei der rheumatischen Entzündung oft ganz, und die Hitze ist in der Regel sehr mäfsig. Ist Röthe vorhanden, so erscheint sie meistens als eine blafsrosenrothe Färbung, der Schmerz dagegen ist heftig, krampfhaft, remittirend, er exacerbirt gegen Abend, in der Bettwärme und bei übler, nafskalter, windiger Witterung. Eine stärkere, aber immer blasse Geschwulst erhebt sich nicht selten im spätern Verlaufe der Krankheit, sie rührt von serösen, serös-plastischen Exsudaten her; mit ihrem Auftreten läfst der Schmerz häufig nach. Die Ursache der rheumatischen Entzündung liegt in Störung der Hautthätigkeit durch Erkältung, in Erregung der Hautnerven und reflectorischer Uebertragung auf andere Nervenregionen der genannten Gewebe begründet. Die Leichtigkeit, mit welcher sogenannte rheumatische Entzündungen wandern, und von einem Organe zum andern überspringen, oder in vielen Organen zugleich und nach einander auftreten, erklärt sich theils durch unmittelbaren Zusammenhang des Gewebes, welches der Sitz der Krankheit ist, theils durch reflectorische Verbreitung von einem Centraltheile des Nervensystems aus. Bei vielen sogenannten rheumatischen Entzündungen lassen sich Spinalirritationen, Empfindlichkeit einzelner Parthien der Wirbelsäule, nachweisen. Von diesen Irritationen des Rückenmarkes hängen unstreitig die Symptome des rheumatischen Fiebers ab, welche diese Entzündungen begleitet. — Bei allen rheumatischen Entzündungen ist, sobald sie nur eine mäfsige Itensität erreicht haben, der Fibrinegehalt des Blutes beträchtlich vermehrt. Die rheumatische Entzündung endet häufig, nicht selten nach wiederholten

Recidiven, mit vollständiger Resolution unter kritischen Bestrebungen durch die Haut, sauren, reichlichen, allgemeinen und örtlichen Schweifsen, wäfsrigen Ausleerungen durch die Schleimhäute, während der Urin zugleich reichliche röthliche Niederschläge, aus Harnsäure und harnsauren Verbindungen macht, deren reichliche Abscheidung sich durch den gesteigerten Umsatz aus dem fibrinereichen Blute, oder durch das Auftreten freier Säure im Urine erklärt. — Sehr oft gehen rheumatische Entzündungen in Exsudation über, das Exsudat ist gewöhnlich serös, albuminös, oder auch plastisch. Verdickungen, Aufwulstungen, Verwachsungen durch Pseudomembranen, hydropische Infiltrationen, sind daher häufige Folgen rheumatischer Entzündungen. Reine gute Eiterung ist selten, Verschwärung dagegen häufig.

3) Die arthritische Entzündung. Sie ist die Folge einer Ueberladung der Säfte mit verbrauchten stickstoffreichen Stoffen, zu deren Entfernung die normalen Secretionsorgane, absolut, oder weil sie durch die vorausgegangene Lebensweise, das Alter u. s. w. geschwächt worden sind, nicht mehr ausreichen; daher Ablagerungen an andern Stellen, die alsdann gleichsam als Krisen erscheinen. — Zu der Ueberladung der Säfte mit verbrauchten stickstoffreichen Stoffen führen Uebermaas im Genufs stickstoffreicher Nahrung bei Mangel an körperlicher Anstrengung, Schwächung der Verdauung und der Secretionsorgane, besonders der Haut und der Nieren, durch Ueberreizung, Mifsbrauch hitziger Getränke, mangelnde Hautcultur, Ausschweifung in venere, geistige Anstrengung, erbliche Anlage. Sobald die Secretionsorgane nicht mehr genügen, die verbrauchten Stoffe, besonders durch den Urin, als vorzugsweise zur Entfernung der stickstoffreichen Excremente, Harnsäure, Harnstoff bestimmt, zu entfernen, so bilden sich, gleichsam als Krisen, Congestionen und Ablagerungen nach andern Stellen. Aus unbekannten Gründen werden am häufigsten die Gelenkbänder, besonders der untern Extremitäten, aber auch überhaupt die fibrösen, serösen, zellulösen und Synovialgebilde der Sitz der arthritischen Congestionen, Ausscheidungen und Entzündungen.

Diese Ablagerungen treten in der Regel in der Form erysipelatöser Entzündungen, mit dunkler, bläulichbrauner Röthe, heftigem, Nachts und bei übler Witterung exacerbirendem Schmerze, heftigem Fieber, starker, ödematöser Geschwulst, auf. Sie erscheinen häufiger bei Männern, als bei Weibern; bei letztern erst, wenn mit der Cessation der Menses der Organismus eines Mittels beraubt worden ist, sich des Uebermaases an Säften zu entledigen, bei beiden Geschlechtern selten vor den mittleren Jahren. Sie machen ihre Krisen durch reichlichen, sauren Schweifs, Diarrhöen, besonders aber durch den

Urin, der sehr reich an Säure, Harnsäure und harnsauren Verbindungen wird. Bei jüngern kräftigern Subjecten erscheinen die Anfälle der gichtischen Entzündungen ziemlich regelmäfsig, bei alten abgelebten ohne Regel, als arthritis anomala. Alle gichtischen Entzündungen sind noch mehr zum Wandern und zu Metastasen geneigt, als die rheumatischen. Die Versetzungen geschehen meistens nach den serösen und fibrösen Gebilden des Gehirns, des Auges, der Brust- und Unterleibsorgane und werden leicht durch die Heftigkeit, mit der sie gleich anfänglich auftreten, lebensgefährlich.

Die gichtischen Entzündungen können mit abwechselnden Exacerbationen in Remissionen sehr lange bestehen. Sie enden selten in vollständige und dauernde Resolution, häufig in wassersüchtige und pseudoplastische Ausschwitzungen, in Bildung erdiger Concremente aus harnsaurem Natron, und in Verschwärung.

4) Die scrophulöse Entzündung. Sie ist das Product der allgemeinen Scropheldiathesis, zu welcher selbst die Anlage ererbt, von schwächlichen, kranken, syphilitischen, zu alten Eltern auf die Kinder übertragen, oder durch unpassende Nahrung, Wohnung im feuchten, kalten, dumpfen, schlecht gelüfteten dunkeln Räumen, Mangel an Bewegung in freier Luft u. s. w. erworben sein kann. Sie befällt gewöhnlich zuerst die Schleimhäute, später die lymphatischen Drüsen, die äufsere Haut, die Knochen.

Den Entzündungen in den Drüsen und Knochen gehen in der Regel Anschwellungen dieser Theile voraus, welche von der Ablagerung einer käsigen, tuberculösen, Materie herrühren. Diese Ablagerungen kommen gewöhnlich allmählig, ohne die Mitwirkung von Entzündung zu Stande. In unzerfallenem Zustande wird die abgelagerte Materie ertragen; erst wenn sie zerfallen ist, fängt sie an auf die Umgebung entzündungserregend zu wirken. Die Entzündungen treten daher sehr schleichend auf, nachdem Symptome vorausgegangen sind, welche aus der entzündungslosen Erfüllung der resp. Organe mit Tuberkelmaterie sich erklären lassen. Die Entzündungen selbst führen meistens zur Verschwärung und zum Aufbruch, wobei Eiter mit käsigen Flocken, zerfallener Tuberkelmaterie vermischt, entleert wird, seltner wird die Tuberkelmaterie, vor oder nach ihrem Zerfallen, wieder aufgesaugt, ehe sie Eiterung erregt hat. Mit dem Aufbruche, dem Uebergange der Entzündung in Eiterung, hört die Ablagerung der Tuberkelmaterie in der Regel nicht auf, es bilden sich daher fortwährend neue Ablagerungen, an den ältern, oder an neuen Stellen, welche denselben Gang wie die ersten nehmen.

In der äufsern Haut tritt die scrophulöse Entzündung unter der Form mannichfach gestalteter herpetischer Ausschläge und kalter

Abscesse auf. Auf den Schleimhäuten als chroniche Entzündung mit reichlicher Eiterabsonderung. Auf allen Stellen geht die scrophulöse Entzündung gern in Verschwärung über. Die Geschwüre selbst sind nach dem Gewebe, von denen sie ursprünglich ausgingen, mannichfach verschieden.

5) Putride und typhöse Entzündungen. Wenn das Blut aus irgend einer Ursache, durch die Aufnahme faulender thierischer Gährungsstoffe, durch Miasmen und Contagien, durch mangelnden Einflufs der Nerven, bei Lähmungen und Erschöpfung, Ueberreizung des Nervensystemes, die Fähigkeit zu gerinnen zum grofsen Theile eingebüfst hat, so zeigt es entschiedene Neigung an verschiedenen Stellen, besonders den Schleimhäuten, den Drüsen, parenchymatösen Organen, Stockungen und Exsudationen zu bilden, welche den wahren entzündlichen ähnlich, jedoch dadurch von ihnen verschieden sind, dafs keine Erregung der Nerven der Congestion vorausgeht und sie begleitet. Die Exsudate die sich hier bilden, sind häufig blutig, da die Blutkügelchen unter obigen Verhältnissen sich sehr leicht in ihrem Serum auflösen, nicht selten halb geronnen, oder eiterähnlich. Alle diese Exsudate aber zerfallen schnell wieder und zerstören dabei den Boden, in den sie abgesetzt sind, durch Verschwärung und Gangrän. Erst die zerfallenen Exsudate werden für den Boden und für die Umgebung zum Entzündungsreize. Die verschwärende Stelle umgiebt sich daher mit einem neuen Entzündungskranze und neue Entzündungsproducte mischen sich den zerfallenen Blutbestandtheilen bei.

Hieran reihen sich die scrobutischen Entzündungen. Bei dem Scorbute ist ebenfalls die freiwillige Gerinnbarkeit des Blutes vermindert, die Zahl der Blutkügelchen im Verhältnifs zu der Verminderung der Fibrine gestiegen, die Alkalescenz des Blutes vermehrt. Das Blut hat Neigung in den feinern Capillarien zu stocken. Seine wäfsrigen und später auch seine färbenden Bestandtheile treten aus, daher Oedem und Ecchymosen. Mit der Auflösung der extravasirten Blutbestandtheile bilden sich Verschwärungen, scorbutische Geschwüre, welche sich selbst wieder mit einem Entzündungskranze umgeben. Nie kommen bei scorbutischen Entzündungen, Verwachsungen, plastische Exsudation, reine Eiterung, sondern immer nur der Ausgang in Verschwärung und in höherer Instanz in Brand vor. —

Als Sitz dieser Entzündung erscheinen am häufigsten die Schleimhäute und die äufsere Haut, besonders an den untern Extremitäten, selten und nur bei den ausgebildetsten Formen des Scharbocks, auch die Knochen.

Andere als die bisher erwähnten Verschiedenheiten der Entzündung beruhen darauf, dafs entweder sämmtliche, oder einzelne ihrer Cardinalsymptome zurücktreten, während allerdings die anatomischen Erscheinungen wie immer bestehen.

Wenn sämmtliche Hauptsymptome, namentlich aber der Schmerz, die Röthe und die Hitze bis zum Unmerklich zurückgetreten sind, so pflegt man, wenn die Section die anatomischen Erscheinungen der Entzündung, oder deren Producte nachweist, eine verborgene, latente Entzündung anzunehmen. Wenn man auch nicht berechtigt ist, überall, wo man bei der Section Röthe, Blutüberfüllung, oder Exsudate wahrnimmt, diese Erscheinungen auf eine vorausgegangene, also während des Lebens latente, Entzündung zurückzuführen, auch wenn während des Lebens alle Symptome derselben fehlten, da sie von hypostatischer Senkung nach dem Tode, mechanischen Hindernissen in der Circulation, oder Auflösungszuständen des Blutes abhängen können, so kann es doch nicht in Abrede gestellt werden, dafs es Entzündungen giebt, die auch sorgfältigen Untersuchungen verborgen bleiben und sich erst durch die Section, oder ihre Producte, Eiter u. s. w. verrathen. Alle diese Entzündungen, die wohl immer dyskrasischer Natur sind, verlaufen schleichend, liegen in der Tiefe und sind mit geringer Steigerung der Temperatur verbunden, so dafs Röthe und Hitze nicht wahrgenommen werden können. Sie kommen fast nur in Gebilden vor, welche hauptsächlich, oder ausschliefslich, mit sympathischen Nervenfäden versorgt werden, in denen also die locale Erregung schon einen höhern Grad erreicht haben mufs, ehe sie sich durch Uebertragung auf das Gehirn und Rückenmark, als bestimmte Schmerzempfindung äufsert. Bei geringerer Erregung giebt sich dieselbe durch keinerlei Empfindung, oder nur durch unbestimmte, nicht fixirte Gefühle zu erkennen. Bei diesem Mangel an Schmerz bleiben solche Entzündungen häufig sowohl der Aufmerksamkeit des Kranken, als auch der Untersuchung des Arztes verborgen, selbst wenn sie schon grofse Zerstörungen durch Vereiterung etc. veranlafst haben. In Gebilden, welche hinreichend mit sensibeln Nerven versehen sind, können Entzündungen einer sorgfältigen Untersuchung nur dann verborgen bleiben, wenn aus irgend einer Ursache die Lebensäufserungen des Gehirns und Rückenmarkes deprimirt sind.

So wie die schmerzhaften Empfindungen bei der Entzündung gänzlich zurücktreten und unbemerkt bleiben können, so kann es auch, bei besonderer Erregbarkeit des Körpers, nach sehr schmerzhaften Veranlassungen der Fall sein, dafs sie alle übrigen Symptome überwiegen. Man hat diese Entzündungen erethische genannt und sie den neuroparalytischen, asthenischen entgegengesetzt. Bei den erethischen Entzündungen überwiegen alle subjectiven Symptome die objectiven. Die Hitze ist beträchtlich, brennend, scheint jedoch dem Kranken beträchtlicher, als sie sich mit dem Thermometer messen läfst. Dabei grofse Erregbarkeit, viel Schmerz, bei blafser Röthe und mäfsiger Geschwulst. Ist die Entzündung ausgedehnt, so wird sie von einem Fieber begleitet, welches zur febris nervosa veratilis hinneigt. Der Verlauf dieser Entzündung ist in der Regel sehr acut und sie endet meistens plötzlich ohne bestimmte Krise. Sehr erregbare Personen, Weiber, Kinder, Menschen, deren Nervenkraft durch schmerzhafte, psychische oder körperliche Eindrücke, erschöpft ist, unterliegen am häufigsten dieser Form der Entzündung, die bei ihnen alsdann aus scheinbar geringfügigen Ursachen entsteht.

Ausgänge.

Die Entzündung ist im Allgemeinen mehrfacher Ausgänge fähig. Welcher Ausgang eintreten wird, richtet sich nach dem Grade, den die Krankheit erreicht hat, der individuellen und localen Disposition, der Dauer der Krankheit, der Beschaffenheit der Ursachen, zum Theile auch nach der Behandlung und andern äufsern Einwirkungen.

Im Allgemeinen sind folgende Ausgänge möglich:

Der entzündete Theil kann:

1) wieder in den frühern normalen Zustand unverändert zurückkehren. Zertheilung, Resolution oder,

2) es haben sich im Verlaufe der Entzündung Ausschwitzungen gebildet, welche sich selbstständig fortentwickeln und das Gefüge der entzündet gewesenen Parthie dauernd und wesentlich verändern, oder,

3) unter der absolut, oder relativ zu beträchtlichen Höhe der Entzündung erlischt das Leben in der entzündeten Parthie, Brand, oder,

4) die Entzündung wird Ursache des Todes.

Zertheilung, Resolution.

Man bezeichnet mit Zertheilung (Resolution) der Entzündung das Zurückkehren des erkrankten Theiles in seinen frühern normalen Zustand.

Zertheilung ist sowohl möglich wenn die Entzündung in ihrem Verlaufe aufgehalten wird, bevor das Blut vollständig stockt und gerinnt und ehe bemerkenswerthe Extravasate sich gebildet haben, als auch nachdem schon Extravasate entstanden sind, indem, wenn dieselben flüssig und demgemäfs resorptionsfähig sind, sie geradezu, festgewordene aber erst nachdem sie wieder zerfallen und flüssig geworden sind, wieder aufgesaugt werden, sobald mit dem Nachlasse der Entzündung die Blutcirculation wieder frei geworden ist

Damit eine Entzündung sich zertheilen könne, mufs, mit dem Verschwinden der Entzündungsursache, das vermehrte Zuströmen des Blutes zu dem erkrankten Theile entweder gänzlich aufgehört haben, oder nach einem andern Theile hin abgeleitet und die Gefäfse wieder thätig und durchgängig geworden sein. Geschicht dieses nicht in einer bestimmten Zeit, so bilden sich nicht allein mittlerweile Extravasate, sondern dieselben können auch ihre Organisation beginnen, während die Entzündung selbst noch fortdauert. Daher sind alle die Entzündungen, deren Ursache in einer gewissen Zeit nicht beseitigt werden kann, der vollständigen Zertheilung nicht fähig, während alle die, deren Veranlassungen vorübergehend waren, sich sehr leicht zertheilen lassen.

Wenn die Entzündung gebrochen worden ist, ehe sie ihre äufserste Höhe erreicht hat, so verschwinden ihre Erscheinungen so ziemlich in derselben Reihenfolge wieder, in welcher sie auftraten; Schmerz und Hitze lassen nach, die Geschwulst sinkt ein, die Röthe vermindert sich, während sich häufig kritische Ausleerungen, durch sedimentösen Urin, Schweifs etc. zeigen.

Sehr oft bleibt nach der Zertheilung noch etwas Röthe und Turgor zurück, weil die erweiterten Gefäfse sich nicht sogleich vollständig zusammenziehen und immer noch mehr Blut enthalten, als im normalen Zustande, oder weil, durch neue Bildung, die Zahl der Capillarien überhaupt vermehrt worden ist.

Flüssige Exsudate werden höchst wahrscheinlich ohne weitere Veränderung wieder in die Gefäfse aufgenommen, sobald mit dem Nachlafs der Entzündungscongestion der Druck der Flüssigkeitssäule auf die Gefäfswand nachgelassen hat und somit die exosmotische Strömung sich mit der endosmotischen wieder ins Gleichgewicht stellen kann.

Wenn bei einer Entzündung das Exsudat schon fest geworden war, so kann Zertheilung nur dann eintreten, wenn es vorher wieder aufgelöst und verflüssigt worden ist. Die Ursachen und der Vorgang selbst bei dieser Wiederverflüssigung sind uns unbekannt, wir wissen nur, dafs die fest gewordenen Exsudate sich in formlose, körnige Massen auflösen, welche bei allen gleich zu sein scheinen; dafs von halbflüssigen, wie z. B. Eiter, immer zuerst die völlig aufgelösten Theile aufgenommen werden, während die festeren (Eiterkügelchen z. B.) oft ziemlich lange zurückbleiben, bis sie endlich auch verflüssigt, mit Blutserum vermischt und dadurch geeignet gemacht sind, in die Gefäfse wieder aufgenommen zu werden.

Nach vielen Entzündungen bleibt, auch nach vollständiger Zertheilung, grofse Neigung zu Recidiven zurück, entweder weil die innern Veranlassungen zur Entzündung zwar geschwächt, aber nicht gänzlich beseitigt sind, oder weil die Gefäfse des erkrankt gewesenen Theiles noch in einem Zustande congestiver Erfüllung, oder die Nerven etwas reizbarer geblieben sind.—Je öfter eine Entzündung Rückfälle bildete, desto weniger leicht zertheilt sie sich, weil jeder folgende Anfall die Gewebe nicht in vollkommen normalem Zustande, sondern noch von nicht völlig resorbirten Entzündungsproducten etc. erfüllt findet, die, wie Neubildungen überhaupt, dem neuen Angriffe leichter erliegen und zerfallen.

Im übrigen richtet sich die Neigung zur Zertheilung zunächst nach dem Grade der Krankheit; nur leichtere Entzündungen, die nicht bis zur vollkommenen Stasis vorgeschritten sind, bei denen also die Geschwulst elastisch, die Röthe hell, der Schmerz stechend etc. geblieben sind, zertheilen sich leicht, wird dagegen der Schmerz dumpf drückend, oder pochend, die Geschwulst sehr hart, ödematös, die Röthe dunkel, bläulich, so geben diese Zeichen des höhern Grades der Krankheit und der vollendeten Stasis wenig Aussicht auf Resorption der festern Extravasate, die hier jedenfalls schon vorhanden sind.

Auch alle Entzündungen, welche auf primären Veränderungen der Blutmischung beruhen, geben durchaus keine Aussicht auf Zertheilung; denn die Ursache hört mit dem Eintritte der Entzündung nicht auf, fortwährend bilden sich neue Ablagerungen, während die ältern zerfallen und den Entzündungsprocefs anregen. Hierher gehören auch die kritischen Entzündungen, welche dadurch entstehen, das kritische, in das Parenchym abgesetzte Ausscheidungen aus dem Blute nicht wieder resorbirt werden, sondern, indem sie zerfallen, ihre Umgebung entzünden.

Bei allen diesen Entzündungen können die Versuche, die Entzündung zu zertheilen, nur schaden, indem sich die Ursache der Krankheit, die Entmischung der Säfte und die Ablagerungen, die einmal entstanden sind, nicht so bald beseitigen lassen, durch den Versuch zur Zertheilung daher der doch nothwendige Ausgang nur verzögert und der Zerfall der dyskrasischen Ablagerungen und deren Entfernung hinausgeschoben wird. Bei den sogenannten kritischen Entzündungen ist jeder Versuch zur Zertheilung meistens sogar direct schädlich.

Auch nach der Beschaffenheit der Gewebe, insbesondere der Gefäfsvertheilung, ist die Disposition zu Zertheilung verschieden. Die Zertheilung erfolgt um so leichter, je weniger die Anordnung der Capillarien Blutstockungen begünstigt und umgekehrt.

Wandern und Ueberspringen der Entzündung.

Von der Zertheilung zu unterscheiden sind das Wandern und Ueberspringen der Entzündung. Bei dem ersten kriecht die Entzündung längs einer Fläche allmählig von einer Stelle zur andern, indem sie die zuerst befallene verläfst, um die nächstliegenden zu überziehen; bei dem letztern verläfst die Entzündung ein Organ plötzlich und befällt ein anderes, oft weit entferntes, jedoch sucht sie meistens solche aus, welche mit dem erkrankten in anatomischer und physiologischer Beziehung verwandt sind. Das Wandern der Entzündung erklärt sich einfach, dafs sie in der Raumerfüllung irgend eines Gewebes sich ausbreitet, die Stelle verläfst, an der sie ihre Ausbildung vollendet hat und auf die nächstliegenden durch Contacte übergeht. Auch der Uebergang einer äufsern oberflächlichen Entzündung auf tiefere besteht oft nur in einem solchen Fortkriechen längs eines Gewebes; der Uebergang z. B. von der äufsern Haut auf die Periostien, von den äufsern Periostien auf die innern, von der Gesichtshaut auf die dura mater bei manchen Rosen.

Das plötzliche Zurücktreten und Ueberspringen einer Entzündung von einem Organe auf ein anderes, kann auf verschiedene Weise erklärt werden und zu Stande kommen. Viele zum Zurücktreten besonders geneigte Entzündungen, rheumatische, erysipelatöse u. s. w. stehen mit primären Irritationen der Nervencentra in wesentlicher Verbindung. Wird die peripherische Aeufserung der Irritation gehoben, ehe die Ursache der centralen Erregung beseitigt ist, so dauert diese fort, verbreitet sich und explodirt in der peripherischen Ausbreitung eines andern, von der Centralstelle ausgehenden Stammes. Oder die

Entzündung tritt zurück, weil in einem andern Organe eine heftigere Erregung statt gefunden hat, welche durch Antagonismus die erste hebt. So verschwinden z. B. Entzündungen der mamma, wenn eine heftige Metrophlebitis hinzukömmt. Die entzündungswidrige Wirkung der Ableitungsmittel beruht auf diesem Grunde.

Ausschwitzung.

Wenn Zertheilung nicht gelingt, so ist Ausschwitzung der nächste Ausgang der Entzündung.

Die entzündlichen Ausschwitzungen kommen im Wesentlichen nach denselben Gesetzen zu Stande, nach welchen sich auch im normalen Zustande, behufs der Ernährung, Transsudationen bilden, indem die einzelnen Bestandtheile des Blutes durch die unverletzte Gefäfswand hindurchschwitzen. Nur in den höchsten Graden der Entzündung, oder in besonders zarten Gebilden, zerreifsen hie und da die Gefäfswände, so dafs sämmtliche Blutbestandtheile zugleich austreten können. Der einzige Unterschied zwischen der normalen und der entzündlichen Transsudation besteht hauptsächlich in der Menge des Exsudats, indem bei der letztern, wegen des starken Drucks der Blutsäule auf die Gefäfswand, die Transsudation viel reichlicher ist, als bei der erstern, so dafs bei weitem mehr Stoffe austreten, als zur Ernährung verbraucht und nach dem Verbrauch wieder in die Gefäfse zurück aufgenommen werden konnen. Hieraus bilden sich pathologische Ablagerungen, die, wenn sie einer weitern Fortbildung fähig sind, zu Neubildungen sich gestalten, oder wieder zerfallen und aufgesaugt werden, oder durch ihr Uebermaas, oder ihr stürmisches Zerfallen selbst den Boden, in den sie abgesetzt sind, vernichten.

Man kann annehmen, dafs die entzündlichen Exsudationen beginnen, sobald die Congestion sich ausgebildet hat; dafs sie mit dem Grade derselben gleichen Schritt halten und sich in ihrer Qualität verändern.

Nach bekannten physiologischen Gesetzen tritt bei geringer Stärke des Drucks der Blutsäule auf die Gefäfswand zuerst nur das Serum mit den Salzen aus, bei stärkerem Drucke auch das Plasma, bei dem stärksten, nach Zerreifsung der Gefäfse, das unzerlegte Blut.

Hiernach bildet sich bei geringerem Grade entzündlicher Congestion, bei schleichenden und wenig intensiven Entzündungen, durch Austritt des nicht gerinnbaren Serums, je nach der erkrankten Stelle, das entzündliche Oedem, die entzündliche Wassersucht, die entzündliche Erweichung.

Bei intensiverer Entzündung entsteht durch Austritt und Gerinnung des Blutplasmas die pseudoplastische Ausschwitzung. Diese plastischen Ablagerungen zerfallen entweder wieder, oder sie organisiren sich. Je nach dem Orte der Ablagerung, dem Grade und der Art der Fortbildung, können aus ihr folgende Ausgänge hervorgehen. Bleibt die Fortbildung auf der Stufe des Bindegewebes stehen, so entsteht hieraus, wenn die Ablagerung statt fand 1) in das Parenchym eines Organes : die einfache Induration; 2) auf die Oberfläche einer Wunde, oder eines Geschwüres : die Narbe; 3) auf die Oberfläche einer Membran : die organisirte Pseudomembran.— Schreitet die Organisation jedoch weiter vor und entwickeln sich aus dem ausgeschwitzten Plasma Gewebe, die denen des Bodens, in welchen sie abgesetzt wurden, gleich sind, so geht hieraus, wenn eine Massezunahme hierbei statt findet, die entzündliche Hypertrophie hervor und wenn ein Substanzverlust statt gefunden hatte, die Regeneration. Endlich können sich, wenn die Producte denen des Bodens nicht gleich sind, mannichfache Neu- und Afterbildungen in Folge einer Entzündung entwickeln.

Eine der Entzündung durchaus eigenthümliche, einer weitern organischen Fortentwickelung nicht fähige Umwandlung des entzündlich-plastischen Exsudates, besteht in der Bildung des Eiters.

Wenn das unveränderte Blut die Gefäfswand verläfst, so hat die Entzündung in der Regel einen solchen Grad erreicht, dafs Absterben erfolgt. Geringere blutige Ausschwitzungen verwandeln sich mit dem Nachlassen der Entzündung, indem das Serum und die zerfallenen Blutkügelchen wieder resorbirt werden, in einfach plastische.

Unter gewissen Verhältnissen hat das Plasma schon innerhalb der Gefäfse grofse Neigung zum Zerfall. Es zerfällt, indem es austritt und bildet eiterähnliche Ausschwitzungen, denen kein fester, geronnener Zustand des Plasma's vorausgegangen zu sein scheint.

Ueber die Fortbildung der entzündlichen Ausschwitzungen, sowie über Verschwärung und Brand siehe die bezüglichen besondern Abschnitte.

Ursache des Todes kann die Entzündung werden, indem sie die Function eines zum Leben unentbehrlichen Organes in höherem Grade dauernd stört oder unterbricht, oder durch die Heftigkeit der, vorzugsweise im Fieber sich aussprechenden Aufregung und endliche Ueberreizung der Nervencentra, oder durch einen ihrer weitern Ausgänge.

Ursachen, anatomische Disposition.

Nur die mit Gefäfsen und Nerven versehenen Gebilde sind fähig den Entzündungsprocefs in sich auszubilden und in diesen ist die Disposition zur Entzündung nach dem gröfsern oder geringern Reichthume an Gefäfsen und der Art der Vertheilung derselben, bald mehr bald weniger ausgeprägt. Diejenigen Gewebe, welche blofs durch Juxtaposition von Zellen wachsen, d. h. die ganze Ausbreitung des Horngewebes, sind unfähig, einen der Entzündung analogen Procefs in sich zur Entwicklung zu bringen, so also die Oberhaut, die Nägel, der Schmelz der Zähne, die Haare. Der Bau anderer Gewebe ist nur in einer gewissen Lebensperiode von Gefäfsen durchzogen, diese Gewebe sind daher auch nur in dieser Lebensepoche fähig entzündliche Processe zu entwickeln; dahin gehören viele Knorpel, welche bei dem Foetus und dem Neugebornen noch Gefäfse haben, sie später aber verlieren, die Linsensubstanz u. s. w. Diese und andere Gewebe sind in verschiedenen Lebensepochen sehr verschieden reich an Gefäfsen und Nerven und daher auch in den einzelnen Altersstufen in sehr verschiedenem Grade zu Entzündungen disponirt. Die Knochen, welche bei den Neugeborenen sehr reichlich mit Blut versehen sind, werden mit dem zunehmenden Alter immer ärmer an Gefäfsen, sie entzünden sich daher in den frühern Lebensepochen sehr leicht und aus innern Veranlassungen, in den spätern viel schwieriger und fast nur nach bestimmten äufsern Eingriffen; dasselbe gilt von der Linse und andern Geweben. In sehr gefäfsreichen Geweben kommen Entzündungen sehr häufig vor, in andern um so seltener, je geringer die Zahl der Gefäfse wird. Am häufigsten sind Entzündungen in secernirenden Organen, weil diese gleichsam mit einem doppelten Gefäfsapparate, einem zur Erhaltung ihrer eigenen Substanz, einem andern zur Vermittelung der Secretion versehen sind. In diesen Geweben bringen daher die geringsten Störungen der Secretion, oder der Innervation, Blutstockungen und Entzündungen hervor. Andere, sehr gefäfsarme Gebilde, entzünden sich nur nach sehr bestimmten äufseren Veranlassungen, wie z. B. die Muskelsehnen. Manche ursprünglich gefäfsarme Gewebe können durch vorausgehende Krankheiten gefäfsreicher und dadurch zur Entzündung geschickter werden. So hinterläfst jede Entzündung in dem erkrankt gewesenen Gebilde eine besondere Disposition zu Recidiven, weil sie die Nerven gereizt, empfänglich und die Gefäfse vermehrt und erweitert hinterläfst. Sehr gefäfsarme Gewebe, vielleicht selbst solche, welche der Gefäfse gänzlich entbehren, können durch Entzündungen in anstofsenden Gebilden vascularisirt und dadurch geeignet gemacht werden, in sich selbst den Entzündungsprocefs überzuleiten. Höchst wahrscheinlich kommt dieser Vorgang unter andern in den Gelenkknorpeln Erwachsener, nach Entzündungen der spongiösen Knochenenden und Synovialhäute vor. Etwas ähnliches bemerkt man in vielen pathologischen Geweben, die mit ihrer Erweichung, oder durch Entzündungen in ihrer Nähe, stärker vascularisirt werden.

Von grofsem Einflusse auf die Entwickelung entzündlicher Blutstockungen ist die Art der Vertheilung der Capillargefäfse. Nach den anatomischen Untersuchungen von Berres lassen sich folgende Hauptunterschiede in dieser Beziehung aufstellen : Sehr geringe Disposition zu entzündlichen Stockungen findet sich in dem longitudinalen Gefäfsnetze, der Länge nach ohne zahlreiche Verbindungsäste verlaufende, ziemlich dicke Capillarien, wie sie in Nerven und Nervenhäuten vorkommen; eben so in dem linealen Gefäfsnetze der Muskeln und Muskelsehnen, welches aus äufserst zarten, parallelen Gefäfschen, die nur durch sehr sparsame Verbindungsästchen mit einander communiciren, besteht. Gröfsere Disposition zu entzündlichen Stockungen und Ausschwitzungen findet sich in dem dentritischen Gefäfsnetze der serösen Häute; noch bedeutender in dem Maschen- und Schlingen-Gefäfsnetze des Zellgewebes und der secernirenden Flächen. Entzündliche Stockungen kommen in denjenigen Gebilden, welche mit der letztern Form der Capillarvertheilung versehen sind, wegen der grofsen Zahl der Gefäfse sehr häufig vor, werden aber auch eben so leicht, der zahlreichen Auswege halber, welche das Blut findet, wieder zertheilt. Die gröfste Disposition zu entzündlichen Stockungen und Exsudationen ist durch die Vertheilung der Capillargefäfse in den Drüsen vorbereitet, wo ein gröfserer Gefäfsstamm sich spiralförmig, oder zum Knäuel um die Drüsensubstanz herumwindet, oder sich plötzlich in zahlreiche kleine Aestchen zertheilt, die sich durch die Drüsensubstanz durchwinden und sich, indem sie aus derselben wieder heraustreten, in einen gröfsern Stamm wieder vereinigen. In dem erectilen Gewebe, wie es in den Geschlechtstheilen, der Milz, der Brustwarze, der Iris vorkömmt, laufen dicke, weite Aestchen parallel neben einander, ohne sich durch zahlreiche Nebenäste zu verbinden und Netze zu bilden; sie gehen durch einfache Umbiegung in Venen über. Dieses Gewebe disponirt zwar zu plötzlich entstehenden Blutanhäufungen, die aber eben so schnell, sobald die Ursache nachläfst, wieder durch die Venen abfliefsen und sich defswegen nicht leicht zu entzündlichen Stockungen heranbilden.

Entzündungen können nur in Organen vorkommen, die mit Nerven versehen sind; doch hat die Zahl der Gefühls- und Bewegungsnerven keinen wesentlichen Einflufs auf die Entstehung der genannten Krankheit, sie kömmt eben so häufig in den Geweben vor, welche nur sehr spärlich mit Gehirn- und Rückenmarks-Nervenfasern versorgt sind, als in denen, welche deren sehr reichlich besitzen. Die Anwesenheit sympathischer Fasern genügt, um den Entzündungsprocefs einzuleiten, und weil sich diese überall da finden, wo Gefäfse sind, so trifft die Frage, über den Antheil der Nerven an der Disposition zur Entzündung, mit der über die Gefäfse zusammen.

Gelegenheitsursachen.

Die Gelegenheitsursachen zu entzündlichen Hyperämien sind zu zahlreich, als dafs sie einzeln angeführt werden könnten. Die Darstellung der einzelnen Entzündungen wird Gelegenheit geben, näher in dieselben einzugehen. Bei der allgemeineren Darstellung, welche hier zunächst nur beabsichtigt wird, möge es genügen, uns die Hauptclassen, in welche sie sich einreihen lassen, festzustellen.—Sie äufsern ihre Wirkungen entweder zunächst auf die Nervenenergien, oder auf das Blut.

In ersterer Beziehung kann daher jede Einwirkung, welche einen absolut, oder realitiv zur grade bestehenden Empfänglichkeit zu hohen Reiz ausübt, als Entzündungsursache wirken. Hierher gehören alle mechanischen und chemischen zu starken Einwirkungen, deren einzelne Aufzählung zu erlassen sein möchte. Sie wirken entweder zunächst auf die peripherischen Nervenendigungen des entzündeten Theiles selbst, oder auf die Centraltheile, von denen der Reizzustand auf die peripherische Ausbreitung übertragen wird. Eine grofse Zahl peripherischer Entzündungen haben ihren Grund in einer veränderten Stimmung der Nervencentra. — Je erregbarer das Nervensystem ist, desto leichter entstehen Entzündungen. Menschen mit sehr beweglichem Nervensysteme, Weiber, Kinder, Schwächlinge, durch frühere schmerzhafte Eingriffe Erschöpfte, besitzen daher grofse Disposition zu dieser Krankheit. Da die nervöse Empfänglichkeit in vielen Organen nach der Lebensepoche wechselt, so zeigen dieselben auch in den verschiedenen Zeiten nicht gleiche Neigung sich zu entzünden. Die gröfste Erregbarkeit findet sich zur Zeit der stärksten physiologischen Entwicklung und Thätigkeit, zu dieser Zeit besteht auch die gröfste Hinneigung zu Erkrankungen überhaupt und zu Entzündungen insbesondere. Organe, deren physiologische Entwicklungszeit noch nicht herangekommen, oder welche aufgehört haben von besonderer Bedeutung für den Organismus zu sein, entzünden sich daher sehr selten und fast nur auf bestimmte äufsere, traumatische, Eingriffe. — Da die Zeit der höchsten physiologischen Entwicklung für die einzelnen Organe nicht in eine und dieselbe Lebensperiode fällt, so bildet jede Altersstufe auch Neigung zu Entzündungen in andern Organen. — Da während der höchsten physiologischen Aufregung neben der gröfsern Erregbarkeit der Nerven zugleich auch die Gefäfse mehr entwickelt sind und mehr Blut in sich aufnehmen, so dient dieses

Verhältnifs natürlich mit dazu, die Neigung zu Entzündungen zu steigern.

Nach zahlreichen Experimenten und Beobachtungen entstehen entzündungsähnliche Zufälle, Blutstockungen, vermehrte Secretionen, Schleimanhäufungen, Ulcerationen, wenn einzelne Nerven durchschnitten, oder durch Entartung gelähmt wurden. Hierher gehören die entzündungsähnlichen Zufälle im Auge und Zahnfleisch, welche Magendie nach Durchschneidung des Trigeminus, oder Brachet am Halse nach Durchschneidung des sympathicus, Hausmann am Penis, nach Trennung der N. dorsalis etc. beobachteten (cfr. Canstatt in Ammon's Monatschrift 1839, pag. 115). Diese Erscheinungen sind vielfach benutzt worden, um die verschiedenen neuern Entzündungstheorien zu unterstützen, aber bis jetzt noch nicht vollständig aufgeklärt. Wahrscheinlich beruhen die Erscheinungen, welche auf die Durchschneidung einzelner Nervenstränge folgen, nicht auf wahrer Entzündung, sondern lediglich auf Stockungen, welche aus Unterbrechung des Einflusses der Gefäfsnerven und dadurch als Lähmung der Gefäfse selbst hervorgehen. Auffallend ist, dafs dieselben Erscheinungen erfolgen, wenn sensible Nerven, trigeminus, vagus, durchschnitten wurden, wie bei Trennung des sympathicus. Diese Thatsache erklärt sich durch die Beobachtung, dafs jenen sensibeln Nerven sympathische Fasern sich beimischen und dafs die entzündungsähnlichen Zufälle nur dann erfolgen, wenn der Nerv an einer Stelle durchschnitten wird, wo sich ihm die sympathischen Fasern schon beigemischt haben (Henle, Zeitschrift f. rat. M. Bd. 2, p. 60). Man kann annehmen, dafs in Folge der Lähmung die Gefäfse dem Andrange des Blutes nachgeben, sich ausdehnen, dafs das Blut stockt, extravasirt und dafs durch den Zerfall der Extravasates, die den Verschwärungen, Schleim- und Eiterflüssen ähnlichen Zufälle herbeigeführt werden. Hieran reiht sich die Beobachtung, dafs in gelähmten Theilen sehr leicht Verschwärung und Brand entstehen, eben so wie in transplantirten Hautstücken, bevor die Nervenleitung in ihnen völlig eingeleitet ist, dafs in Organen, welche durch Erschütterung gelitten haben und gelähmt sind, dem regelmäfsigen Gange nach sich Blutanhäufungen entwickeln, die sich selbst überlassen, bald in sogenannte passive Entzündungen, Vereiterungen und Verschwärungen ausgehen. Dafs die Unterbrechung der Leitung in den Empfindungsnerven nicht allein die Ursache der Entzündung ist, beweist die entgegengesetzte Beobachtung, dafs der völlige Verlust der Empfindung noch keine Blutanhäufungen bedingt, und dafs Entzündungen sogar vermittelst Durchschneidung von Empfindungsnerven gebessert und gehoben (?) werden können (Hausmann, Heilung der Rehe bei Pferden vermittelst Durchschneidung des tibialis.).

Dafs die Veranlassung zu Entzündungen auch in primären Veränderungen des Blutes liegen könne, ist eine bekannte Thatsache, deren Zustandekommen jedoch bis jetzt nur wenig aufgeklärt ist. Offenbar können hier mehre Verhältnisse obwalten.

Es ist anerkannt, dafs bei Personen, deren Blut stets eine ähnliche Mischung hat, wie bei der Entzündung, bei plethorischen, jungen kräftigen Männern u. s. w., reine acute Entzündungen sehr leicht entstehen und dafs bei solchen Personen die Herzbewegung, auch in ihren gesunden Tagen, ganz ähnlich wie bei dem Entzündungsfieber ist. Offenbar liegt die Disposition zu acuten Entzündungen hier in der Mischung des Blutes und beruht wahrscheinlich auf denselben Gründen, aus welchen Disposition zu Rückfällen nach Ablauf einer jeden Entzündung zurückbleibt. Das fibrinereiche Blut ist ein kräftigerer Erreger für das Nervensystem, daher der fieberähnliche Puls, die grofse Erregbarkeit, dabei ist es vermöge seiner erhöhten Plasticität zu Stockungen und gerinnbaren Exsudationen geneigt.

Weiterhin entstehen Entzündungen an Stellen, an welchen das Blut, gleichviel aus welchen Gründen, angehalten wurde, sich anhäufte, oder aus den Gefäfsen heraustrat. Jede Congestion kann mit der Zeit in Entzündung übergehen, sowie jeder Ergufs, auch des gesündesten Blutes, in seiner Umgebung Zufälle hervorruft, die nur durch Entzündung vermittelt werden zu können scheinen. Die Ursachen, aus welchen sich Congestionen zu Entzündungen heranbilden, sind theils in dem rein mechanischen Drucke auf die Nerven, theils in der irritirenden Wirkung zu suchen, welche das extravasirte und später zerfallene Blut, oder einzelne seiner Bestandtheile, auf die benachbarten Nerven ausüben.

Haben dem Blute sich Stoffe beigemengt, die seiner normalen Zusammensetzung absolut, oder wenigstens in dieser Quantität fremd sind, so zeigt es entschiedene Neigung, Stockungen und Ausscheidungen, bald in diesem, bald in jenem Organe zu bilden, und giebt dadurch Disposition zu Entzündungen. Wie auch bei der normalen Secretion die Auswurfsstoffe nicht von allen secernirenden Flächen gleichmäfsig angezogen werden, so zeigen auch die in dem Blute angehäuften heterogenen Stoffe nicht die gleiche Neigung, in allen Geweben angehalten und ausgeschieden zu werden, und es bildet sich hieraus, bei jeder einzelnen Form von Blutentmischung, Disposition zu Entzündungen in verschiedenen und bestimmten Geweben. Ueber den Grund dieser verschiedenartigen Anziehung läfst sich jedoch nichts Positives angeben, als dafs sie wohl in der specifischen Erregbarkeit der Nerven einzelner Gewebe für bestimmte Reize begründet sein mufs. Oft ist auch keine specifische Anziehung nachzuweisen und das entmischte Blut stockt vorzugsweise in den Organen, welche vermöge der Beschaffenheit ihrer Capillarien am meisten geeignet sind, viel Blut in sich aufzunehmen und zurückzuhalten. Am meisten in den Gebilden, in welchen gröfsere venöse Gefäfse von neuem in Capillarien sich zertheilen, die dann wiederum zu gröfseren Stämmen zusammen treten, in den sogenannten Blutdrüsen, der Leber, der Milz und der Lunge. Ueber den Mechanismus, durch welchen entmischtes Blut entzündungserregend wirkt, haben wir kaum mehr als Vermuthungen. Zuweilen, wie bei dem Typhus, dem Scorbute und andern Krankheiten, in welchen das Blut seine Viscosität eingebüfst hat, verliert es die Eigenschaft, in die feinern Capillarien einzudringen, es stockt und bildet Extravasate, die noch nicht als die Producte von Entzündung betrachtet werden können, welche aber um so schneller zerfallen, je weiter die Zersetzung des Blutes vorgeschritten war und welche erst in ihrem zerfallenen, dem Leben gänzlich entfremdeten Zustande, als Entzündungsreize zu wirken und eine peripherische Entzündung hervorzurufen scheinen.

Andere Ausscheidungen aus krankhaft gemischtem Blute besitzen die Fähigkeit, organisirt zu werden, in einem beschränkten Maasstabe, sie sind daher für die Flächen, auf die sie deponirt werden, nicht von Anfang, sondern erst von dem früher oder später eintretenden Zeitpunkte an, wo sie zerfallen, irritirend und Entzündung erregend. (Siehe dyskrasische Entzündungen.)

Auch viele Gifte, Miasmen und Contagien wirken, nachdem sie in das Blut übergegangen sind, durch dieses entzündungserregend. Die Ursache kann eine sehr verschiedenartige sein, durch directe Erregung der Nervencentra, durch Irritation und Ueberreizung der Flächen, von denen sie wieder ausgeschieden werden, durch Lähmung der Capillarien, wodurch Blutstockungen, Extravasate und durch diese erst Entzündungen entstehen.

Indem die normalen oder pathologischen, aber zur Erhaltung des relativen Wohlbefindens nothwendig gewordenen Ausscheidungen vorzugsweise dazu dienen, die gesundheitsgemäfsen Mischungsverhältnisse des Blutes zu erhalten, können Unterdrückungen normaler, oder gewohnter Blutflüsse und Secretionen auf dem einen, oder dem andern der oben angedeuteten Wege, die Veranlassungen zu Entzündungen werden.

Behandlung im Allgemeinen, Diät, Regimen.

Mit wenigen Ausnahmen beabsichtigt man wo möglich den Verlauf der Entzündung zu unterbrechen und vollständige Zertheilung einzuleiten, doch kann es auch in den Heilzwecken des Wundarztes liegen, einen der Ausgänge, plastische Ausschwitzung, oder Eiterung, eintreten zu lassen.

Die Behandlung ist theils eine allgemeine, wie sie bei jeder heftigen, räumlich ausgebreiteten Entzündung wichtiger Organe nothwendig wird, theils eine locale, auf welche man sich bei unbedeutenderen, traumatischen Entzündungen minder wichtiger Gebilde beschränken kann.

Vor allem entferne man die etwa noch fortwirkenden Ursachen und suche neue Reize, so viel als möglich, abzuhalten.

Leichtere Entzündungen in minder wichtigen Organen können, nach Entfernung der Ursachen, oft ihrem natürlichen Gange überlassen werden, indem sie, wenn nur keine neue Störungen hinzutreten, von selbst die Entwicklung zur Zertheilung nehmen. Vermag man jedoch die Ursachen nicht frühzeitig genug zu entfernen, so können auch die Ausgänge in Ausschwitzung und Fortentwicklung der Exsudate nicht verhütet, die Entzündung also nicht vollkommen zertheilt werden. — Bei fast allen Entzündungen, welche nicht ausschliefslich auf äufseren Veranlassungen, sondern auf anderen Krankheiten, namentlich auf Mischungsfehlern des Blutes beruhen, bildet die Behandlung der fortdauernden Ursache den Haupttheil des Kurplanes, und wenn auch die direct entzündungswidrigen Mittel oft angewendet werden müssen, ehe die Ursachen gänzlich entfernt sind, so kann die Entzündung selbst doch erst dann gänzlich und dauernd beseitigt werden, wenn die Wirkung der Grundkrankheit gänzlich gehoben, oder doch wenigstens sehr geschwächt ist.

Die Entfernung der veranlassenden Momente erfordert nach der Verschiedenheit derselben die mannichfaltigsten Hülfen, fremde Körper müssen mit Schonung ausgezogen, Einschnürungen, durch unnachgiebige Fascien und Bänder sowohl, als durch festanliegende Kleidungs- und Verbandstücke, welche die freie Entwicklung der Entzündungscongestion hindern könnten, müssen beseitigt werden u. s. w. Eine speciellere Angabe dieser Verhältnisse und der Hülfen, welche durch sie gefordert werden, kann jedoch nur bei der Darstellung der einzelnen Entzündungen gegeben werden. Nur dann bleiben die veranlassenden Momente unberücksichtigt, wenn sie gänzlich vorüber gegangen sind, oder wenn zu ihrer Entfernung selbst ein stärkerer

Eingriff nothwendig wäre, der gröfseren Schaden, als ihre Entfernung Nutzen bringen würde, oder wo die Entzündung selbst so heftig und so gefahrdrohend erscheint, dafs ein directer Eingriff zur Beseitigung der nächsten Gefahren unerläfslich ist.

Entzündete Organe müssen, wo möglich, in absolute Ruhe gebracht werden. Durch vollkommen Ruhe, wobei selbst die normalen, physiologischen Thätigkeiten einzustellen sind, können leichtere und chronische Entzündungen oft allein, ohne weitere Hülfe, geheilt werden. In Gebilden, deren Unentbehrlichkeit für den Organismus es nicht erlaubt, sie für einige Zeit völlig unthätig bleiben zu lassen, heilen Entzündungen immer schwieriger, als in solchen, die ohne weiteren Nachtheil eine Zeitlang zur völligen Unthätigkeit gebracht werden können. Da die krankhafte Erregung der Nerven entzündete Organe für alle äufseren Eindrücke viel empfänglicher macht, so müssen selbst die Reize abgehalten, oder doch gemildert und entsprechend modificirt werden, die im gesunden Zustande ohne irgend eine Empfindung zu erregen aufgenommen werden und dem normalen Zustande des erkrankten Organes durchaus angemessen sind, z. B. das Licht für das Auge. Da auch durch psychische Eindrücke das gesammte peripherische Nervensystem in Aufregung versetzt und namentlich die Bewegung des Blutes beschleunigt werden kann, so versteht es sich von selbst, dafs Ruhe der Seele, Vermeidung jeder Anstrengung und Aufregung des Geistes, nur wohlthätig auf den Verlauf wichtigerer Entzündungen wirken wird.

Wo es die Verhältnisse erlauben, gebe man dem entzündeten Theile eine Lage, bei der das Blut von selbst, vermöge seiner eignen Schwere, zurücksinkt, der venöse Rückflufs also begünstigt wird, auf keinen Fall darf die Lage den Rückflufs des Blutes und die Circulation in den Capillarien erschweren.

Man regulire sorgfältig die Diät des Kranken. Je höher die Entzündung gestiegen und je reicher das Blut an Fibrine geworden ist, desto weniger Nahrung fordert schon der Instinct des Kranken. Der erhöhten Plasticität des Blutes und dem Bedürfnisse des Kranken entsprechen gebe man daher nur sehr wenig Nahrungsmittel, in kleinen Quantitäten und von wenig nahrhaften, stickstoffarmen Substanzen, am besten in flüssiger Form, wie sie bei fieberhaften Entzündungen von den stets geschwächten Verdauungskräften am besten vertragen werden. Am geeignetsten sind im Allgemeinen dünne, wenig nährende Suppen, gekochtes Obst, zuckerhaltige Pflanzensäfte, Schleim, Milch mit Wasser u. s. w. Erst wenn die Entzündung ihren Ausgängen naht, oder in diese übergegangen ist, bei sehr geschwächten, blutarmen, dyskrasischen Subjecten, wenn Zersetzung und Brand drohen, wird es oft nöthig sein, von der strengen Fieberdiät abzugehen und mehr nährende, aufregende Kost zu reichen. Bei sehr lebhaften, reinen Entzündungen können die Kranken oft mehre Tage hindurch der festen Nahrung gänzlich entbehren; zu strenge Enthaltsamkeit schadet im Allgemeinen jedenfalls weniger, als Ueberladung mit Speisen, die nicht verdaut werden können, den Darmcanal reizen, das Blut mit unverbrauchten Nahrungsstoffen überladen und somit jedenfalls das Fieber und durch dieses die locale Entzündung steigern.

So wie der Instinct den Kranken zur Enthaltung von festen Nahrungsmitteln leitet, so treibt er ihn zur Aufnahme von Flüssigkeiten, von Wasser. Reichlicher Genufs von reinem Wasser, oder wo dieses vielleicht wegen der Empfindlichkeit des Magens nicht vertragen wird, von dünnen schleimigen Decocten und Tisanen, Zuckerwasser, verdünnter Milch, Selterswasser, wird schon bei fieberhaften Entzündungen, durch den lebhaften Durst dringend verlangt; das reichlich genommene Wasser nützt aber aufserdem, indem es in das Blut übergeht und den, durch die Fieberhitze, rascheres Athmen, gesteigerte Hautwärme bedingten gröfseren Verlust ersetzt, das Mifsverhältnifs zwischen dem Fibrine- und Wassergehalt des Blutes ausgleicht, kühlend und nervenberuhigend wirkt, indem es ferner die Secretionen der Haut und Nieren verstärkt, mit diesen, da es nie wieder rein abgeht, eine Menge verbrauchter Stoffe abführt und die Krisen einleitet. Wenn es der Zustand der Verdauungsorgane nicht verbietet, kann man die kühlende Eigenschaft des Wassers noch durch den Zusatz von verdünnten, vegetabilischen oder mineralischen, in Zucker oder Schleim eingehüllten Säuren vermehren und nach dem Wunsche des Kranken hierin mannichfach wechseln.

Alle Getränke aber, welche erregend auf das Nervensystem wirken, oder dem Blute nicht assimilirbare Stoffe zuführen, die unverändert in den Secretionen wieder erscheinen, müssen im Allgemeinen streng verboten werden.

Leichtere Entzündungen in minder wichtigen Theilen können, nach Anordnung des in Vorstehendem angedeuteten Regimens, ihrer eignen Entwicklung überlassen werden, wichtigere erfordern die Anwendung des sogenannten antiphlogistischen Apparates, d. h. derjenigen innern und örtlichen Mittel, deren Wirkung den innern Bedingungen der Entzündung mehr oder weniger direct entgegen steht. Ihre hauptsächliche Wirkung geht entweder auf absolute Verminderung der Menge des Blutes, oder Ableitung desselben von dem Entzündungsheerde nach andern Theilen, Ausgleichung seiner fehlerhaften Mischung und Regulirung seiner Bewegung, oder auf Beruhigung der aufgeregten Nerven. Mehre der hauptsächlichsten derselben erfüllen einige dieser Zwecke zugleich und genügen oft für sich allein zur Erfüllung der Indicationen, wo dieses nicht der Fall ist, darf man durch passende Verbindungen die bestehenden Zwecke zu erreichen suchen. Mehre Mittel endlich, welche wir vorzugsweise in den spätern Stadien und den Ausgängen der Entzündung anwenden, nützen hauptsächlich, indem sie die Resorption der Ergüsse bethätigen.

Blutentleerungen, Aderlässe, allgemeine Wirkung derselben, Indicationen und Contraindicationen, Ausführung.

Am wichtigsten unter allen entzündungswidrigen Mitteln sind die Blutentleerungen, ihre Wirkung steht den innern Bedingungen der Entzündung am directesten entgegen. Man unterscheidet die allgemeine Blutentleerung durch Eröffnung einer gröfseren Vene, Venaesectio, oder, im allgemeinen weniger zweckmäfsig und nur für Ausnahmsfälle anwendbar, durch Eröffnung einer Arterie, Arteriotomie, und die locale, bei der durch Scarificationen, Blutegel, Schröpfköpfe, das Blut aus Capillarien entzogen wird. Die allgemeine Blutentleerung wirkt gleichzeitig auf die Menge, auf die Mischung des Bluts und auf die Nervenstimmung. Sie verringert die Blutmenge, vermindert dadurch die Neigung zu Stockungen und begünstigt den Umtrieb des Blutes. Indem sie die Anfüllung der Gefäfse vermindert, schwächt sie die exosmotische und steigert die endosmotische Strömung, sie wirkt dadurch der Neigung zu Exsudaten entgegen und begünstigt die Aufsaugung des schon Ergossenen. Die weniger gefüllten Gefäfse nehmen überall in dem Körper begierig Flüssigkeiten in sich auf, und da das Blutwasser, so wie es am ersten austritt, auch am frühesten wieder aufgenommen wird, so wirkt schon hierdurch die Venaesection verändernd auf die Blutmischung, das Blut wird reicher an Wasser und relativ ärmer an festen Bestandtheilen. Unter den festen Blutbestandtheilen werden die Blutkügelchen am sichersten und bemerklichsten vermindert, der Fibrinegehalt wird durch Aderlässe, so lange die locale Entzündung auf ihrer Höhe bleibt, nicht wesentlich verändert. Kleinere allgemeine Blutentziehungen lassen den Fibrinegehalt oft ganz unverändert, oder scheinen ihn sogar, besonders wenn sich bei dem ersten Aderlafs, trotz dem, dafs eine heftige Entzündung bestand, keine Faserhaut bildete, zu vermehren. Erst wenn die Heftigkeit der Entzündung nachläfst, oder das Blut durch sehr reichliche und wiederholte Blutentleerungen in allen seinen Bestandtheilen verarmt, nimmt auch der Gehalt an Fibrine ab. — Der Mangel der Faserhaut auf dem Blute ist daher, wenn nur sonst die

Erscheinungen einer acuten und reinen Entzündung bestehen, keine Contraindication, sondern vielmehr Anlafs zu wiederholten und starken Aderlässen, indem erst mit diesen die gewünschte Wirkung auf die Blutmischung eintritt. Mäfsige Aderlässe scheinen daher weniger auf den Fibrinegehalt, als auf die übrigen Mischungsverhältnisse des Blutes, auf Verminderung seiner Masse überhaupt, durch Erleichterung der Circulation und der Resorption zu wirken. Ist die Wirkung des Aderlasses vollständig, so ist sie gewöhnlich auch nachhaltig. Die Wirkung zu kleiner Aderlässe geht bald vorüber. Durch die Ausgleichung der anomalen Mischungsverhältnisse des Blutes wirken die Aderlässe indirect auch auf das Nervensystem beruhigend, kühlend, sie mildern daher alle die Erscheinungen, welche auf der starken Erregung der Nervencentra beruhen, das Fieber, die Aufregung der Sinne und des Sensoriums, das lebhafte Gefühl von Schmerz, die Unruhe u. s. w.

Die Aderlässe ist vorzüglich indicirt, bei reinen traumatischen, fieberhaften und lebhaften acuten Entzündungen kräftiger, plethorischer Personen, in edlen und wichtigen Organen, wenn es darauf ankommt, die Entzündung von ihrer bedeutenden Höhe, die sich durch heftigen, drückenden Schmerz, grofse Hitze, etc. ausspricht, schnell herabzustimmen und Exsudate zu verhüten, besonders auch, wenn die locale Erregung sich auf die Centraltheile des Nervensystems übertragen hat und sich durch lebhaftes Fieber mit vollem und hartem Pulse, grofser Unruhe, Beängstigung, oder gar Delirien ausspricht. Sie findet ihre Anwendung vorzugsweise im Anfange heftiger traumatischer Entzündungen, ehe die locale Stockung sich völlig ausgebildet hat, insbesondere auch, wenn etwa Unterdrückung gewohnter Blutentleerungen als die hauptsächlichste Veranlassung erscheint, oder wenn eine äufsere Entzündung plötzlich auf ein inneres Gebilde übergetreten ist, und in diesem gleich anfangs mit gefahrdrohender Heftigkeit auftritt.

Bei weitem weniger nützt sie bei Entzündungen, welche auf primären Mischungsveränderungen des Blutes beruhen, sie schadet, unnöthigerweise in Anwendung gesetzt, indem sie die Neigung, welche viele dieser Entzündungen haben, sich zu verschleppen, begünstigt. Nur besondere Ausnahmen können bei diesen Entzündungen die Anwendung der Aderlässe rechtfertigen. — Eben so scheut man sich, bei Entzündungen mit entschiedener Neigung zu wandern, wenn nicht dringende Aufforderungen vorhanden sind, zur Ader zu lassen, weil man jene Neigung zu befördern fürchtet.

Man bedient sich zur allgemeinen Blutentleerung am besten der Venaesection, da diese leichter und sicherer auszuführen ist, und wegen der Schnelligkeit des Blutumlaufes dieselben allgemeinen Wirkungen, namentlich auf die Mischung des Blutes hat, wie die weit unbequemere Schlagadereröffnung. Auch die Wahl der Vene ist ziemlich gleichgültig, doch treten die allgemeinen Wirkungen der Aderlässe sicherer ein, wenn man eine gröfsere, dem Herzen nahe liegende, als wenn man eine entferntere, kleinere Vene, öffnet. Nur wo die revulsorische Wirkung des Aderlasses Zweck ist, wählte man eine dem entzündeten Theile entfernt liegende Ader. Das Blut entzieht man in der Regel aus einer gröfsern Oeffnung, in vollem Strahle und, wenn hauptsächlich die nervenberuhigende Wirkung eintreten soll, in aufrechter Stellung des Kranken, weil dann früher und leichter Ohnmachtanwandlungen eintreten. Doch ist es nicht möglich, bei allen Personen bis zur deutlichen Erleichterung, bis zur bemerklichen Wirkung auf den Puls, oder bis zur Ohnmacht zur Ader zu lassen. Sehr oft tritt die Wirkung des Aderlasses auf die Herzbewegungen erst etwas später ein, wenn nach der Entleerung der Gefäfse die Mischung des Blutes sich verändert haben konnte. Für die Quantität des zu entziehenden Blutes, so wie für die Wiederholung der Aderlässe, lassen sich wenige allgemeine Bestimmungen geben, die Anhaltspunkte hierfür müssen gröfstentheils aus der klinischen Beobachtung entnommen werden. Selten entzieht man weniger als 6 bis 8 Unzen und eben so selten mehr als 1½ bis 2 Pfund durch einen Aderlafs. Man wiederholt den Aderlafs, wenn es die Kräfte und das Alter des Kranken erlauben, so lange das Blut eine wahrhaft entzündliche Faserhaut zeigt, sobald das Fieber wieder die früheren rein entzündlichen Eigenschaften annimmt und die Höhe der Entzündung wieder steigt. Zuweilen ist die Wiederholung an demselben Tage nöthig, wenn die Kraft der Entzündung und des Fiebers durch die ersten Aderlässe gar nicht gebrochen worden sind, öfter zeigt sich die Nothwendigkeit erst an den folgenden Tagen.

Locale Blutentleerung, allgemeine Wirkung, Indication und Contraindication.

Die l o c a l e B l u t e n t l e e r u n g wirkt weniger auf die Mischung des Blutes und die Beruhigung allgemeiner Nervenaufregung, als auf Verminderung der localen Stockung. Ihre Wirkung erstreckt sich hauptsächlich auf die Capillarien des entzündeten Theiles und auf das in denselben enthaltene Blut. Sie schafft dem stockenden Blute neue Auswege, und tritt dadurch der Congestion und Stasis entgegen. Sie entzieht das Blut dem entzündeten Theile selbst, vermindert dadurch die Stockung und die Wechselwirkung mit den irritirten Nerven. Die nächste Folge davon ist, Verminderung der Hitze, des Schmerzes, Milderung der localen Nervenaufregung, die dann wohlthätig auch auf den allgemeinen Zustand zurückwirken kann. Der Zeitpunkt für die locale

Blutentleerungen ist also hauptsächlich, wenn die entzündliche Congestion sich schon ausgebildet hat, zur Verhütung und Beseitigung der vollständigen Stasis. Sie sind hier unentbehrlich und durch die allgemeinen Blutentleerungen, die man ihnen bei ausgedehnten und fieberhaften Entzündungen gewöhnlich vorausschickt, nicht zu ersetzen. Bei leichtern, erst beginnenden Entzündungen der Körperoberfläche, können rechtzeitig angewendete locale Blutentleerungen von hinreichender Stärke die Irritation heben, der Congestion vorbeugen und den Gang der Kankheit gradezu unterbrechen. Wo jedoch die Entzündung nicht von localen Irritationen, sondern von einer allgemeinen Erkrankung abhängt, wird man vergebens versuchen, durch zahlreiche locale Blutentleerungen ihren Gang zu unterbrechen. Auch wenn die Entzündung schon in ihre spätern Stadien übergegangen und wegen Fortdauer der Ursachen nicht mehr alsbald zu unterdrücken ist, können Blutegel doch noch wiederholt nöthig werden, um neue Exacerbationen zu beseitigen und Exsudationen, oder Brand, zu verhüten. — Schädlich wird eine locale Blutentleerung nur dann, wenn sie zu gering gemacht wurde, so dafs sie mehr als attrahens, denn als Entleerung wirkt. Man wählt die Stelle zur Entleerung daher auch in der Regel in einiger Entfernung von dem erkrankten Organe, jedoch an einem Punkte, wo die Gefäfse, namentlich die Venen, noch in directer Verbindung mit denen des entzündeten Organes stehen.

Die locale Blutentleerung ist demnach vor der allgemeinen und oft allein indicirt, zur Unterdrückung beschränkter, wenig lebhafter Entzündungen, welche noch keine fieberhaften Regungen hervorgerufen haben; im Anfange localer, entzündlicher Irritationen, um dem Fortschritte derselben zu höherer Entwicklung vorzubeugen, oder um sie zu unterdrücken; bei chronischen Entzündungen, die sich mehr durch Geschwulst und Stockung, als durch Schmerz und Hitze auszeichnen, bei dyskrasischen Entzündungen, um intercurrirende Exacerbationen zu mildern, bei lymphatischen, schwächlichen, blutarmen Personen, bei kleinen Kindern, bei denen die Kleinheit der Adern den allgemeinen Aderlafs nicht zuläfst. Mit und nach dem Aderlasse ist sie angezeigt bei sehr lebhaften, acuten Entzündungen, wenn das Fieber gebrochen ist, um die Congestion zu heben, die Stockung zu beseitigen, um das Blut in dem entzündeten Theile selbst wieder in Circulation zu bringen, oder wenn man sich nach reichlichen, allgemeinen Entleerungen scheut, auf diesem Wege von neuem Blut zu entziehen.

Wir bedienen uns zu localen Blutentleerungen der S c a r i f i c a t i o n e n, der B l u t e g e l und S c h r ö p f k ö p f e.

Die Scarificationen wirken, indem sie einige der überfüllten Capillarien in dem entzündeten Theile selbst öffnen und dem Blute neue Auswege bieten. Den Ausflufs des Blutes sucht man gewöhnlich durch laue Bähungen zu unterhalten. Man bedient sich der Scarificationen nur, wo die beiden andern Entleerungsmittel wegen der Localität nicht in Anwendung gebracht werden können, im Munde, an den Genitalien u. s. w. Ihre irritirende Nebenwirkung darf auf keinen Fall übersehen werden. Macht man die Scarificationen sehr tief und lang, so wirken sie zugleich entspannend, sie können in dieser Weise bei Entzündungen straffer, fibröser Gebilde, und den höchsten Graden der entzündlichen Spannung, von unersetzlichem Nutzen sein.

Blutegel und Schröpfköpfe wirken sicherer und reichlichere Blutentleerungen als Scarificationen, da der Ausflufs des Blutes durch Ansaugen befördert wird. Auch bei ihnen darf die reizende Nebenwirkung nicht übersehen werden. Man setzt sie daher immer in einiger Entfernung von dem entzündeten Theile an, wenn nicht grade der Reiz zur Bewirkung einer Ableitung Zweck ist. Am meisten leiden durch diesen Reiz leicht infiltrirbare, lockere Gewebe, welche grofsentheils aus lamellösem Zellgewebe bestehen, wie die Augenlieder, die äufsern Genitalien, so wie solche, welche vorher schon infiltrirt waren. Der Reiz eines einzigen Blutegelstiches kann hier ausgebreiteten Brand zur Folge haben.

Ueber die Gröfse der localen Blutentleerung, über die Zahl der anzuwendenden Blutegel und Schröpfköpfe, sowie über deren Wiederholung, lassen sich ebenfalls nur wenig allgemeine Regeln geben. Bei Kindern reichen oft 1—2 Blutegel hin, bei Erwachsenen sollte man nicht unter 6—8 und nicht leicht über 20—30 Blutegel, oder eine entsprechende Zahl von Schröpfköpfen auf einmal ansetzen. Die Wiederholung richtet sich nach dem Stande der Entzündung. Bei manchen Entzündungen wichtiger Gebilde kann man grofse Vortheile erreichen, wenn man 1—2 Blutegel beständig saugen läfst und fortwährend neue ansetzt, sobald die ersten abgefallen sind, um bei andauernder Congestion eine beständige Ableitung des Bluts zu unterhalten.

Blutentleerungen, sowohl allgemeine als locale, werden nicht von allen Personen gleich gut ertragen, bei ihrer Anwendung sind daher die Rücksichten, welche Alter, Geschlecht, Körperconstitution, so wie aus früherer Erfahrung bekannte, individuelle Disposition, gebieten, strenge zu beachten. Kinder und sehr alte Leute vertragen Blutentleerungen schlecht und empfinden die Folgen derselben auf lange

Zeit, am besten werden sie von plethorischen Erwachsenen von arterieller Constitution, und zwar von Weibern besser als von Männern ertragen.—Venösen, zu wassersüchtigen Anschwellungen disponirten, mit hämorrhoidalischen Stockungen im Unterleibe behafteten, sehr fetten, lymphatischen Personen, bekommen reichliche, allgemeine Blutentleerungen im Allgemeinen schlecht, wo nicht dringende Nothwendigkeit den Aderlafs fordert, wird man daher bei ihnen sich auf locale Entleerungen beschränken.

Innere antiphlogistische Mittel.

Unter den innern entzündungswidrigen Mitteln stehen die Neutral- und Mittelsalze oben an, die man bei acuten Entzündungen in der Regel zugleich mit den Blutentleerungen in Anwendung bringt.

Die allgemeinste Wirkung dieser Mittel besteht darin, dafs sie leicht in das Blut übergehen, den Faserstoffgehalt und die Plasticität desselben vermindern; dadurch wirken sie kühlend, beruhigend, das Fieber vermindernd, zugleich regen sie die Secretionen besonders der Haut, des Darmcanals, der Nieren an, leiten dadurch die Krisen ein und vermindern, wenn sie reichlichere Secretionen hervorrufen, sehr bemerkbar die Masse der Säfte.

Unter allen Neutral- und Mittelsalzen kommt dem Salpeter die kühlende, beruhigende Wirkung am meisten zu. Man giebt ihn bei allen reinen, besonders traumatischen Entzündungen, im Anfange der Krankheit, bei lebhaftem Fieber, kräftigem, hartem Pulse, grofser Hitze u. s. w. für sich allein, oder in Verbindung mit nicht erhitzenden Narcoticis, zu 2—3 Drachmen auf den Tag.

Die abführenden Neutralsalze wirken weniger durch die directe Verminderung des Fibrinegehaltes, als durch die stärkern Secretionen, welche sie veranlassen, wodurch sie die Masse des Blutes vermindern und zugleich, indem sie andere Nervenregionen anregen, eine antagonistische Ableitung des Nervenreizes von der entzündeten Parthie selbst machen. Man giebt sie bei schwächern Entzündungen, wenn nur der Darmcanal oder die Nieren nicht selbst gereizt sind, in voller Dose, um reichliche Entleerungen zu bewirken. Sie können in dieser Wirkungsweise oft die Stelle der Blutentleerung vertreten. Bei heftigeren Entzündungen, wenn zugleich Blutentleerungen in Anwendung kommen, reicht man sie in kleineren, gebrochenen Dosen, um nur die Secretionen des Darms und der Nieren zu erhalten und mäfsig anzuregen. Die gebräuchlichsten Mittel sind das Natron sulphuricum und die Magnesia sulphurica. Bei schwächlichen Personen, Frauen, Kindern kann man sich auch zu obigen Zwecken des Kali aceticum, der Kalis sulphuricum etc. bedienen. Bei torpidern Subjecten reicht man sie in einem Sennae infusum.

Der Brechweinstein in gebrochener und besonders auch in grofser Dose, zeigt seine ausgezeichnetste Wirkung zwar bei rheumatischen Entzündungen, so wie bei Entzündungen seröser und fibröser Häute, bei welchen man ihn häufig zugleich mit dem Salmiak giebt, er ist aber auch, besonders wenn er in starker Dose, für sich, oder mit kleineren Dosen von Laxirsalzen, angewendet wird, bei andern Entzündungen von ausgezeichnetem Nutzen, der theils von der Vermehrung der Secretionen, theils von seiner Wirkung auf das Nervensystem und antagonistischer Anregung anderer Nervenregionen abhängen mag.

Das Calomel und ähnliche Quecksilberpräparate wirken, der Hauptsache nach, ähnlich wie die Neutralsalze, indem sie die Plasticität des Blutes vermindern und die Secretionen anregen. Ihre Wirkung ist jedoch stürmischer, als die der genannten Salze, man giebt sie defswegen in starken Dosen im Anfange acuter Entzündungen, welche grofse Neigung haben in plastische Exsudation überzugehen. Sie erregen hier nicht leicht Speichelflufs, der, wenn er erscheint, als ein günstiges Zeichen der veränderten Blutmischung zu betrachten ist. Wenn durch Blutentziehungen und Neutralsalze die erste Heftigkeit der Entzündung schon gebrochen ist und Exsudationen sich gebildet haben, giebt man das Calomel in kleineren Dosen, oft in Verbindung mit scharfen Narcoticis, Cicuta, Belladonna, oder mit solchen Mitteln, welche stärker auf die Secretion wirken, mit Antimonialien, Gummi resinen u. s. w., um den Rest der Entzündung zu tilgen und die Resorption zu bethätigen. Das Calomel für sich und in diesen Verbindungen findet daher auch vorzügliche Anwendung bei chronischen und dyskrasischen Entzündungen, welche schon in organisirte Ausschwitzungen ausgegangen sind. Wenn der Zustand des Darmcanals die Einverleibung des Quecksilbers auf diesem Wege verbietet, kann man die allgemeine Wirkung sehr leicht auch durch Einreibung gröfserer Quantitäten von grauer Salbe, die dann nicht nothwendig in die Nähe des entzündeten Theiles gebracht zu werden braucht, erreichen.

Um auch die Aufregung der Gefühlsnerven direct zu bekämpfen, verbindet man, besonders bei sehr schmerzhaften Entzündungen, obige Mittel gern mit nicht erhitzenden Narcoticis, der Aqua Laurocerasi, dem Hyosciamus, oder der Cicuta.

Bei einzelnen dyskrasisch-chronischen Entzündungen können auch andere Quecksilberpräparate, der Sublimat u. s. w., so wie das Jod zur Anwendung kommen.

Aeufserliche entzündungswidrige Mittel.

Die zu dem Gebiete der Chirurgie gehörigen Entzündungen erlauben, die Wirkung der vorstehenden, zum inneren Gebrauche bestimmten Mittel, durch äufsere zu unterstützen, welche einer oder mehren der inneren Bedingungen der Krankheit entgegen stehen.

Kälte.

Oben an steht unter diesen die Anwendung der Kälte. Ihre nächste Wirkung beruht darauf, dafs sie dem entzündeten Theile Wärme entzieht und schon dadurch höchst wohlthätig und angenehm wirkt. Durch die Wärmeentziehung vermindert sie die Lebensactionen überhaupt, wie sie denn bei intensiverer und mehr dauernder Wirkung die Lebensthätigkeiten bis zur Asphyxie und zum Tode lähmt; sie setzt die Nervenerregung herab, wirkt dadurch schmerzlindernd und bei allgemeinerer Wirkung überhaupt beruhigend. Unter der Anwendung der Kälte weicht das Blut aus den Capillarien, nicht blofs aus der unmittelbar berührten Fläche, sondern weit in die Tiefe zurück. Die Gefäfse ziehen sich mehr zusammen, der Blutumlauf wird wieder rascher, der Rückflufs beschleunigt, der Zuflufs erschwert, Ausschwitzungen werden dadurch verhindert und die Resorption begünstigt. Die Kälte wirkt sonach der localen Nervenerregung, der beginnenden Congestion, der lebhafteren Wechselwirkung zwischen dem stagnirenden Blute und dem Parenchym mit seinen Nerven, den beginnenden Exsudationen und der Organisation des Exsudates entgegen. Läfst man die Kälte nicht blofs auf die entzündete Parthie, sondern in der Form des kühlen Bades, oder kühler Temperatur, mehr auf den ganzen Körper wirken, so beruhigt sie die allgemeine fieberhafte Aufregung und vermindert die Frequenz des Pulses.—Damit die Kälte diese Wirkungen äufsern könne, mufs sie nicht zu stürmisch, sondern in allmähligen Uebergängen von höhern zu niedern Wärmegraden und wieder zu höhern, und nicht blofs vorübergehend, sondern gleichmäfsig und anhaltend, bis der Zweck völlig erreicht ist, angewendet werden. Läfst man die Kälte nur vorübergehend, oder in einzelnen Absätzen, wirken, so folgt auf die jedesmalige Anwendung eine um so stärkere Reaction, je heftiger die Kälte war; das Blut strömt wieder zu dem früher erkälteten Theile hin und die Nerven gerathen in neue und stärkere Aufregung. Diese Anwendungsweise, zu welcher man sich gewöhnlich der kalten Uebergiefsung bedient, kann nur da zweckmäfsig wirken, wo völliger Torpor und Tonlosigkeit bestehen und die Erregung einer kräftigen Reaction Zweck der Behandlung ist.

Die Wirkung der Kälte zeigt sich am nützlichsten und ihrer Anwendung steht am wenigsten entgegen, im Beginne reiner traumatischer, acuter Entzündungen in den frühern Stadien, ehe vollkommene Stasis eingetreten ist und ehe sich Exsudate gebildet haben. Bei allen Entzündungen überhaupt, deren Bedingung nicht in einer allgemeinen Krankheit, oder in einem entfernten Organe, sondern in einer Veränderung des entzündeten Theiles selbst liegen, besonders auch wenn schnelle Zertheilung der Zweck der Behandlung ist. Wir können selbst noch dann Gebrauch von der Kälte machen, wenn Exsudate schon vorhanden sind, diese aber an ihrer Fortentwickelung, etwa zu Eiter, verhindert werden sollen, z. B. bei der Narbenbildung.—Mit grofser Vorsicht mufs bei der Anwendung der Kälte da verfahren werden, wo neben dem einen entzündeten Organe noch andere vorhanden sind, in denen ein chronischer Reizzustand, alte Desorganisationen mit peripherischer Entzündung, oder überhaupt nur durch frühere Erkrankungen geschwächte Gebilde vorhanden sind, z. B. tuberculöse Lungen, Irritationen der Darmschleimhaut, kranke Gelenke, weil die Revulsion in dem einen Theile antagonistisch einen stärkern Reizzustand in den übrigen und namentlich in den vorher schon geschwächten hervorruft.—Im Allgemeinen nicht anwendbar ist die Kälte bei allen Entzündungen aus innern Ursachen, bei allen dyskrasischen und kritischen Entzündungen, bei allen, von denen die Erfahrung gelehrt hat, dafs sie leicht von einem Organe zum andern überspringen, der ächten Rose, den rheumatischen, arthritischen und exanthematischen Entzündungen, bei allen, welche nothwendiger Weise in Eiterung übergehen müssen. Auch wenn eine Entzündung schon so weit vorgeschritten ist, dafs der Brand nahe bevorsteht, kann dieser Ausgang durch unvorsichtige Anwendung der Kälte beschleunigt werden, indem dieselbe den letzten Rest von Lebensthätigkeit lähmt. Auch bei der Behandlung von Entzündungen in Gebilden, deren Bau sie sehr zu Stockungen disponirt, eignet sich die Kälte eben so wenig, als bei chronischen, mit localen Desorganisationen wesentlich in Verbindung stehenden Entzündungen.

Die Anwendung der Kälte ist entweder eine allgemeine auf den ganzen Körper, durch kühle Temperatur des Krankenzimmers, oder ein kühles Bad, oder eine locale, durch erkältende Umschläge und locale Bäder. Gewöhnlich bedient man sich der kalten Wasserumschläge, welche bei weitem für die meisten Fälle ausreichen. Es ist nicht nöthig, gleich mit den niedersten Kältegraden zu beginnen, vielmehr vorzuziehen, vorerst die Temperatur nur einige Grade niedriger zu wählen, als die der Haut und allmählig zu niederen Graden überzugehen. Eben so geht man, wenn man die kalten Umschläge verlassen will, zweckmäfsig nur allmählig zu wärmeren über, wodurch man Erkältungen und heftige Reactionen vermeidet.—In kaltes Brunnenwasser getauchte und häufig gewechselte Umschläge genügen meistens. Soll die Temperatur niederer gestellt werden, so kann man diesen Zweck dadurch erreichen, dafs man Eisstücke in dem Wasser schmelzen läfst, oder eine zum dritten Theile mit gestofsenem Eis gefüllte Blase auflegt. Man versäume nie, unter letztere eine mehrfach zusammengelegte Compresse zu legen, weil durch die unmittelbare Berührung des Eises, in vielen Fällen, statt der gehofften Beruhigung, eine lebhaftere Reaction erfolgt. Wenn im Sommer Eis nicht zu haben ist, kann man eine gleichmäfsige und niedere Temperatur dadurch erzielen, dafs man in dem Wasser leicht lösliche Salze schmelzen läfst, oder dafs man die rasche Verdunstung der Flüssigkeit zu Hülfe nimmt. Die Schucker'schen Bähungen bieten ein Beispiel einer solchen erkältenden Salzlösung (16 Unzen Salpeter, 8 Unzen Salmiak, in 4 Pfund Essig und 40 Pfund Wasser gelöst). Diese Bähungen eignen sich wegen ihrer irritirenden Nebenwirkung nur zur Anwendung auf sehr unempfindlichen Hautflächen, bei torpiden Entzündungen, oder wenn bei chronischen, zur Verhärtung neigenden Entzündungen, nach Quetschungen und Erschütterungen, diese irritirende Nebenwirkung Zweck ist. Dasselbe gilt von der Kälte, die durch Verdunsten erzeugt wird, wozu man gewöhnlich spirituöse Fomentationen, von gleichen Theilen Weingeist und Wasser, selbst von Aether wählt. Ihre zweckmäfsigste Anwendung finden diese da, wo bei Drüsenentzündungen, die leicht in Verhärtung übergehen, die Kälte nothwendig ist.

Eine ähnliche Wirkung geben die kalten Uebergiefsungen nach Jolly und Bérard (Dictionaire de méd. et de chir. pratiques, Tom. 1, art. Affusion); das Glied wird auf eine Unterlage von Wachstuch gelagert und diese rinnenförmig so geordnet, dafs das ablaufende Wasser leicht in einem neben das Bett gestellten Gefäfs aufgefangen werden kann; über den entzündeten Theil selbst wird ein dünnes Tuch ausgebreitet und über demselben ein Gefäfs mit Wasser aufgehängt, aus dem eine Heberröhre, oder ein lose gedrehter Strick herabhängt und das Wasser beständig auf das Glied aufträufeln läfst. So viel Wasser aufträufelt und sich über das Tuch verbreitet, eben so viel fliefst auch wieder ab, so dafs also die Wirkung der Kälte, durch den beständigen Wechsel des auftropfenden Wassers und dessen Verdunstung unterstützt wird. Die Hauptvortheile dieser Methode sind die beständige Gleichmäfsigkeit der Temperatur und der niedere Grad der Kälte, den das theilweise Verdunsten des Wassers erzeugt. Auf der andern Seite ist die Ausführung dieser Methode umständlicher und ihre Wirkung kann leicht auch durch fleifsig gewechselte Umschläge erreicht werden. — Dasselbe gilt von dem kalten örtlichen Bade, zu welchem man vorerst das Wasser nur kühl nimmt, dessen Wirkung man aber durch allmähliges Zugiefsen von kälterem Wasser verstärkt und in welchem man das Glied bis zum deutlichen Nachlafs der Schmerzen läfst.

Bei den Umschlägen mit Aqua saturnina, oder Aqua vegeto-mineralis Goulardi, kommt aufser dem Temperaturgrade, den sie besitzen, noch die nervenberuhigende, lähmende, austrocknende Wirkung des Bleis und bei dem letzten Mittel, die einer geringen Menge von Weingeist in Betracht. Man gebraucht sie daher besonders bei allen sehr schmerzhaften Entzündungen nervöser Gebilde, so wie wenn man von den reinen Wasserumschlägen Zurücktreibung befürchtet. Man liebt es, sie nicht ganz kalt, sondern nur kühl, oder laulich, von der Temperatur des Zimmers, oder des Bettes, anzuwenden und macht gern mit ihnen den Uebergang zu der feuchten Wärme.

Feuchte Wärme.

Die feuchte Wärme als entzündungswidriges Localmittel kann in verschiedener Weise zur Anwendung kommen, als laues Bad, als Dunstbad, als feuchtwarmer Umschlag, Cataplasma, als laues Foment.

Ihre allgemeine Wirkung beruht auf der erschlaffenden Eigenschaft der feuchten Wärme, durch diese wirken sie die Spannung vermindernd, nervenberuhigend, schmerzlindernd. Sie begünstigen die Ausdünstung über dem ganzen Körper und insbesondere an dem entzündeten Theile selbst. Zugleich halten sie durch ihre entspannende Eigenschaft das Blut in Bewegung und wirken der vollkommnen Stockung entgegen.

Bei reinen traumatischen Entzündungen gebraucht man sie gewöhnlich nach den kalten Umschlägen, oder auch von Anfang an, wenn man glaubt, dafs die Eiterung nicht mehr zu verhindern sei, nach heftigen Quetschungen, partieller brandiger Zerstörung, bei Entzündungen die schon in Eiterung übergegangen sind, oder ihrer Natur nach in Eiterung übergehen müssen, bei kritischen und dyskrasischen Entzündungen. Feuchtwarme Umschläge bewirken nicht, wie häufig angenommen wird, nothwendig Eiterung, man hat sich defshalb nicht zu scheuen sie da anzuwenden, wo sie sonst sehr geeignet wären, bei sehr schmerzhaften Entzündungen mit beträchtlicher Spannung und Einklemmung des Zellgewebes zwischen fibrösen unnachgiebigen Gebilden, bei den Entzündungen von Faserhäuten u. s. w. Sie sind hier oft das einzige geeignete Mittel um die Spannung zu vermindern und die Steigerung der Entzündung zu verhindern, welche den Uebergang in Eiterung herbeiführen müssen.

Das warme Bad gebraucht man besonders da, wo allgemeine Belebung der Hautthätigkeit, Beförderung der Transpiration und allgemeine Beruhigung der Nervenaufregung der Hauptzweck ist; es vermindert die fieberhafte Aufregung des Pulses, die Unruhe und wird schlafbringend.

Die lauen Cataplasmen, Fomente und das Dunstbad sind nur verschiedene Formen der Anwendung des einfachen, oder des mit arzneilichen Stoffen geschwängerten Wasserdunstes. Am häufigsten gebraucht man von ihnen die Cataplasmen und überall da, wo man eine mehr dauernde Wirkung beabsichtigt und wo die Localität nicht den Gebrauch eines der beiden andern Mittel gebietet. Man bereitet sie aus lockern, porösen, öligen und schleimigen Stoffen, die als schlechte Wärmeleiter, viel Wasserdunst in sich einschliefsen und die Wärme lange Zeit auf einer ziemlich gleichen Stufe erhalten können. Aus Breien von Semmel, Reis, Brodteich, Leinsaamenmehl, Kartoffeln, Kleien mit Zusatz von etwas Oel, oder aus schleimigen Kräuterspecies, species emollientes u. dgl. Der Zusatz von Milch, der so häufig beliebt wird, ist unzweckmäfsig, da die Milch sehr bald sauer wird. Obige Stoffe müssen dick aufgestrichen, oder in ein Säckchen gefüllt sein und in solchem Umfange aufgelegt werden, dafs sie den ganzen entzündeten Theil vollständig bedecken. Zur bessern Erhaltung der Wärme breitet man ein Stück Wachstuch, oder Flanell, über sie aus, oder bringt das Glied mit dem Umschlage unter die Bettdecke. Sie müssen so oft gewechselt werden, als sie ihre Wärme anfangen zu verlieren.

Von ausgezeichnetem Nutzen sind, bei sehr schmerzhaften Entzündungen mit grofser Spannung, die feuchtwarmen Breiumschläge, welche man mit Bleiwasser kochen, oder unmittelbar vor dem Auflegen mit Bleiwasser übergiefsen läfst. In ihnen vereinigt sich die beruhigende Wirkung des Bleis mit der der feuchten Wärme.

Bei sehr schmerzhaften Entzündungen setzt man den erweichenden Kräutern narkotische zu, oder läfst die Breiumschläge gradezu aus Herba Cicutae, Hyosciami oder Belladonnae bereiten. Bei Entzündungen an dem Kopfe müssen diese Mittel wegen ihrer betäubenden und Kopfschmerz erregenden Eigenschaft und ihrer Wirkung auf die Augen, mit gröfserer Vorsicht gebraucht werden.

Wenn der Entzündungsschmerz und die lebhafte Hitze beinahe gänzlich verschwunden sind, aber als Product der entzündlichen Ausschwitzungen noch viel Geschwulst zurück ist, geht man allmählig von den Breiumschlägen aus erweichenden und narkotischen Kräutern zu denen, welche durch ihren Gehalt an aromatischen ätherischen Oelen gelind belebend wirken über, oder setzt etwas Brandwein, etwas Camphorspiritus zu, oder steckt ein Stückchen Camphor mitten in den Umschlag. Aromatische Umschläge bereitet man aus Chamomillenblumen, aus species resolventes, oder aromaticae.

Zu den Fomentationen wählt man Abkochungen derselben Stoffe, welche man auch zu den Cataplasmen verwendet. Man tränkt feine wollene Tücher mit ihnen und breitet diese über den erkrankten Theil aus. Um die Wärme länger zurückzuhalten, deckt man ein feines Wachstuch, oder ein Stück trocknen Flanell über das Ganze. Die allgemeine Wirkung der Fomente ist dieselbe, wie die der Cataplasmen, wegen ihrer geringern Dicke kühlen sie sich leichter ab, sie müssen daher, wenn sie nicht erkälten sollen, viel häufiger als die Cataplasmen gewechselt werden, denen man sie daher nur da vorzieht, wo jene wegen ihrer Schwere und der Schmerzhaftigkeit der entzündeten Flächen nicht ertragen werden.

Die Dunstbäder wendet man da an, wo man nur einer ganz vorübergehenden Wirkung bedarf, oder wo, wie in dem Munde, den Ohren, den Genitalien, an den Augen, die Gestaltung, oder die Zartheit des entzündeten Gebildes, nicht einmal die Fomentationen erträgt. Je nach der Schmerzhaftigkeit und dem Stande der Entzündung verwendet man Dünste von reinem Wasser, oder von narkotischen, aromatischen und geistigen Decocten und Mischungen. Ihnen schleimige und ölige Bestandtheile zuzusetzen ist unnütz, da diese nicht verdünsten.

Einreibungen.

Ihrer erschlaffenden, entspannenden Eigenschaften wegen, reihen sich die öligen und fettigen Einreibungen, von reinem Oel, zerlassener Butter, in die Nähe des entzündeten Theils, oder wenn dieser aufgehört hat sehr schmerzhaft zu sein, in diesen selbst, an die Anwendung des feuchten Wasserdunstes. Ihre Wirkung ist jedoch eine sehr untergeordnete und sie sind überhaupt nur da zu empfehlen, wo durch das Einreiben selbst kein neuer stärkerer Reiz bedingt wird. Mit dem Nachlasse der Entzündung versetzt man die fettigen Einreibungen gern mit arzneilichen Stoffen, die man der entzündeten Fläche, oder der nächsten Umgebung derselben selbst, einzuverleiben wünscht, besonders um die Resorption des Ergusses zu befördern. Hierher gehören besonders die Einreibungen der grauen Quecksilbersalbe, die man nach Umständen, um sie auf eine gröfsere Fläche ausbreiten zu können, ohne zu viel Quecksilber zu verbrauchen, mit Fett, oder unter andern Verhältnissen mit narkotischen Extracten, Extr. Belladonnae,

Hyosciami, Cicutae, de Digitali purp. oder bei sehr torpiden Entzündungen und fast entzündungslosen Ausschwitzungen mit Camphor, Linimentum volatile u. dgl. versetzt. — Alle diese Salben lasse man am besten, wenn nach einem Bade die Haut geöffnet ist, mit erwärmter Hand sanft und langsam einreiben, indem grade die Friction viel zur Vermehrung ihrer Wirksamkeit beiträgt. — Wo die Quecksilbersalbe im Nachstadium acuter Entzündungen, bei denen sich voraussehen läfst, dafs der ganze Procefs in wenig Tagen vollendet sein wird, etwas helfen soll, mufs sie in grofsen, rasch aufeinander folgenden Dosen und nicht unter ½ Unze bis 6 Scrupel auf einmal eingerieben werden. Einreibungen von noch stärkern Dosen und in den kürzesten Zwischenräumen, in dem ersten acuten Stadium, wie neuerdings von französischen Aerzten, Jobert, Bouillaud, zur Unterdrückung der Entzündung gerathen wurden, führen meistens nicht zum gewünschten Zwecke, während die Nachtheile des zu starken Quecksilberverbrauchs nicht ausbleiben.

Verschiedenen Pflastercompositionen, von denen man früher bei Entzündungen vielfachen Gebrauch machte, Empl. mercuriale, de Cicuta cum Digit. purp. etc. kömmt kaum eine andere Wirkung als die zu, dafs sie dem erkrankten Theile eine vollständig, auch gegen die Wirkung der Luft schützende Decke geben. Jedenfalls stehen sie, wenn es sich um Einverleibung von Arzneistoffen handelt, den gleichartig zusammengesetzten Umschlägen und Einreibungen sehr nach. Sie finden daher jetzt nur noch bei sehr chronischen Entzündungen und entzündlichen Verhärtungen Anwendung.

Trockne Wärme.

Manche Entzündungen, wie gichtische, rheumatische, exanthematische, die wahre Rose, vertragen die feuchten, fetten und salbenförmigen Mittel nicht gut. Man beschränkt daher bei ihnen die äufsern Mittel auf eine einfache, schutzgebende Decke von mehrfach zusammengelegten Compressen, oder von Flanell oder Wachstuch.

Die trocknen aromatischen Umschläge, von trocknen Kräuterkissen, mit Camphor bestrichener Baumwolle, schaden im Anfange und auf der Höhe dieser Entzündungen, indem sie die locale Irritation unnöthig vermehren. Eben so bieten die vielfach üblichen Aufstreupulver aus Mehl, Bolus, Galmey, Pulvis contra Erysipelas, durchaus keinen Vortheil vor einer einfachen Bedeckung, hindern vielmehr die locale Hautkrise. Erst wenn die Entzündung gebrochen ist, die gehörige locale Krise fehlt, oder wenn die Entzündung zurückgetreten ist, passen jene trocknen aromatischen Umschläge, unter welchen gehörig mit Camphor durchräucherte oder bestrichene Baumwolle, oder Wolle, die gewöhnlichen, schwereren und weniger reinlichen Kräuterkifschen mit Vortheil zu ersetzen vermögen.

Ableitungen, ihre Wirkung, allgemeine Regeln der Anwendung.

Zu den Ableitungen, welche bei der Behandlung der Entzündung, besonders der chronischen Formen derselben, eine so grofse Rolle spielen, können genau genommen alle die Mittel gerechnet werden, welche in einem andern, als dem entzündeten Organe, eine lebhaftere Thätigkeit, Erregung der Nerven und stärkern Blutzuflufs, oder beides zugleich bewirken. Hierdurch schwächen sie antagonistisch die ursprüngliche Krankheit, indem sie die Kräfte theilen. Die meisten innern und äufsern antiphlogistischen Heilmittel wirken, wenigstens zum Theile, als derivantia und auch die Natur bildet sehr häufig spontane Ableitungen, indem sie an einer entferntern Stelle einen intensivern Krankheitsprocefs, eine neue Entzündung entstehen läfst, unter deren Einwirkung die primäre verschwindet. — Jedes von der entzündeten Parthie etwas entfernte Organ kann zur Ableitung benutzt werden, am gewöhnlichsten wählt man aber die äufsere Haut, oder den Darmcanal.

Die Wirkung der Ableitungen auf die äufsere Haut ist hauptsächlich nach dem Grade, der Intensität der Nervenerregung, der Ausbreitung und der Tiefe, bis in welche sie greifen, verschieden. Man kann hiernach im Allgemeinen vier Grade unterscheiden. Die schwächsten erregen nur eine schnell vorübergehende Irritation, die keine dauernde Folgen, namentlich keine dauernde Entzündung hinterläfst. Die stärkern erregen eine bleibende Hautentzündung, selbst mit Pustelbildung. Bei der Wirkung des dritten Grades bildet sich eine gröfsere Blase, eine oberflächliche Eiterung; bei der des vierten Grades ein Brandschorf und später, wenn dieser abgestofsen ist, eine intensive Eiterung.

Die Wahl des einen oder des andern Ableitungsmittels richtet sich hauptsächlich nach dem Grade ihrer Wirkung, so wie nach der mindern oder bedeutendern Nervenerregung und als deren äufsern Kennzeichen, dem Schmerze, den sie veranlassen.

Die Anwendung selbst bestimmt sich nach folgenden allgemeinen Regeln.

Die Ableitungen müssen nahe genug an dem erkrankten Theile angebracht werden, dafs sie wirklich ableitend wirken können, jedoch nicht so nahe, dafs sie mit der ursprünglichen Entzündung zusammenfliefsen und diese verstärken. Dasselbe gilt von der Ausdehnung und der Tiefe, in der man die Ableitung wirken läfst; sie müssen im Verhältnifs zur ursprünglichen Entzündung stehen. Sehr selten ist es möglich und rathsam, eine vollständige Ableitung von innern Theilen durch Erregung einer absolut gröfsern und intensivern Entzündung in der Haut zu versuchen und nur bei der dringendsten Gefahr edler Gebilde, nachdem man andere antiphlogistische Mittel vergebens angewendet hat (ausgedehnte Ableitungen auf die Füfse bei Gehirnentzündungen, Blasenpflaster über den ganzen Kopf bei exsudativer Hirnentzündung), sind solche Mittel zu versuchen.

In der Regel wendet man Ableitungen in dem acuten Zustande von Entzündungen und so lange lebhaftes Entzündungsfieber besteht nicht an, erst in dem Nachstadium und wenn die Febris inflammatoria gänzlich verschwunden ist, oder in die Febris lenta übergeht. — Im Allgemeinen ist es schädlich, wenn durch die ableitende Entzündung das Fieber dauernd verstärkt wird, nur dringende Gefahr eines edlen Organes kann von dieser Regel eine Ausnahme rechtfertigen. Am meisten leisten Ableitungen bei chronischen, dyskrasischen Entzündungen, welche schon in Exsudation übergegangen sind. Beruht die Entzündung auf einer ältern Desorganisation, welche nicht schnell beseitigt werden kann, z. B. auf tuberculösen Ablagerungen, so bildet man Ableitungen von geringerer Ausdehnung, welche sich aber bequem längere Zeit hindurch unterhalten lassen. Bei frisch entstandenen Entzündungen und entzündlichen Exsudationen, die auf keiner tiefern Desorganisation beruhen, kann man ausgedehnte oberflächliche Entzündungen erregen, die eine schnelle und kräftige Ableitung gewähren, sich aber, nachdem sie ihren Zweck rasch erfüllt haben, auch bald wieder heilen lassen. (Grofse Blasen bei pleuritischem Exsudate). Je schneller der Verlauf der Entzündung ist und je rascher dieselbe ihren Ausgängen zueilt, desto rascher mufs auch die Wirkung des zu wählenden Ableitungsmittels sein. Bei sehr chronischen, torpiden Entzündungen kann man solche wählen, deren Wirkung langsamer eintritt. — Je unempfindlicher das entzündete Organ ist, je tiefer dasselbe liegt, je torpider der Character der Entzündung, desto irritirender mufs die Ableitung sein.

Zu den oberflächlichsten Ableitungen des ersten Grades dienen trockne Frictionen mit einem etwas rauhen Tuche, warme und durch Senf, Salz und Aschezusatz geschärfte Localbäder, spirituöse Einreibungen von Brandwein, Camphorspiritus, Linimentum camphoratum. Soll eine etwas stärkere und dauernde Hautentzündung gebildet werden, so dienen dazu die einfachen Sinapismen, Sinapismen mit Zusatz von Meerrettig, die einfachen und geschärften Pechpflaster, das Emplastrum vesicatorium perpetuum, die fliegenden Vesicatorien, die Einreibungen von Crötonöl und wenn eine lebhaftere Nervenerregung bei sehr torpiden Entzündungen

Zweck ist, die Brechweinsteinsalbe und das Brechweinsteinpflaster. Zur Blasenbildung und zur Unterhaltung einer dauernden Entzündung benutzt man gewöhnlich das Emplastrum vesicatorium, indem man mit einer Reizsalbe, Unguentum cantharidum, oder wo man den Gebrauch der Canthariden vermeiden will, mit sabina, oder durch eingelegte Erbsen, die Eiterung unterhält. Weniger üblich ist der Gebrauch der Seidelbastrinde, oder wo man eine sehr beträchtliche tiefgreifende Eiterung unterhalten will, das Haarseil. Andere Mittel, welche denselben Erfolg haben, wie die Blasenpflaster, wie das Abbrennen von mit Weingeist getränkten Oblaten, der heifse Hammer (Mayor), die heifsen Wasserdünste (Dzondi) sind unnöthig, oder nur als Aushülfsmittel in Nothfällen von Werth. Zur Schorfbildung kann man alle Aetzmittel benutzen, am gebräuchlichsten aber sind das Kali causticum, die Moxa und das Glüheisen. Mit dem Kali causticum reibt man entweder eine angefeuchtete Hautstelle so lange, bis sie anfängt schwarz und schmerzhaft zu werden, oder man legt den Aetzstein in dem sogenannten Korbapparate rein, oder in der Form der Wiener Aetzpaste (2 Thle. Kalx viva, 1 Thl. Aetzkali mit Brandwein zur Paste angerührt) auf. Die letztere Composition hat den Vorzug vor dem reinen Aetzstein, dafs sie bei weitem weniger schmerzhaft wirkt und keine Neigung hat zu zerfliefsen, daher auch regelmäfsigere Schorfe bildet.

Die Moxa und das Glüheisen sind da indicirt, wo die stärkste Erregung der Nerven Zweck ist, nie daher, wenn noch eine lebhafte, besonders fieberhafte Reaction besteht, wohl aber bei Lähmungen, welche Folge entzündlicher Exsudationen sind, so wie bei diesen selbst, wenn der Entzündungsprocefs beinahe gänzlich, oder wirklich vollkommen abgelaufen ist. Mit ihrer Anwendung ist bei sehr tief liegenden, chronischen, torpiden Entzündungen vielfacher Mifsbrauch getrieben worden. Die Wirkung der Moxa ist noch dauernder und kräftiger als die des Glüheisens.

Ableitungen auf den Darmcanal durch Brechmittel und noch mehr durch Abführmittel, sind bei chronischen Entzündungen nicht so vielfach benutzt worden, als sie es verdienen. Ihre ausgezeichnete Wirksamkeit beruht auf der Gröfse und der Empfindlichkeit der Fläche, welche devatorisch angeregt werden kann und den reichlichen Ausscheidungen, welche dabei stattfinden. Wo Brech- und Abführmittel als Ableitungen wirken sollen, ist die Entleerung von gastrischen sordes Nebenzweck und sie können in obiger Absicht auch da angewendet werden, wo in dem Darmcanal sich durchaus keine abnormen Anhäufungen finden. Von den Brechmitteln hat man Behufs der Derivation im Allgemeinen seltener Anwendung gemacht, weil sie angreifender sind, weniger oft wiederholt werden können und in vielen Fällen leichter schädlich werden; so namentlich bei sehr plethorischen Personen, bei Neigung zu Congestionen nach der Brust und dem Kopfe, Neigung zu Blutflüssen, zu Krämpfen, zu Bluthusten, bei Schwangern, Wöchnerinnen, bei Personen die mit Brüchen behaftet sind, oder wenn eine ältere Irritation des Magen- und Darmcanales besteht. Am meisten sind sie in Anwendung gezogen worden bei manchen exanthematischen Hautentzündungen, bei Rosen, bei Anginen und Drüsenentzündungen. Viel häufiger hat man Abführmittel Behufs einer Derivation bei Entzündungen gebraucht. Wir verstehen hier nicht die leichten salinischen Abführmittel, welche man bei fast allen, namentlich acuten Entzündungen, aufser den des Darmcanals, giebt, um die Unterleibssecretionen zu unterhalten, sondern die kräftigern, meist drastischen Laxanzen, welche man in gröfseren Zwischenräumen von 5—8 Tagen darreicht, um lebhaftere Erregungen, besonders des untern Theils des Darmcanals und reichliche Ausscheidungen hervorzurufen. Die Regeln zu ihrer Anwendung sind fast dieselben, wie die für die hautreizenden Mittel. Man darf sie nicht geben, wo noch ein lebhaftes Fieber besteht, das durch ihren Reiz vermehrt werden könnte, daher vorzüglich bei chronischen, torpiden Entzündungen, sodann nicht, wenn der Darmcanal, oder die mit ihm in näherer Verbindung stehenden Organe, selbst der Sitz einer chronischen Irritation sind; sie passen nicht bei sehr empfindlichen und durch Säfteverlüste sehr geschwächten Personen. Man vermeidet sie endlich, wie die Brechmittel, während der Schwangerschaft, des Menstrual- und Lochialflusses, bei Hämorrhoidalzustand, bei Bruchkranken etc.

Am meisten nützen die drastischen Abführmittel bei torpiden Entzündungen, welche schon in seröse und serös-plastische Ausschwitzungen übergegangen sind, oder überzugehen drohen, zur Verhütung, oder zur Beförderung der Resorption dieser. Bei torpiden, torpid-scrophulösen Subjecten, die einer kräftigen Anregung bedürfen, bei chronischen Entzündungen der Haut, der Organe des Kopfes, des Auges, der Brust, chronisch-pleuritischen Exsudaten, chronischen Entzündungen des Rückgrates und des Rückenmarks, bei chronischen Entzündungen der Gelenke, unter den oben angeführten Verhältnissen.

Alle bisher angeführten Ableitungen bewirken immer zugleich mit der Ableitung der Säfte eine antagonistische Nervenerregung, bei einer letzten Reihe von ihnen ist jedoch nur die Ableitung des Blutes von dem Entzündungsheerde der Zweck des Verfahrens. Es gehören hierher die derivatorischen Blutentleerungen, die trockenen Schröpfköpfe und die Benutzung des luftleeren Raumes in gröfserem

Maasstabe, nach Junod.—Der derivatorischen Blutentleerungen, deren Nutzen jedoch sehr zweifelhaft ist, bedient man sich besonders zur Wiederherstellung unterdrückter Blutflüsse und bei Entzündungen, die aus dieser Ursache entstanden sind. Gewöhnlich entzieht man nur wenig Blut, entweder durch einen kleinen Aderlafs, oder durch Schröpfköpfe und Blutegel, aus einer von dem erkrankten Theile entfernten Stelle. Der Hauptzweck ist, dem Blutstrome eine veränderte Richtung zu geben, was jedoch, nach den bekannten Gesetzen der Blutcirculation, kaum auf die Dauer zu erreichen sein möchte. Sicherer kann man den Zweck einer dauernden Derivation des Blutes durch trockene Schröpfköpfe und in noch gröfserem Maasstabe durch den Junod'schen Apparat erreichen. Letztere bestehen aus grofsen Cylindern von Glas oder getriebenem Kupfer und grofs genug, um eine ganze Extremität in sich aufzunehmen. An ihrem einen Ende sind sie geschlossen und mit einem Hahn versehen, vermittelst dessen sie mit einer Saug- und Druckpumpe in Verbindung gesetzt werden; an ihrem andern Ende endigen sie in einen breiten metallenen Ring, mit dem sie auf das Glied aufgesteckt werden. Zu dem Apparate gehören vier solcher Cylinder, um auf alle Extremitäten zugleich wirken zu können.

Die trockenen Schröpfköpfe und den Junod'schen Apparat wendet man da an, wo eine fortwährende Ableitung des Blutes von dem erkrankten Theile bei Congestionen und Entzündungen nothwendig ist, wegen Schwäche und Anämie des Kranken aber keine weitern Blutentleerungen gemacht werden können.—Läfst man den Junod'schen Apparat als Saugpumpe wirken, so wird die Haut ausgedehnt, sie färbt sich, das Glied schwillt an, die Temperatur erhebt sich, die Transpiration zunächst an dem Gliede, an dem der Apparat befestigt ist und später an dem ganzen Körper, wird stärker, der Kopf wird leichter, das Gesicht erblafst, der Puls wird an den Arterien des Kopfes langsamer, fadenförmig und schwindet zuletzt ganz, die Respiration wird leichter, endlich entstehen Uebelkeiten, Ohnmachten. Auch als Druckpumpe hat Junod seinen Apparat und alsdann an dem entzündeten Gliede selbst wirken lassen. (cfr. Bourgery & Jacob, traité complet de l'anatomie de l'homme, T. VI, Pl. 28 und nach diesen Froriep, K. Tafeln, Taf. 397.)

Ist eine Entzündung von einem äufseren Theile auf ein inneres wichtiges Organ zurückgetreten, so ist in der Regel, da sie in letztern mit voller Heftigkeit aufzutreten pflegt, um die dringendste Gefahr zu beseitigen, der Aderlafs zunächst erforderlich. Sobald die erste Gefahr entfernt ist, suche man die Entzündung auf die frühere Stelle, oder auf eine verwandte und in sympathischen Verhältnissen stehende, zurückzurufen. Man bedient sich dazu der hautreizenden und ableitenden Mittel, kräftiges Reiben oder Bürsten der Haut mit durchräucherter Wolle, mit spirituösen Mitteln, trockener aromatischer und camphorirter Umschläge; oder man bedeckt die früher entzündete Stelle mit einem Synapismus, oder einem Vesicatorium. Zugleich giebt man innerlich Mittel, welche auf die Haut wirken. Hierher gehören auch die kalten Uebergiefsungen, deren Nutzen wohl nur in der Reaction, die sie in der Haut hervorrufen, besteht. Ist es geglückt, die Entzündung an die frühere Stelle zurückzurufen, so sucht man sie durch alsbaldige Erregung von Eiterung zu fixiren. Eben so sucht man die Entzündung zu fixiren, wenn sie von einem wichtigeren Organe auf ein minder wichtiges übergetreten ist.

Da nach jeder Entzündung Disposition zu neuen Entzündungen zurückbleibt, so müssen die erkrankt gewesenen Gebilde längere Zeit geschont und auf passende Weise geschützt werden.

Zweiter Abschnitt.

Von den einzelnen Entzündungsausgängen und deren Behandlung.

1) Von dem entzündlichen Oedem.

Ursachen, Zustandekommen der entzündlichen serösen Ausschwitzung.

Wenn bei einem verhältnifsmäfsig geringen Grade von entzündlicher Stockung der Druck des Blutes auf die Gefäfswand und die Steigerung des Faserstoffgehaltes in dem Blute nur mäfsig sind, wenn wegen dieses stärkeren Druckes das Gleichgewicht zwischen Exsudation und Resorption aufgehoben, erstere vermehrt, letztere dagegen erschwert ist, so erfolgt als Ausgang einer solchen Entzündung die wässerige Ausschwitzung, die man daher bei schleichenden, torpiden, chronischen Entzündungen, so wie an der Gränze intensiver Entzündungen, da wo die vollkommene Stockung allmählig ausläuft, und in geringerem Grade an der Gränze einer jeden Entzündung antrifft.

Die wässerige Ausschwitzung kommt daher häufig zugleich mit der plastischen vor, wobei die letztere das Centrum der Entzündungsgeschwulst, erstere den äufseren Umfang derselben, da, wo sie in das Gesunde übergeht, einnimmt. Auf diese Weise wird entzündlich-wassersüchtige Ausschwitzung Kennzeichen einer tiefer sitzenden, intensiveren Entzündung.

Aufser dem Grade der entzündlichen Congestion und dem Drucke auf die Gefäfswand, begünstigen die Entstehung des entzündlichen Oedems wässerige Beschaffenheit des Blutes und gröfsere allgemeine Schlaffheit. Je dünnflüssiger das Blut ist, desto leichter verläfst sein Serum die Gefäfswand. Oedem kommt daher sehr häufig vor bei venösen, bei sehr fetten Personen, bei dyskrasischen, scrophulösen, scorbutischen, typhösen, pyamischen Entzündungen, so wie bei denen, welche zu Colliquationszuständen hinzutreten, kurz bei allen, bei welchen die eigentlich phlogistische Beschaffenheit wenig ausgebildet, bei denen vielmehr, trotz der localen Erregung, Hinneigung zur allgemeinen Auflösung besteht. Sehr leicht kann bei reinen Entzündungen diese, in der Mischung des Blutes liegende, Disposition zu Oedem erst durch die Behandlung, durch allzuschwächendes Regimen, allzureichliche Blutentleerungen, so dafs ein anämischer Zustand erfolgte, herbeigeführt worden sein. Defsgleichen haben die Formen von Oedem, welche durch die Unterdrückung wässeriger Secretionen, der Hautkrise, durch Erkältung bei Rosen etc. entstehen, wahrscheinlich in fortdauernder Stockung des Blutes und seiner fehlerhaften Mischung ihre Begründung. Endlich können seröse Ausschwitzungen nach Entzündungen entstehen, wenn durch diese gröfsere Venen oder Lymphgefäfsstämme geschlossen werden. Von diesen wird später die Rede sein.

Nach den Organen, welche das wässerige Exsudat aufnehmen, bilden sich mehrere Formen, die man mit verschiedenen Namen bezeichnet : es erscheint als entzündliches Oedem, wenn das Serum in das Parenchym eines Organes abgesetzt ist; als entzündliche Wassersucht, wenn das Serum eine der serösen Höhlen erfüllt; als Blasenbildung, wenn die Epidermis von dem Serum erhoben wird; als Salzflufs, wenn nach Berstung der Oberhaut die Absonderung des Wassers fortdauert; als entzündliche Diarrhoe, als wässerige Sputa, wenn die Schleimhautoberfläche des Darmcanals, oder der Luftwege, das Serum abscheidet. Alle diese Abscheidungen sind nicht dem Wesen, sondern nur der Form und der Stelle nach, wo sie statt fanden, von einander verschieden.

Das Serum, welches bei Entzündungen aus den Gefäfsen tritt, stimmt in seinen chemischen Eigenschaften mit dem Blutserum überein, es enthält die Salze und das Eiweifs derselben. Der Gehalt an beiden ist sehr wechselnd, immer jedoch reicher, als in den serösen

Ansammlungen, welche man in den Leichen von früher gesunden Personen, welche durch plötzliche Unglücksfälle den Tod fanden, findet. Sehr oft enthält es auch kleine oder gröfsere Flocken von Fibrine, und erscheint dann Milch- oder Eiterähnlich, und gröfsere oder geringere Quantitäten von Blutkügelchen. Ueberhaupt gehen die entzündlich-serösen Ergüsse in die plastischen, eitrigen und blutigen über. Zuweilen bilden sich, unter Verhältnissen, die uns nicht näher bekannt sind, flüssige Ausschwitzungen, welche erst nach dem Tode, wenn mit der Eröffnung der Leiche die Luft Zutritt erhält, gerinnen und welche daher wohl eine besondere Modification des Faserstoffes enthalten. Diese erst nach dem Tode gerinnenden Exsudate lösen sich meistens in Wasser oder Salpeterwasser wieder auf.

Bei der anatomischen Untersuchung findet man neben dem serösen Ergusse die Zeichen noch fortdauernder, oder vor kurzem vorübergegangener, Entzündungen, Verwachsungen, Verhärtungen u. s. w.

Die gröfste Disposition zur Aufnahme seröser entzündlicher Ergüsse besitzen diejenigen Gebilde, deren lockere, schwammige Textur die Gefäfswand nur wenig unterstützt, in welchen daher congestive Erfüllung und Transudation derjenigen Blutbestandtheile, welche am leichtesten die Gefäfswand verlassen, wenig durch die Straffheit und Festigkeit des Gewebes gehindert sind, so wie Organe, welche schon im normalen Zustande seröse Feuchtigkeit in geringerer Quantität abscheiden. In die erste Reihe gehören an der äufsern Körperoberfläche die Organe mit lamellösem, fettlosem Zellgewebe, die Augenlider, die äufsern Genitalien, das seröse Zellgewebe um die Synovialsäcke, so wie das submucöse Zellgewebe an verschiedenen Stellen; im Innern, Gebilde mit lockerem Parenchym, wie die Lungen, das Gehirn u. s. w. In die zweite Reihe, die serösen und Synovialmembranen. In allen diesen Gebilden bildet die geringste entzündliche Reizung seröse Ergüsse.

Das in das Zellgewebe abgesetzte Serum ist, wenn es auch gewöhnlich einige Zellen enthält, einer weitern organischen Fortbildung nicht fähig. Es bleibt längere Zeit flüssig und wird, sobald die Entzündung nachläfst, leicht wieder aufgesaugt. Durch seine rohe Masse belästigt es den Boden, in den es abgelagert ist, dehnt dessen Fasern, schwächt den Nerveneinflufs und behindert die Blutcirculation. Serös infiltrirte Theile sind daher eines Theils ihrer Lebenskraft und der Fähigkeit, äufseren Einflüssen zu widerstehen, beraubt. Sie unterliegen defshalb leicht und werden brandig, wenn durch eine neu hinzukommende Ursache, z. B. eine noch so kleine Wunde, ein höherer Grad von Entzündung sich entwickelt. Der Brand ist immer zerfliefsend und zerstört sehr schnell Strecken von bedeutender Ausdehnung.

Sehr lockere parenchymatöse Organe, z. B. das Gehirn, können durch seröse Infiltration in vollkommene Erweichung und Auflösung übergehen.

Erscheinungen der entzündlichen serösen Ausschwitzung.

In cellulösen Gebilden giebt sich die seröse Infiltration zu erkennen durch die Fortdauer einer weichen, teichichten, wenig elastischen, ödematösen, diffusen Geschwulst, deren Oberfläche dem Drucke des Fingers nachgiebt. Da das Wasser nur langsam von der Seite wieder herbeifliefst, dauert es eine Zeit, bis sich die Grube wieder ausgleicht. Nur bei den stärksten Graden der Infiltration fühlt sich die Oberfläche prall und hart an. Serös infiltrirte Theile sind abgeblafst, wachsbleich, oft durchscheinend bläulich, und um so weniger empfindlich, je stärker die Infiltration ist. Sie sind schwer, unbehülflich, und sowohl für das Gefühl des Kranken, als den untersuchenden Arzt, kühler als die übrige Hautoberfläche. Somit können unter einer stärkern, entzündlichen serösen Infiltration, die Cardinalsymptome der Entzündung, Rothe, Hitze und Schmerz, gänzlich verschwinden. Fast immer sind bei entzündlich-serösen Ergüssen die Secretionen, besonders der Haut und der Nieren verändert, bei vielen, besonders rein entzündlichen, vermindert, bei andern, besonders denen, welche mit Colliquationszuständen zusammenhängen, vermehrt, letztere, sowohl Schweifse als Darm- und Nierenausscheidungen, enthalten dann gleichfalls einen Theil des Bluteiweifses. Mit dem Auftreten des Oedems vermindert sich das Fieber, wenn es nicht durch Entmischungszustände des Blutes unterhalten wird. Die Entzündung dauert häufig noch fort.

In serösen Höhlen stellt sich die seröse Ausschwitzung unter den Symptomen einer hydropischen Ansammlung, in Schleimhauthöhlen unter denen einer verstärkten und mehr wässerigen Ausscheidung dar. Von beiden wird am geeigneten Orte, bei der Darstellung der Entzündung der einzelnen Organe, näher die Rede sein.

Prognose.

Die Bedeutung des entzündlichen Oedems richtet sich theils nach dem Sitze, theils nach der Veranlassung. Während das Oedem in äufseren Theilen eine sehr unbedeutende Krankheit sein kann, wird es, wenn es in innern edlen Organen auftritt, den Lungen, dem Gehirn, häufig die nächste Todesursache.—Weniger gefährlich und im Allgemeinen leicht zu beseitigen ist das Oedem nach reinen Entzündungen. Haben an dem Ergusse aufser der Entzündung noch bestimmte Entmischungen des Blutes Theil, so bestimmt sich die Prognose nach diesen.

Behandlung.

Die Behandlung des entzündlichen Oedems richtet sich nach den Veranlassungen. Auch wenn die Entzündung noch fortdauert, ist die Anwendung des strengen entzündungswidrigen Apparates selten passend. Mehr leisten Ableitungen auf entferntere Stellen der Haut, durch Sinapismen, Vesicatorien, durch belebende Diaphoretica; auf den Darmcanal, durch in gröfseren Zwischenräumen gegebene drastische Laxanzen, welche aufser der Ableitung eine beträchtliche Verminderung des Wassergehaltes des Blutes bewirken und dadurch die Resorption des Ergusses begünstigen. Sind Secretionen unterdrückt, so müssen diese vor allen Dingen durch geeignete Mittel wieder hergestellt werden. Ist das Oedem durch Unterdrückung der Hautkrise bei erysipelatösen Entzündungen entstanden, so leisten allgemeine lauwarme Bäder, Dunstbäder, warme diaphoretische Getränke mit Liq. Kali acet., Liq. Ammon. acet., bei mehr torpidem Zustande die ätherisch-öligen Infusa und der Camphor ausgezeichnete Dienste. In die ödematöse Stelle selbst läfst man Einreibungen von grauer Quecksilbersalbe, der man, wenn die Entzündung fast gänzlich verschwunden ist, Linimentum ammoniatum, camphoratum, beisetzen läfst, oder von spirituösen Dingen, von Spiritus camphoratus, angelicae, formicarum, von Linimentum saponato-camphoratum, von Jod machen. Doch mufs man sich hüten, allzu stark und bis zur Erregung einer neuen Hautentzündung zu reizen, weil diese die übelsten Folgen haben könnte.—Alle Localmittel werden jedoch durch einen methodischen Druckverband, am besten vermittelst einer Binde von Flanell, die man bei mehr torpidem Zustande mit Wachholder, Bernstein, durchräuchert, oder, was vollkommen genügt, mit Camphor reiben läfst, kräftig unterstützt.

Steht das Oedem mit anämischen und Auflösungszuständen des Blutes in wesentlicher Verbindung, so bilden aufser den belebenden Localmitteln und einer leicht und kräftig nährenden Diät, Tonica und Säuren den Hauptheil der Behandlung.

---

2) Von der plastischen Ausschwitzung.

Literatur.

Die Schriften über Entzündung überhaupt, sodann: Carl Wenzel, über die Induration und das Geschwür in indurirten Theilen. Mainz 1815. — Ph. v. Walther, über Verhärtung, Scirrhus, harten und weichen Krebs u. s. w. Gräfe und v. Walther Journal f. Ch. u. A. H. Bd. V.

Ursachen, allgemeine Gesetze der Fortentwickelung der entzündlich-plastischen Exsudation.

Wenn die entzündliche Stockung einen höheren Grad erreicht, länger andauert, wenn auf der Höhe der Entzündung der Gehalt des Blutes an gerinnbaren Bestandtheilen beträchtlich vermehrt und sein Druck auf die Gefäfswand um vieles stärker und beständiger, als im normalen Zustande geworden ist, so tritt das Plasma aus und bildet, wenn es nicht alsbald wieder resorbirt wird, die plastische Exsudation mit den verschiedenen Formen, deren sie nach der Art und der Stelle der Ablagerung, so wie nach ihrer weitern Fortbildung fähig ist.

An allen Stellen kann das ausgeschwitzte Plasma des Blutes gerinnen. Es bildet anfangs eine formlose Masse, welche jedoch unter dem Einflusse der Lebenskraft und der benachbarten Gewebe einer weitern Organisation fähig ist.

Das ausgeschwitzte Plasma enthält in Wasser gelöst die Salze, das Eiweifs und die Fibrine des Blutes, nur in der Regel etwas weniger von diesen Stoffen, als wie dieses. — Es bleibt zuweilen lange flüssig und geeignet, alsbald wieder aufgesaugt zu werden, in andern Fällen aber gerinnt es fast mit dem Augenblicke, in welchem es ausgetreten ist.

In der Regel, die jedoch nicht ohne Ausnahme ist, gerinnt das Plasma, sobald es die Gefäfswand verlassen hat. Die gröfsere oder geringere Schnelligkeit, mit der es gerinnt, so wie die Festigkeit, zu der es erstarrt, mag theils von der relativen Quantität der gerinnbaren Bestandtheile zu dem Wasser, theils von besondern, uns nicht näher bekannten Modificationen derselben abhängen. Da bei intensiven fieberhaften Entzündungen der Fibrinegehalt des Blutes am beträchtlichsten vermehrt wird, so findet man auch bei ihnen die gröfste Neigung zu schnell gerinnbaren, ausgebreiteten, plastischen Ausschwitzungen. Bei chronischen Entzündungen ersetzt die Länge der Zeit, was ihnen an Intensität abgeht. Daher die allmählig vorschreitenden plastischen Ausschwitzungen, die sich bei diesen vorfinden. Sehr oft endet die Entzündung mit der Ausbildung des plastischen Exsudates noch nicht, sondern liefert fortwährend neue Exsudate, welche selbst, sobald sie einen gewissen Grad von Organisation erlangt haben, an der Entzündung Theil nehmen.

So wie die entzündlich plastische Ausschwitzung von der normalen nur durch ihre Masse und das stürmische ihrer Entstehung abweicht, so unterscheidet sich auch die Fortbildung und Organisation derselben in keiner wesentlichen Beziehung von der normalen Ernährung. Eben so geschieht die Organisation des plastischen Exsudates, unter welchen Formen es auch auftreten mag, immer nach denselben Gesetzen. Sie ist der Urbildung bei dem Embryo ganz gleich, so dafs sie mit Recht als eine allzureichliche, pathologische Ernährung betrachtet werden kann.

Die geronnene, anfangs formlose Masse zerfällt nach einiger Zeit, es bilden sich Kerne und Zellen, die durch weitere Entwicklung zuerst in Bindegewebsfasern und unter begünstigenden Umständen auch in andere Formelemente überzugehen im Stande sind. — Am leichtesten erzeugt sich einfaches, nicht fetthaltendes Zellgewebe aus dem entzündlichen Exsudate und dieses bildet auch stets die erste Stufe der Organisation. Später können unter fortschreitender Entwicklung auch andere Gewebe hervorgehen, wobei sich der Einflufs der Nachbarschaft in der Weise geltend macht, dafs das Exsudat sich stets in die Formelemente umwandelt, deren Nähe auf dasselbe wirksam sich äufsern konnte. Doch gehen nicht alle Formelemente mit gleicher Leichtigkeit aus dem entzündlichen Exsudate hervor. Einige entstehen sehr leicht und schnell, wie Bindegewebe, Knorpel, Knochen, Nervenmark, Gefäfse, Fettzellgewebe, andere schwieriger, wie Schleimhäute, unwillkührliche Muskelfaser u. s. w., andere endlich bilden sich vielleicht niemals aus einem pathologisch entstandenen Exsudate, wie z. B. das Gewebe der Drüsen, der willkührlichen Muskeln u. s. w. Man bezeichnet diese Erzeugung verschiedener Gewebe aus pathologischen und in specie entzündlichen Exsudaten, wenn ein Substanzverlust stattgefunden hatte, als Regeneration, sonst als entzündliche Hypertrophie.

Alle Gebilde, welche sich nicht zu regeneriren vermögen, nehmen mit der Organisation eines entzündlichen Exsudates nur einfaches Bindegewebe in sich auf.

Mit der histologischen Gestaltung des entzündlichen Exsudates geht immer gleichzeitig eine chemische Umwandlung desselben vor sich, indem mit der Entwicklung des Bindegewebes schon aus dem einfachen faserstoffigen Exsudate leimgebende Substanz wird, an deren Stelle mit der weitern Fortentwicklung durch Umsetzung, Abgabe, oder Aufnahme neuer Stoffe, die verschiedenen chemischen Bestandtheile des thierischen Körpers treten können.

In allen Formen des faserstoffigen Exsudates bilden sich mit der Organisation desselben Gefäfse und gleichzeitig wohl auch vegetative Nerven aus. Diese Gefäfse entstehen gewifs, wie bei der Urbildung, aus Zellen, welche isolirte Anfänge eines neuen Capillargefäfssystems darstellen, Fortsätze ausschicken, welche unter sich und mit den Gefäfsen an den Gränzen des Exsudates zusammentreffen und somit sich dem allgemeinen Circulationssysteme anreihen. Wahrscheinlich erzeugen diese Zellen, wie bei der Bildung der Keimhaut, das Blut, mit dem sie anfänglich gefüllt sind, in ihrem Innern. Diese neuen Gefäfse bilden sich manchmal so rasch, dafs sie schon 24 Stunden nach der Entstehung des Exsudates von den Gefäfsen des Körpers aus injicirbar sind. Ihre Zahl ist oft aufserordentlich grofs, zuweilen geringer, zuweilen kaum genügend zur Erhaltung und Fortentwicklung des Exsudates. Hierin liegt der Grund der Unveränderlichkeit und schwierigen Beseitigung mancher plastischen Entzündungsproducte, deren Resorption wegen Mangel an Gefäfsthätigkeit nur schwierig zu vermitteln ist. In dem Verlaufe und der Beschaffenheit der neuen Gefäfse finden keine besondere Abweichungen vom normalen Zustande statt, nur dafs sie in der Regel etwas mehr gestreckt verlaufen und anfangs wenigstens dünnhäutiger, leicht zu zerreifsen sind und dadurch gern zu Blutungen Gelegenheit geben.

Alle plastischen Exsudate nehmen anfangs einen gröfsern Raum ein, als später. Mit ihrer Organisation schrumpfen sie ein und ziehen bewegliche Gebilde, mit denen sie in Verbindung stehen, hinter sich her. Hieraus erklärt sich die Verkürzung von Narben, die Atrophie parenchymatöser Organe, die Verengerung von Höhlen nach Entzündungen, welche in plastische Exsudation ausgegangen sind.

---

3) Von der Verhärtung (Induration), den Pseudomembranen und der Narbenbildung.

Begriff, Zustandekommen der Verhärtung.

Man bezeichnet als Verhärtung, Induration, Sclerosis und insbesondere als entzündliche Verhärtung, denjenigen Zustand, bei welchem ein plastisches Exsudat irgend ein Organ völlig durchdrungen und erfüllt und sich selbst bis zur Stufe der Zelle und des Bindegewebes gestaltet hat. Formt sich das Exsudat weiter zu andern histologischen Elementen, so hört es auf eine Verhärtung zu bilden und die Krankheit geht entweder in entzündliche Hypertrophie, oder in eine der verschiedenen fremdartigen Neubildungen über. — In sehr weichen, schwammigen, blasigen Organen bezeichnet man die Verhärtung häufig mit dem Namen der Hepatisation.

Bei der Verhärtung sind die ursprünglichen Elementartheile des erkrankten Gebildes vollständig von dem neuen Exsudate eingehüllt, zum Theile verdrängt, alle Hohlräume mehr oder weniger ausgefüllt, der verhärtete Theil selbst mit den benachbarten verwachsen, daher weniger beweglich.

Verschiedenheiten, entzündliche, entzündungslose Verhärtung.

Nicht jede Verhärtung beruht auf Entzündung, manche sind Folgen der natürlichen Entwicklung, der Verminderung des Säftereichthums im höhern Alter, des Verschrumpfens gewisser Organe, welche ihren physiologischen Zweck erfüllt haben, oder rühren von pathologischen Ablagerungen her, welche nicht auf Entzündung beruhen. Da diese letztern gewöhnlich mit Dyskrasien in wesentlicher Verbindung stehen, sich nie mit der Umgebung völlig assimiliren, zum frühzeitigen Zerfall tendiren, so pflegt man sie von der rein entzündlichen, oder gutartigen Verhärtung, als bösartige zu unterscheiden.

Symptome der entzündlichen Verhärtung.

Das auffallendste Symptom der Verhärtung liegt eben in der vermehrten Consistenz, die sich in sehr verschiedenem Grade von einer sehr geringen Zunahme bis zur völligen Knochenhärte zeigen kann. Je weicher das erkrankte Organ in normalem Zustande war, desto auffallender wird die Härte, die selbst theils von der Erfüllung aller Zwischenräume mit fest gewordenem Exsudate, theils von der Zusammenziehung desselben abhängt. Selten haben verhärtete Theile ihre natürliche Färbung; gewöhnlich sind sie weifser, wachsartig, selten mehr als im normalen Zustande geröthet, noch seltener von fremdartiger Färbung. Diese verschiedenen Färbungen hängen von dem Verhältnisse des Exsudates zu der Zahl der Capillarien ab. Gewöhnlich ist die Zahl der Capillarien und die Quantität des Blutes absolut, oder im Verhältnisse zu der Massezunahme, verringert, die Gefäfse selbst sind von undurchsichtigem Exsudate eingehüllt, das Blut schimmert weniger durch, daher die eigenthümliche wachsartige Blässe. Es kann aber auch sein, dafs die Zahl der Capillarien durch die vorausgegangene Krankheit vermehrt wurde und vermehrt bleibt, daher Röthe, ähnlich wie bei der Entzündung selbst. Die fremdartigen Färbungen hängen von der Ablagerung kohlenstoffreicher, meist schwärzlich-brauner Pigmente, oder von der Zersetzung extravasirten Blutes ab. — Das Volumen indurirter Theile ist in der Regel vermehrt, doch kann es auch vermindert sein, die Vermehrung hängt von der übermäfsigen Ablagerung des Exsudates, die Verkleinerung (Induratio atrophica) von dem spätern Schrumpfen desselben und dem Verdrängen der ursprünglichen Elementartheile ab. Die äufsere Oberfläche ist gewöhnlich eben, selten höckerig.

Bei vielen Indurationen dauert die Entzündung noch fort, das neu organisirte Exsudat nimmt selbst wieder an der Entzündung Antheil. Diese Indurationen sind wenig begränzt und einer fortdauernden Vergröfserung fähig. Wenn dagegen in einem indurirten Organe die Entzündung gänzlich abgelaufen ist, so begränzt sich die Geschwulst mehr und mehr und fängt an sich zusammen zu ziehen, so dafs das ganze Organ zuletzt, aus dem vorherbemerkten Grunde, kleiner werden kann, als es im normalen Zustande war. Das Gefühl in indurirten Theilen ist, durch die relative Verminderung der Gefühlsnerven, so wie durch die dickere Umhüllung derselben vermindert, selten besteht bei gutartiger Induration der Schmerz fort, häufig nur ein lästiges Gefühl der Schwere und Kälte. Die Functionen sind gestört, Bewegungsorgane sind weniger beweglich, Secretionsorgane sondern weniger ab, Membranen werden starr und unbeweglich und verengern die Canäle, zu deren Bildung sie beitragen u. s. w.

Sehr häufig verbindet sich Verhärtung mit andern Entzündungsausgängen, sie umgiebt nicht völlig geschmolzene Eiterheerde, oder geht selbst an ihrer Gränze in eine blofs wässerige Erfüllung aus.

Verlauf und Ausgänge.

Indurationen können, da wo sie einmal sich ausgebildet haben, abgesehen von den oben erwähnten Veränderungen der genauern Begränzung und Verkleinerung, zeitlebens unverändert bestehen. Häufig lassen sie sich durch Anwendung geeigneter Mittel wieder zertheilen oder verschwinden unter dem Einflusse veränderter Lebensstimmungen, der Entwicklungsjahre, des Wochenbettes, von selbst. — Indurirte Theile werden leicht von Recidiven der Entzündung befallen. Sehr häufig recidivirt die Entzündung, weil die innern Bedingungen zu derselben nicht völlig erloschen sind, oder die Entzündung selbst war nie völlig verschwunden gewesen und bildet nur zeitweise Exacerbationen und Remissionen.

Da in einem indurirten Theile das organische Gefüge wesentlich von der Norm abweicht und seine Lebensäufserungen geschwächt und verändert sind, so gehen diese erneuten Entzündungen auch sehr selten in Resolution, sondern entweder ebenfalls in Verhärtung, oder in Eiterung, oder Brand und Verschwärung aus. Durch entsprechende Steigerung und Unterhaltung eines mäfsigen Entzündungsgrades läfst sich jede neu entstandene Induration in Eiterung überführen. Hierin liegt das Mittel, viele derselben, welche den Versuchen zur Zertheilung wiederstanden, zu entfernen. Bei frisch entstandenen Indurationen wird hierbei der noch formlose Faserstoff gradezu in Eiter umgewandelt, verflüssigt und entfernt.

Erreicht die Entzündung in einem indurirten Theile einen relativ zu hohen Grad, so verbreitet sich rasch Verschwärung und Brand, indem bei dem verminderten Gefäfs- und Nerveneinflusse in der indurirten Parthie, diese dem feindlichen Einflusse des Entzündungsprocesses weniger gut zu widerstehen vermag.

Uebergang in Krebs.

So lange eine Induration rein als solche besteht, beeinträchtigt sie das Allgemeinbefinden nur durch ihre mechanischen Verhältnisse, ihre Gröfse und Schwere, den Druck auf benachbarte Organe, so wie durch die Störung der Functionen des Gebildes, welches sie einnimmt. Unter gewissen Verhältnissen ist sie jedoch auch einer bösartigen Degeneration, der Umbildung in wahren Krebs fähig; alsdann beschränkt sich ihr Einflufs nicht mehr auf die eingenommene Oertlichkeit, sondern erstreckt sich, durch Entmischung der gesammten Säftemasse, über den ganzen Körper. Als Ursache dieser bösartigen Umwandlung erscheinen besonders häufig wiederholte Irritationen der indurirten Parthie, aus inneren oder aus äufseren Veranlassungen, der Einflufs schwächender Eindrücke, des höhern Alters, erschöpfender Krankheiten, Ausschweifungen, deprimirender Leidenschaften. Wegen dieser Uebergänge ist eine sichere Diagnose zwischen gutartiger und bösartiger, scirrhöser Verhärtung, nicht immer möglich. Namentlich nehmen Geschwüre auf, der Entstehung nach, bestimmt anfangs gutartiger Verhärtung, nach und nach Eigenschaften an, die sie von den bösartigen, scirrhösen, nicht mehr unterscheiden lassen.

Ursachen, Disposition.

Verhärtung kommt häufiger bei chronischen, schleichenden, besonders bei dyskrasischen, scrophulösen, arthritischen und rheumatischen, als bei reinen traumatischen Entzündungen vor. Nach acuten Entzündungen bildet sie sich nur bei einem mittlern Grade derselben, indem ein höherer zur Eiterung oder Brand, ein niederer zur blofs ödematösen, nicht gerinnbaren Ausschwitzung, oder zur Resolution, führt. Disposition zur Induration besitzen alle Gebilde, welche überhaupt der Entzündung fähig sind, besonders aber solche, in denen sich ein sehr reichlich und fein vertheiltes Capillargefäfssystem findet, die Drüsen, die Haut und das Zellgewebe, und welche nach Art ihrer Capillargefäfsvertheilung ganz besonders zu Stockungen disponirt sind. Sie kommt auch in den festesten Geweben, z. B. in den Knochen vor, doch sind ihre Erscheinungen in weichen, schwammigen Geweben auffallender und defshalb auch in diesen mehr beachtet worden.

Gelegenheitsursache wird oft fehlerhafte Behandlung, besonders der Gebrauch der Kälte bei dyskrasischen Entzündungen, welche dieselbe weniger gut vertragen, so wie überhaupt nicht gehörige Rücksicht auf die allgemeinen Complicationen.

Pseudomembranen.

Die Bildung der falschen Häute, der Pseudomembranen, zu denen auch die sogenannten Fistel- und Abscefshäute gehören, weicht in keiner andern wesentlichen Beziehung von der Induration ab, als dafs bei jener die plastische Masse nicht in das Parenchym, sondern auf die Oberfläche von Membranen abgesetzt wurde und sich da organisirte.

Pseudomembranen können sich auf allen membranösen Oberflächen bilden, am häufigsten sind sie jedoch auf serösen Membranen, seltener auf der innern Oberfläche von Synovialsäcken, auf Schleimhäuten, der äufseren Haut.—Auf serösen und Synovialhäuten entstehen sie häufig bei äufserst schleichenden, fast unmerklichen Entzündungen, auf den übrigen Membranen wohl nur bei intensiveren Entzündungsprocessen. Ihrer Entstehung geht immer eine Abstofsung der Epidermis, oder des Epitheliums, voraus; gewöhnlich bildet sich dann zunächst eine seröse Ausschwitzung, die immer plastischer wird und zuletzt gerinnt.

Die Bildung von Pseudomembranen combinirt sich sehr häufig mit andern, ihnen zunächst stehenden, Entzündungsproducten in ganz gleicher Weise, wie die Induration, mit Eiterung und mit seröser Ausschwitzung, so dafs, während eine Höhle mit Wasser oder Eiter sich füllt, zugleich Pseudomembranen die Wände bedecken, oder pseudomembranöse Brocken in der Flüssigkeit schwimmen.

Eitrige und hydropische Ansammlungen in serösen und Synovialhöhlen endigen im günstigen Falle häufig mit pseudomembranöser Verschliefsung des Höhlenraumes.

Die pseudomembranösen Ausschwitzungen bestehen anfangs aus formlosem Faserstoffe, welcher später in derselben Weise, wie bei der Induration, sich organisirt.—Ihre weitere Fortbildung ist nach den Oberflächen, auf denen sie entstanden sind, verschieden. Auf serösen und Synovialflächen nehmen sie vollständig die Eigenschaften seröser Häute an, während die ursprüngliche seröse Membran nach aufsen rückt und sich in eine Zellgewebsschichte auflöst Auf Schleimhäuten werden Pseudomembranen in der Regel sehr bald durch die fortdauernde, oder wieder erwachende, Schleimsecretion abgestofsen und erscheinen in den Ausleerungen als sogenannte Crouphäute

Sehr oft werden durch pseudomembranöse Ausschwitzungen Verwachsungen zwischen zwei sich einander gegenüber liegenden

Flächen bedingt; hierauf beruht die Wichtigkeit jener in praktisch-chirurgischer Beziehung. Am häufigsten kommen diese Verwachsungen zwischen serösen Oberflächen vor, seltener zwischen Synovialhäuten, oder zwischen zwei sich gegenüber stehenden Flächen des Coriums, am seltensten zwischen Schleimhäuten und hier nur nach gänzlicher Vernichtung der Schleimsecretion. Anfangs ist die Verwachsung weich, leicht zu trennen, die blofs verklebten Flächen liegen dicht an einander. Nach und nach werden die Verwachsungen fester, die Pseudomembran verschmilzt inniger mit den Häuten, von denen sie nicht mehr unterschieden werden kann. Dickere, pseudomembranöse Schichten schrumpfen später sehr bemerklich und ziehen hierbei die Höhlenwandung, auf welcher sie abgesetzt sind, nach sich, schwächere Schichten werden, besonders auf Flächen, welche mit eigenthümlicher Beweglichkeit versehen sind, nach und nach zu Fäden und Bändern ausgedehnt, die sich immer mehr verdünnen und zuletzt in der Mitte zerreifsen. Auf diese Weise werden Organe, welche früher durch Pseudomembranen unter einander verwachsen waren, wieder frei und beweglich; an den beiden früher vereinigten Flächen bleiben villöse, Franzen ähnliche Fäden hängen, welche aber selbst endlich so vollständig verschwinden, dafs zuletzt keine Spur mehr von ihnen zu entdecken ist.

Von der Vernarbung, Eigenschaften der Narbe.

Bei der Vernarbung wird der unter dem Einflusse einer Entzündung transsudirte Faserstoff zwischen die Ränder einer Wunde, oder eines Geschwüres abgesetzt und organisirt sich in derselben Weise, wie bei der Induration und bei den Pseudomembranen.

Man unterscheidet die schnelle Vernarbung, per primam intentionem, von der langsamen, durch Eiterung, per secundam intentionem. Bei der erstern werden die Wundränder unmittelbar untereinander verklebt und der sämmtliche ausgeschwitzte Faserstoff gerinnt, oder wird theilweise wieder unverändert aufgesaugt. Bedingung dieser schnellen Vereinigung ist, dafs alle neuen Entzündungsreize, wohin auch die atmosphärische Luft gehört, von der entzündeten Fläche abgehalten werden, daher nur genau vereinigte, oder subcutane Wunden, ohne Eiterung zu heilen pflegen.—Bei der letztern dagegen erleidet ein Theil des ausgetretenen Plasmas, unter dem Einflusse eines höheren Grades, oder der längeren Dauer der Entzündung, oder gröfserer allgemeiner Disposition zur Eiterung, eine weitere Umwandlung, zu Eiter, in welcher Gestalt er zur organischen Plastik nicht tauglich ist, daher ausgeschieden wird und nur ein anderer Theil wird fest, organisirt sich zu sogenannten Fleischwärzchen,

Granulationen, welche die Wunde nach und nach ausfüllen. Daher kommt die schnelle Vereinigung nur bei einem mittleren Grade und nicht allzulanger Dauer der Entzündung sicher zu Stande. Bei zu geringem Grade der Belebung und der Entzündung scheiden sich nur wässerige Exsudate aus, die wenig Neigung zur Gerinnung zeigen, bei zu hoch getriebener Entzündung stockt die Circulation gänzlich, die Wunde wird heifs und trocken und droht in Brand überzugehen. Wird endlich die Entzündung durch dyskrasische Verhältnisse, oder durch äufsere Einflüsse, die Anwesenheit fremder Körper in der Wunde, über die Zeit unterhalten, so zerfällt das exsudirte Plasma wieder in Eiter.

Bei der Vereinigung per primam intentionem (über die durch Granulationsbildung s. unter Eiterung) schwitzt von der Oberfläche der unter einander in Berührung gesetzten Wundränder Faserstoff aus, wodurch dieselben unter einander verkleben. Später bilden sich Zellen und varicöse Zellfasern, welche zuletzt zu festen Narbenfasern werden : mit dem Auftreten neuer Gefäfse wird deren Organisation vollendet. Die Zellen, welche in der Tiefe der Wunde zu Narbenfasern werden, gestalten sich auf der Oberfläche derselben zu Epithelialzellen, oder zur Epidermis. Hiermit ist die Wunde fest geschlossen, jedoch sind noch nicht alle Metamorphosen in der Narbe vollendet.

Die Narbe besitzt, wie jedes frisch organisirte Product eines entzündlichen Exsudates, sehr lange Zeit hindurch die Eigenschaft zu schrumpfen, nach ihrer Mitte hin sich zusammen zu ziehen. Sich selbst überlassen wird die Narbe in allen Durchmessern viel kleiner, als die Wunde, oder das Geschwür war. Oft (Brandnarben) ist die Contraction so stark, dafs sich die Haut rings um die Narbe herum strahlenförmig in Falten legt. Je laxer und beweglicher die gesunde Haut rings um die Narbe ist, desto mehr kann diese ihrer Neigung zur Contraction folgen und umgekehrt. Wurde daher durch chronische Entzündung die Haut um ein Geschwür herum verdichtet, ehe die Vernarbung beginnt, so wird die Narbe breiter, und mehr durch Neubildung, als durch Annäherung der Wundränder vollendet, als wenn die Haut noch ihre ursprüngliche Beweglichkeit besessen hätte. Viele Verunstaltungen, Contracturen, Verengerung von Ausführungscanälen und deren Oeffnungen, gehen daraus hervor, dafs man Narben ungestört ihrer Neigung zur Verkürzung folgen läfst. Auf der andern Seite kann diese Tendenz von dem Wundarzte zu manchen Heilzwecken benutzt werden.

Die junge Narbe ist dünner und röther, als die gesunde Haut, indem sie die tiefer liegenden blutreichen Theile durchschimmern läfst.

Auf ihrer Oberfläche ist die Zellenbildung noch sehr thätig, so dafs die Epidermis sich fortwährend abschilfert.—Anfangs ist die Narbe fest mit ihrer Unterlage verwachsen und defswegen wenig beweglich, später wird sie, sowohl durch häufige Bewegungen und Dehnungen, als auch durch theilweise Resorption der ergossenen Lymphe, beweglicher. Wie alle entzündliche Neubildungen ist sie anfangs, neben zahlreichen Haargefäfsen, nur mit vegetativen Nerven versehen und defswegen wenig empfindlich, erst später regeneriren sich auch die Empfindungsnerven. Ebenso regeneriren sich in der Narbe die Haarsäcke, die Talg- und Schweifsdrüsen der Haut, der Papillarkörper, entweder nie, oder sehr spät, die Narbe bleibt daher haarlos, trocken und ungefärbt.—Da somit die Organisation der Narbe, besonders in der ersten Zeit, nicht so vollkommen ist, als in der gesunden Haut, dem Zellgewebe u. s. w., so vermag sie auch nicht mit derselben Kraft, wie normale Gewebe, schädlichen Einflüssen, welche Disposition zur Verschwärung geben, zu widerstehen. Daher brechen Narben leicht wieder auf, wenn, bei Dyskrasieen, den höhern Graden des Lues, des Scorbuts, der Mercurialkrankheit, der Typhämien und Pyämien, die Säftemasse entschiedene Neigung zum Zerfalle zeigt. Wunden in Narben gehen aufserordentlich leicht in verschwärende Eiterung über, der Eiter, den sie liefern, ist dünn und jauchig und die Vereiterung greift schnell um sich, so dafs oft binnen wenigen Stunden Narbenstrecken wieder zerstört werden, zu deren Bildung man Monate bedurfte.

Gleich der entzündlichen Induration scheint auch die Narbensubstanz und unter denselben schädlichen Einflüssen wie jene, zur bösartigen Degeneration disponirt zu sein. Bei dieser, allerdings seltenen, Entartung, entstehen zuerst auf der Narbe selbst trockene Warzen, die nach und nach anfangen zu nässen, aufbrechen, verschwären und viel übelriechende eitrige Flüssigkeit absondern. Später wird das Geschwür schwammiger, von dunkelrother Farbe, wobei es rasch an Umfang und Tiefe zunimmt. Rings um dasselbe entstehen neue Geschwüre, welche denselben Verlauf nehmen. Das Geschwür wird sehr blutreich, blutet bei der geringsten Berührung, die Ränder sind tief ausgehöhlt, verdickt, unterfressen. Durch Säfteverlust und Jaucheresorption leidet die Constitution, doch scheint die Krankheit lange local zu bleiben, so dafs sie sich durch eine Operation vollständig heilen läfst, ehe sich eine allgemeine, carcinomatöse Dyskrasie entwickelt.

Bei der Vernarbung bildet sich immer anfangs nur einfaches, dicht gedrängtes Bindegewebe. Seine Entstehung erfolgt auf allen Geweben so ziemlich in derselben Zeit und mit derselben Leichtigkeit.

In vielen Geweben bleibt die Organisation der Narbensubstanz stets auf der Stufe des Zellfaser-Bindegewebes stehen, z. B. in Muskeln, Schleimhäuten etc., in andern aber, wie in Sehnen, Knorpeln, Knochen, Nerven, schreitet sie fort, so dafs endlich, selbst wenn ein beträchtlicher Substanzverlust auszufüllen war, eine vollständige Regeneration und vollständige Wiederherstellung der Functionen möglich ist.—Einige Gewebe bleiben daher nach Verwundungen immer durch eine Narbe getrennt, andere stellen den Zusammenhang ihres Gewebes vollkommen wieder her. Die Zeit, welche über dieser Regeneration hingeht, ist bei den einzelnen Geweben sehr verschieden.

Die Behandlung der Vernarbung besteht in der Leitung der Entzündung. Sogenannte fleischmachende, narbenmachende Mittel, giebt es nicht.

Behandlung der Induration.

Bei der Behandlung der Verhärtung ist zunächst darauf zu sehen, ob die Veranlassungen zu derselben noch fortdauern, oder nicht, in dem erstern Falle sind dieselben, gewöhnlich dyskrasische Verhältnisse, durch geeignete Mittel zu bekämpfen und wegzuräumen. Sodann liegt ein wesentlicher Unterschied bei der Behandlung darin, ob die Entzündung bei der Induration noch fortbesteht, oder gänzlich verschwunden ist. Wenn die Entzündung noch fortdauert, bei der sogenannten heifsen Induration, ist es häufig nothwendig die Gefäfsthätigkeit weiter herabzusetzen, wozu Blutentleerungen, besonders locale durch Blutegel, oder Schröpfköpfe, dienen, seltener werden auch Aderlässe erforderlich sein. Bei dieser Form der Induration leisten wiederholt in geringer Zahl angesetzte Blutegel oft sehr erspriefsliche Dienste. Von der Kälte kann bei entzündlicher Induration nur da Gebrauch gemacht werden, wo diese rein auf localen Ursachen etc., Stockungen des Blutes, z. B. durch Erweiterung der Venen u. s. w. beruht, nicht aber wenn sie von allgemeinern, besonders dyskrasischen Verhältnissen abhängt. Häufiger können feuchtwarme Umschläge, besonders von auflösenden, scharf narcotischen Kräutern, Cicuta, Belladonna, gebraucht werden. Zugleich lasse man graue Quecksilbersalbe, wo die Fläche sehr grofs ist, mit Fett verdünnt, wo die Entzündung mehr zurückgewichen, mit einem Zusatze von Camphor, oder Linimentum volatile, einreiben. Nachts, oder auch zwischen den Einreibungen am Tage, bedeckt man die ganze Stelle mit einem erweichenden Pflaster, am besten mit Emplastrum mercuriale cum cicuta. Am meisten leistet jedoch der methodische, gleichmäfsige und ziemlich anhaltende Druck, den man vermittelst langer Pflasterstreifen, einer Rollbinde, oder eines andern der Stelle angepafsten Druckapparates, ausübt. Es ist ganz gleichgültig, welche Pflastermasse man wählt, nur mufs sie nicht irritiren und hinreichend fest kleben. Das Emplastrum matris kann statt aller andern dienen. Den Verband wechselt man so oft er locker geworden ist und unterstützt seine Wirkung durch die oben genannten Localmittel.

Zum innern Gebrauche rühmt man, bei der entzündlichen Induration, weniger die streng antiphlogistischen, als die auflösenden, alterirenden und ableitenden Mittel, das Calomel, für sich allein, oder in Verbindung mit starken Dosen scharf narcotischer Mittel, der Cicuta zu 4—10 Gran, des Aconits, der Belladonna, der Digitalis, Blausäure; mit Antimonialien, dem Sulphur aurat. antimon., mit dem Schwefelantimon; hierher gehören die bekannten Plummer'schen Pulver und Pillencompositionen, welchen trotz ihrer unnöthig complicirten Zusammensetzung der Nutzen nicht abzusprechen ist.—Man versäume nicht, in passender Entfernung von der indurirten Stelle kräftige Hautreize und künstliche Geschwüre zu etabliren und, wo nicht allgemeine Contraindicationen bestehen, durch zwischendurch gereichte drastische Laxanzen, oder die Eikelkur, eine Ableitung auf den Darmcanal zu bilden. Eine mäfsige Beschränkung der Diät auf eine reizlose Kost, wird im Allgemeinen bei der entzündlichen Induration räthlich sein, zur vollkommenen Entziehungscur können nur die extremsten Fälle Veranlassung geben.

Bei der chronischen Induration, welche durchaus entzündungslos geworden ist, mufs man ebenfalls zunächst die allgemeinen, etwa noch fortwirkenden Ursachen aufsuchen und zu entfernen trachten. Meistens sind es dyskrasische Zustände, welche man ihrer Natur gemäfs bekämpfen mufs. Bei der örtlichen Behandlung dieser Form hat man entweder den Zweck, die mangelhafte, ungenügende Gefäfsthätigkeit zu steigern, selbst bis zu dem Grade, dafs eine neue Entzündung hervorgerufen wird, und dadurch die Resorption des Ergusses einzuleiten, oder durch fortwährende Steigerung und Unterhaltung der Entzündung den halborganisirten Ergufs selbst in Eiter zu verwandeln, zu verflüssigen und auszuleeren.

Zu dem ersten Zwecke dienen, für die gelindern Grade der Wirkung, kräftige Frictionen mit der trockenen Hand, mit wollenen Tüchern, mit Tüchern, welche in spirituöse und scharfe Tincturen getaucht sind, Einreibungen von Salzwasser, von Auflösungen des Salmiaks in Weingeist.—Man mufs diese Einreibungen nach Umständen täglich mehrmals wiederholen und jedesmal so lange fortsetzen, bis die Haut deutlich röther und wärmer wird. In der Zwischenzeit kann man die Oberfläche der Geschwulst mit wollenen Tüchern, oder mit scharfen Pflastern, Emplastrum saponatum, foetidum, de Gummi ammoniaco, de Galbano crocatum etc. bedecken lassen, oder ein aromatisches, oder scharfes Cataplasma, mit Zusatz von Camphor, Brandwein, oder Senf, gebratenen Zwiebeln, überlegen lassen. Von viel geringerer, vorübergehender Wirkung sind Dämpfe von Salmiaklösung und aromatischem Essig, Liq. Kali acetici, Brandwein. Sehr nützlich erweisen sich auch hier der methodische Druckverband mit Pflasterstreifen, oder camphorirten Binden, so wie Hautreize und künstliche Geschwüre, die man unmittelbar auf der Geschwulst anlegt und sorgfältig durch Reizsalbe unterhält. Sobald sich keine Spur von entzündlicher Reizung in der indurirten Geschwulst zeigt, der Schmerz, namentlich auch bei tieferm Drucke, gänzlich fehlt, bildet das Jod, sowohl zum innern, als zum äufsern Gebrauche, das Hauptmittel gegen die chronische Induration. So lange noch Schmerz und irgend ein Zeichen vermehrter Gefäfsthätigkeit besteht, schadet das Jod, indem es jene vermehrt und gewöhnlich eine Zunahme der Geschwulst bedingt. Für solche Fälle pafst die locale Anwendung des Quecksilbers; beide Mittel können nicht ohne Nachtheil in denselben Fällen gebraucht werden. Ganz verwerflich ist, Behufs der localen Anwendung, die Verbindung von Jod und Quecksilber in einer Salbenmischung, wenn man nicht andere Zwecke verfolgt, die von der Resorption entzündlicher Ergüsse fern liegen.

Man gebraucht gewöhnlich zu Salben das Jodkali, mit Zusatz von einigen Gran reinem Jod, in steigender Dose bis die Haut anfängt schmerzhaft und wärmer zu werden und sich abzuschilfern, worauf man für einige Tage aussetzt und erweichende Umschläge machen läfst. Auch in Oel oder Leberthran abgerieben, 3—8 Gran auf die Unze, läfst sich das Jod sehr gut der Haut einverleiben. Seltener gebraucht man die bei weitem mehr irritirenden Einreibungen oder Umschläge von reiner, oder mit Weingeist verdünnter Jodtinctur, die selten lange genug vertragen werden.

Wenn sich die Geschwulst durch obige Mittel nicht zertheilen läfst, so durchziehe man sie in verschiedenen Richtungen, jedoch so, dafs der Eiter leicht abfliefsen kann, mit Haarseilen, deren Wirkung man noch durch etwas gewaltsames Hin- und Herziehen, oder durch Bestreichen mit scharfen Tincturen, Cantthariden, wenn sie für sich allein nicht hinreichen sollten den gewünschten Entzündungsgrad hervorzurufen, verstärken kann. Durch die Eiterung wird ein Theil des Exsudates verflüssigt und entfernbar gemacht, zugleich wird um den Stichcanal herum eine sehr lebhafte Gefäfsthätigkeit erregt, durch welche ein anderer Theil aufgesaugt wird, auch wenn das Haarseil schon ausgezogen ist.

Innerlich giebt man ebenfalls vorzüglich das Jod als Jodkali in steigenden Dosen, sodann die Antimonialien und Mercurialien für sich, oder in Verbindung mit scharfen Narcoticis, der Cicuta in grofsen Dosen, des Aconits, der Belladonna, der Dulcamara, dem Tabak, der Digitalis, den Salmiak in grofsen und steigenden Dosen, zu 10, 15—25 Gr. auf die Dose, besonders in Verbindung mit der Cicuta. Alle diese Mittel müssen mit der gehörigen Vorsicht, den Körper nicht zu zerrütten, angewendet werden, damit nicht, unter dem Einflusse einer zerstörten Ernährung, die anfangs gutartige Induration in eine bösartige übergehe. Hat man Grund, diesen Ausgang als nahe bevorstehend anzunehmen, so soll man ihm wo möglich durch eine frühzeitige Exstirpation mit dem Messer zuvorkommen.

---

4) Von dem Eiter und der Eiterung.

Literatur.

Im Allgemeinen.

Mangold, de indole puris ejusque aliqua cum crusta phlogistica convenientia. Opusc. phys. med. Altenburg 1769. — Salmuth, de diagnosi puris. Gött. 1783. Brugmans, de pyogenia etc. Groning. 1785. — Edward Home, über die Eigenschaften des Eiters, übers. Samml. für Aerzte, Bd. XII. — Grasmeyer, Abh. vom Eiter und den Mitteln, ihn von andern ähnlichen Flüssigkeiten zu unterscheiden. Götting. 1790. — C. Darvin, Unterscheidung des Schleims vom Eiter. Samml. für Aerzte, Bd. VI. — Gruithuisen, naturhistorische Untersuchung üb. den Unterschied zwischen Eiter und Schleim durch das Mikroscop. Münch. 1809. Lehmann und Messerschmidt, über Eiter und Geschwüre, Roser u. Wunderlich Arch. f. phys. Heilk. Bd. I. — Bonnet, Gaz. méd. de Paris 1837, Nr. 38. Grashuis, sur la nature des remèdes suppuratifs, leur manière d'agir, leur différentes espèces et leur usage dans les maladies. Prix de l'academie royale de Chirurgie, T. 4. Paris. — M. Eschenbach, sur le même sujet. ibid.

Mikroscopische Untersuchungen des Eiters.

Mandl. anatomie microscopique et Manuel de l'anatomie générale et Gaz. méd. de Paris 1840. — Donné, Cours de microscopie, anatomie microscopique et physiologie des fluides de l'économie. Paris 1844. — Gluge, anatomisch-mikroscopische Untersuch. z. allgemeinen und speciellen Pathologie. Hft. 1 u. 2. Vogel, physiologisch-pathologische Untersuchungen über Eiter und Eiterung. Erl. 1838 und Tafeln zur pathologischen Histologie. Leipz. 1843. — Gruby, observationes microscopicae ad morphologiam pathologicam. Vindobonae 1840. Hetterschij, de inflammatione ejusq. exitu diverso praecipue de puogenesi et pure etc. Trajecti ad Rhen. 1841. — Güterbock, de pure et granulatione. Berol. 1837. — Wood, de puris natura et format. Berol. 1837. — Bühlmann, Beiträge zur Kenntnifs der kranken Schleimhaut der Respirationsorgane und ihrer Producte durch das Mikroscop. Bern 1843. — Messerschmidt, diss. de pure et sanie. Lips. 1842. — Valentin, Repertorium. — Gulliver, Lond. med. Gaz. Bd. 35.

Chemische Untersuchung des Eiters.

v. Bibra, chemische Untersuchung über verschiedene Eiterarten und einige andere krankhafte Substanzen. Berlin 1842. — Simon, über Schleim und Eiter.

Hufeland's Journ. d. pract. Heilk. 1841. Nvbr. — Hünefeld, Chemie u. Medicin in ihrem engern Zusammenwirken. Berlin 1841.

Lymphabscesse und Eiterdiäthese.

Beinl, von einer eigenen Art Lymphgeschwulst und der zweckmäfsigen Methode dieselbe zu heilen. Wien 1801. — Schmidt, über den Grund der Tödlichkeit der Lymphgeschwülste. Abh. d. k. k. Josephsacademie 1801. Bd. 2. Rust, Abh. von den Lymphgeschw. in Harlefs Jahrb. d. teutsch. Med. u. Chirur. Nürnberg 1814, Bd. 2. — Walther, über die wahre Natur der Lymphgeschw. Gräfe und v. Walther's Journ. Bd. 1. — Chelius, neuer Chiron, herausgeg. v. Textor. Bd. 1. — Langenbeck, Biblioth. Bd. II. St. 3. — Mursinna, über die oft unzulängliche Hülfe bei lymphat. Geschw. Mursinna Journ. Bd. 1. — Schaack, ebenda. — Nasse, Horn's Archiv 1817. — Friedreich, ebenda 1819. Volpi, Saggio di osservazioni e di esperienze medico chirurgiche. Vol. II. Milano 1814. — Jacopi, osservazioni e sperienze fatti nel instituto clinico di Pavia nel anno 1812—15. Vol. 2. — Abernethy, on chronic and lumbar abscesses. Surg. works. Vol. 1. — Zembsch, über die Lymphgeschw. in Rust's Magaz. Bd. 27. Ekl, Bericht über die Ergebnisse in dem chirur. Klinik. zu Landshut. 1824. Krimer, Physiologie des B. I. 147. — Haller, östreich. med. Jahrb. Bd. XIII. St. 3. — Crone, diss. inaug. de Diathesi purulenta. Heidelb. 1843. — Engel, über Eitergährung des Bluts. Schmidt's Jahrb. 1843. Nr. VII. Bd. 39. Hft. 1. Tessier, l'expérience. T. II. p. 81. 113. 257. 278. 310. — H. Kenedy, Dublin Journ. 1841.

Der Procefs der Eiterung besteht in einer eigenthümlichen, unter dem Einflusse der Entzündung stehenden Fortbildung des plastischen Exsudates. Der Eiter ist ein der Entzündung durchaus eigenthümliches Product. Das Vorkommen von wahrem Eiter setzt immer eine in plastische Exsudation übergegangene Entzündung voraus. Die plastische Exsudation geht der Eiterung stets voran und diese endet in dieselbe.

Bestandtheile des Eiters.

Der Eiter besteht wesentlich aus zwei Bestandtheilen, die in verschiedenen Verhältnissen unter einander gemischt sind : dem Eiterserum und den Eiterkügelchen ; die letztern sind in dem erstern wie in einer Emulsion suspendirt. Andere Bestandtheile, wie kleine solide Molecularkörnchen Infusorien, freie Fetttropfen, Krystalle, Schleim und Epithelialzellen, Conferven ähnliche Bildungen, können nur als zufällige Beimischungen, oder als Producte des zerfallenen Eiters angesehen werden.

Eigenschaften des Eiters.

Der reine gute Eiter ist von gleichmäfsiger Consistenz, gleich der eines flüssigen Rahms, ohne Flocken, Gerinnsel oder Fäden; er fühlt sich weich und fettig, nicht schleimig an. Seine Farbe ist schwach gelblich, zuweilen etwas ins grünliche ziehend. Frisch und warm verbreitet er einen eigenthümlichen faden, thierischen Geruch, erkaltet ist er geruchlos. An dem Feuer brennt reiner dicklicher Eiter mit heller, rufsender Flamme. Sein specifisches Gewicht beträgt 1,030 Güterbock, 1,031—1,033 Pearson.

Wenn man Eiter in einem hohen Gefäfse ruhig stehen läfst, so trennen sich die Kügelchen von dem Serum und setzen sich als gelblicher Satz an den Boden.

Eigenschaften der Eiterkügelchen.

Die völlig ausgebildeten, normalen Eiterkügelchen sind sphärisch, ihre Oberfläche, wenn sie noch nicht lange in dem Serum oder in Wasser suspendirt waren, ist glatt, je länger sie jedoch mit der Flüssigkeit in Verbindung standen, desto mehr werden sie schwärzlich punktirt und endlich an den Rändern deutlich granulirt. Sie sind doppelt bis dreimal so grofs, als die Blutkügelchen, 0,003—0,005''' im Durchmesser.—Bei einem und demselben Individuum und in gutem Eiter gewöhnlich alle von der gleichen, selten von verschiedener Gröfse. Bei beginnender Eiterung findet man oft einzelne Kügelchen, welche die doppelte und dreifache Gröfse der übrigen haben, oder weniger vollkommen gestaltet sind und welche Uebergangsformen zu andern Formelementen darstellen. Sie sind beinahe völlig undurchsichtig, so dafs man nur selten, durch das eine hindurch, ein zweites darunter liegendes sehen kann.

Vollständig ausgebildete Eiterzellen bestehen aus Hülle und Kern, deren chemische Reaction unter sich und von der des frisch geronnenen Faserstoffes Abweichungen darbietet.—In den Uebergangszellen fehlt der Kern oft. Gewöhnlich sind mehre Kerne vorhanden, oder gröfsere Kerne lassen sich, bei vollendeten Eiterzellen, wenigstens durch Behandlung mit Essigsäure, indem sie sich bisquitt- oder kreuzförmig spalten, in mehre Kerne zerlegen.

Die Kerne sind in frischen Eiterzellen unsichtbar und treten erst hervor, wenn diese in Wasser geplatzt, oder durch Säuren durchsichtig gemacht sind. Sie sind rund, platt, napfförmig ausgehöhlt, am Rande undurchsichtig, in der Mitte durchscheinend, farblos. Ihr Durchmesser beträgt $^{1}/_{500}$—$^{1}/_{700}$'''. Die Gegenwart eines grofsen, durch Essigsäure zerlegbaren, oder mehrer kleiner Kerne, ist für die Unterscheidung des Eiters von Lymphe, Schleim, Epithelium, von Wichtigkeit.

Eiterserum.

Das Eiterserum ist eine helle, klare, dünne, opalescirende Flüssigkeit, welche sich von dem Kügelchen um so leichter scheidet, je dünner der Eiter ist. Je besser die Eiterung ist, d. h. je gröfser die Neigung zu Neubildungen, die einer organisirten Fortbildung fähig sind, desto dicklicher ist der Eiter und desto mehr Kügelchen enthält er im Verhältnifs zum Serum. Sehr zahlreiche Kügelchen deuten auf vorwaltende Neigung zur organisirbaren Zellenformation. In unausgebildetem jüngern, oder schlechtem, jauchigem Eiter, tritt die Zahl der Eiterkügelchen mehr und mehr zurück.

Das Serum des normalen Eiters wirkt nur langsam auf die Kügelchen, jedoch nach der Consistenz des Serums, früher oder später, lösen sich einzelne Molecularkörnchen ab, die sich an die Oberfläche der Kügelchen setzen und ihnen ein stärker granulirtes Ansehen geben, oder in der Flüssigkeit frei herumschwimmen. Später reifsen die Kugelhüllen von dem Rande aus ein und zerstreuen die Kerne, die sich noch viel länger in der Flüssigkeit erhalten.

Aufser diesen wesentlichen Formbestandtheilen findet man nicht selten noch Körner und Krystalle in dem Eiter, welche jedoch wahrscheinlich erst in dem zersetzenden Eiter sich bilden.—Die Körnchen sind von $\frac{1}{800}$—$\frac{1}{1200}$''' Durchmesser, und theils Eiterkerne, theils Präcipitate von Eiweifs, Faserstoff, Stearine, theils zufällig abgelöste Theilchen der eiternden Fläche.

Chemisches Verhalten.

Das chemische Verhalten des Eiters wechselt nach seinem Alter, seinen zufälligen Vermischungen und den Veranlassungen zur Eiterbildung. Er wird bald neutral, bald sauer, bald alkalisch reagirend angetroffen. Sein Gehalt an Salzen, Basen und Säuren ist vielem Wechsel unterworfen.

Frischer Eiter ist, aufser wenn er von Schleimhäuten herkommend mit saurem Schleim gemischt ist, immer alkalisch; mit der beginnenden Gährung entwickelt sich, wenn die Luft Zutritt hat, Milchsäure, die ihn neutral und bei fortwährender Gährung sauer reagiren macht, mit der faulen Gährung endlich entwickeln sich Schwefelwasserstoff und Ammoniak im Ueberschufs, d. h. hydrothionsaures Ammonium mit freiem Ammonium, von welchen der üble Geruch und wie es scheint auch der vorzugsweise nachtheilige Einflufs des faulenden Eiters auf das Blut abhängen. Doch ist es sehr wahrscheinlich, dafs nach zufälligen äufsern Verhältnissen, so wie nach der Verschiedenheit der Mischung des Eiters selbst und seinen Beimischungen, sich mannichfach verschiedene Stoffe und Zusammensetzungen bilden können, welche uns nicht näher bekannt sind, deren genaueres Studium aber wichtige Erläuterungen über die Rückwirkung des Eiters auf den Organismus verspricht. Von der Entwicklung des überschüssigen Ammoniums scheint die alkalische Reaction des faulenden Eiters abzuhängen. Eiter aus einer und derselben Wunde kann daher, je nach der Zeit, welche er der Luft ausgesetzt war, neutral, sauer und alkalisch reagiren. Gewöhnlich findet man frischen Eiter, gleichgültig, welche Veranlassung zur Eiterung vorausging, neutral.

Wasser und die meisten thierischen Flüssigkeiten lösen den Eiter nur langsam auf, nur stark alkalischer Urin zerstört den Eiter schnell und macht aus ihm ein schleimiges Magma, in welchem die Kügelchen nicht mehr erkennbar sind. — Essigsäure verdünnt die Hülle und macht die Kerne sichtbar, ähnlich wirken Sauerkleesäure, Milchsäure etc., schwache Mineralsäuren blähen, wegen eingetretener endosmotischer Wirkung, die Hüllen stärker auf, zerplatzen sie und lösen sie endlich gänzlich, starke, lösen Hülle und Kern. Alkalien, alkalische und kohlensaure Salze lösen Hülle und Kern und bilden aus ihnen eine dicke glasartige Gallerte, aus welcher Säuren einen flockigen, unter dem Mikroscope körnigen Niederschlag bilden.

Das Eiterserum, welches jedoch schwer ganz rein von Eiterkügelchen zu erhalten ist, verhält sich wie das Blutserum und wie alle albuminösen und fibrinösen Flüssigkeiten. Es enthält immer noch viel Faserstoff. Bei ruhigem Stehen zerfällt es, sowohl innerhalb als aufserhalb des Körpers, in einen festen, geronnenen und einen flüssigen Theil.

Aufser grofsen, nach der Dicklichkeit des Eiters wechselnden, Quantitäten Wasser, $^5/_6$ — $^9/_{10}$, enthält derselbe vorzugsweise dem Faserstoffe und dem Eiweifs verwandte Proteïnverbindungen. Sie finden sich sowohl in den Eiterkügelchen mit ihren Kernen, als in dem Serum, verhalten sich in diesen jedoch nicht auf gleiche Weise, indem z. B. verdünnte Essigsäure, Salmiak, Kochsalz, Salpetersolution zwar die Hüllen, nicht aber die Kerne löst. Sie verhalten sich ferner nicht in jedem Eiter auf gleiche Weise, was sich schon daraus erklärt, dafs derselbe morphologische Uebergänge in Schleim, Epithelium, Faserzelle u. s. w. bildet, denen gleichfalls chemische Uebergangsstufen entsprechen müssen. So finden sich die Proteïnverbindungen, welche man Pyine (Güterbock), Puruline (Michelotti), Purium (Koch) genannt hat, nicht allein in dem Eiter, sondern auch in andern Substanzen. Schwann fand sie in der Haut des Foetus, Güterbock in Granulationen, Simon in Condylomen. Sie scheinen demnach Mittelstufen zwischen Eiweifs und leimgebender Substanz und dem in der Entwicklung begriffenen Bindegewebe verwandt zu sein. Messerschmidt und Lehmann halten die Substanz der Hüllen für ein salzarmes Eiweifs, die der Kerne für identisch mit dem Faserstoffe des venösen Blutes. Man findet sie vielleicht nur da, wo neben Eiterung gleichzeitig das Exsudat in Bindegewebe umgewandelt wird. — Ueber alle diese Modificationen von Proteïnverbindungen, so wie ihre

Bedeutung für den Krankheitsprocefs, entbehren wir noch genauerer Kenntnisse.

Fettgehalt.

Jeder gute Eiter enthält immer viel Fett, nach Lehmann und Messerschmidt aufser Elaine, Margarine und fettsaurem Alkali, viel Cholestearine; im Ganzen zwischen 4—5 Procent, und manchmal so viel, dafs der Eiter an die Flammen gehalten, nach Verdunstung des Wassers, brennt. Die Quantität des Fettes wechselt, sie ist in jungem Eiter geringer, als in altem völlig ausgebildetem. — Die Fette des Eiters sind theils in kaltem, theils nur in heifsem Alkohol löslich, zum Theile mit Alkalien verseifbar, zum grofsen Theile aber nicht (Cholestearine). Sowohl das Serum, als auch besonders die Kügelchen, enthalten Fett, jedoch kommen nur in schlechtem jauchigem Eiter, oder solchem, der aus sehr fettreichen Gebilden herkommt, freie Oeltropfen vor. — Kleine Margarinkörnchen, die sich in warmem Alkohol auflösen, finden sich jedoch fast in jedem, auch dem besten Eiter.

Feste Bestandtheile.

Feste feuerbeständige Theile enthält der Eiter nur sehr wenige, etwas Kieselerde, phosphorsauren und kohlensauren Kalk, alle Salze des Blutes, vielleicht etwas Eisenoxyd. — Nach Pearson beträgt die Asche nur $1/_{3000}$ des Gewichtes.

Verschiedenheit des Eiters.

Von den vorstehenden Eigenschaften des normalen Eiters kommen mannichfache Abweichungen vor in Bezug auf seine physikalischen Eigenschaften und die chemische Zusammensetzung, bedingt durch fehlerhaften Verlauf des Eiterungsprocesses, durch zufällige Beimischungen, oder durch spätere Zersetzungen des Eiters. — Er wird bald sehr dick und trocken, bald dünn und wässerig angetroffen. Dicklicher Eiter, der also im Verhältnifs zum Serum sehr viele Kügelchen enthält, gilt als ein gutes Zeichen, weil er auf ein reges Bestreben zur Organisirung und Zellenbildung hinweist, dünner Eiter kommt bei blutarmen, kachektischen, chlorotischen Kranken vor, bei colliquativer Eiterung und destructiven Entzündungsprocessen, wenn entweder nur sehr wenige Zellen gebildet, oder die vorhandenen zum Theile durch die alkalische Beschaffenheit des Serums wieder zerstört werden. — Vollkommen trockner, zerreiblicher Eiter bildet sich durch allmählige Resorption des Serums, indem die Eiterkügelchen sich länger erhalten.

Fadenziehend wird der Eiter, der von Schleimhäuten abgesondert wird, durch Beimischung von wirklichem Schleime, aufserdem findet sich diese Eigenschaft noch in dem Eiter alter Wunden und Abscefse, besonders scrophulöser, pastöser Personen, durch reichliche Beimischung von Eiweifs zu dem Serum.

Gerinsel im Eiter.

Festere Gerinsel sind entweder pseudoplastische Ausschwitzungen, abgelöste Abscefshäute, Klumpen von Faserstoff mit untermischter Eiterkugeln, Producte einer heftigen acuten Entzündung, z. B. in Furunkeln, oder zerfallene tuberculöse Ablagerungen, wie in scrophulösen und tuberculösen Abscefsen.

Fettgehalt.

Sehr grofser Gehalt an freiem Fett zeigt immer schlechte Qualität des Eiters an und fällt nie mit reichlicher Granulationsbildung, dagegen häufig mit Zerstörung des schon gebildeten zusammen. Schon der Uebergang des plastischen Exsudates in Eiter characterisirt sich durch das Auftreten von Gallenfett und andern in Alkohol, nicht aber in Aether, löslichen Fettarten. Die Flüssigkeit des Exsudates und die in ihr suspendirten Zellen, nun Eiterzellen, werden dadurch gelblich gefärbt. Wenn bei jauchigem Eiter der Fettgehalt noch gröfser wird, so erscheinen freie Fetttropfen und kleine Oel- und Stearinmoleküle, welche an der Oberfläche der Eiterkugeln anhängen. Aufserdem mischen sich Oeltropfen dem Eiter bei, welcher von sehr fettreichen Gebilden, dem panniculus adiposus, der Marksubstanz der Knochen u. s. w. herkömmt, indem einzelne Fettzellen zerstört werden und ihren Inhalt ergiefsen.

Jauche, Sanies.

Was man Jauche, oder jauchenden Eiter, Sanies, ichor, nennt, ist ein nach seinen Bestandtheilen sehr unbestimmter und daher auch ein in seinen chemischen und physikalischen Eigenschaften und seinem Einflusse auf das Fieber sehr wechselnder Stoff, dem neben zerfallenen, aufgelösten Gewebstheilen, gröfsere oder geringere, oft äufserst geringe Quantitäten von Eiterkügelchen beigemischt sind. Der geringeren Zahl der beigemischten Eiterkugeln entspricht die geringe Neigung der secernirenden Fläche zur organischen Plastik. Je schlechter die Jauche ist, desto geringer ist die Zahl der Eiterkügelchen und oft werden die wenigen, welche vorhanden sind, durch die alkalische Beschaffenheit des Serums wieder zerstört, so dafs man bei der Untersuchung fast keine findet. Auch das Serum der Jauche ist sehr arm an Eiweifs. — Die festen Bestandtheile, welche das Serum der Jauche suspendirt hält, sind nie von gleicher Beschaffenheit. Man findet Kügelchen von der verschiedensten Gröfse und Gestalt, die mannichfaltigsten Uebergangsstufen von dem einfachsten Körperchen bis zu ausgebildeten oder halb wieder zerstörten Zellen. Dabei viele Krystalle, deren Zahl mit der schlechten, destructiven Beschaffenheit der Jauche wächst. Die einzelnen noch erkennbaren Eiterzellen sind dunkler, granulöser, gequollen, oder halb angefressen. — Aufserdem findet man in der Jauche vielfache Reste des Bodens, der sie lieferte, Fasern, Blutkügelchen, Fetttropfen u. s. w. — Wie in allen zersetzten thierischen Flüssigkeiten, so entstehen auch in der Jauche sehr bald Infusorien.

Diesen Zusammensetzungen nach ist die Jauche bald hell, wässerig, bald durch zersetztes Blut, brandig abgestofsener Partikelchen verschiedenartig gefärbt, nach Ammoniak, Schwefelammonium u. dgl. riechend, die Umgegend, mit der sie längere Zeit in Berührung bleibt, durch ihren Salzgehalt erodirend. Sie färbt silberne Instrumente durch ihren Gehalt an Schwefelwasserstoff, indem sie Schwefelsilber bildet, schwarz.

Infusorien des Eiters.

Aufser den Infusorien, welche sich in dem faulenden Eiter, wie unter gleichen Umständen in jeder thierischen Flüssigkeit finden, kommen auch in manchen Eitersorten Infusorien vor, welche ihnen eigenthümlich zu sein scheinen. Viele Monaden kommen im Eiter von Krebs- und Tuberkelgeschwüren vor. Im Eiter von Eichelschankern und syphilitischer Balanitis und im Eiter von Pusteln, welche durch Impfung mit diesem Eiter entstanden waren, fand Donné viele fadenförmige Infusorien (Vibrio Lineola?). Ein anderes Infusorium, welches er tricomonas vaginalis nennt, fand er im Eiter von syphilitischer vaginitis. — Grubi entdeckte im Eiter von Blatter- etc. Pusteln eigenthümliche Infusorien, endlich enthält bekanntlich der Krätzeiter bei Menschen und Thieren jeder species eigenthümliche Acarusarten.

Auch pflanzliche, confervenähnliche Entwicklungen bilden sich manchmal auf geschwürigen Schleimhautflächen und mischen sich dem gleichzeitig abgesonderten Eiter bei, so wie in dem Eiter pustulöser, herpetischer Ausschläge bei der Tinea, dem Mentagra u. s. w.

Mancher Eiter bildet den Träger für Contagien, vergeblich hat man jedoch bis jetzt gesucht, die Ansteckungsfähigkeit dieses Eiters mit gewissen Eigenschaften desselben in Verbindung zu bringen. Mit der Entdeckung von Infusorien in einigen ansteckenden Eitersorten hat man öfter diese als die eigentlichen Träger des Contagiums betrachtet, jedoch nur von den Krätzmilben ist es wirklich erwiesen, dafs sie es sind, welche die Krankheit weiter verbreiten.

Der Eiter aus ansteckenden, pustulösen Ausschlägen, enthält eine eigenthümliche, honigähnliche, leicht zu Krusten vertrocknende Materie. Man glaubte daher in dieser Substanz, welche den Eiter der herpetischen Ausschläge, des syphilitischen Geschwüres, von dem gewöhnlichen Eiter unterscheidet, den eigentlichen Träger des Contagiums erkennen zu dürfen, es ist jedoch hierüber noch so wenig etwas Sicheres ausgemacht, als über die Bedeutung der conferven-ähnlichen Bildungen in andern Eitersorten.

Einflufs der Dyskrasien auf die Eiterung,

Die Ursachen der Entzündung haben nur wenig Einflufs auf die Eigenschaften des Eiters, doch ist eine gewisse Einwirkung der einzelnen Dyskrasien, gleich wie auf die Aeufserungsweise der Entzündung selbst, so auch auf die Beschaffenheit des Eiters, der durch sie gebildet wird, nicht zu verkennen, doch erhebt sich die Kenntnifs dieser Verschiedenheiten nicht über einige sehr oberflächliche Wahrnehmungen.

Syphilitischer Eiter ist gelblich, gelblich-grünlich, von eigenthümlich ekelhaftem Geruche, er vertrocknet auf Leinwand zu gelblich-grünlichen Krusten; Infusorien und eine eigenthümliche feinkörnige Masse, die dem Schankereiter sein unreines Aussehen geben soll, finden sich nicht constant. Er reagirt fast immer alkalisch.

Scrophulöser Eiter wechselt sehr nach der Absonderungsstelle und manchen Zufälligkeiten, sein Serum ist häufig reich an Salzen, besonders an Natronsalzen und aufser den Eiterkügelchen finden sich, besonders in dem scrophulösen Drüseneiter, Flocken von zerfallenem Faserstoff, oder Eiweifs, zerfallenen Tuberkeln. Auch in dem Serum des Eiters von rheumatischen und arthritischen Geschwüren sollen sich viele Salze, in letzterm besonders harnsaure Verbindungen, harnsaures Natron finden. Er ist dünn, wässerig, schaumig, scharf und erodirt die Flächen, mit denen er in Berührung kommt. — In dem Eiter von scorbutischen Entzündungen finden sich äufserst wenig Eiterkügelchen, dagegen viel zerstörte Blutscheiben.

Beimischungen

Vielfache Veränderungen der Qualitäten des Eiters entstehen, wenn derselbe von Secretionsorganen herrührt, welche ihm ihre Secrete beizumischen fortfahren. Schleimhauteiter ist sauer, fadenziehend, oft klumpig zusammengeballt, mit Schleim und Epithelialzellen u. s. w. gemischt. Eiter von serösen Flächen ist dünn, milchig, (materia puriformis) mit geronnenen Faserstoffbrocken, abgelösten Pseudomembranen gemischt.— Galle dem Eiter beigemengt ertheilt ihm ihre Farbe und Reaction.—Urin wird von dem Eiter, durch Umsetzung des Harnstoffes in kohlensaures Ammonium, immer alkalisch reagirend, er vertauscht seinen eigenthümlichen Harngeruch mit dem ammoniakalischen, zugleich wird er bläfser und trüber und löst in seiner alkalischen Eigenschaft den Eiter sehr bald auf, so dafs sich derselbe nur als eine flockige Wolke erhält, in der man selten vollständig erhaltene Eiterkugeln entdeckt. Der gelbe körnige Bodensatz des Urins, den man gewöhnlich für eitrig hält, besteht meistens aus Kalkkrystallen. Eiter aus Lymphdrüsen ist entweder durch beigemischte Lymphe dünn und wässerig, oder durch aufgelöste Tuberkelmaterie flockig.—Eiter von Knochengeschwüren ist dünn wässerig, er riecht stark nach Schwefelwasserstoff und färbt, wie jeder eiweifsstoffige faulende Eiter, indem sich durch Zersetzung Schwefelwasserstoff gebildet hat, silberne Instrumente schwarz. Häufig findet man in ihm kleine, abgelöste Knochenstückchen.

Eiterproben.

Völlig ausgebildeter Eiter läfst sich ziemlich zuverlässig von allen thierischen Flüssigkeiten, mit denen er gemischt vorkommen kann, durch das Mikroscop unterscheiden. Selbst einzelne Eiterkügelchen lassen sich mit Hülfe dieses Instrumentes auffinden. Doch hat die Unterscheidung des Eiters von andern, ihm morphologisch verwandten Secreten, wozu man vielfache chemische Eiterproben versuchte, viel von ihrer practischen Bedeutung verloren.

Dem Schleime ist Eiter sehr häufig beigemischt; bei allen entzündlichen Erkrankungszuständen von Schleimhäuten finden sich wenigstens einige Eiterkügelchen. Schon nach wenig Stunden sondern auch sehr mäfsig entzündete Schleimhäute mit dem Schleime zugleich Eiter ab; die sogenannten sputa cocta bestehen fast blofs aus Eiter. Alle chemischen Proben dieser Mischung können daher zu keinen bestimmten Resultaten führen, da sie immer Eiter neben Schleim und andern zufälligen Beimischungen, z. B. Tuberkeln nachweisen, sie sind daher auch sämmtlich als ungenügend anerkannt worden.

Vollendete Eiterkugeln unterscheiden sich von Schleimblasen und Epithelialzellen durch ihre geringere Gröfse, durch ihre meist mehrfachen Kerne und durch ihr Verhalten gegen Essigsäure. Sehr häufig bilden sich aber auf entzündeten Schleimhäuten Uebergangsformen zwischen Eiter und Schleimkugeln, die sich bald mehr diesen, bald mehr jenen annähern und eine scharfe Unterscheidung unmöglich, aber auch völlig werthlos machen.

Mit unzerstörten Tuberkel- und Krebszellen kann Eiter nicht verwechselt werden, von zerstörten und zerfallenen, läfst sich gleichfalls zerfallener Eiter nicht unterscheiden, aufserdem ist der aufgelösten Krebs- und Tuberkelmaterie immer Eiter beigemengt.

Entstehung des Eiters.

Der Eiter entsteht überall unmittelbar aus dem gerinnbaren Theile des Blutes, dem Faserstoffe. Unter dem Einflusse der Entzündung verwandelt sich ein Theil des exsudirten Faserstoffes in Primitivzellen, welche einer weitern Fortbildung zu den verschiedenen Geweben fähig sind, ein anderer Theil verwandelt sich in Eiterkügelchen, zu Zellen, welche einer weitern Fortbildung zu bleibenden histologischen Formen nicht fähig scheinen, sondern mit dem Serum vermischt, als Eiter ausgestofsen werden. Bald wird mehr, bald weniger von dem faserstoffigen Exsudate zur Bildung des Eiters verwendet, und je nachdem die Verflüssigung zu Eiter, oder die Fortbildung zu bleibenden histologischen Formelementen das Uebergewicht hat, macht die Regeneration und Narbenbildung langsamere oder raschere Fortschritte. Immer aber findet sich, neben wahrer Eiterung, auch plastische Neubildung. Auch der Eiter, welcher von der Oberfläche von Membranen abgeschieden wird, entsteht aus der faserstoffigen Transsudation, indem nur ein Theil derselben zu Epithelial- oder Schleimzellen, ein anderer zu Eiterzellen wird und mit dem serösen Theile der Ausschwitzung verbunden als materia puriformis nach aufsen tritt.

Der Mechanismus bei der Bildung des Eiters selbst ist wohl an allen Punkten derselbe und nur in seinen äufsern Erscheinungen nach der Localität verschieden. Er stimmt ohne Zweifel mit den Vorgängen bei der Zellenbildung überhaupt überein und entzieht sich so weit unserer Beobachtung, dafs wir zwar die vollendeten Thatsachen, nicht aber den Bildungshergang, direct beobachten, sondern nur hypothetisch erschliefsen können.

Auf frischen Wunden beobachtet man den Vorgang in folgender Weise : In der anfangs rein serösen, wasserklaren Absonderung einer frischen Wunde, sieht man schon nach einer Stunde kleine Kügelchen von $1/_{1000}$—$1/_{800}'''$ Durchmesser auftreten, die anfangs in geringer Zahl erscheinen und sich rasch vermehren. Sie verhalten sich chemisch wie die Kerne der Eiterkügelchen. Später zeigen sich gröfsere Körperchen, die einen dunkeln Punkt haben und den Eiterkernen gleichen, nach und nach sieht man einzelne von einem zarten, durchsichtigen Hofe umgeben, der immer dunkler wird, bis noch später, nach 3—4 Stunden, vollkommen ausgebildete Eiterzellen erscheinen. Mit dem vermehrten Auftreten der letztern nimmt die Zahl der kleinen Körnchen in der Flüssigkeit immer mehr ab.

Auf der Oberfläche von Schleimhäuten, oder der von der Epidermis entblöfsten entzündeten Cutis, hat man ähnliches beobachtet. Es entstehen auch hier zuerst Körnchen, sodann vollkommene Zellenkerne und endlich Zellen, welche allmählig in Eiterzellen übergehen. Sie sind mit andern Zellen untermischt, welche den Schleim- oder Epithelialzellen gleichen. Statt der früher (Vogel) angenommenen Ansicht, dafs die Eiterzellen aus den Schleim- oder Epithelialzellen entstünden, ist es wahrscheinlicher, dafs sich unter dem krankhaften Einflusse der Entzündung Zwischenstufen bilden, die bei steigender Krankheit mehr und mehr in die reine Form der Eiterzelle, bei nachlassender dagegen wieder in die völlig normalen Gestaltungen übergehen.

Die Bildung des Eiters auf serösen und Synovialhäuten ist zwar nicht direct beobachtet, es unterliegt jedoch keinem Zweifel, dafs sie von der auf Schleimhäuten nicht wesentlich verschieden ist. Auch auf ihnen bildet sich Eiter sehr schnell und die meisten sogenannten serösen Ergüsse enthalten einige Eiterkügelchen beigemischt.

Auch in dem festen fibrinösen Exsudate sieht man anfangs zerstreut liegende Körnchen, die nach und nach an Zahl zunehmen, sich zu mehren zusammen gruppiren, gröfser werden, sich mit einer anfangs sehr zarten, durchsichtigen Hülle umgeben und endlich in vollkommene Eiterzellen verwandeln.

Es ist hiernach keinem Zweifel unterworfen, dafs die Eiterzellen Neubildungen sind, welche aus den frisch ausgetretenen Proteinverbindungen des Blutes und nicht durch Umwandlung schon vollendeter Formelemente aus andern Zellen, den Blutkügelchen, oder durch Zerstörung der festen Gewebsfasern entstehen.

Merkwürdig und bis jetzt unerklärt ist das Auftreten der grofsen Quantitäten Fett, welches die Eiterzellen enthalten, da in dem frischen plastischen Exsudate so grofse Quantitäten Fett sich nicht vorfinden. Angebahnt wird dieser Reichthum an Fett durch die Vermehrung des Fettgehaltes in dem Blute bei Entzündungen überhaupt.

Abscefsbildung.

Die Bildung des Eiters ist an allen Stellen des Körpers dieselbe und die in der Form bemerkbare Verschiedenheit nur durch die anatomische Beschaffenheit der Eiter absondernden Flächen bedingt.—Mitten in dem Parenchyme geht immer eine anfangs formlose, faserstoffige Ausschwitzung, eine, in der Regel anfangs harte Geschwulst, der Eiterbildung voraus. Dieses plastische Exsudat zerfällt in der angegebenen Weise und der Eiter durchdringt zuerst die ganze Masse, sammelt sich später in kleinen Höhlen, deren Zwischenwandungen durch fortdauernde Umbildung des faserstoffigen Ergusses in Eiter und durch Druck verstärkte Resorption schwinden. Es entsteht eine gröfsere Höhle, ein Abscefs, ein Apostema.

Eiterflufs, Blennorrhoe.

Auf Oberflächen mit sehr wandelbarem Epithelium wird letzteres beständig mit dem Eiter zugleich abgestofsen, die eigenthümliche Secretion der Fläche, so wie die abgestofsenen Epithelialzellen, mischen sich mit dem Eiter. Es entsteht hieraus der Zustand, den man Eiterflufs, Pyorrhoe, eitrigen Schleimflufs, Blennorrhoe, und die abgesonderte Flüssigkeit selbst materia puriformis nennt.

Auf Oberflächen mit festerer Epidermis, besonders der äufsern Haut, erhebt sich diese zu einer Blase oder Pustel.

Abscefshaut.

Alte Abscesse, in deren Umgebung die Entzündung mit geringer Energie fortbesteht, kleiden sich mit einer häutigen Schichte, einer sogenannten Abscefshaut, aus. Sie besteht aus chronisch entzündetem und verdichtetem Zellgewebe und frisch ausgeschwitztem halborganisirtem Faserstoffe. Sie kann nur in so fern als das Absonderungsorgan für den Eiter betrachtet werden, als derselbe sich fortwährend aus der oberflächlichsten Schichte des faserstoffigen Exsudates bildet. In sehr vielen Fällen, bei diffusen Vereiterungen, acuten, schnell geöffneten frischen Abscessen, fehlt sie gänzlich.—Mit dem Eiter entleeren sich sehr oft gallertartige, weifse, sich in Faden ziehende Brocken, Eiterstöcke, und Flocken, welche bald abgelöste faserstoffige Exsudate, Fetzen der Abscefshaut, bald abgestofsene Stücke Zellgewebe, oder fibrinöse Niederschläge aus dem Eiterserum sind.

Antheil der organischen Gewebe an der Eiterung.

Bei löblicher Eiterung erleidet die Fläche, von welcher der Eiter herkommt, keine Einbufse. Der Eiter entsteht lediglich aus einem Theile des frisch ausgesonderten faserstoffigen Exsudates, bei fortwährender Eiterabsonderung kann daher, indem ein anderer Theil vollkommen organisirt wird, der organische Ansatz ununterbrochen Fortschritte machen. Die Primitivfaser des entzündeten Gewebes hat an der Bildung des Eiters keinen Antheil. Man sieht in entzündetem Zellgewebe die einzelnen Zellgewebsfasern in Bezug auf Form, Festigkeit und Richtung, durchaus unverändert und den Eiter ihnen nur aufliegen (G l u g e). Durch löblichen Eiter wird daher das Parenchym nicht angefressen, nur Jauche zerstört, oder bildet sich aus zerstörten Geweben Die Verdünnung und das Bersten der Abscefswand beruht nicht auf einer chemischen oder organischen Einwirkung des Eiters auf die Faser, sondern theils auf rein mechanischer Ausdehnung, theils auf der durch den Druck der Flüssigkeit verstärkten Resorptionsthätigkeit. — Nur völlig abgelöste organische Theile (Knochensplitter) werden von Eiter, wie von jeder andern schwach säuerlichen oder alkalischen Flüssigkeit, nach und nach aufgelöst.

Rückwirkung des Eiters.

Die allgemeine Rückwirkung des Eiters auf den Organismus hängt einestheils ab von dem mehr oder weniger reichlichen Verluste eines vorzugsweise aus dem Faserstoffe gebildeten Stoffes und anderntheils, dafs immer etwas von dem ausgeschiedenen Eiter in die Säftemasse durch Resorption zurückkehrt. In ersterer Beziehung wirken ausgedehnte Eiterungen immer direct schwächend, ähnlich wie Blutverlüste, die gerinnbaren Bestandtheile des Blutes vermindernd. In der zweiten Beziehung hängt die Wirkung des Eiters von seiner chemischen Qualität ab und namentlich, ob unter der Einwirkung der Luft und der Wärme schon saure, oder faulige Gährung eingetreten ist, oder nicht. Nur die völlig aufgelösten Bestandtheile des Eiters, zunächst das Eiterserum, später auch die zerfallenen Eiterkügelchen, können durch Resorption zurück in das Blut gelangen. Die Resorption unveränderter Kügelchen ist, wie später gezeigt werden wird, unmöglich, hiermit aber fallen die Theorieen zusammen (Günther etc.), welche aus ihrer, von den Blutkügelchen abweichenden Gröfse, Nachtheile für die Circulation ableiteten. Da unzersetzter Eiter, Serum und Kügelchen, so lange die Luft nicht mit ihnen in Verbindung getreten war, in ihrer Zusammensetzung fast in nichts von dem Blute abweichen, so können sie ihm auch, wenn sie in dasselbe zurückkehren, keine fremdartige Beimischung geben. Hieraus erklärt sich, dafs die Resorption des Eiters aus geschlossenen Abscessen ohne allen Nachtheil erfolgt, während die Resorption von Eiter aus offenen Geschwüren um so nachtheiliger wird, je mehr seine faulige Zersetzung Fortschritte gemacht hat. Das Blut erhält mit ihm, ebenso als wenn ihm durchaus fremde Bestandtheile zugemischt wären, eine besondere irritirende Eigenschaft für die Nervencentra, es unterhält daher, so lange diese Vermischung dauert und nicht neutralisirt wird, ein Fieber, welches wir als Eiterungsfieber, hektisches Fieber, Typhus, pyämisches Fieber, je nach seinem Grade bezeichnen. Die Folgen, welche von der Einwirkung so zersetzten Eiters auf das Blut abhängen, werden in den §§. über Eitergährung und Venenentzündung näher beschrieben werden.

Verhältnifs der Entzündung zur Eiterung.

Eiter bildet sich nur unter der Einwirkung einer Entzündung; eiterähnliche Ausschwitzungen, welche bei colliquativen Krankheitszuständen zuweilen auf nicht entzündeten Flächen zum Vorscheine kommen, weichen in ihren Formelementen wesentlich von vollendetem Eiter ab und bestehen nur aus dem Serum und dem zerfallenen, aber formlosen Faserstoffe des Blutes, ohne deutlich ausgebildete Eiterkügelchen. Diese Ausschwitzungen sind daher nur bei oberflächlicher Betrachtung mit unbewaffnetem Auge, dem Eiter ähnlich.

Zur Gestaltung eines vollkommen normalen Eiters gehört ein gewisser mittlerer Grad der Entzündung. — Bei zu hoch gesteigerter Entzündung stockt die Blutbewegung und mit ihr zugleich jede Ausschwitzung in den erkrankten Flächen, sie werden daher, wenn sie vorher schon Eiter absonderten, heifs und trocken und drohen brandig zu werden. Erschlaffende, reizmildernde Mittel, rufen unter diesen Verhältnissen die Eiterung wieder hervor. — Bei zu niederem Grade der Entzündung tritt bei mäfsiger Congestion und geringem Drucke auf die Gefäfswand ein nur sehr wenig plastisches Serum aus, es können sich daher aus demselben auch nur sehr wenige Zellen, Eiterkügelchen, bilden; die Eitersecretion geht in die entzündlich-wassersüchtige Ausschwitzung über. Mittel, welche die Gefäfsthätigkeit steigern, machen die Ausschwitzung dicklicher, Eiter ähnlich. So hat man es in seiner Gewalt, durch Regulirung des Entzündungsgrades, die normale Beschaffenheit des Eiters zu erhalten. — Doch ist nicht zu übersehen, dafs aufser dem Grade der Entzündung noch andere Verhältnisse auf die Bildung des Eiters von grofsem Einflusse sind. — In vielen Fällen ersetzt die längere Dauer, was der Entzündung an Intensität abgeht. Entzündungen, welche künstlich, durch Unterhaltung der Ursache, hinaus gezogen werden, können sicher zur Eiterung gebracht werden. Die Erhaltung der Entzündungsursachen ist daher das gewöhnliche Mittel, um entzündete Flächen in Vereiterung zu versetzen. Faserstoffige Exsudate können, durch Steigerung und Unterhaltung der Entzündung (Wirkung des Haarseils etc.), in Eiterung aufgelöst werden. Durch zu frühzeitiges Erlöschen der Entzündung bleibt der ausgeschwitzte Faserstoff fest, organisirt sich, die sogenannte Zeitigung, Maturation, des Abscefses mangelt, der Abscefs indurirt.

Diathesis purulenta, ulcerosa.

Liegt in der Mischung des Blutes schon eine Hinneigung zum Zerfallen begründet, so genügen äufserst geringe Entzündungsgrade, die oft nur durch ihre anatomischen, nicht aber durch ihre äufsern Erscheinungen nachgewiesen werden können, um Ausschwitzungen, die sich hier aufserordentlich rasch bilden, eben so rasch zur Vereiterung zu führen. Diese Entmischungszustände finden sich im höchsten Grade ausgebildet bei Pyämien, typhösen und scorbutischen Leiden, in dem Colliquationsstadium aller erschöpfenden und langdauernden Krankheiten, aber auch schon, wenn durch mangelhafte und schlechte Ernährung, durch verdorbene, selten gewechselte Luft, durch die Zurückhaltung von Excretionsstoffen, ein süchtiger Zustand sich ausgebildet hat, dem wir nicht immer den Namen einer bestimmten Dyskrasie zu geben vermögen. Jede ausgedehnte Eiterung bildet endlich selbst eine Diathesis purulenta, indem stets ein Theil des Eiters resorbirt wird und dem Blute jene Hinneigung, in Eiter zu zerfallen, mittheilt. Schon die mit der Ausdünstung des Eiters geschwängerte Luft genügt, um bei denen, welche diese Luft einathmen, die Diathesis ulcerosa zu erzeugen, daher in Räumen, welche mit an Vereiterungen leidenden Kranken überfüllt sind, selten eine frische Wunde per primam intentionem heilt. Offenbar können sehr verschiedene, bis jetzt aber noch wenig näher gewürdigte Blutentmischungen, die man allgemein als Diathesis purulenta, Dyscrasia ulcerosa, bezeichnet, in der angedeuteten Weise wirken.

In Rücksicht auf den reichen Gehalt des Eiters an Fett, insbesondere Cholestearine, ist die Beobachtung von Becquerel und Rodier nicht ohne Interesse, dafs in jeder chronischen Krankheit der Gehalt des Blutes an diesem Fette vermehrt, somit also schon hierdurch der Uebergang der Exsudate in Eiter begünstigt wird.

Einflufs der Innervation auf die Eiterung.

Grofsen Einflufs auf die Beschaffenheit der Eiterung hat auch der Stand der Innervation des erkrankten Theiles. Bei gänzlich aufgehobenem Einflusse der sensibeln und motorischen Nerven stockt die Eiterbildung. Durch heftige Gemüthsaffecte können Quantität und Qualität des Eiters sich plötzlich ändern, die Absonderung gänzlich stocken, die Qualität eine andere werden. Der Eiter wird plötzlich wässerig, oder nimmt giftige, contagiöse Eigenschaften an.

Einflufs des Standes der Secretionen auf die Eiterung.

Nur wenn bei möglichst vollkommener, ungehinderter Thätigkeit der Secretionsorgane, das Blut seine normalen, oder wenigstens seine einfachen entzündlichen Mischungsverhältnisse zu erhalten vermag, erfolgt die Ernährung, auch die entzündliche und mit ihr die Eiterabsonderung, von völlig normaler Beschaffenheit. Wird dagegen durch Stockungen in einzelnen Secretionsorganen das Blut mit gewissen Auswurfsstoffen überladen, so sucht es diese an andern Orten auszuscheiden und wählt, wenn solche vorhanden sind, vorher schon erkrankte dazu. Hieraus erklärt sich der nachtheilige Einflufs, den Unterdrückungen der normalen Secretionen, besonders des Darms, der Leber, der Haut, der Nieren, auf den Stand der Entzündung und der von ihr abhängigen Eiterung haben.—Die Entzündung nimmt, wie auch sonst, wenn das Blut mit Auswurfsstoffen überladen ist, gern den erysipelatösen Charakter an, steigert sich, breitet sich aus, die Eiterung stockt mit der Steigerung der Entzündung, oder wird jauchig, zerfliefsend. Werden die Ausleerungen durch entsprechende Mittel, Purgantien, Emetica, Diaphoretica, wieder hergestellt, oder durch andere compensirt, so stellt sich auch sogleich die regelmäfsige Beschafferheit des Eiters und der Entzündung wieder her.—Doch ist es nicht zu verkennen, • dafs sehr häufig auch das umgekehrte Verhältnifs besteht und die Secretionen des Darms eine abnorme Beschaffenheit annehmen, die Zunge sich weifs, schmutzig, bräunlich belegt, der Appetit sich verliert, während gleichzeitig ein Fieber sich erhebt, weil irgendwo in dem Körper eine schlechte Eiterung vorhanden ist, deren Producte zum Theile in das Blut übergingen, welches sie nun auf allen Secretionsflächen, besonders aber auch auf dem Darmcanale, wieder auszuscheiden sucht. Hier bessern sich erst die Darmsecretionen, wenn durch geeignete örtliche Behandlung die Eiterung ein besseres, weniger zersetztes Product liefert.

Heifse, kalte Abscefse.

Die Eiterung entwickelt sich entweder unter den Erscheinungen einer acuten manifesten Entzündung, oder die Entzündungssymptome treten so wenig vor, dafs sie während des Lebens ganz übersehen und nur etwa durch die Section nachgewiesen werden können. Auf dieser Verschiedenheit beruht der Unterschied zwischen heifsen und kalten Abscefsen.

Symptome des heifsen Abscefses.

Die Bildung des heifsen Abscefses kann man erwarten bei jeder starken, nicht kritisch zertheilten, oder durch die Fortwirkung der Entzündungsreize (äufsere, oder constitutionelle) andauernd unterhaltenen Entzündung. Die Entzündungssymptome, welche etwas nachgelassen hatten, nehmen wieder zu, der früher heifse, brennende Schmerz wird klopfend, heftig, oft schlafraubend, die Geschwulst zieht sich mehr zusammen, begränzt sich mehr, spitzt sich zu und fängt an sich von der Mitte aus zu erweichen. Die Hautfarbe wird dunkler, purpurroth, bläulieh, später, wenn der Eiter schon durchbrechen will, bildet sich ein weifslich-gelber Fleck. Sehr häufig ist die Bildung von Eiter in der Tiefe eines Gliedes, von eigenthümlich fester, ödematöser Infiltration der Haut begleitet. Auch das tiefer gelegene Zellgewebe ist, noch ehe der Eiter sich in einer Höhle gesammelt hat, oft so sehr von Säften durchdrungen, dafs ein wenig geübtes Gefühl leicht Schwappung zu fühlen glaubt, wo noch keine freie

Ansammlung, sondern nur innige Durchdringung des Zellgewebes mit Säften, sich ausgebildet hat. Endlich ist die in Bewegung gesetzte Flüssigkeit in der Abscefshöhle deutlich zu fühlen, Schwappung, Fluctuation.—Man fühlt dieselbe am deutlichsten, wenn man beide Zeigefinger aufsetzt und sie abwechselnd, ohne die Haut zu verlassen, andrückt, weniger leicht, wenn man die flache Hand auf der einen Seite anlegt und mit der andern Hand auf der entgegengesetzten Seite leise anklopft. Die Bewegung tief liegender Abscefse kann man zuweilen leicht fühlen, wenn man die Spitzen der Finger auf den höchsten Theil der Geschwulst aufsetzt, tief eindrückt und plötzlich nachläfst, ohne mit der Gefühlsfläche die Haut zu verlassen. Auch die Percussion ist zur Erkennung tiefsitzender Abscefse ein schätzbares Hülfsmittel.

Nach und nach schmilzt der harte Ring von faserstoffigem Exsudate, welcher die Eiteransammlung umgibt immer mehr, der Abscefs zeitigt, die Haut verdünnt sich so, dafs der Eiter durchschimmert, er bricht endlich nach aufsen durch und die heftigen klopfenden Schmerzen lassen von diesem Augenblicke nach.

Bei sehr tief unter dicken Muskeln, oder festen aponeurotischen Ausbreitungen liegenden Abscefsen, ist die Fluctuation oft so undeutlich, dafs die Erkennung des Abscefses sehr schwierig ist. Man kann hier die Bildung eines Abscefses vermuthen, wenn die Zeichen einer heftigen Entzündung, welche zur erwarteten Zeit nicht kritisch entschieden wurde, vorausgingen, die Entzündungssymptome in der Tiefe fortdauern, der Kranke eine eigenthümliche Schwere und Kälte fühlt und den Gebrauch des erkrankten Theiles nicht wieder erlangt. Sehr häufig erscheint oberflächlich eine feste oedematöse und später erysipelatöse Geschwulst an der Stelle, wo in der Tiefe der Eiter liegt. — Der Urin wird trübe, blafs, alkalisch und mit einem eiterähnlichen Bodensatze versehen, der aus Schleim und Krystallen von phosphorsauren Trippelsalzen besteht.

Eiterungsfieber.

Mit dem Eintritte gröfserer Eiterungen ändert sich jedesmal der Character des Fiebers, Eiterungsfieber, Maturationsfieber, endlich hektisches Fieber. Gröfsere Eiteransammlungen bezeichnen ihren Anfang mit einem neuen Frostanfalle, der oft nur als leises Frösteln und Ziehen in den Gliedern, oft aber auch als heftiger Schüttelfrost erscheint; darauf Hitze und oft Schweifs. Zuweilen bleibt es bei einem einmaligen Anfalle, zuweilen aber wiederholen sich auch die Frostanfälle in unregelmäfsigen Zwischenräumen und von ungleicher Stärke, zwischen den einzelnen Anfällen liegt jedoch kein freier Zwischenraum. Das Fieber dauert häufig auch nach der Entleerung des Eiters noch fort. Es wird stärker remittirend, der Kranke empfindet häufige Schauder, welche oft von dem Abscefse selbst ausgehen, der Puls wird weicher, breiter, frequenter; die Beschaffenheit des Urins ändert sich, er wird statt sauer, alkalisch und bildet, wenn er einige Zeit gestanden hat, einen weifsen Bodensatz. Dauert die Eiterung an, geht viel Eiter verloren und wird besonders die Beschaffenheit des Eiters durch den Zutritt der Luft verändert, so erschöpfen sich die Kräfte des Kranken immer mehr und es bildet sich nach und nach ein vollkommen hektischer und colliquativer Zustand aus, mit Abmagerung, Brennen der Hände und Wangen gegen Mittag und Abend, erschöpfenden, sauren Schweifsen besonders des Nachts, erschöpfenden Diarrhöen u. s. w. — Sehr oft beschleunigen noch das Hinzutreten einer floriden Tuberculose, oder wassersüchtige Ausschwitzungen unter der Haut, in den serösen Höhlen, und besonders in der Lunge, den Tod.

Verhalten des Bluts bei ausgedehnten Eiterungen.

Das Blut ist bei ausgedehnten Eiterungen sehr wasserreich, wenig gerinnbar. Es bildet eine nur sehr dünne, weiche, schleimige Speckhaut. Es hat also ähnliche Eigenschaften angenommen, wie bei entschiedenen Pyaemien und namentlich ist seine Gerinnbarkeit und damit seine Ernährungsfähigkeit, durch Modificationen seines Faserstoffes, vermindert. Diese Veränderungen sind unstreitig der Resorption des Eiters und dem Säfteverlust selbst, der jedoch für sich allein nie diesen Complex von Zufällen macht, zuzuschreiben.

Eitersenkung, Senkungsabscefse.

Der Eiter zeigt im Allgemeinen Neigung sich von der Tiefe aus nach der Oberfläche zu bewegen, weil er in der Regel nach dieser Richtung hin am wenigsten Wiederstand findet. Doch können feste Aponeurosen, breite Muskellagen, Zellgewebsfascien und Scheiden, dem Durchbruche desselben nach Aufsen Hindernisse entgegen setzen und ihn veranlassen, sich nach einer andern Richtung hin zu senken. Sich selbst überlassen breitet sich der Eiter bis dahin aus, wo die Fascien u. s. w. sich inseriren. Hier bildet er dann eine gröfsere Ansammlung mit beträchtlicher, stets wachsender Spannung und neuer Entzündung, die den endlichen Durchbruch des Eiters nach aufsen einleitet. Sehr oft ist der Weg, den der Eiter zu nehmen hat, durch zellgewebige oder Synovialscheiden, Sehnen-, Nerven- und Gefäfsscheiden, festere Muskelumhüllungen, gleichsam vorgezeichnet. Auch seröse Häute werden sehr schwer vom Eiter durchbohrt, da die Nähe des Abscefses eine Entzündung in ihnen hervorruft, durch welche Pseudomembranen entstehen, die um so dicker und fester werden, je stärker der Andrang des Eiters ist, dem sie daher einen stets wachsenden Widerstand entgegen setzen. Daher durchbricht der Eiter, der sich in dem subserösen Zellgewebe bildete, lieber dicke Muskellagen, als seröse Auskleidungen und der Eiter, welcher in den serösen Säcken selbst abgeschieden wurde, wird in der Regel eher durch Resorption, Zerstörung von Eingeweiden tödlich, als er sich nach aufsen entleert. Etwas ähnliches findet statt bei Eiteransammlungen in Synovialhöhlen, innerhalb fibröser Kapselbänder und Knochenüberzüge, auch diese verdicken und verstärken sich durch die Entzündung und erschweren dadurch den Durchbruch des Eiters.

Obwohl man jede nach den Gesetzen der Schwere erfolgende Senkung des Eiters, einen Senkungsabscefs nennen könnte, so bezeichnet man mit diesem Namen, oder als Congestionsabscefs, nur die gewöhnlich mit Caries, oder der Vereiterung innerer Organe, in Verbindung stehenden Eitersenkungen, bei denen der Eiter aus der Tiefe des Rumpfes nach der Oberfläche desselben durchbricht. — Diese Abscefse sind weich, gleichmäfsig fluctuirend, ohne alle Härte in der Umgebung, die Haut unverändert, nicht roth, heifs, entzündet. Sie sitzen mit breiter und wegen der darüber gespannten Fascien, gewöhnlich nicht genau unschriebener Basis auf. Durch Druck, oder geeignete Lage, tritt ein Theil ihres Inhaltes wieder in die Höhle zurück, aus welcher er hervorkam. Gewöhnlich vergröfsern und senken sich diese Abscefse, bis sie durch unnachgiebige Fascien gehindert werden, dann dehnt sich die äufsere Haut mehr aus, entzündet und verdünnt sich, bis der Eiter endlich aus einer feinen Oeffnung durchbricht. Die Beschaffenheit des Eiters hängt von der ursprünglichen Entzündung ab, gewöhnlich ist er dünn, schlecht, jauchend. Mit der Eröffnung der Geschwulst wird seine Quantität vermehrt und seine Beschaffenheit in der Regel durch den Luftzutritt verschlechtert. Das Fieber steigt, colliquative Erscheinungen treten hinzu, wie bei Pyaemien. — Meistens ist der Tod die Folge der Eröffnung eines Congestionsabscefses. — Bei der Darstellung der Entzündung des Psoas und der Wirbelbeine, wird von diesen Abscefsen näher die Rede sein.

Kalte Abscefse, Lymphabscefse.

In den sogenannten kalten Abscefsen, Lymphabscefsen, bildet sich der Eiter eben sowohl, wie in den heifsen Abscefsen, unter dem Einflufs einer Entzündung, deren äufsere Erscheinungen aber während des Lebens so undeutlich sind, dafs sie gänzlich übersehen, oder erst kurz vor dem Durchbruche des Eiters bemerklich werden.

Von diesen kalten oder falschen Lymphabscefsen sind die sogenannten wahren Lymphabscefse zu unterscheiden, welche nicht dünnen Eiter, sondern wahre Lymphe, die nach Zerreifsung, aneurysmatischer Ausdehnung, oder Verschwärung eines Lymphgefäfses ausgetreten wäre, enthalten sollen. Nasse, Friedreich und Krimer wollen sie beobachtet haben.

Die kalten Abscefse kommen immer nur bei kränklichen, dyskrasischen, namentlich scrophulösen und rhachitischen, schlaffen, torpiden Subjecten, mit blafser, schmutziger, kakochymischer Gesichtsfarbe, häufiger bei Kindern und Weibern, als bei Erwachsenen und Männern vor, welche kärglich in ungesunder Luft, Gefängnissen, Spitälern lebten, auf welche deprimirende Eindrücke aller Art wirkten, oder welche durch schwere Krankheiten, Ausschweifungen, Syphilis, unverständigen Mercurialgebrauch herunter gebracht sind, bei welchen also wegen torpider Constitution Entzündungszufälle weniger wahrgenommen werden und die Entzündung selbst, wegen der Zersetzung der Säfte, sehr zu eitrigen Ausschwitzungen hinneigt, derjenige Zustand also besteht, der oben als Dyscrasia purulenta bezeichnet wurde. — Sie sind nur ein Glied einer allgemeinen Krankheit und treffen sehr häufig mit andern Producten allgemeiner Blutentmischung, namentlich mit acuter Tuberkelablagerung und wassersüchtigen Ausscheidungen, chronischen Hautkrankheiten, zusammen. — Sie erscheinen sehr häufig als Halbkrisen fieberhafter Krankheiten, rheumatisch und rheumatich-scrophulöser Leiden, nach dem Typhus, wenn er dyskrasische, besonders scrophulöse Subjecte befallen hatte. Oertliche Veranlassungen sind gewöhnlich keine nachzuweisen, schon das Auftreten an verschiedenen, oft weit von einander entfernten Stellen des Körpers zugleich, weist auf allgemeine Disposition hin.

Da die Lymphabscefse immer Symptome allgemeiner Krankheiten sind, so entstehen sie nie ohne Vorboten, meistens wurde schon seit längerer Zeit über krankhafte Verstimmung, Störungen der Verdauung, Schwäche und Kraftlosigkeit, Mangel an Schlaf, über herumziehende rheumatische Schmerzen geklagt, oder die Symptome der oben genannten allgemeinen dyskrasischen Krankheiten gingen längere oder kürzere Zeit voraus.

Gewöhnlich entstehen mehre Abscefse an verschiedenen Stellen zugleich, oder kurz nach einander, vorzüglich an den Extremitäten, unter den aponeurotischen Ausbreitungen, da wo die Knochen von wenig Weichtheilen bedeckt sind, in der Nähe der Gelenkenden, aber auch am Halse, den Schulterblättern, der Brust, dem Kreuze. Unter höchst unbedeutenden Empfindungen, leisem Kitzeln, erhebt sich eine kleine, elastische, gleich von Anfang an begränzte und fluctuirende Geschwulst, oberhalb welcher die Haut anfangs ungefärbt und nicht wahrnehmbar wärmer als die Umgebung ist. — Erst mit der zunehmenden Gröfse stellen sich nach und nach, oft erst nach 4—6 Wochen, oder noch später, Spannung und endlich Schmerz ein. Die Haut wird mehr und mehr in der ganzen Ausdehnung der Geschwulst verdünnt und genau umschrieben dunkel geröthet. Endlich bricht sie mit einer gewöhnlich sehr feinen, oft mit mehren Oeffnungen auf und es entleert sich zuweilen dünner wässeriger, oder eiweifsstoffiger, fadenziehender, oder blutiger, zuweilen aber auch vollkommen normaler dicklicher Eiter. Die verdünnte und in weitem Umfange abgelöste, leblose Haut zieht sich nach und nach zurück und umgiebt mit wulstigen Rändern ein wenig schmerzhaftes, dem Temperaturwechsel sehr unterworfenes Geschwür, mit spiegelglattem Boden, welches fortwährend grofse Quantitäten von dünnem Eiter absondert. Sehr häufig findet man, wenn der Aufbruch sich verzögert die naheliegenden Knochen angegriffen, cariös.

Vorhersage bei Lymphabscefsen.

Die Prognose bei Lymphabscefsen richtet sich nach den Veranlassungen derselben. Je leichter diese zu entfernen sind, desto günstiger gestaltet sich die Vorhersage. Am günstigsten ist sie bei Abscefsen, die als Halbkrisen nach Fiebern bei Personen erscheinen, welche an keiner tiefern Dyskrasie leiden. Günstiger ist die Vorhersage bei syphilitischer und Mercurialdyskrasie, ungünstiger bei scrophulösen und rhachitischen Kranken, besonders solchen, welche aus ihren nachtheiligen äufseren Lebensverhältnissen nicht herausgerissen werden können. Im Allgemeinen aber bedingen die Lymphabscefse immer als Zeichen einer allgemeinen fehlerhaften Säftemischung, als Symptom einer Zersetzungskrankheit, eine ungünstige Prognose, die mit Eröffnung und Entleerung der Geschwulst, selbst mit der, durch locale Mittel erzwungenen Schliefsung einzelner Abscefse nicht gebessert wird.—Werden diese Abscefse geöffnet, ehe ihre Ursachen getilgt sind, so nehmen in der Regel alle allgemeinen Symptome, namentlich das Fieber und die Entkräftigung, zu, indem mit dem Zutritte der Luft zu dem Eiter derselbe verdirbt und theilweise resorbirt, viel nachtheiliger auf die Blutmischung wirkt, als vor Eröffnung des Abscefses und auch reichlicher abgeschieden wird und somit die Zersetzung des Bluts verstärkt und die Entkräftung steigert. — Manche kalte Abscefse, besonders solche, welche nach Fieber entstanden, verschwinden schnell wieder, während zugleich kritische Ausleerungen durch den Urin und den Darmcanal statt haben, andere werden nach Monate langem, fast unverändertem Bestande, nachdem endlich die ursächliche Dyskrasie getilgt ist, freiwillig, oder unter Mitwirkung der Kunst, wieder aufgesaugt, andere verwandeln sich, nachdem sie aufgebrochen waren, endlich in gutartig eiternde Flächen und heilen zuletzt, nachdem sie oft sehr lange Zeit fistulös geblieben sind. — Wenn die Lymphabscefse Ursache des Todes werden, erfolgt derselbe, wie bei Pyaemien und acuten Tuberkulosen, unter colliquativen, kühlen Schweifsen, Diarrhöen und völliger Erschöpfung. Sehr häufig ist in dem Verlaufe der Krankheit ein deutliches Wechselverhältnifs zwischen dem Stande der Abscefse und tuberkulöser Brustleiden wahrnehmbar, indem letzteres sich bessert, wenn zahlreiche Geschwülste auftreten und wieder zunimmt, wenn die Eiterablagerungen an der Peripherie verschwinden.

Bei Leichenuntersuchungen werden Tuberkelablagerungen in den Lungen, dem Darmcanale, der Milz, pseudoplastische Ablagerungen auf den serösen Häuten etc. grofse Mürbheit und Schlaffheit aller Organe, nie vermifst.

Ansichten über das Wesen der Lymphabscefse.

Das ungewöhnlich häufige Vorkommen der sogenannten Lymphabscefse in der Nähe der Gelenke, an ziemlich bestimmten Stellen, da nämlich, wo Schleimbeutel liegen, macht die Annahme, dafs eine schleichende Entzündung dieser Gebilde ihnen zu Grunde liege, nicht unwahrscheinlich, was noch durch die stets genau umschriebene rundliche Gestalt dieser Abscefse und die Beschaffenheit ihres Inhalts bestätigt wird. Oeffnet man dieselben nämlich frühzeitig, so entleert sich beinahe reine Synovia, später wird die Flüssigkeit immer eiterähnlicher und zuletzt, wenn die Knochen angegriffen werden, jauchig.

Die ältere Ansicht von Schmidt, Rust, Beinl, Kluge, dafs die sogenannten Lymphabscefse wirklich Lymphe enthielten, die sich nach Berstung eines Lymphgefäfsstammes ergiefse und dafs die allgemeinen Zufälle von dem Verluste der Lymphe abhingen, bedarf jetzt keiner Widerlegung mehr, da der Inhalt immer wahrer, nur wässeriger Eiter ist, zerschnittene Lymphgefäfse sich immer schnell schliefsen, die allgemeinen von der Dyskrasie abhängigen Zufälle nicht auf den Abscefs und den Verlust seines Inhaltes folgen, sondern demselben vorausgehen u. s. w.

Granulationsbildung.

Bei löblicher Eiterung auf Wundflächen, welche der Luft ausgesetzt sind, bilden sich die sogenannten Fleischwärzchen, Granulationen. Je dicker und gebundener der Eiter ist und je lockerer und gefäfsreicher die Fläche, die ihn abscheidet, desto üppiger treten sie hervor. In geschlossenen Abscefsräumen, auf subcutanen Wunden, bilden sich keine Fleischwärzchen, so wenig wie auf serösen und Schleimhäuten, so lange deren secernirende Fläche nicht zerstört ist.

Zur Bildung der Granulationen wird ein Theil des ausgeschwitzten Faserstoffes verwendet, während ein anderer Theil desselben, in Eiterkügelchen verwandelt, mit dem Serum als Eiter ausgestofsen wird, die Eiterkügelchen selbst tragen zur Entstehung der Fleischwärzchen nichts bei und können zu ihrer raschen Entwicklung nur in so fern dienen, als sie ihnen eine homogene, thierische Decke geben.

Frische Granulationen bestehen in ihrer obersten, jüngsten Schichte aus formlosem Faserstoffe, unter dieser liegen einfache Primitivzellen mit Zellenkern, den Eiterkugeln ähnlich, nur dafs ihre Kerne nicht durch Essigsäure zerlegbar sind, noch tiefer haben sich durch Ausstreckung der Zelle nach zwei Richtungen, oder durch Verschmelzung mehrer und nachherige Resorption der Zwischenwand, varicöse Fasern gebildet, die endlich in vollkommene Bindegewebsfasern, (Narbenfasern), oder bei der Regeneration, in die eigenthümlichen Gewebsformen des verletzten Gebildes übergehen. — Die Organisation schreitet also immer von der Oberfläche, dem jüngsten Exsudate, nach der Tiefe. Hat die Bildung der Granulationen die Oberfläche der Wunde oder des Abscefses erreicht, so hört die weitere Exsudation in der Regel auf und die letzten Zellen verwandeln sich in Epithelialzellen zu einer Oberhaut.

Zwischen den neugebildeten Zellen und Fasern verlaufen zahlreiche Gefäfse. Die Granulationen sind daher anfangs sehr saftreich, weich, condensiren sich aber später und ziehen sich zusammen. Diese Zusammenziehung dauert noch lange fort, wenn auch die Oberhaut schon gebildet ist. Die Narbe jedes geschlossenen Abscefses, jede Wunde etc. wird daher kleiner, als die Höhle war, welche von den Granulationen ausgefüllt wurde.

Die zahlreichen Gefäfse in den Granulationen bilden sich jedenfalls auf dieselbe Weise, wie in dem plastischen Exsudate. Auch in ihrer chemischen Zusammensetzung beweisen frische Granulationen ihren pathologischen Ursprung und ihren Zusammenhang mit Eiter. — Die Fasern kommen zwar der Form nach mit Zellgewebsfasern vollkommen überein, geben aber beim Kochen keinen Leim. Dagegen findet sich (Güterbock) im Wasser ein Stoff aufgelöst, welcher durch Essigsäure und Alaun präcipitirt und im Ueberschufse des Fällungsmittels nicht wieder aufgelöst wird (Piyene).

Behandlung; Mittel zur Verhütung der Eiterung.

Die Wundarzneikunde besitzt keine Mittel, welche direct auf die Bildung des Eiters wirken, welche Eiter machen, oder seine Abscheidung verhindern können. Sie kann nur auf die Ursache der Eiterabsonderung, die Entzündung, wirken und durch geeignete Leitung dieser ihre Zwecke, die Bildung des Eiters hervorzurufen und zu befördern, oder zu verhindern und hinauszuschieben, so wie auf die Veränderung der Qualität des Eiters selbst einzuwirken, erfüllen. Es ist nicht immer die Aufgabe des Wundarztes, bei Entzündungen, welche in Eiterung überzugehen drohen, diesen Ausgang zu befördern, eben so wenig als seine Entleerung zu beschleunigen, wenn sich schon Eiter irgendwo angesammelt hat. In vielen Fällen ist es vielmehr seine Pflicht, die Eiterbildung wo möglich zu verhindern, oder wenigstens den Aufbruch des Abscefses, bis zu einer günstigern Zeit, zu verschieben.

Der Uebergang einer Entzündung in Eiterung ist wo möglich zu verhindern bei allen dyskrasischen Entzündungen, ehe die ursächliche Dyskrasie wesentlich gebessert ist, weil durch die Resorption des Eiters von ausgedehnten Eiterheerden die Dyskrasie selbst wächst; bei Entzündungen in edlen Gebilden, deren Zerstörung durch den Eiter zu befürchten ist; sowie überhaupt bei allen reinen Entzündungen, wenn der Stand der Entzündung noch einige Aussicht auf Erfolg gewährt. Dagegen mufs man, wenn aller Wahrscheinlichkeit nach die Eiterung nicht mehr verhindert werden kann, von allen weitern Versuchen sie zu unterdrücken abstehen, indem durch dieselben die Krankheit nur in die Länge gezogen wird.

Die Mittel zur Unterdrückung der Eiterung bestehen in möglichst baldiger und vollständiger Entfernung der noch fortwirkenden äufsern und innern Ursachen und in Bekämpfung der Entzündung selbst, welche man auf dem Grade erhalten mufs, bei dem sie bei der Bildung plastischer und seröser Exsudate stehen bleibt. Die Mittel zu Erfüllung beider Zwecke sind bei der Behandlung der Entzündung im Wesentlichen angegeben. Gewöhnlich und namentlich immer bei reinen, traumatischen, acuten Entzündungen, wenn deren Symptome eine beträchtliche Höhe erreicht haben, Schmerz, Spannung, Hitze, beträchtlich sind, die Röthe sehr dunkel ist und das Fieber den rein inflammatorischen Character hat, ist es nöthig, die Entzündung durch locale, oder auch allgemeine Blutentleerungen, kühlende Abführmittel, das Calomel in solchen Dosen, dafs es auf den Stuhlgang wirkt, laue und wo keine allgemeinen Contraindicationen bestehen, kalte Umschläge mit Bleiwasser, magere Diät, herabzustimmen. — Bei chronischen, dyskrasischen Entzündungen dagegen, bei geschwächten, blutarmen Personen, gelingt es nicht durch kräftiges antiphlogistisches Eingreifen, die Eiterung zu verhindern. Hier sind nur zwischendurch, wenn die Entzündung stärkere Exacerbationen bildet, locale, dagegen sehr selten allgemeine Blutentleerungen erlaubt. Am meisten leisten Einreibungen der grauen Salbe, der man nach Umständen Camphor, oder Linimentum volatile zusetzen kann, zertheilende Pflaster und ganz besonders Ableitungen auf die Haut, durch Vesicatorien, das Kali causticum, Moxen, oder das Glüheisen, oder auf den Darmcanal durch Brechmittel und ganz besonders durch drastische Laxanzen, nach den bei der Behandlung der Entzündung entwickelten Regeln.

Behandlung der Abscefse durch Beförderung der Resorption.

Hat sich schon Eiter in einem Abscefse angesammelt, so mufs man die freiwillige Entleerung desselben verhindern und den Abscefs wo möglich durch Resorption des Eiters zertheilen, oder doch den Aufbruch auf eine spätere Zeit verschieben und dann wo möglich der Natur überlassen, bei allen Eiteransammlungen, welche von noch blühenden dyskrasischen Verhältnissen abhängen. Je wirksamer die allgemeine Dyskrasie noch ist, desto mehr mufs man den Aufbruch des Abscefses zu verhindern suchen. Wenn die Dyskrasie noch fortbesteht, ist die alsbaldige Schliefsung des Abscesses nicht zu erwarten, die Eiterung wird durch den Zutritt der Luft vermehrt und der Eiter selbst verschlechtert. Beide Verhältnisse aber tragen dazu bei, die Dyskrasie selbst zu verschlimmern. Hiermit wird eine höchst ungünstige Wechselwirkung eingeleitet, der Dyskrasie auf die Eiterung und dieser auf die Dyskrasie, die leicht zur schleunigen Auflösung führt. Dazu kommt, dafs viele Abscefse mit der Tilgung der Dyskrasie von selbst verschwinden. Dasselbe gilt von Abscefsen, die mit Krankheiten in Verbindung stehen, welche die Eiterung unterhalten und welche nicht alsbald beseitigt werden können, mit Knochenleiden z. B. Auch hier hört mit der Eröffnung des Abscefses die Grundkrankheit nicht auf, es entwickelt sich vielmehr leicht ein pyämischer Zustand, der nachtheilig auf das primäre Leiden zurückwirkt. Defsgleichen ist es bei allen Eiteransammlungen in geschlossenen serösen und Synovialhöhlen besser, wenn sie durch Resorption, als wenn sie durch künstliche Eröffnung entfernt werden. Aus welchen Gründen hier selbst die freiwillige Eröffnung der künstlichen vorzuziehen ist, wird bei den Congestionsabscefsen gezeigt werden. Die Mittel, welche wir zur Zertheilung eines Abscefses, oder zur Verhütung des Aufbruches anwenden können, sind dieselben, wie die zur Unterdrückung der Eiterung. War der Eiter noch nicht in einer grösseren Höhle vereinigt, so gelingt die Resorption oft sehr leicht und schnell, im entgegengesetzten Falle jedenfalls viel langsamer, weil die resorbirende Fläche verhältnifsmäfsig kleiner ist. Wahrscheinlich wird zuerst das Eiterserum und später werden auch die zerfallenden Kügelchen aufgesaugt.

Beförderung der Eiterung.

Wenn dagegen die Bildung des Eiters nicht mehr verhindert werden kann und auch kein Grund vorhanden ist, die Entleerung des Eiters zu verschieben, so mufs man beide zu befördern suchen, namentlich bei allen, von idiopathischen Entzündungen abhängigen, so wie bei allen kritischen Abscefsen. Die Mittel zur Beförderung der Eiterung bestehen in der gehörigen Leitung der Entzündung, welche man in einem mittlern Grade der Stärke zu erhalten suchen mufs, da bei zu hoch gesteigerter Entzündung die Secretion gänzlich stockt, oder der Eiterungsprocefs sich über zu weite Flächen ausdehnt, bei zu geringem Grade der Entzündung aber, der Procefs sich in die Länge zieht und ein schlechtes Product liefert. Hat die Entzündung einen sehr beträchtlichen Grad erreicht, so bringe man das Glied zur möglichst vollkommenen Ruhe in horizontale Lage und setze den Kranken auf magere Diät, wobei man zugleich Sorge trägt, alle Ausleerungen, namentlich die des Darmcanales, frei zu erhalten. Bei grofser Härte, Spannung und Schmerzhaftigkeit der Geschwulst mufs man Blutegel ansetzen, bei geringerer begnügt man sich mit erweichenden, oder narkotischen, feucht-warmen Umschlägen und milden fettigen Einreibungen.

Wenn dagegen der Grad der Entzündung zu gering ist, um rasch den Ausgang in löbliche Eiterung zu bilden, so müssen Mittel angewendet werden, um den Procefs mehr zu beleben. Bessere Kost, Fleisch, Wein, etwas Kaffee, ein leichtes aromatisch-flüchtiges Infusum, führen oft am leichtesten zu diesem Zwecke. Den Abscefs bedecke man mit aromatischen, oder bei sehr tief gesunkener Lebensthätigkeit mit scharfen Cataplasmen, hierzu dienen Species resolventes aromaticae, mit Zusätzen von Brandwein, Camphorspiritus, Cataplasmen mit Zusatz von Senf, Zwiebeln, schwarzer Seife. Das Kerndl'sche Cataplasma bietet eine für diese Fälle dienliche Mischung (Sapon nigr. unc. 3, Aq. ferv. unc. 2, ebull. leni calore, deinde adde Cepar sub cinere assat. unc. 3, Pulv. sem. Sinap. unc. ½ — 2). Diese Mischung wird messerrückendick auf ein Tuch gestrichen, dieses über die Geschwulst gebreitet und darüber ein gewöhnliches Cataplasma gelegt. — Nachts bedecke man die Geschwulst mit einem Harzpflaster, Empl. lithar. comp., de galbano crocat., de cicuta u. s. w., oder mit einem Brei aus Honig und Mehl u. dgl.

Entleerung des Abscefses.

Die Entleerung des Abscefses selbst geschieht entweder durch die Bestrebungen der Natur allein, oder durch die Beihülfe der Kunst. Im Allgemeinen ist die freiwillige Eröffnung der künstlichen vorzuziehen, weil sie eine kleinere Narbe giebt und weil der Druck des Eiters selbst die Entzündung so lange unterhält und zu dem Grade steigert, bis die Verhärtungen in der Umgegend schmelzen, der Abscefs gezeitigt, d. h. das faserstoffige Exsudat vollkommen in Eiter verwandelt ist. Insbesondere aber überläfst man zur freiwilligen Eröffnung alle kleinen, oberflächlichen Hautabscefse, besonders an Theilen, die gewöhnlich blofs getragen werden, acute Abscefse in Gebilden, welche dem Durchbruche des Eiters keinen bedeutenden Widerstand entgegen setzen können, so wie endlich chronische Abscefse in Lymphdrüsen.—Die Behauptung dagegen, dafs Drüsenabscefse im Allgemeinen der freiwilligen Eröffnung überlassen werden müfsten, kann zu grofsen Nachtheilen führen, wie bei der Vereiterung der Brustdrüse, grofser Bubonen u. s. w., die häufig frühzeitig geöffnet werden müssen, um ausgebreiteten Zerstörungen zuvorzukommen.

Dagegen mufs man künstlich, selbst vor der völligen Reife öffnen, alle Abscefse edler Organe, denen durch das Umsichgreifen der Eiterung Zerstörung droht; Abscefse in der Nähe von wichtigen Gebilden, die unter dem Drucke jener leiden könnten; Abscefse in der Nähe von Ausführungsgängen, der Urethra, des Mastdarmes, des Oesophagus u. s. w., um die durch den Druck der Geschwulst drohende Verschliefsung derselben, so wie den Durchbruch des Eiters nach diesen Gängen und Fistelbildung, die alsdann so häufig ist, zu verhindern; Abscefse, die in sehr lockerem Zellgewebe, besonders unter Fascien, breiten Muskeln, in grobfaserigen Muskeln selbst, sich entwickelt haben, weil diese, ehe sie durchbrechen, sich gewöhnlich sehr weit verbreiten und senken; Abscefse, welche in Sehnenscheiden und unter, oder selbst nur dicht auf dem Periosteum entstanden sind, um dem drohenden Absterben der Sehnen und Knochen zuvorzukommen, die zu befürchten wäre, wenn durch die Eiterablagerung jene Membranen längere Zeit entzündet, oder abgelöst erhalten würden. Auch wenn ein Abscefs sich an einer ungünstigen Stelle von selbst öffnen will, kömmt man ihm durch künstliche Eröffnung an einer günstigern zuvor. Manche Abscefse in sehr sensibeln Organen, bei erregbaren Personen, zarten Frauen, verursachen so unerträgliche Schmerzen, dafs man die übelsten Folgen befürchten müfste, wenn man ihre Eröffnung dem zögernden Gange der Natur überlassen wollte, wenn sie auch sonst sich dazu eigneten.—Auch alle kritischen Abscefse pflegt man frühzeitig zu öffnen, um sie zu fixiren, ihr Wiederverschwinden zu verhindern.

Die Eröffnung selbst nimmt man in der Regel erst vor, wenn der Abscefs völlig reif ist, d. h. wenn alle Härte in der Umgegend geschmolzen, das plastische Exsudat völlig in Eiter aufgelöst ist. Man wählt dazu entweder die am meisten fluctuirende, dünnste Hautstelle, oder die, welche den Abflufs des Eiters am meisten zu begünstigen verspricht, oder endlich eine andere Stelle nach Rücksichten, welche die Sorge um Schonung eines wichtigen Gebildes, oder um eine möglichst wenig sichtbare Narbe geben.

Die Oeffnung kann mit dem Messer und der Lancette, oder dem Troisquart, dem Haarseile, dem Aetzmittel und dem Glüheisen gemacht werden. Die Eröffnung mit schneidenden Werkzeugen hat im Allgemeinen den Vorzug. Es läfst sich mit ihnen am sichersten und mit den wenigsten Schmerzen verfahren und der Oeffnung selbst jedesmal die wünschenswerthe Gröfse geben. Man zieht sie aber insbesondere vor, bei sehr tief liegenden Abscessen und überhaupt da, wo eine gröfsere Oeffnung nöthig ist, wenn fremde Körper, abgestorbene Knochen- oder Sehnenstücke in der Tiefe liegen, welche entfernt werden sollen, wenn die Nähe wichtiger Gebilde ein vorsichtiges Eindringen gebietet, wenn es nicht allein darauf ankommt den Eiter zu entleeren, sondern auch gespannte Membranen zu erschlaffen. Die Gröfse und die Richtung des Schnittes lassen sich im Allgemeinen nicht bestimmen, sie müssen den eben angeführten Bedingungen entsprechen. Die Länge giebt man etwas bedeutender, als sie später sein soll, weil die durch den Eiter gespannten Häute mit der Entleerung desselben zusammenfallen und die Wunde dadurch verkleinern. Die Lancette ist das gewöhnliche Instrument zur Eröffnung, dem man nur dann das Bistouri vorzieht, wenn bei tief liegenden Abscessen besondere Vorsicht angemessen ist.

Die Eröffnung durch eine blofse Punctur, mit der Puncturnadel, der gerinnten Nadel, dem Troisquart und dem Ventiltroisquart, ist dann angezeigt, wenn es weniger darauf ankommt, den Eiter vollständig und fortwährend zu entleeren und sich die Mittel zu verschaffen, die zurückbleibende eiternde Fläche mit Localmitteln zu behandeln, als nur eine theilweise Entleerung zur Verminderung der Spannung, jedoch bei sorgfältigem Abhalten der Luft, vorzunehmen. Die hierher gehörigen Fälle sind dieselben, welche auch die Indication zur Resorption des Abscefses geben; die Punction ist daher da angezeigt, wo jene nicht gelungen ist. Wenn solche Abscefse sehr grofs sind, so vermeidet man absichtlich, sie vollständig zu entleeren, um nicht einen leeren Raum zu bilden, in den die Luft unaufhaltsam eindringt; es ist besser die Punction zu wiederholen, wenn sich die Höhle etwas zusammengezogen hat.

Mit dem Haarseile öffnet man Abscefse nur dann, wenn neben der Entleerung des Eiters zugleich ein höherer Entzündungsgrad durch die Wirkung des Setaceums erzielt werden soll, bei wenig entzündlichen, kalten Abscefsen also; wenn man ferner bei sehr grofsen Abscefsen den Eiter nicht auf einmal, sondern nur nach und nach entleeren, so wie wenn man seinen Abflufs in einer bestimmten Richtung erhalten will. Wenn in diesen Beziehungen die günstige Wirkung des Setaceums in einzelnen Fällen nicht beanstandet werden kann, so ist auf der andern Seite doch auch nicht zu übersehen, dafs es leicht schadet, indem es die Wunde selbst verstopft und den freien Abflufs des Eiters hindert, die Entzündung steigert und die Eiterung leicht über die nothwendige Zeit unterhält. Man bereitet das Haarseil am besten aus einzelnen seidenen Fäden, welche man einzeln, oder zusammen auszieht, sobald sie ihre Zwecke erfüllt haben.

Auch das Aetzmittel (Kali causticum) und noch mehr das Glüheisen, eignen sich nur zur Eröffnung ganz tonloser, torpider, chronischer Abscefse, in deren Wandungen man eine kräftigere Entzündung zu erregen beabsichtigt. Ihre Anwendung ist schmerzhaft und sie hinterlassen eine häfsliche, sehr sichtbare Narbe. Sind die Wandungen der Eiterhöhle sehr dick, so eignet sich das Aetzmittel wenig zur Eröffnung derselben, hält man dennoch die Anwendung desselben für unentbehrlich, so mufs man den Schorf, wenn er nicht durch die ganze Dicke der Wandung hindurch geht, mit der Lancette durchstofsen.

Nachbehandlung geöffneter Abscefse und offener Eiterflächen.

Sobald der Abscefs geöffnet ist, läfst man den Eiter auslaufen und befördert seine Entfernung durch Ausspülen, oder Ausspritzen mit Wasser. Es ist nicht nothwendig, den Eiter sehr sorgfältig und vollständig zu entfernen, da doch binnen kurzem neuer secernirt sein wird und es ist schädlich, wenn man die Abscefshöhle auf gewaltsame und schmerzhafte Weise zusammendrückt, oder ausspritzt. Die Abscefshöhle und die Oeffnung in derselben verstopft man, um den Abflufs des Eiters nicht zu hindern, so wenig als möglich, bei acuten Abscefsen braucht meistens gar nichts eingelegt zu werden, weil die Oeffnung an und für sich keine Neigung hat sich früh zu schliefsen und weil sie durch den Eiter selbst offen erhalten wird. Nur wo die Oeffnung entschiedene Neigung zeigt sich zu früh zu verengern, oder wenn Arzneistoffe mit dem Grund des Abscefses in Berührung gebracht werden sollen, bringe man ein an den Rändern ausgefasertes Leinwandläppchen ein, vermeide aber auch hier allzufestes Ausstopfen. Die weitere Nachbehandlung der eiternden Fläche richtet sich nach dem Stande der Entzündung und es werden auch hier dieselben Mittel und unter denselben Verhältnissen angewendet, wie sie oben zur Zeitigung des Abscefses angegeben wurden.

Die offene Eiterfläche bedeckt man mit Charpie, die bei guter Eiterung und günstigem Stande der Granulationen nur mit Oel, oder einer einfachen Fettsalbe, bestrichen wird, darüber legt man eine dünne Compresse und eine leichte Binde. Bleibt die Eiterung schlecht, so kann der Grund hierfür in denselben Ursachen, die auch die Zeitigung verzögern, liegen. Ist daher die Entzündung zu heftig, so fährt man fort mit der Anwendung erweichender, narcotischer Umschläge, leichter kühlender Laxanzen bei magerer Diät, ist dagegen die Entzündung zu gering, so verbindet man mit balsamischen Salben Digestivsalbe, Unguentum basilicum, Elemi, mit Zusatz von peruvianischem Balsam, Myrrhenextract, Aloe u. dgl., oder man setzt diesen Salben etwas rothen Präcipitat zu, streut die ganze Wunde mit rothem Präcipitate aus, oder spritzt Terpentinöl, Camphorspiritus ein, oder läfst aromatische Cataplasmen etc. machen, während man dem Kranken eine kräftiger ernährende, seinen Verdauungskräften angemessene Kost und leicht belebende Arzneien, etwas Wein oder gutes Bier nehmen läfst.

Wenn man einen Abscefs vor der völligen Reife, also wenn seine Umgebung noch lebhaft entzündet und verhärtet ist, geöffnet hat, so mufs man, um den Reiz der Verwundung unschädlich zu machen, die Blutung nicht zu früh stillen, sondern vielmehr durch laue Bähungen zu unterhalten suchen. Die Wunde in diesen Abscessen heilt leicht wieder zu, man legt daher ein paar Charpiefäden, oder ein schmales, in Oel getauchtes Läppchen ein, und bedeckt das Ganze fortwährend mit lauen Bähungen, bis alle Härte geschmolzen ist.

Zu reichliche Eiterung kann aus mehrfachen Gründen vorkommen, denen entsprechend die Behandlung eingerichtet werden mufs. Die Ursache kann lediglich in unpassender Lebensweise, zu reizender Kost, Mangel an gehöriger Stuhlausleerung, zu erhitzendem Verbande liegen. Die Entfernung dieser Veranlassungen genügt alsdann, um den Uebelstand zu beseitigen; oder sie liegt in der Gegenwart eines fremden Körpers in der Eiterhöhle, eines vergessenen Verbandstückes, einer abgestorbenen Sehne, oder eines Knochensplitters. Der Eiter wird dann dünn wässerig, von eigenthümlich putridem Geruche und der Wundrand fungös und leicht blutend. Nach der Entfernung dieser fremden Körper wird der Eiter sehr bald von besserer Qualität. Bleibt die Entzündung fortwährend zu beträchtlich und die Eiterabsonderung zu reichlich, so verbindet man mit trockener Charpie, entfernt die feuchten Umschläge, setzt den Kranken auf magere Diät und sucht etwas mehr auf den Darmcanal zu wirken.—Liegt die Ursache der profusen Eiterung dagegen in gesunkenem Zustande der Kräfte, so sind die Wundränder schlaff, wenig empfindlich, die Granulationen blafs, wässerig, der Eiter dünn und serös, der Puls weich und klein; der Kranke leidet meistens zugleich an profusen Schweifsen und Diarrhöen. Hier läfst man feuchtwarme und erschlaffende Umschläge am besten ganz weg und verbindet entweder blofs mit trockener Charpie, oder mit balsamischen Salben, oder mit adstringirenden Decocten von Eichenrinde, China, Ratanhia u. dgl. Hier ist auch die Stelle, wo auch das früher so sehr gerühmte Kreosot zur Verminderung der Eiterung etwas leisten kann. Man wendet es in der Form von Salben, oder als Kreosotwasser an.—Wenn die Rückwirkung des Eiters auf den Organismus sehr bemerklich wird, so mufs man die China, die Cascarilla, Ratanhia, in Verbindung mit Säuren, belebenden Nervinis, oder abwechselnd mit Aqua oxymuriatica geben. Leidet der Kranke gleichzeitig an profusen Diarrhöen, so leisten vorsichtige Dosen Opium, für sich allein, oder in Verbindung mit etwas Rothwein, einem Decocte der Cascarilla, des Columbo, die hier besser vertragen zu werden pflegen als die China, so wie auch das Blei, die vorzüglichsten Dienste. Hängt der Fortbestand der schlechten und profusen Eiterung von der Einwirkung irgend einer Dyskrasie ab, so versteht es sich von selbst, dafs die Hauptbehandlung gegen diese gerichtet werden mufs.—Sehr oft findet sich, dafs bei profuser Absonderung dünnen, schlechten, übelriechenden Eiters, zugleich die Verdauung sehr gestört ist. Während man hier einerseits durch Brechmittel und gelinde Laxanzen, ein Senna Infusum mit Zusatz von Glaubersalz, Tamarindendecoct, die Ausscheidungen auf dem Darmcanale befördern und die Ausleerungen vermehren mufs, darf man auf der andern Seite nicht versäumen, durch sorgfältigen reinigenden Verband und geeignete Localmittel die Eiterung direct zu verbessern, weil beide Zustände, der des Darmcanals und der der eiternden Fläche, sich gegenseitig bedingen. Ueberhaupt suche man aber während des ganzen Verlaufs ausgedehnter Eiterungen die Secretionen des Darmcanales frei zu erhalten, weil auf diesem Wege die Folgen der Eiterresorption, die nie ganz fehlen, am besten wieder ausgeglichen werden.

Die Ursachen des sogenannten wilden Fleisches, caro luxurians, zu üppiger Wucherung der Granulationen, sind dieselben, wie bei der profusen Eiterung, Gegenwart fremder Körper in der

Wunde, zu erhitzender, erschlaffender Verband, Mifsbrauch der feuchtwarmen Umschläge, dyskrasischer, geschwächter, anämischer Zustand des Körpers überhaupt, wobei die Granulationen selbst wieder der Sitz eines serösen Exsudates werden. Man findet es daher meistens auch gleichzeitig mit profuser Absonderung von schlechtem Eiter. Die Hülfsmittel sind dieselben, wie sie eben in Bezug auf die profuse Eiterung angegeben wurden; aufserdem betupft man die Wucherung wiederholt mit Höllenstein, oder bestreut sie mit gebranntem Alaun, mit rothem Präcipitate und legt einen trockenen, festen Verband an.

Die Ursache zu geringer Eiterung liegt gewöhnlich in zu lebhafter entzündlicher Irritation, deren Ursache selbst wieder gastrische Störungen, denen man Brech- und Abführmittel, schmale Diät, entgegensetzt, oder fehlerhafter, drückender, erhitzender Verband sein kann, den man dann mit einem leichtern, einfachen Cataplasmen zu vertauschen hat. Verschwindet die Eiterung plötzlich, nachdem sie vorher vollkommen in Gang war, so ist höchst wahrscheinlich heftige Erkrankung, insbesondere eines andern gröfsern Organes, welche auf die eiternde Fläche gleich einer sehr ausgedehnten Ableitung wirkt, die Veranlassung zu dieser auffallenden Erscheinung. Diese zweite Entzündung erfordert alsdann zunächst die gröfste Aufmerksamkeit des Behandelnden. Zugleich sucht man die Eiterung wieder auf ihre erste Stelle, durch scharfe Cataplasmen, Senfteige, oder ein Vesicator, welches man über die Wundfläche legt, zurückzurufen.

Zeigt der Eiter Neigung sich zu senken, so begegne man derselben durch Herstellung eines vollkommen freien Abflusses, zu welchem Endzwecke man die Wunde erweitert, oder ihr eine bessere Lage giebt, so dafs sie den abhängigsten Punkt einnimmt, oder an passender Stelle eine Gegenöffnung macht. Zugleich legt man einen Compressivverband an, durch welchen der Grund des Abscefses, die Stelle, nach welcher der Eiter sich hinsenken will, am meisten gedrückt, die Oeffnung selbst aber vollkommen frei gelassen wird. Verläuft der Eitergang dicht unter den Hautdecken, so ist es oft am besten, ihn seiner Länge nach zu spalten und ihn somit in eine offene Fläche zu verwandeln. Auf keinen Fall darf man, wenn Senkungen sich bilden wollen, die äufsere Oeffnung durch Charpie, oder andere Verbandstücke so verstopfen, dafs der Abflufs gehindert werden könnte.

Bei sehr alten, fistulösen Abscessen, welche sich mit einer Fistelhaut ausgekleidet haben, bedarf es in der Regel zur Zerstörung dieser keiner besondern Heilmittel. Die Mittel, welche man zur Leitung der Entzündung und zur Beförderung der Eiterung anzuwenden hat, lösen diese Fistelmembran schneller auf, als sie durch Aetzmittel, oder das

Haarseil, zerstört werden kann. Alle früher üblichen Mittel, das Haarseil, die Aetzschnur, die Einführung caustischer Sonden mit Sublimatpaste bereitet, der reichliche Gebrauch von Aetzmitteln, irritirende Einspritzungen, können zum Theile nur in so fern Anwendung finden, als sie durch den Charakter der Entzundung gefordert werden. Am unrechten Orte, blofs zur Zerstörung der Fistelmembran gebraucht, tragen sie leicht dazu bei, die Entzündung von Neuem anzufachen, neue plastische Exsudationen hervorzurufen, sie können daher leicht das Gegentheil von dem bewirken, was man mit ihnen beabsichtigt.

Wenn die Abscefshöhle in guter Eiterung steht, es also nicht erforderlich ist, irgend ein Arzneimittel auf den Grund derselben zu bringen, wenn der Eiter, der Gestalt der Höhle nach, frei abfliefsen kann, so wechsele man den Verband nicht eher, als bis er vollkommen von Eiter durchdrungen ist. Ist der Eiter jedoch sehr schlecht, oder sammelt er sich in einem Theile der Höhle, so mufs man den Verband öfter, selbst mehrmals im Tage erneuen. Wird der Eiter sehr übelriechend, so begiefst man die äufsern Verbandstücke öfter mit Chlorwasser.—Ein mäfsiger Druckverband, der die Abscefswandungen in genauem Contacte hält, befördert, namentlich bei grofsen Abscessen mit sehr schlaffen Wandungen, sehr die Heilung.—Sobald die Höhle beinahe vollkommen mit guten Granulationen ausgefüllt ist, ziehe man die Wandungen etwas fester mit Heftpflasterstreifen, welche man mehre Tage liegen läfst, zusammen. Die geringe Quantität Eiter, die jetzt noch austritt, wird wieder resorbirt, oder drängt sich zwischen den Streifen durch, während die Granulationen rasch unter einander verwachsen.

Behandlung der Lymphabscesse.

Bei der Behandlung der kalten oder Lymphabscesse nimmt die Berücksichtigung der allgemeinen dyskrasischen Verhältnisse die erste Stelle ein. Nur die Vernachlässigung dieser Regel, indem man früher die Aufmerksamkeit fast allein der localen Behandlung zuwendete, liefs die Prognose in einem so durchaus ungünstigen Lichte erscheinen. Vor allem ist es erforderlich, den Kranken in möglichst günstige äufsere Lebensverhältnisse zu bringen, ihm den Genufs reiner Luft, zweckmäfsiger Nahrung und Bekleidung zu verschaffen. Sind die Abscesse als Halbkrisen nach Fiebern entstanden, so reichen diese diätetischen Mafsregeln, unter Mitwirkung der weiter unten genannten localen Mittel hin, um den Abscefs zu zertheilen, oder wenn er schon aufgebrochen ist, schnell zu heilen. Sollten sie jedoch nicht genügen, so möchten hier Mittel, welche die Secretionen gelinde bethätigen, ohne zu entkräften, Schwefel und Antimonialmittel, Salze in Digestivdose, Holztränke, Bäder, am meisten ausrichten.

Gingen der Entstehung des Abscefses allgemeine rheumatische Erscheinungen voraus, so giebt man Mittel, welche auf die Haut wirken, Salmiak, Vinum stibiatum, Vinum seminum Colchici in Verbindung mit Vinum stibiatum, die Plummer'schen Compositionen, die flüchtigen aromatischen Infusen, Holztränke, die Jacea. Zugleich läfst man den Kranken sich wärmer bekleiden, Wolle auf den blofsen Leib, Bäder, Salzbäder gebrauchen. Wo die Lymphabscesse im Gefolge allgemeiner syphilitischer Dyskrasie entstehen, ist meistens schon viel Mercur und gewöhnlich auf unzweckmäfsige Weise gebraucht worden. Wenn man den Kranken daher von Neuem der Wirkung des Quecksilbers unterwerfen will, mufs gewöhnlich vorerst eine Vorbereitungscur vorausgeschickt werden, doch leisten die Holztränke, bei mäfsiger Nahrungsentziehung und ganz besonders das Jod, in der Regel hier bessere Dienste, als das Quecksilber. Bei scrophulösen und rhachitischen Kindern bildet die Anordnung einer zweckmäfsigen Lebensordnung und Diät, Genufs einer reinen Luft, Landluft, bei hauptsächlich animalischer Diät, bei sorgfältiger Cultur der Haut durch Bäder, besonders Salzbäder, die Hauptsache. Innerlich müssen bei mehr pastösen torpiden Subjecten von Zeit zu Zeit Abführmittel mit Calomel und Jalappe oder Rheum, bei sorgfältiger Beachtung der Kräfte, gegeben werden. Sobald die Verdauung es erlaubt gebe man Tonica, Eichelcaffee, Calamus, China, abwechselnd mit Leberthran und Jod.

In Bezug auf die örtliche Behandlung ist es im Allgemeinen besser, kalte Abscesse durch Resorption zu zertheilen, als auf irgend eine Weise frühzeitig zu öffnen. Auf jeden Fall vermeide man die künstliche Eröffnung, bevor durch die oben angegebenen Mittel die Constitution sich wesentlich gebessert hat. Die Eröffnung selbst trägt, auf welche Weise sie auch geschehen mag, nichts zur Verbesserung des Zustandes bei, bevor nicht jene Vorbedingung erfüllt ist, im Gegentheile kann sie, aus früher angegebenen Gründen, leicht schaden. Um die Resorption zu befördern, dienen neben der allgemeinen Behandlung spirituöse Einreibungen, Druckverband, bei tiefer liegenden Blasenpflaster, die man unmittelbar auf die Geschwulst legt und unterhält, (F r i c k e und R i c o r d rühmen dazu Sublimatlösung, vermittelst eines Läppchens auf die von dem Vesicatore entblöfste Hautstelle zu legen,) Einreibungen von Jod, die Douche. Geöffnet müssen Lymphabscesse werden, wenn sie durchaus keine Neigung zeigen sich zu zertheilen, auch nachdem das Allgemeinbefinden sich gebessert hat, wenn die Hautdecken in weitem Umfange losgelöst und sehr verdünnt werden, wenn durch die verdünnten Hautdecken der Abscefs von selbst an einer ungünstigen Stelle aufzubrechen, oder wenn er, besonders nachdem die Constitution sich gebessert hat, tiefer zu greifen und naheliegende Knochen anzufressen droht. Die Art der Eröffnung selbst ist, wenn die Hautdecken nicht sehr verdünnt, abgelöst und leblos, bläulich gefärbt sind, ziemlich gleichgültig und der grofse Werth, den man früher auf die besondere Art der Eröffnung, so wie auf bestimmte einzelne Reizmittel legte, ist nicht begründet. Sind die Hautdecken nicht sehr abgelöst und leblos, so öffnet man nicht allzugrofse Abscesse mit einem mäfsigen Lancettschnitte, gröfsere punktirt man zuerst, entleert ihren Inhalt, worauf sie sich zwar wieder anfüllen, aber doch etwas zusammenziehen. Man öffnet sie dann einige Tage später mit einem neuen, gröfsern Einstiche. Sind die Hautdecken sehr weit abgelöst, verdünnt und leblos, so trägt man sie entweder bis zu der Stelle, wo sie an den Grund sich ansetzen, mit der Scheere ab, oder man zerstört sie mit dem Lapis causticus, denn diese Hautlappen liefern keinen Beitrag zur Vernarbung, die nicht eher beginnt, als bis sie bis an den festsitzenden Theil der Haut zerstört sind, worüber jedoch, wenn man den Procefs der Natur überläfst, eine aufserordentlich lange Zeit vergeht. Mufs man die Geschwulst, etwa wegen allzubedeutender Verdünnung der Hautdecken, öffnen, ehe das Allgemeinbefinden sich gebessert hat, so geschehe dieses immer, um die Luft abzuhalten, mit einem dünnen Troisquart, bei sehr grofsen Geschwülsten mit einem Ventiltroisquart, oder mit der Punkturnadel. Die Stichwunde schliefse man, ehe der Eiter völlig abgeflossen ist, auf das Sorgfältigste und lasse sie wieder zuheilen. Füllt sich, wie gewöhnlich, der Abscefs von Neuem, so kann die Punktion unter denselben Vorsichtsmaasregeln mehrmals wiederholt werden. Die offenen Geschwürflächen behandle man nach ihrem Charakter und dem Stande der Entzündung. Gewöhnlich sind ein belebender Verband mit Digestivsalben, Jodsalbe, Myrrhenextract u. dgl., so wie aromatische Umschläge nothwendig.

Die früher vorgeschlagenen Methoden, die Lymphabscesse auf besondere Weise zu eröffnen, oder mit bestimmten reizenden Verbandstücken und Injectionen zu behandeln, haben an und für sich keinen Werth und können theilweise nur in so fern gebraucht werden, als sie sich dem Allgemeinbefinden und dem Stande der Entzündung anpassen. Es gehören hierher verschiedene Methoden, deren Zweck es ist, den Abscefs zu öffnen und zu gleicher Zeit eine kräftigere Entzündung in ihm zu erregen: 1) Vermittelst des Kali causticum, nach Beinl; dringt der Schorf nicht sogleich durch, so durchsticht er ihn mit der Lancette und zieht später Druckverband und Umschläge von rothem Wein, von aromatischen Kräuterinfusen in Anwendung. Beinl beabsichtigt, die Geschwürfläche möglichst bald heilen zu lassen und die Anwendung des Aetzmittels zu wiederholen. 2) Vermittelst des Haarseils, nach Walther; der Zweck ist nicht Eiterung, sondern adhäsive Entzündung zu erregen, daher sollen die Seidenfäden nie länger als bis zum dritten Tage liegen bleiben und oft schon nach 6—12 Stunden ausgezogen werden. Langenbeck bindet das Haarseil auf der äufsern Wand der Geschwulst zusammen und täglich fester, bis es durchgeschnitten hat. 3) Das Spalten der ganzen Geschwulst, worauf Charpie mit Aetzkalilauge befeuchtet eingelegt werden soll, nach Zang. 4) Die wiederholte Punktion der Geschwulst mit der Lancette oder dem Troisquart, die nicht in directer Richtung durchgestochen, sondern, zur bessern Abhaltung der Luft, eine Strecke weit zwischen der Haut und der Geschwulst hingeführt werden sollten, worauf man jedesmal die Wunde sorgfältig schlofs und einen Compressivverband anlegte, um sie wieder zuheilen zu lassen, nach Abernethy. Aehnlich Volpi, der zuerst die Geschwulst durch einen Einstich öffnet, mit Abhaltung des Lufteintrittes entleert, durch ein Klebepflaster wieder schliefst, Druckverband und aromatische, mit Wein und China gekochte Umschläge auflegt. Heilt die Geschwulst nicht, so wird sie von Neuem entleert und eine Wiecke eingebracht, um Eiterung zu erregen, später die Geschwulst der ganzen Länge nach gespalten und reizende Injectionen von rectificirtem Weingeist und ein Druckverband in Anwendung gebraucht. Sodann verschiedene Einspritzungen, ebenfalls zum Zwecke kräftigere Entzündung und Granulationsbildung zu erregen, von rothem Wein, Aetzkalilauge, Sublimat (Schaak), von heifsem Wasser (Rust), von einer Auflösung des neutralen salpetersauren Quecksilbers (Nasse, Capeletti), öfteres Punktiren der Geschwulst, später Compressivverband und adstringirende Umschläge (Jacopi), oder das Oeffnen mit dem Glüheisen, das Brennen des Geschwürgrundes selbst mit dem Glüheisen, nach Rust.

5) Brand.

Literatur.

Im Allgemeinen.

Quesnay, traité de la gangrène. Paris 1750. — Kirkland, a treatise on gangrenes. Nollins 1752. — Kirkland, on gangrene. London 1786. — O'Halloran, on gangrene and sphacelus. London 1765. — Ch. White, observations on gangrene and mortifications. London 1790. — Hecker, über die Fäulnifs lebender und todter thierischer Körper. Heidelb. 1795. — Himly, de gangraena mollium solidarumque part. Gött. 1800. Abhandl. über den Brand der weichen und harten Theile. Gött. 1800. — Neumann, de gangraena, in Diss. Acad.

Joseph. T. III. Viennae 1801. Abhandl. vom Brand. Wien 1801. — Ranke, über den heifsen und kalten Brand. Breslau 1826. — Larrey, med.-chirurg. Denkwürdigkeiten. Aus dem Franz. Leipz. 1813. — Seiler, über die Amputation brandiger Gliedmafsen in med.-gerichtl Beziehung. Henke's Zeitschr. Bd. XX. Ergänzungsheft. — Wedemeyer, pathologisch-therapeutische Abhandl. über den Brand. Gräfe u. Walther Journ. Bd. XIV, Hft. 3. — Hébréard, mémoire sur la gangrène, ou mort partielle considérée dans les divers systèmes anatomiques, qu'elle peut affecter. Mémoires et prix de la societé de méd. de Paris 1817. — Unger, Beiträge zur Klinik der Chirurgie. Bd. I. 1833. — Jäger, Berl. Encyclopäd. Art. Gangraena. — Renault, de la gangrène traumatique. Paris 1840.

Anatomische Untersuchung.

Carswell, illustrations. Fasc. on mortification. — Gluge, anatomisch-mikroscopische Untersuchungen zur allgemeinen und speciellen Pathologie. — Vogel, Tafeln zur pathologischen Histologie.

Begriffsbestimmung, Eintheilung, Verschiedenheiten.

Brand, Sphacelus, Gangraena, Mumificatio, Necrosis, ist das Absterben eines mit dem lebenden Körper noch zusammenhängenden Theiles. Auch die entschiedene Hinneigung zum Absterben, wobei der erkrankte Theil aber noch gerettet werden kann, wird gewöhnlich schon Brand, Gangraena, genannt. Hiermit übereinstimmend sind die Bezeichnungen heifser und kalter Brand, Gangraena und Sphacelus. Bei dem erstern besteht noch eine sehr lebhafte Reaction, bei dem zweiten ist jede organische Thätigkeit erloschen. Andere gebrauchen die Bezeichnungen Gangraena und Sphacelus entweder als gleichbedeutend, oder für den trockenen und feuchten Brand. Mit dem Ausdrucke Mumificatio, Mumificationsbrand, bezeichnet man nur den trockenen Brand; der Bezeichnung Necrosis sollte man sich nur für den Brand in Knochen bedienen.

Allgemeine Ursachen des Brandes.

Als wesentliche Ursachen des Brandes erscheinen alle Bedingungen, durch welche der Stoffwechsel aufgehoben, die Ernährung eines Gebildes ungenügend, oder sein organischer Zusammenhang und seine nothwendige chemische Zusammensetzung direct aufgehoben wird.

Diese Bedingungen können zu Stande kommen :

1) durch Hemmungen der Circulation, entweder
   a) durch verminderten Zuflufs aus den Arterien, oder
   b) durch Hemmung des Rückflusses der Säfte in den Venen und Lymphgefäfsen,
   c) durch vollendete Stockung des Blutes in den Capillarien, oder
   d) durch Verbindung mehrer dieser Ursachen unter einander.

Hierher gehört der Brand nach Verschliefsung der Arterien durch Arteritis, oder nach operativer oder zufälliger mechanischer Obliteration, der Brand bei Phlebitis und Lymphgefäfsentzündung, der Brand bei mechanischer Hemmung der Circulation durch Einschnürung, endlich der eigentliche Entzündungsbrand. Doch gehört der Brand aus reiner Entzündung zu den allerseltensten Brandformen.

2) durch Zersetzung der Blutmasse, so dafs dieselbe zur Ernährung untauglich wird. Selten entsteht der Brand aus dieser Ursache allein, sie begründet in der Regel nur grofse Hinneigung zum brandigen Absterben; Stockungen in der Saftbewegung, Schwächung des Nerveneinflusses, Entzündungen, mechanische oder chemische Verletzungen, treten als mitwirkende Ursachen hinzu. Der scorbutische Brand, der Decubitus, der Brand in typhösen und fauligen, bösartigen, exanthematischen, miasmatischen Fiebern u. s. w. gehören hierher.

3) durch Schwächung des Nerveneinflusses. Auch diese Veranlassung kann nicht allein für sich wirken, da Veränderungen in der Nerventhätigkeit nicht ohne Einflufs auf das Blut und die Blutbewegung bleiben können. Zu den Lähmungen des Nerveneinflusses treten daher immer Blutstockungen u. s. w., welche die Ausbildung des Brandes vollenden helfen, hinzu. Quetschungen, Erschütterungen, mechanische Trennung wichtiger Nervenstämme, Lähmungen derselben von den Centralgebilden aus, durch organische Fehler, durch den Einflufs narcotisirender Mittel, geben die entfernteren Veranlassungen. Wahrscheinlich gehört hierher auch der Brand in der Kriebelkrankheit.

4) durch unmittelbare chemische oder mechanische Einflüsse, durch welche der Zusammenhang der morphologischen Elemente, oder die nothwendige chemische Zusammensetzung, bis zur Vernichtung des Lebens, oder wenigstens so, dafs sie der nachfolgenden entzündlichen Reaction nicht zu widerstehen vermögen, aufgehoben werden.

Hierher gehören: der Brand nach Quetschungen, der Brand, welcher auf die höheren Grade von Verbrennung und Erfrierung, auf die Einwirkung stärkerer Aetzmittel erfolgt u. s. w.

5) Manche Brandformen sind Folge von Ansteckung, die entweder eine eigenthümliche, stets zum Brand hinneigende Entzündung hervorruft, wie beim Milzbrand, oder, auch ohne Entzündung, die ergriffenen Theile auf eigenthümliche Weise auflöst, wie bei dem Hospitalbrande.

Bei den meisten Formen des Brandes wirken mehrere Ursachen zugleich, so bei dem Brande aus relativ zu hoher Entzündung die Stockung in den Capillarien und die Erschöpfung der Nerventhätigkeit, bei dem brandigen Aufliegen der Druck und die Auflösung der Säfte.

Der Brand ist entweder idiopathisch, wenn die Ursache zunächst und allein die Bedingungen zu seiner Entstehung gegeben haben, oder er ist symptomatisch, wenn ihm eine andere Krankheit als Bedingung der Entstehung vorausging. Diese Unterscheidung ist für die Beurtheilung mehrer practischer Fragen von grofser Wichtigkeit. Der idiopathische Brand ist anfangs immer ein rein örtliches Leiden, das aber später durch die Rückwirkung des Brandes zu einem allgemeinen werden kann. Der constitutionelle Brand wird entweder ganz allein, oder doch vorzugsweise durch ein allgemeines Leiden, durch Fehler der Säftemischung und Innervation hervorgerufen und unterhalten, während eine locale Veranlassung entweder gänzlich fehlt, oder doch den Ausbruch der Krankheit nur auf ein bestimmtes Organ hinleitet. Zu dem idiopathischen Brand gehört der traumatische, der nach Verwundungen, Quetschungen, vergifteten Wunden, nach mechanischer Unterbrechung des Blut- und Nerveneinflusses, durch chemische Einflüsse, Frost, Hitze, Aetzmittel entsteht, der Hospitalbrand u. s. w.; zu dem constitutionellen der Brand bei typhösen Fiebern, beim Scorbute, der Pest, das brandige Durchliegen, der Altersbrand, der Milzbrand, der Brand bei der convulsio cerealis u. s. w. Manche Brandformen sind anfangs rein locale Uebel, verbinden sich aber später mit einem allgemeinen, constitutionellen Leiden, durch welches sie unterhalten werden.

Die vorstehende Eintheilung nach den wesentlichen Ursachen, umgreift die wichtigsten Differenzen des Brandes. Andere Unterscheidungen sind entweder unwesentlich, beziehen sich auf Zufälligkeiten, einzelne Symptome, die verschiedenen Formen zukommen können, oder auf vorausgesetzte falsche Ansichten. Hierher gehören die Unterscheidung in feuchten und trockenen Brand; bei dem feuchten Brande lösen sich die abgestorbenen Parthien in einen bräunlichen, grünlichen, häfslich riechenden Brei auf, indem sie mit zersetztem Blute, Serum, Eiter, Brandjauche überfüllt werden. Bei dem trockenen Brande dagegen schrumpfen sie zusammen, werden hart, trocken, saftlos und vertrockenen endlich völlig. Diese Verschiedenheit ist durchaus nicht wesentlich, sondern hängt eines Theiles von der Masse von Säften ab, welche sich vor der völligen Ausbildung des Brandes angehäuft hat, andern Theils von der Structur des erkrankten Gebildes selbst. Nicht selten kommt feuchter und trockener Brand zugleich vor, indem z. B. die Haut eintrocknet, während das unter ihr liegende Zellgewebe zerfliefst. Der Brand, welcher nach Obliteration der Hauptarterien, nach Schwächung des Nerveneinflusses entsteht, ist immer trocken, dagegen sind die Brandformen, zu deren Entstehung Verschliefsung der Hauptvenenstämme, Zersetzung der Säftemasse, Einschnürung, Veranlassung gaben, so wie der traumatische und rein entzündliche Brand, immer feucht und zerfliefsend.

Die Unterscheidung in heifsen und kalten Brand bezieht sich nur auf das Stadium der Krankheit, kalt ist jeder vollendete Brand, heifs, die zum Brande hinneigende Entzündung. Alle Brandformen, welche ohne Entzündung entstehen, sind von Anfang an kalt. — Die Angabe der wesentlichen Veranlassungen ergiebt schon, dafs nicht jeder Brand ursächlich mit Entzündung zusammenhängt. Man kann daher in entzündlichen und nicht entzündlichen Brand unterscheiden. Diese Unterscheidung bezieht sich jedoch nur auf die Veranlassung, nicht auf den weitern Verlauf, indem das Brandige selbst immer als ein fremder Körper auf die Umgebung wirkt, in der es Entzündung und Eiterung erregt, durch deren Mitwirkung der Verlust, den der Brand gesetzt hat, wieder ausgeglichen werden kann.

Die Aufstellung eines kritischen und metastatischen Brandes ist wahrscheinlich nicht in der Natur der Sache begründet. Wenn der Brand auch zuweilen auf der Höhe von Fiebern, wo diese ohnedem, ihrer naturgemäfsen Entwicklung nach, eine Wendung genommen hätten, während die allgemeinen Erscheinungen sich zu gleicher Zeit bessern, wahrgenommen wird, so darf er defshalb noch nicht als Ursache dieser Besserung, als Ursache der Krise angesprochen werden, so wenig als die äufserste Prostration der Kräfte, welche häufig der plötzlichen und unerwarteten Besserung vorausgeht. Er ist bei allgemeinen Krankheiten immer eine ungünstige Erscheinung, deren Rückwirkung den allgemeinen Krankheitszustand zu verschlimmern droht. Eben so sind die Formen, welche man als metastatisch angesehen hat, nur Erscheinungen der Krankheit überhaupt, aber keine wahren Metastasen.

Allgemeine Erscheinungen des Brandes.

Die Erscheinungen des Brandes sind nach den Veranlassungen und dem Baue des erkankten Gebildes so verschieden, dafs sich nur wenig allgemeines hierüber angeben läfst. Manche Brandformen treten mit sehr lebhaften, entzündlichen und fieberhaften, andere mit schwächeren, allgemeinen Reactionen auf. Es hängt diese Verschiedenheit theils von den Veranlassungen, theils von dem Kräftezustande des Subjectes ab; bei jungen kräftigen Subjecten, nach localen Veranlassungen, pflegen die örtlichen sowohl, als die allgemeinen Reactionen sehr stürmisch zu sein. Bei geschwächten Subjecten dagegen, wenn die Jauche sehr stürmisch in das Blut übergeht, beim feuchten Brande vorzüglich, tritt bald ein Zustand der Adynamie und Prostration ein.

Mit der Ausbildung des Brandes, d. h. mit dem Erlöschen jeder organischen Thätigkeit, fallen die erkrankten Gebilde den Gesetzen des Chemismus anheim. Sehr oft beginnt die chemische Zersetzung noch bevor alle organische Thätigkeit erloschen ist und die Zellen und Zwischenräume füllen sich schon mit Brandgasen (brandiges Emphysem), oder mit zersetzten Flüssigkeiten (Brandblasen, Oedem), ehe Gefühl, Bewegungsfähigkeit u. s. w. völlig aufgehört haben. — Sehr häufig giebt sich beim Brande tiefliegender Theile diese Erfüllung mit Gasen nur durch den hellen tympanischen Ton beim Anschlagen zu erkennen. Bei der brandigen Zersetzung bilden sich jedoch andere Producte, als sich bei der fauligen, der nämlichen, aber völlig von dem Körper abgelösten Parthien bilden würden. Ohne Zweifel hängt diese Verschiedenheit lediglich von dem Einflusse der thierischen Wärme, die sich den brandigen Parthien noch mittheilt, so wie davon ab, dafs mit dem drohenden Brande, also vor dem völligen Erlöschen des Lebens, sich schon eigenthümliche Verbindungen gebildet haben. An eine fortdauernde organische Einwirkung der lebenden Theile auf die völlig abgestorbenen, ist micht zu denken. Beide Erscheinungen, die Bildung von Blasen und Emphysem, sind jedoch eben so wenig, als der foetide Geruch, constante Zeichen des vollendeten Brandes. Emphysem kann bestehen, ohne dafs der Theil nothwendig abstirbt und kann, so wie der foetide Brandgeruch, fehlen, auch wenn die Mortification vollendet ist. Es kommt hier alles auf die Structur und den Säftereichthum, so wie auf den Grad der Temperatur an, welchem der erkrankte Theil ausgesetzt war. Die weiteren localen Erscheinungen des vollendeten Brandes sind im Allgemeinen folgende : Verlust der Eigenwärme. Mit der völligen Stockung der Säfte, der Vernichtung des Nerveneinflusses, erlischt die Quelle der thierischen Wärme, die Temperatur sinkt und setzt sich mit den umgebenden Medien ins Gleichgewicht. Häufig glauben die Kranken, wenn die Nerven nur anfangen gelähmt zu werden, schon wahre Eiseskälte zu empfinden, während die Temperatur noch nicht gesunken ist und auch später erscheint die Kälte dem Gefühle des Kranken beträchtlicher, als sie sich nach Messungen mit dem Thermometer herausstellt, da sie auch bei vollendetem Brande, wegen des fortdauernden Einflusses der noch lebenden Nachbartheile, einige Grade über der Temperatur der umgebenden Luft bleibt. Mit der Vollendung des Brandes verschwindet weiterhin jede Fähigkeit zu willkürlichen Bewegungen, zu empfinden und die organische Structur, die Farbe und die Structur brandiger Theile werden nach der Form des Brandes, der ursprünglichen Farbe und nach manchen Zufälligkeiten sehr mannichfaltig verändert.

Die äufsere Haut wird lederartig, trocken, hart, bräunlich, rostfarben, bläulich, schiefergrau, bei trocknem Brande endlich schwarz. Das Zellgewebe wird mürbe, zerfliefsend, in einen bräunlichen Brei verwandelt, oder weifsgrau, grünlich, mit zersetztem Blute und Gasen durchdrungen. — Muskeln verwandeln sich in der Regel in eine weiche, schmierige, graubraune, oder braunrothe Masse, welche in ihren Zwischenräumen aufserordentlich viel zersetztes Blut und faulige Gase einschliefst. Fibröse Gebilde, Sehnen und Sehnenscheiden lösen sich sehr langsam in einzelne aschgraue Fasern auf, die erst spät ihre Festigkeit und ihren Zusammenhang verlieren; feste Knochen werden anfangs weifs, später durch Inbibition von Brandjauche, schwärzlich; spongiöse Knochen sind von Anfang an dunkel gefärbt. Die Nervensubstanz des Gehirns löst sich in einen grünlichen Brei auf, peripherische Nerven widerstehen dem Brande, eben so wie Arterien und Venen, sehr lange. Schleimhäute verwandeln sich durch Brand in gräuliche, aufgelockerte Massen, oder stofsen sich in schwärzlich-bräunlichen, dunkelrothen Fetzen ab, an denen immer noch ein Theil des submucösen Zellgewebes hängt.

Rückwirkung des Brandes auf den Organismus.

Die Rückwirkung des Brandes auf den Organismus beruht, abgesehen von dem Verluste eines mehr oder minder wichtigen Gebildes und den Folgen, welche die dem Brande vorausgehende Entzündung, Erregung und Lähmung der Nerven nach sich zogen, hauptsächlich auf der Resorption der Brandjauche und der Zersetzung der Säftemasse, die aus ihr hervorgeht. Der Einwand, welcher dieser Ansicht oft entgegengesetzt wurde, dafs in dem Brandigen jede Lebensäufserung, also auch die Möglichkeit der Resorption aufgehört habe, wird dadurch widerlegt, dafs die Bildung und Aufsaugung der Jauche und ihre Einwirkung auf das Blut schon beginnt, ehe der Brand völlig ausgebildet ist und dafs an der Gränze des Brandes vermehrte Gefäfsthätigkeit sowohl in den Venen, als den Lymphgefäfsen fortbesteht; letztere sieht man durch Aufnahme von Jauche sehr häufig von der Gränze des Brandes an, bis zu den nächsten Drüsen hin, und diese selbst, entzündet. Ribes und Gendrin vermochten selbst in den benachbarten gröfseren Venenstämmen die Brandjauche nachzuweisen. Bei der Section findet man daher auch gewönlich das Blut in demselben Zustande, wie bei Pyämien. Je flüssiger die Producte des Brandes sind, desto leichter können sie von den Gefäfsen aufgenommen werden. Bei dem feuchten zerfliefsenden Brande ist daher die Rückwirkung auf den Gesammtorganismus immer gröfser, als bei dem trocknen Mumificationsbrande.— Die Resorption der Brandjauche ist geringer und ihre Rückwirkung auf das Allgemeinbefinden weniger bedeutend, wenn die Entzündung im Umkreise des Brandes sehr lebhaft ist, da in heftig entzündeten Gebilden die Fähigkeit zu resorbiren aufgehoben ist, wenn der Brand dagegen nur von einem schwachen Entzündungskranze umgeben ist, so erfolgt die Resorption sehr rasch und die Zersetzung verbreitet sich alsbald über die gesammte Säftemasse. — Die Folgen des Ueberganges der Brandjauche in das Blut sind, wie immer, faulige und typhöse Fieber, welche ihrerseits ihren Einflufs wieder auf die Reactionsentzündungen erstrecken, durch welche die Demarcation des Brandes eingeleitet wird. Wenn daher von ausgebreiteten feuchten Brandflächen die Jauche sehr stürmisch in das Blut übergeht, gelingt es sehr selten, den Bestrebungen der Natur allein, den Brand abzustofsen, weil die Demarcationsentzündung selbst immer wieder und um so mehr, je mehr sich der Brand ausbreitet, die Zersetzung des Blutes und der typhöse Zustand also überhand nehmen, in Brand übergeht. Nach der Quantität und der mehr oder weniger deleteren Eigenschaft der in das Blut übergehenden Säfte, dem Kräftezustande des Kranken, erscheint das Brandfieber unter verschiedenen Formen. Bei jungen kräftigen Personen, dem reinen Entzündungsbrande, wenn die Jauche nur in geringen Quantitäten und nicht stürmisch in das Blut übergeht, nähert sich das Fieber anfangs noch einem entzündlichen. Der Puls ist noch voll, hart, fängt jedoch bald an weicher zu werden, die Haut wird heifs, brennend, trocken, der Durst grofs, unauslöschlich, die Zunge trocken mit einem bräunlichen Belege, der Appetit fehlt, Uebelkeit, Erbrechen. Dazu treten häufig Erscheinungen, welche auf lebhaftere Irritation der Centralgebilde hinweisen, Sehnenhüpfen, lebhafte Delirien. In dem zweiten Falle dagegen wird mit der Ausbildung des Brandes der Kranke von wiederholten Frostanfällen befallen, womit zugleich der Puls klein, schwach, fadenförmig, kaum fühlbar und sehr schnell wird, bis zu 120 und 140 Schlägen, die Kräfte sinken plötzlich, das Gesicht fällt ein, die Züge entstellen sich, die Augen werden matt, die Conjunctiva gelblich, mit Schleim bedeckt, die Lippen, Zähne und Zunge schmierig, zuletzt schwärzlich belegt. Die Haut wird kühl, schlaff und bedeckt sich mit kühlen, klebrigen, zuweilen übelriechenden Schweifsen. Aehnlich wie in diesen Schweifsen tritt auch auf den Schleimhäuten das Serum des Blutes auf die Oberfläche, daher profuse, zuletzt unwillkürliche Stühle, Lungenödem, das häufig die nächste Ursache zum Tode wird. Daher erschwerte, röchelnde Respiration, die zuletzt nur mit den Hals- und Bauchmuskeln vor sich geht. Der Appetit verliert sich ganz, während der Durst sehr heftig bleibt, wenn auch häufig die Geisteskräfte des Kranken nicht geweckt genug sind, um das Bedürfnifs zu äufsern, dabei Uebelkeit, Erbrechen, Druck im Magen, Schluchzen und nicht selten sehr gefährliche biliöse Erscheinungen. Mit den Körperkräften verfallen auch die des Sensoriums, daher Betäubung, Schlafsucht, stille Delirien, Umneblungen der Sinne, der Kranke vermag sich nicht mehr ausgestreckt zu erhalten, er sinkt im Bette herunter, die Augenlieder werden gelähmt, die Pupille wird weit, starr, unbeweglich, gegen das Licht unempfindlich, der Kranke kann nur durch starke Reize, lautes Anrufen, auf kurze Zeit aus seinem Torpor geweckt werden. Er nimmt keinen Theil mehr an dem was um ihn vorgeht und äufsert keinerlei Bedürfnifs mehr. Die Stuhlausleerungen erfolgen unwillkürlich und der Urin wird, weil der Kranke das Bedürfnifs nicht fühlt, ihn zu entleeren, in der Blase verhalten. Alle Ausleerungen, Schweifs und Koth, werden sehr profus und nehmen gewöhnlich einen höchst durchdringenden, aashaften Geruch an. Das aufgelöste Blut tritt an den Oberflächen in Form von Petechien, Blutflecken, blutigem Friesel, Blutungen aus den Schleimhautcanälen, Blutungen aus der Brandfläche selbst hervor. Der Athem wird endlich immer kürzer, mühsamer, röchelnd, die Erfüllung der ferneren Bronchialäste an der Lungenbasis steigt zu gröfseren Stämmen hinauf, der Kranke verliert die Kräfte, den Schleim zu expectoriren. Er hebt ihn mühsam bis zu der Trachea, ohne ihn auswerfen zu können. Mit dem Mangel der Respiration sinkt der Rest der Kräfte noch mehr, bis plötzlich der Tod erfolgt.

Einige Brandformen beschränken ihre Wirkung nicht auf den einzelnen Körper, der an ihnen erkrankt ist, sondern erzeugen ein flüchtiges oder fixes Contagium, durch welches sie sich auch auf andere zu übertragen vermögen, Hospitalbrand, Pest, Carbunkel, Milzbrand. Andere bilden nur, wenn ihre Emanationen in engen Räumen, in denen die Luft selten gewechselt wird, sich ansammeln, ein Miasma, oder ihre Producte wirken, wenn sie in offene Wunden und Geschwüre gelangen, wie faulende, in Zersetzung begriffene Thierstoffe überhaupt.

Der Brand ist entweder fortschreitend, oder stillestehend. Das Fortschreiten des Brandes hängt ab von der noch nicht erloschenen Wirkung der allgemeinen Ursachen, welche ursprünglich den Brand veranlafsten, oder wenn dieser aus örtlichen Einflüssen entstand, von der Verderbnifs der Säftemasse, die er selbst erzeugt. Aus der letzten Ursache breitet sich der Brand häufig weiter aus, als die localen Verletzungen wirkten. Hierauf stützen sich die für die Praxis wichtigen Unterscheidungen: ob der Brand durch örtliche Veranlassung entstanden und örtlich geblieben, oder ob er zwar aus örtlichen Ursachen hervorgegangen ist, aber doch später ein Allgemeinleiden hervorgerufen hat, oder ob er die Folge einer noch fortwirkenden allgemeinen Krankheit ist.

Ausgänge.

Die Ausgänge des Brandes können sein: Rückkehr zu dem normalen Zustande, wenn der Brand nur bis zu dem Stadium der Gangräen vorgeschritten war, oder Abstofsung des völlig Abgestorbenen, worauf durch die nachfolgende Eiterung der Verlust mehr oder weniger vollständig ausgeglichen werden kann, oder der Tod. Wenn die Gangräen zum Bessern sich wendet, so begränzt sich zuerst die livide, dunkelrothe Färbung und macht einer hellerrothen Platz. Zu gleicher Zeit vermindert sich die Geschwulst, sie verliert ihre ödematöse, oder emphysematische Beschaffenheit und wird wieder elastisch, weniger schmerzhaft. Nach und nach kehren auch, indem der Blutumlauf sich wieder herstellt, die Wärme, die Empfindlichkeit und das Vermögen zur Vollführung der Functionen zurück. In offnen Wunden bilden spontane Blutungen zuweilen die Vorboten der Besserung; trocken, dem Brande nahe stehende Wundflächen fangen, wenn die Heftigkeit der Entzündung sich mäfsigt, wieder an Eiter abzusondern.

Demarcation des Brandes.

Der brandige, völlig abgestorbene Theil und die Brandjauche, welche in die Umgebung abgesetzt wird, wirken als Entzündungsreize und rufen eine neue Entzündung, die Demarcationsentzündung, an der Gränze des Brandes hervor, welche dazu beiträgt, das Abgestorbene von dem Lebenden zu begränzen und es gleich einem fremden Körper auszustofsen.

Die diffuse, livide Farbe des Theils, welche bisher keine scharfe Gränzlinie hatte, begränzt sich genauer; rings um das Brandige erscheint ein schmaler blafsrother Saum, die Demarcationslinie, die sich allmählig rosenartig ausbreitet und deren Farbe wesentlich von der bläulichen der brandigen Entzündung verschieden ist.—Statt der dunkeln Brandblasen umgiebt sich die Demarcationslinie mit einem Kranze von Blasen, die mit dünnem gelblichem Eiter gefüllt sind. Die Entzündung ist jedoch nicht die Ursache der Demarcation, braucht auch defshalb nicht erregt zu werden, die Abstofsung und Verkleinerung des Brandigen erfolgt durch den Abflufs und die Verdunstung der Jauche und die fortwährende brandige Auflösung der festen Theile. Die Entzündung ist die Folge der Einwirkung dieser dem Leben entfremdeten Gebilde.— Das Brandige zieht sich durch Verdunsten der Flüssigkeit mehr und mehr zurück und es bildet sich hierdurch eine Spalte zwischen ihm und dem Lebenden, der Demarcationsgraben, dessen Grund anfangs mit gelblichem, mifsfarbigem Zellgewebe ausgefüllt ist, in welchem aber, besonders wenn Entzündung die Ursache des Brandes war, oder wesentlich zu demselben mitwirkte, bald sehr üppige Granulationen, bei reichlicher Eiterbildung, hervorspriefsen. Je stärker die Säfteanhäufung vor dem Ausbruche des Brandes war, je weniger die Constitution gelitten hat, desto reichlicher erscheinen die Granulationen. — Der Demarcationsgraben vertieft sich, indem die abgestorbenen Theile mehr und mehr zusammenschrumpfen, durch die tiefer liegenden Parthien, Zellgewebe, Muskeln.—Längeren Widerstand leisten sehnige Gebilde, Flechsen, Gelenkbänder, Aponeurosen und die Knochen selbst, welche in der Regel, zur Abkürzung des Trennungsprocesses, durchschnitten werden müssen.—Die Demarcation erfolgt in verschiedenen Theilen nicht in gleicher Höhe eines Gliedes. Geht die Demarcation durch die ganze Dicke desselben, so wird das subcutane Zellgewebe etwas höher, als die Haut, die Muskeln ziemlich in gleicher Höhe mit dieser, zuweilen aber auch bis zu ihren Insertionen, die Sehnen an ihren Insertionen in die Muskeln, oder Knochen, der Knochen selbst am spätesten und am höchsten nach dem Rumpfe zu hinauf abgestofsen.

Obliteration der Arterien beim Brand.

Bei allen Brandformen, welche durch Entzündung entstehen, oder zu denen wenigstens im Verlaufe und namentlich zur Demarcation, Entzündung hinzutritt, pflegt mit der Trennung des Brandigen, auch wenn gröfsere Glieder sich losstofsen, keine Blutung zu erfolgen, weil die Entzündung, welche dem Brande vorausgeht, auch die gröfseren Gefäfsstämme ergreift und dieselben, durch fest anhängende, mehr oder weniger entfärbte, Blutpfropfe, oder durch plastische Ausschwitzungen und unmittelbare Agglutinationen der Wandungen, verschliefst. Die Obliteration der gröfseren Gefäfsstämme verbreitet sich sogar eine Strecke weit über die Demarcationslinie nach dem Rumpfe zu, so dafs bei Amputationen in der Nähe des Brandigen in der Regel nur wenige, oder selbst keine Gefäfsstämme zu unterbinden sind. Auch in den entfernten Stämmen findet man häufig feste Gerinnsel. Manchmal widerstehen gröfsere Arterien, so wie auch Nervenstämme, dem Brande, durch dessen Heerd sie mitten hindurchgehen, durchaus und bedecken sich, wenn das Todte sich abstöfst, mit guten Granulationen, ohne ihre Functionen einzustellen. Die obliterirten Arterienstämme sind in der Regel zugleich auch verengt. Auch in den gröfseren Venenstämmen, welche vom Brande herkommen, findet man nicht selten fest anhängende Gerinnsel. Eine Ausnahme von dieser Regel machen die Brandformen, zu deren Entstehung Entzündung gar nicht mitwirkte, oder in deren Verlauf die Auflösung der Säfte zu dem Grade gedeiht, dafs feste, plastische Ausschwitzungen und Adhäsionen derselben durch active Entzündung, nicht mehr möglich sind, bei dem scorbutischen Brande u. s. w. Bei diesen Brandformen erfolgen Blutungen, sowohl aus dem Brandigen selbst, sobald die Wandungen der Gefäfse ergriffen werden, als auch aus der Wundfläche, die sich bei etwaigen Versuchen zur Demarcation bildet.

Verlauf und Ausgänge des Brandes im Allgemeinen.

Der Verlauf des Brandes ist nach den ursächlichen Momenten und der Structur des erkrankten Gewebes sehr verschieden. In manchen Fällen ist sein Gang so rasch, dafs er binnen 24 Stunden sich über ein ganzes Glied ausbreitet, anderemale kriecht er im Verlaufe mehrerer Wochen langsam vorwärts. Selten vergehen mehr als etwa 20 Tage bis zur Bildung der Demarcationslinie, nur die Knochen bedürfen einer längeren Zeit. Oberflächliche Schorfe stofsen sich binnen 8—10 Tagen ab. Die Zeit bis zur Vollendung der Narbe richtet sich nach der Gröfse des Verlustes und dem Stande der Kräfte.

Da mit der Ausbildung des Demarcationsgrabens und der Ausfüllung desselben mit gutem Eiter, der Uebergang der Jauche in das Blut vermindert wird und mit der völligen Losstofsung des Brandes ganz aufhört, so ändert sich auch von da an der Charakter des Fiebers, welches mit dem Nachlafs der putrid-nervösen und gastrischen Erscheinungen wieder den eines einfachen Eiterungsfiebers annimmt.

Ursache des Todes kann der Brand werden:

1) durch unmittelbare Zerstörung eines wichtigen, zum Leben unentbehrlichen Organes, durch den Brand selbst, oder durch die Unterbrechung der Function eines derselben, im Gefolge der secundären Erscheinungen, z. B. durch Lungenödem, serösen Ergufs in dem Gehirne.

2) durch die zunehmende Zersetzung der Säftemasse, ähnlich wie bei Pyämien und Phlebitis, die in der That nicht selten besonders zu feuchtem Brande hinzutreten, durch völlige Erschöpfung der Kräfte, unter den Erscheinungen eines typhös-putriden Fiebers und völliger Colliquation.

3) durch Blutungen aus grofsen Arterien, wenn sie bei zerfliefsendem Brande nicht vor der Abstofsung des Abgestorbenen verschlossen worden waren.

4) nach Abstofsung des Brandes noch durch die folgende profuse Vereiterung.

Allgemeine Prognose bei Brand.

Die Prognose bei dem Brande ist stets ungünstig, da auch bei oberflächlichem und wenig ausgedehntem Brande minder wichtiger Theile durch die Jaucheresorption Gefahr droht. Jedenfalls geht der erkrankte Theil bei vollendetem Brande verloren. Die Prognose richtet sich im Uebrigen nach der Wichtigkeit des erkrankten Organes; Brand innerer Gebilde, der Eingeweide, ist fast immer tödlich. Nach der Ausbreitung des Brandfleckes, bei sehr ausgedehntem, besonders feuchtem Brande, erfolgt durch den reichlichen Uebertritt der Jauche in das Blut eine bedeutende Zersetzung desselben und daraus eine solche Depression aller Kräfte, dafs die Natur nicht für sich allein im Stande ist das Brandige abzustofsen, dafs vielmehr jeder Versuch dazu immer wieder zur weiteren Ausbreitung des Brandes führt. Je weiter aber der Brand sich ausbreitet, desto geringer wird die Hoffnung, dafs er sich selbst begränzen werde. Hiermit hängt der Einflufs zusammen, den die Beschaffenheit des Brandes auf die Prognose äufsert. Trockener Brand, der wenig Gelegenheit zur Jaucheresorption giebt, bildet eine bei weitem bessere Prognose, als feuchter Brand, der trockene Brand der Knochen hat daher in dieser Beziehung keine ungünstigere Prognose, als eine Eiterung von gleicher Ausdehnung. Mit der Jaucheresorption steht die Beschaffenheit des Fiebers und dessen Einflufs auf die Vorhersagung in engem Verhältnisse. Sehr schlimm ist die Prognose bei hohem Grade des Zersetzungsfiebers, colliquativen Schweifsen, Opression, Betäubung, wiederholten Frostanfällen, gänzlicher Kraftlosigkeit u. s. w.

Haut und Zellgewebe regeneriren sich nach manchen Brandformen, bei denen lebhafte Reaction in der Umgegend bestand, überraschend schnell wieder, andere Brandformen hinterlassen, besonders wenn sie tiefer als das subcutane Zellgewebe greifen, häfsliche Entstellungen.

Heilsam kann der Brand nur werden, wenn durch ihn Aftergebilde, Verhärtungen, Aneurysmen, die mit keiner allgemeinen Dyskrasie in fortwährender Verbindung stehen, zerstört werden.

Behandlung des Brandes im Allgemeinen.

Die Behandlung des Brandes hat im Allgemeinen folgende Indicationen zu erfüllen :

1) den Uebergang der Gangräen in Sphacelus wo möglich zu verhindern;

2) das Fortschreiten des Brandes auf möglichst enge Gränzen zu beschränken;

3) die Abstofsung zu befördern und das Abgestofsene möglichst schnell zu entfernen;

4) die Wirkung der Brandjauche zu neutralisiren und ihre Folgen auf das Allgemeinbefinden zu berücksichtigen.

In Bezug auf die erste Indication ist die Behandlung nach den Veranlassungen, die vor Allem entfernt werden müssen und nach den Formen des Brandes selbst, sehr verschieden. Das Nähere hierüber kann daher nur bei den einzelnen Brandformen angegeben werden. Bald werden äufserer Druck, oder Einschnürung, zu beseitigen, bald die allzugrofse Heftigkeit der Entzündung zu mäfsigen, Gifte und Contagien zu zerstören, bald dyskrasische Zustände des Blutes zu heben sein u. s. w.

Zur Erfüllung der zweiten Indication bedarf es nicht der Erregung einer Entzündung, da diese nur die Begleiterin, nicht aber die Ursache, der Demarcation ist. Wo die Demarcation und die Entzündung, die sie jedesmal begleitet, sich nicht einstellen wollen, liegt es weniger an dem Mangel der localen Reaction, als viel mehr an Mangel der Kräfte überhaupt und eine zweckmäfsige allgemeine, auf Belebung der Kräfte zielende Behandlung, trägt vielmehr dazu bei, die Demarcation zu befördern, als reizende Localmittel, welche leicht Veranlassung werden, die Verbreitung des Brandes auf die Umgebung zu begünstigen.

Nur wo der Brand noch von einer sehr heftigen Entzündung umgeben ist, können vorsichtig angewendete antiphlogistische Mittel an ihrer Stelle sein, zuweilen selbst locale Blutentleerungen, häufiger kühle Umschläge von Bleiwasser. Häufiger dienen zur Beförderung der Abstofsung und um die Eiterung einzuleiten feuchtwarme Umschläge, deren Zusammensetzung man nach dem Stande der Entzündung wählt. Wo noch ziemlich lebhafte Entzündung in der Umgegend besteht, läfst man erweichende, lauwarme Umschläge mit Bleiwasser machen; ist die Entzündung weiter zurückgetreten, aromatische, mit Zusatz von Arnica, Camphor, Brandwein, Spiritus Serpylli u. s. w.

Um die Brandjauche chemisch zu neutralisiren, den übeln Geruch zu heben, die Fäulnifs zu beschränken und ihre Wirkung auf das Gesunde aufzuheben, ist eine grofse Menge theils fester pulverförmiger, theils flüssiger Mittel anempfohlen worden. Gewöhnlich räth man die flüssige Form bei trockenem, die pulverförmige bei feuchtem

Brand, um die Brandjauche aufzusaugen, in Anwendung zu bringen. Die flüssigen Formen verdienen jedoch unter allen Umständen den Vorzug, weil sie besser erlauben die Reinlichkeit zu handhaben, sich leichter in alle Vertiefungen einbringen lassen, den Abflufs der Jauche weniger hindern, als die Pulver, die sich mit der Jauche zu einer festen Kruste verbinden.

Die Hauptsächlichsten unter ihnen sind:

1) die Säuren. Die verdünnten Mineralsäuren, Salpetersäure, Salzsäure, Essig und Salmiak, Essig und Nitrum, besonders aber das Chlor und Umschläge von Chlorwasser, oder als Chlorkalk mit Wasser geschüttelt, oder als Aufstreupulver. Das Chlorwasser, mit dem man die Wunde ausspritzt und die Verbandstücke befeuchtet auflegt und im Verlaufe des Tages, sobald sie trocken werden, wiederholt befeuchtet, verdient, wegen seiner Wirksamkeit und leichten Anwendung, unter allen desinficirenden Mitteln das meiste Vertrauen.

2) die Kohle. Ihre Anwendung ist in verschiedenen Formen möglich. Am meisten wird sie als Aufstreupulver von gepulverter Holzkohle gebraucht. Sie zerstört den fauligen Geruch, bindet die Jauche und übt selbst einen gelinden Reiz auf die lebende Nachbarschaft aus. Ihr Gebrauch hat aber den Nachtheil, dafs sie sich nicht leicht in alle Vertiefungen der Wunde bringen läfst und dafs sie mit der Jauche feste Borken bildet, unter denen sich die ferneren Abscheidungen anhäufen und nicht leicht entfernt werden können. In der Form von Kohlensäure, die man aus gährenden Cataplasmen entwickelt, theilt sie zwar obige Nachtheile nicht, hat aber auch zugleich ihre Hauptwirkung, die Fäulnifs zu hemmen, die Brandjauche zu binden und den Geruch zu zerstören, verloren. Sie ist daher in dieser Form ziemlich unwirksam. — Um Kohlensäure aus einem Cataplasma zu entwickeln, bedient man sich entweder geradezu der Hefe, Bierhefe, der man mit Kleien, oder Leinsaamenmehl die nöthige Consistenz giebt, oder man bereitet einen Brei aus Malz und Hafermehl, dem man etwas Hefe zusetzt.

Hierher gehören auch die Anwendung des Kreosots, der Aqua kreosotica und des Acidum pyrolignorum, mit denen man Charpie befeuchtet und auflegt. Ihre fäulnifswidrige Wirkung ist der der reinen Kohle sehr ähnlich, vor der sie die leichtere Anwendung und dafs sie die Wunde nicht verstopfen, voraus haben.

3) adstringirende und aromatische Mittel, welche ebenfalls theils in Pulverform, theils als Decocte, die stets den Vorzug verdienen, gebraucht werden. — Zu diesen gehören rein adstringirende Decocte, von cortex Salicis, Hippocastani, querci, Chinae, Rad. tormen-

tillae, Infus. herbae Scordii, Rutae, Chamomillae, Sabinae u. s. w. Ihre desinficirende Wirkung ist sehr gering. Sie nützen hauptsächlich nur durch Aufnahme, Verdünnung und leichtere Entfernung der Brandjauche, oder durch ihre leichte tonisirende Nebenwirkung, auf die noch lebende Nachbarschaft.

4) das Feuer, das Glüheisen, mit welchem man den feuchten Brandschorf in einen trocknen verwandelt und die resorbirbare Brandjauche durch Verdunstung oder Eintrocknung entfernt. So vielfach das Glüheisen früher bei dem Brande gebraucht wurde, so kann es doch nur da Anwendung finden, wo seine stark erregende Nebenwirkung nicht schadet, ja wegen gänzlichem Mangel an Erregung in der Nachbarschaft des Brandes nothwendig ist. Wo lebhaftere Entzündung in der Umgebung des Brandes besteht, mufs die Wirkung der strahlenden Wärme jedesmal schaden.

Wenn die Brandschorfe sehr dick und feucht sind, wenn sich in ihrem Innern Höhlen mit Gasen, oder Jauche gefüllt, gebildet haben, wenn die Jauche unter festen Sehnenausbreitungen, in Sehnenscheiden sitzt, wenn scharfe Ergüsse, Urin, Koth, entfernt werden müssen, so scarificirt man durch die ganze Dicke des Brandigen, bis an die Gränze des Gesunden, oder entfernt das vollkommen abgestorbene, so weit es leicht geschehen kann, mit der Scheere, um den Abflufs der Jauche zu erleichtern und um den desinficirenden Mitteln den Weg auch bis zu den tiefern, unmittelbar an das Lebende gränzenden Schichten des Brandes, zu bahnen. Bei trockenem Brande sind diese Scarificationen nie nothwendig. Sie dürfen nie, wenn sie nicht den Zweck haben Spannungen zu heben, bis in das Lebende gehen, weil die geringste Blutung gefährlich werden kann und weil Verwundung noch offener Gefäfse den Uebergang der Jauche in das Blut ganz besonders begünstigen würde.

Den Verband wechsle man, wenn die Quantität des Secretes es nöthig macht, mehrmals im Tage und entferne jedesmal sorgfältig durch Einspritzungen und Auswaschen die angesammelten Flüssigkeiten.

Mit den oben angeführten Mitteln zur Desinfection des schon völlig Brandigen dürfen, wie es so häufig geschieht, die nicht zusammengestellt werden, welche eine mehr oder weniger irritirende Wirkung auf die noch lebende Umgebung äufsern und zur Anwendung auf diese, nach dem Stande der Entzündung und der Eiterung, indicirt sein können. Häufig jedoch werden diese Mittel gleichzeitig, oder statt der desinficirenden, ohne allen Nutzen angewendet, da sie natürlich auf das schon völlig Abgestorbene nicht mehr zu wirken vermögen. — Meistens sind sie entbehrlich, da die Absicht, die sie erfüllen sollen, durch zweckmäfsig zusammengesetzte Cataplasmen vollkommen zu erreichen ist. Es gehören übrigens hierher vielerlei balsamische Salben und Tincturen, Ung. Elemi, basilici, Styracis, — mit Zusätzen von Myrrhe, Aloe, Camphor, Bals. peruv., die Tinctura Myrrhae, Aloes, das Oleum terebinthinae, das Liquamen Myrrhae. — Nur wo die torpide Beschaffenheit der Entzündung und der Eiterungsfläche es fordern, können solche Mittel in der Umgegend des Brandes, in dem Demarcationsgraben, oder nachdem der Brand sich abgestofsen hat, auf der zurückbleibenden Eiterfläche, von Nutzen sein.

Die Eiterfläche, welche nach gänzlicher Entfernung des Brandes zurückbleibt, behandle man ihrem Charakter nach. Wird die Abstofsung des Brandigen durch einige Sehnen, oder den Knochen, gehindert, so trenne man diese mit dem Messer, oder der Säge, um den Kranken von der Last des faulenden Theiles zu befreien.

Die Frage, ob und wann bei dem Brande amputirt werden soll, ist zu verschiedenen Zeiten sehr abweichend beantwortet worden. Während früher der Brand als einzige und unbedingte Indication zur Amputation betrachtet wurde, wurde ihre Anwendung später von Sharp und Richter sehr beschränkt, bis Gräfe und Rust die Amputation beim Brande gänzlich verwarfen. Durch Larrey wurde die Operation wieder für bestimmte Fälle eingeführt. Dieser Ansicht folgen die meisten Neuern. Genauer aufgefafst stellt sich die Frage, wann soll bei fortschreitendem, wann nur bei stehendem Brande amputirt werden? Ohne allzusehr in das Detail einzugehen, läfst sich die Frage in der Weise beantworten, dafs bei allen Brandformen, welche von innern, noch fortwirkenden Ursachen, abhängen, bei denen es nicht bekannt ist, wie weit und wie tief die Ursache gewirkt hat, wie weit also schon die Bedingungen zum Brande gegeben sind, im Allgemeinen nicht amputirt werden darf, ehe die Natur den Punkt gezeigt hat, an welchem sich der Brand begränzen will, weil man sonst den Kranken der Gefahr aussetzt, dafs die Amputationsfläche selbst wieder vom Brande ergriffen werde. Hat sich aber die Demarcationslinie gezeigt, so kann durch die Amputation, wenn sie nur das Allgemeinbefinden, der Kräftezustand gestatten, die Krankheit sehr abgekürzt und eine bessere Narbe geliefert werden, während man zugleich die Kräfte schont. Ausgenommen sind einzelne, unmittelbar lebensgefährliche Zufälle, welche nur durch die Amputation gehoben werden können, z. B. Blutungen aus der Brandfläche, welche auf keine andere Weise zu stillen sind.

Dagegen mufs, wenn die Krankheit aus rein localen, traumatischen Ursachen entstanden ist, zuweilen amputirt werden, ehe der Brand nur völlig zum Ausbruche gekommen ist, wenn die Art der Veranlassung, heftige Quetschung, Zerschmetterung, den Brand einer grofsen Fläche mit Gewifsheit in Aussicht stellt. Die Amputation beugt allen den Opfern vor, welche die Natur zur freiwilligen Abstofsung des Brandes bringen mufs, dem Brandfieber, der Möglichkeit der Jaucheresorption, sie beschränkt den Verlust auf einen kleineren Raum, da sie der Ausbreitung des Brandes begegnet, kürzt den Krankheitsprocefs im Ganzen ab und liefert eine zur Vernarbung geschicktere Wunde. Auch wenn der Brand nach solchen Veranlassungen schon ausgebrochen und noch im Fortschreiten begriffen ist, bleibt die Amputation oft das einzige noch anwendbare Mittel, seinen Fortschritten Einhalt zu thun, weil bei Brand über den gröfseren Theil eines Gliedes die Versuche zur demarcirenden Entzündung immer selbst wieder zum Brande führen.

Es versteht sich von selbst, dafs allgemeine Contraindicationen, wie die äufserte Schwäche des Kranken, auch in den Fällen von der Amputation abhalten müssen, wo sie sonst wohl indicirt wäre.

Hat sich der Brand schon gelöst, so kann, besonders wenn der Knochen vorsteht, noch eine Operatoin erforderlich werden, um der Wunde eine zweckmäfsigere, zur Vernarbung geschicktere Gestalt zu geben. Nicht immer bedarf es dazu der Amputation, oft genügt die Resection des Knochens.

Die allgemeine und innere Behandlung des Brandes richtet sich nach dem Charakter des Fiebers, oder fafst einige besondere, gefährliche Zufälle ins Auge. Die Luft des Krankenzimmers mufs möglichst rein und kühl erhalten werden. In gröfseren überfüllten Räumen lasse man Räucherungen mit Chlor, mit aromatischem Essig, mit salpetrigen Dämpfen machen. Die Nahrung des Kranken sei dem Fieber und den Verdauungskräften angemessen, hinreichend, leicht verdaulich; sobald das Stadium adynamicum eingetreten ist, gestatte man Wein, kräftige Brühen, Eigelb. Bestehen Diarrhöen, so gebe man schleimige Decocte, Arowroot u. dgl.

Auch wenn der Brand noch mit lebhaften, entzündlichen, allgemeinen und örtlichen Reactionen auftritt, so ist doch selten, in Berücksichtigung des spätern Schwächezustandes, ein kräftigeres antiphologistisches Verfahren angezeigt. Säuren, leichte Abführmittel, bei den so häufigen gastrischen Complicationen, sind meistens zweckmäfsiger.

Mit dem Uebergang zu dem nervös-putriden, pyämischen Fieber, gebe man vorzugsweise das Chlorwasser in häufigen und starken Dosen, die Säuren, Salzsäure, Schwefelsäure; wenn die Kräfte tiefer sinken in Verbindung mit flüchtigen Infusen, der Angelica, des Calamus, der Cascarilla, der Serpentaria, Arnica. — Bei grofser Kraftlosigkeit, kleinem, kaum fühlbarem Pulse, kühlen Schweifsen ist, neben den Säuren, der Camphor unentbehrlich.— Diese Mittel verbindet man, wenn die Kräfte, namentlich der Verdauung, sehr darnieder liegen, mit Naphtha, Liquor. anodynus m. H., den flüchtigen Ammoniumpräparaten und wenn die Nervenzufälle, Convulsionen, Flechsenspringen etc., besonders vortreten, mit Mochus. Die China und ihre Präparate, welche häufig als ein specifische Mittel gegen den Brand empfohlen wurden, können nur da nützen, wo keine entzündliche Reaction und keine gastrischen Störungen bestehen. Sie schaden jedesmal, sobald sie nicht vollkommen vertragen wird, wenn die Zunge noch dick belegt, oder trocken und sparrig ist, der Kranke an Diarrhöen leidet. Am meisten können sie nützen gegen das Ende der Krankheit, wenn der Brand sich schon gröfstentheils abgestofsen hat, bei reichlicher Eiterung, zur Erhaltung der Kräfte, so wie bei manchen Brandformen, die auf primärer Zersetzung der Säfte beruhen, dem brandigen Aufliegen, dem Brande in Colliquationskrankheiten, wenn nicht gleichzeitig die Verdauungskräfte sehr geschwächt sind und der Kranke an Diarrhöen leidet.

Die Diarrhöen, welche so häufig im Verlaufe des Brandfiebers eintreten, sind meistens Zeichen der Colliquation, profuser, seröser Abscheidungen auf dem Darmcanale. Sie erfordern ein allgemein belebendes Verfahren. Selten ist es erforderlich, die Säuren ganz wegzulassen, man mufs sie aber in mehr einhüllender Form, in einem Salepschleim, mit Mucilag. gum. arab., einen dicken Gerstendecoct und mit Zusatz von belebenden Mitteln, Naphthen, Liquor. anodynus, dem Camphor, oder abwechsend mit Infusum cort. Cascarillae, die hier besonders gut vertragen wird, oder einem Dec. der Columbo geben. Zwischendurch reiche man kleine Dosen, 2—4 gtt. Laudanum, einigemal täglich, etwas Rothwein zum Getränke und nur flüssige, schleimige Nahrung. Auf den Leib lasse man, besonders wenn er meteoristisch aufgetrieben ist, spirituöse Einreibungen machen, oder bedecke ihn mit einem aromatischen Fomente. Gerühmt sind aufserdem noch Amylumklystiere mit Zusatz von etwas Opium, Klystiere von Infusum nucis vomicae und innerlich, von englischen Aerzten, das schwefelsaure und salzsaure Eisen.

Entstehen Blutungen aus dem brandigen Theile selbst, so suche man diese zunächst durch Styptica, das anhaltende Aufdrücken eines in styptische Flüssigkeiten getauchten Schwammes, das Glüheisen zu stillen. Gelingt es auf diese Weise nicht, ihrer Herr zu werden, so mufs man die Hauptarterie höher oben in dem Gesunden aufsuchen und unterbinden, oder wo dieses nicht möglich ist, die Amputation vornehmen.

6) Knochenbrand, Necrosis.

Literatur.

Im Allgemeinen.

Dahm, Diss. de ossibus in corpore vivo sponte secedentibus. Duisb. 1761. Bousselin, Mém. de la société royale de méd. 1780. — Chopart, Diss. de necrosi ossium. Paris 1786. — David, sur une maladie connue sous le nom de nécrose. Paris 1782. — J. v. d. Haar, Anmerkungen über die Entzündung, Vereiterung, Verhärtung und das Absterben der grofsen Knochenröhren. Samml. wicht. Abh. z. Gebr. pract. Aerzte. Bd. VIII. — Russel, practical essay on a certain disease of the bones, termed necrosis. Edinb. 1794. — Ringelmann, de necrosi ossium. Rudolst. 1804. — Blaise, Essai sur la nécrose. Paris 1815. Wichmann, de rite cognoscendis et curandis nutatione, carie et necrosi ossium. Halae 1821. — Boyer, traité des maladies chirurgicales. T. III. — Béclard, Bullet. de la faculté de méd. de Paris 1813. — Weidmann, de necrosi ossium. Francof. a. M. 1793. Abhandl. über den Brand der Knochen. Leipz. 1797. De abusu ferri candendis ad separandas partes ossium mortuas. Mogunt. 1797. — A. Scarpa, vom innern Bau der Knochen, übers. von Rose. Leipz. 1800. Ueber die Expansion der Knochen u. d. Callus nach Fracturen. A. d. Latein. Weim. 1828. Ribes, Dict. des sc. méd. Bd. XXXV. Art. Nécrose. — Larrey, Journ. complémentaire du dict. des sc. méd. T. VIII. — A. L. Richter, die Necrose pathologisch und therapeutisch gewürdigt. Berl. 1826. — Miescher, de inflammatione ossium eorumque anatome generali. Berol. 1836.

Ueber die Wiedererzeugung von Knochen.

Duhamel, mém. de l'acad. royale des sc. 1747. — Ludwig, advers. med. pract. Lips. 1772. Vol. III. — Syme, über die Kräfte des Periosteums, neue Knochen zu erzeugen. — B. Heine, über die Wiedererzeugung neuer Knochenmassen und die Bildung neuer K. Gräfe und v. Walther's Journal. Bd. 24. — Textor, die Wiedererzeugung der Knochen nach Resectionen beim Menschen. Würzburg 1843. — Troja, neue Beobachtungen und Versuche über die Knochen, übers. von A. v. Schönberg. Erlangen 1828. — Blumenbach, Anmerk. über des Hn. Troja experimenta de novorum ossium regeneratione Richter's chir. Biblioth. Bd. VI. — Troja, de novorum ossium in integris aut maximis ob morbos deperditionibus regeneratione experimenta. Lut. Par. 1775. — Andreas Bonn und André Marrigues, physiologische und chirurgische Abhandl. über die Natur und Erzeugung des Callus etc. Leipz. 1786. — Köler, Experimenta circa regenerationem ossium. Gött. 1786. — Mac Donald, Diss. inaug. de necrosi ac callo. Edinb. 1799. — Bannerth, naturae conaminum in ossibus laesis sanandis indagatio anat. physiol. Bonnae 1831. — Charmeil, recherches sur les métastases, suivies des nouvelles expériences sur la régeneration des os. Metz 1821. — Meding, de regeneratione ossium per experimenta illustr. Lips. 1823. — Kortum, diss. proponens experimenta et observationes circa regenerationem ossium. Berol. 1824. — Dubreuil, presse médicale No. 57, 1837. Jones Wittap Koning, specimen anatomico-pathologicum de vi nervorum in ossium regeneratione. Traj. ad Rh. 1834. — Flourens, recherches sur la développement des os etc. — Paletta, exercitationes pathologicae. T. II.

Anatomische Untersuchungen.

J. Howship, über den gesunden und krankhaften Bau der Knochen, übers. von Cerutti. Lond. med. transact. Bd. 6—10. — Rokitansky, Handbuch der pathologischen Anatomie. Bd. II. p. 182. — Museum de l'anatomie pathologique de la faculté de médecine de Paris. Seconde partie. Paris 1842, pag. 1.

Begriffsbestimmung.

Necrosis bezeichnet den trockenen Brand der Knochen, analog dem trockenen Brand der Weichtheile. Es liegt in der trockenen, starren, saftarmen Beschaffenheit der Knochen, welche durch ihren grofsen Gehalt an Kalksalzen fast schon der anorganischen Natur angehören, dafs sie nach verhältnifsmäfsig leichten Einwirkungen absterben und dafs sie fast nur in trockenen Brand übergehen. Daher ist auch der feuchte, zerfliefsende Brand der Knochen, die Osteolyosis (Lobstein), eine an und für sich seltene Erscheinung, welche fast nur in den schwammigeren Knochensegmenten und nach Veranlassungen, welche die zerfliefsende Auflösung sehr begünstigen, Scorbut, Hospitalbrand u. s. w., beobachtet wird.

Veranlassungen, Disposition.

Wegen der festen, fast völlig unnachgiebigen Structur der Knochen erreichen auch die leichtesten Entzündungscongestionen in denselben sehr bald den Grad der Spannung, Einklemmung und völligen Stockung, welcher, wenn er nicht alsbald gehoben wird, Ertödtung nach sich zieht.

Da die feste, starre, blutarme Beschaffenheit zum brandigen Absterben im Allgemeinen disponirt, so erklärt es sich, dafs in den Knochen, in welchen diese Eigenschaften am meisten hervortreten, auch die Neigung zum necrotischen Absterben unter allen Geweben des Körpers am gröfsten ist und in Rücksicht auf einzelne Knochen um so bedeutender, je fester, spröder und je ärmer an Blut und Nerven dieselben sind; sie ist daher ausgeprägter in den festen Röhrenknochen, als in den weichen und spongiösen Segmenten. Die Necrose beschränkt sich daher häufig auf den harten Röhrentheil, oder die Corticalschichte eines langen Knochens und begränzt sich an dem schwammigen Ende, oder der lockeren Marksubstanz desselben. Sie erscheint nicht selten in den harten, platten Schädel- und Gesichtsknochen, beschränkt sich in ihnen jedoch gewöhnlich auf die eine oder die andere Corticalschichte, während die weichere Diploe der Krankheit widersteht; seltener dagegen, wenigstens nach reinen Entzündungen, kommt sie in den schwammigen Knochen vor.

In Bezug auf das Alter geben die frühere Jugend und das höhere Greisenalter Disposition zur Necrose; erstere besonders durch scrophulöse und tuberkulöse Infiltration in den schwammigen und den kleinen Röhrenknochen, letzteres durch den zunehmenden Gefäfs- und Saftmangel in den Knochen überhaupt, besonders in den Röhrenknochen und in dem Rückbildungsprocesse, der sich im höheren Alter derselben bemächtigt und sich in der excentrischen Atrophia senilis in seiner höchsten Entwickelung darstellt. Besondere Disposition zur Necrose findet sich ferner in solchen Knochen, die durch irgend eine vorausgegangene, oder noch fortbestehende Krankheit, in ihrem Gefüge verändert, verdickt, verhärtet, chronisch entzündet sind, in neugebildeten Knochen, Exostosen, in atrophischen Knochen, weil bei allen diesen Zuständen entweder die Festigkeit der Knochen vermehrt, oder ihr Gefäſsreichthum im Verhältniſs zur starren Masse noch mehr abgenommen hat, oder weil neugebildete und krankhafte Gewebe überhaupt nicht so leicht feindlichen äuſseren Eingriffen widerstehen, als die ursprünglichen, unveränderten Gewebe.

Nicht selten verbreitet sich der Brand von den Weichtheilen auf die Knochen, die mit der Zerstörung jener ihrer ernährenden Gefäſse und Nerven beraubt werden; sehr selten dagegen setzt sich der Brand von den Knochen auf die Weichtheile fort, in welchen vielmehr ein Bestreben zur Regeneration des Verlustes erwacht.

Unter den einzelnen Knochen scheint die Tibia, durch ihre den äuſseren Einflüssen ausgesetzte Lage und durch ihre groſse Festigkeit, am häufigsten necrotisch zu werden, unter den übrigen Röhrenknochen scheint keiner mehr als der andere disponirt zu sein.—Unter den einzelnen Ursachen stehen Entzündungen der inneren und äuſseren häutigen Ueberzüge der Knochen und der Marksubstanz, so wie des Knochens selbst voran und unter den Gelegenheitsursachen, alles, was diese Entzündungen hervorruft. Daher Verwundungen der Periostien aller Art, besonders Stichwunden, Entblöſsung des Knochens, Erschütterungen, Quetschungen, die Einwirkung chemisch zerstörender, scharfer irritirender Mittel auf die entblöſsten Knochen und Knochenhäute, höhere Grade von Hitze und Kälte. In vielen, besonders harten Knochen älterer Personen, ist das Reactionsvermögen so gering, daſs äuſserst unschuldige Einflüsse, der Zutritt von Luft, Wasser u. dgl., schon eine Entzündung hervorrufen, auf welche Necrose erfolgt. Bei Kindern, und um so mehr je jünger sie sind, nähern sich die Knochen mehr den Weichtheilen, sie sind gefäſs- und blutreicher und ertragen oft Einwirkungen, Entblöſsungen von den Periostien, Quetschungen u. dgl., welche bei älteren Personen fast nothwendig Necrose machen würden.—Unter die Ursachen gehören weiter: Entzündungen dyskrasischer Begründung, besonders häufig acut-rheumatische Periostitis, ferner arthritische, syphilitische Knochenhautentzündung, die Mercurialdyskrasie, Scorbut, Scropheln, entzündliche und pseudoentzündliche Schmelzungsprocesse in der Marksubstanz, bei Pyämien, Phlebitis und Metastasen von Exanthemen, besonders Pocken und Masern, Typhus u. s. w., durch welche mit dem Marke auch die ernährenden Gefäſse der Knochen zerstört werden.

Die Knochen werden von dem innern und äufsern Periostium aus mit Gefäfsen und dem zu ihrer Erhaltung nöthigen Blute versorgt, jede entzündliche Stasis also, welche sich rasch genug ausbildet, um einer pathologischen Vascularisation, oder der Entwicklung der Collateralgefäfse, nicht Zeit zu lassen, oder welche ein eitriges Product zwischen den Knochen und seine Hüllen setzt, diese ablöst, oder durch eitrige Schmelzung zerstört, so wie entzündliche Stasen in dem Knochen selbst, werden um so sicherer Necrose machen, je gefäfsärmer der Knochen ist und je weniger er daher die Stockung und Zerstörung in einem Theile durch Blutzuleitung aus andern zu ersetzen vermag. — Mehre der oben genannten dyskrasischen Ursachen und namentlich Rheuma, Scorbut, so wie auch Metastasen, bringen die Necrose häufig nur dadurch zu Stande, dafs sie ein Exsudat zwischen die Knochen und ihre häutigen, innern und äufsern Umhüllungen setzen, und somit einen Theil der Gefäfse, die von diesen auf den Knochen übergehen, zerstören. Necrosen aus dyskrasischen Ursachen befallen gewöhnlich mehre Knochen zugleich, oder kurz nach einander. (cfr. z. B. Macdonald p. 22.) Necrosen aus localen Ursachen beschränken sich mehr auf einen einzelnen Knochen.

Dafs mechanische Zerstörungen und Ablösungen der Periostien, Trennung eines Hauptstammes der vasa nutrientia, Splitterung der Knochen, wobei einzelne Knochen aus der hinreichenden Gefäfsverbindung kommen, dieselbe Wirkung haben, wie die entzündlichen, versteht sich von selbst.

Ausbreitung; Necrosis interna, externa, totalis.

Die Necrose erstreckt sich entweder über einen ganzen Knochen, oder nur über einen Theil desselben, Necrosis totalis, oder partialis. Letztere geht entweder durch die ganze Dicke des Knochens hindurch, oder beschränkt sich auf die äufsere Lamelle, Necrosis externa, peripherica, oder die innere, Necrosis interna, centralis.

Das Absterben eines langen Knochens in seiner ganzen Ausdehnung ist äufserst selten, da wenigstens die spongiösen Gelenkenden unversehrt zu bleiben pflegen; es wird fast nur an den kleinern Knochen, des Tarsus z. B., beobachtet. Die einzelnen Formen selbst sind nicht streng geschieden, da die totale Necrose an ihren Enden sich in die partielle verliert, die partiellen hie und da tiefer, manchmal beinahe durch die ganze Dicke eingreifen und sich hierdurch der totalen nähern. An den platten Knochen ist die Unterscheidung, ob die äufsere Lamelle, mit Erhaltung der Diploe, oder die innere, oder der Knochen in seiner **ganzen** Dicke abstirbt, von grofser Wichtigkeit.

Allgemeine Erscheinungen des Knochenbrandes.

Die Erscheinungen, unter denen sich die Necrose ausbildet, bieten mannichfaltige Verschiedenheiten dar, die sich auf die veranlassende Ursache, den ursprünglichen Ausgangspunkt der Krankheit, ob sie nämlich von den Weichtheilen, den inneren oder äufseren Periostien, den Knochen selbst, der inneren oder äufseren Schichte, oder gleich von Anfang an von der ganzen Dicke desselben ausging, die Beschaffenheit des Knochens selbst, ob ein fester Rohrknochen, oder breite schwammige Knochen leiden, beziehen. Eben so wie der Brand der Weichtheile, kann der Knochenbrand zwar auch ohne Entzündung entstehen, doch spielen bei der Entstehung der meisten Necrosen Entzündungen verschiedener Grade und Ausdrucksweise die Hauptrolle. Der abgestorbene Knochen selbst aber wirkt immer, als ein dem Organismus entfremdeter Körper, entzündungerregend und die Entzündung unterhaltend.

Wenn die Necrose ihren Sitz in der äufsern Oberfläche fester Röhren und breiter Knochen hat, so gehen ihr die Symptome der acuten, oder chronischen Periostitis voraus und verbinden sich früher oder später, je nach der tiefern, oder oberflächlichen Lage des Knochens, mit denen einer falschen Rose. Der Verlauf der oberflächlichen Necrose harter Röhrenknochen ist in der Regel rasch, wenigstens im Vergleich zu dem der centralen.

Schmerz ist meistens das erste Symptom, er ist gewöhnlich sehr heftig, reifsend, schiefsend und verbreitet sich rasch über die ganze Ausdehnung des erkrankten Knochens, seltener ist er bohrend, stechend, oder fast unmerklich, auf eine kleine Stelle beschränkt. In dem Verlaufe der Krankheit steigert sich der Schmerz, wird zuletzt unerträglich, klopfend, Schlaf raubend, der Kranke erträgt nicht den leisesten Druck mehr. Meistens ist der Schmerz anhaltend exacerbirend, selten und nur bei gröfseren Formen intermittirend. Je nach dem Grade und der Heftigkeit des Schmerzes sind die Functionen des Gliedes mehr oder weniger beschränkt; bei dumpfem Schmerze empfindet der Kranke oft nur Müdigkeit, bei heftigem kann die Fähigkeit zu Bewegungen ganz aufgehoben werden und der Kranke findet dann nur in absoluter Ruhe einige Erleichterung.

Geschwulst wird um so früher bemerklich, je oberflächlicher der Knochen liegt. Sie ist anfangs weich, ödematös, behält den Fingerdruck, die Haut ist nicht entfärbt, jedoch schon bemerklich wärmer. Später scheint der Knochen selbst geschwollen zu sein.

Doch ist jetzt nur erst das Periostium aufgelockert und mit dem verdichteten Zellgewebe seiner Nachbarschaft verschmolzen.

Schmerz und Geschwulst beschränken anfangs sich ziemlich genau auf die Raumerfüllung des entzündeten Periostiums und bezeichnen hierdurch den eigentlichen Sitz der Krankheit, später breitet sich die ödematöse Geschwulst über das ganze Glied aus und erreicht oft einen sehr beträchtlichen Umfang, der den normalen des Gliedes um das doppelte bis dreifache übersteigen kann.

Die Geschwulst wird nach und nach erst heifs, später auch geröthet, letzteres um so früher, je weniger der Knochen von Muskeln bedeckt ist. Die Röthe ist anfangs blafs, umschrieben, auf den Umfang des Knochens begränzt, nach und nach wird sie dunkler und mehr diffus, die Geschwulst ungleich hart, an einigen Stellen fluctuirend und bricht, gewöhnlich zuerst am abhängigsten Theile, später noch an mehren Puncten, unter denselben Erscheinungen auf, wie man sie bei spontaner Eröffnung von Abscessen bemerkt. Nach der Entleerung fällt die Geschwulst sehr merklich zusammen.

Wenn die Entzündung, welche der Necrose vorausgeht, in der Markhöhle, den Markcanälen und der Knochensubstanz ihren Sitz hat, so sind die Schmerzen tiefsitzend, bohrend, äufserst heftig, werden aber, da die entzündete Stelle durch eine Lage gesunder Knochensubstanz nach aufsen hin geschützt ist, durch Bewegungen und durch Druck nicht vermehrt. Das Fieber ist meistens sehr heftig, gegen Abend exacerbirend, mit starken Schweifsen verbunden. Nach und nach bildet sich eine weit verbreitete, feste, harte Geschwulst aus, welche offenbar von der Auftreibung des Knochens selbst herrührt und an welcher die Weichtheile, indem das Periostium durch seine Verbindungen mit der Markhaut secundär in Mitleidenschaft gesetzt wird, durch ödematöse, später feste plastische, Infiltration Antheil nehmen. Endlich, jedoch viel später als bei Necrosis peripherica, röthen sich einzelne Punkte der äufsern Haut, brechen auf und entleeren grofse Quantitäten Eiter, ohne dafs defshalb die Geschwulst sich beträchtlich verminderte.

Sowohl bei der peripherischen, als der centralen, nicht mit Caries complicirten Necrose, nehmen die Fistelöffnungen eine eigenthümliche Beschaffenheit an, aus welcher allein schon mit der gröfsten Wahrscheinlichkeit auf die Anwesenheit eines abgestorbenen Knochenstückes, eines Sequesters, geschlossen werden kann. — Sie liegen meistens an der Stelle, an welcher der Knochen die geringste Bedeckung hat, der Reihe nach unter einander, in der Richtung des kranken Knochens und nicht, wie bei Abscessen der Weichtheile, nur an der abhängigsten Stelle, auf einer gerötheten, dünnhäutigen, meistens eingezogenen Fläche. Sie verengern sich nach dem ersten Aufbruche und oft so sehr, dafs sie kaum gesehen werden können und dafs es Mühe kostet, eine Sonde in sie einzuführen. Unmittelbar hinter ihrer engen Oeffnung erweitern sie sich wieder, so dafs Fisteln, welche geschlossen zu sein schienen, sich, wenn einmal die äufsere Oeffnung von der Sonde überwunden ist, leicht und weit verfolgen lassen. Häufig findet man sie mit einem festen, harten, rothen, nicht leicht blutenden Fleischwalle umgeben.

So lange die Necrose für sich besteht, ändern die Fistelöffnungen, oft in vielen Monaten, diese Beschaffenheit nicht, aufser dafs zuweilen einige sich wirklich schliefsen, während neue aufbrechen. Wenn aber die Necrose sich mit Caries verbindet, oder ein kleines Knochenstück sich völlig losstöfst, austreten will und Verschwärung in den Weichtheilen hervorruft, so nehmen die Oeffnungen dieselbe Eigenschaft, wie bei andern Fisteln mit verschwärendem Grunde an, sie erweitern sich, der feste Fleischwall verschwindet, der Grund sinkt ein und bedeckt sich entweder mit einer wässerig infiltrirten, oder gelblich speckigen, oder fungösen, leicht blutenden Masse, die man als Zeichen, dafs ein völlig gelöstes Knochenstück vorhanden ist und wahrscheinlich leicht ausgezogen werden kann, betrachten darf.

Eiter, Beschaffenheit des Eiters bei Necrose.

Die Flüssigkeit, welche bei Necrose sich aus den Fistelgängen entleert, ist nur im Anfange jauchend, blutig, reichlich, wird aber später sparsamer und nimmt alle Eigenschaften eines guten, gebundenen, dicklichen Eiters an, wenn nicht locale, oder allgemeine Complicationen, mit Caries und anderweitigen localen Degenerationen, Dyskrasien und Kachexien, hierin eine Aenderung bedingen.

Aus den vorstehenden Erscheinungen kann man die Bildung eines Sequesters vermuthen, Gewifsheit erhält man durch die Untersuchung mit dem Gesichte und Gefühle, oder den Abgang einzelner Splitter.

Untersuchung durch das Gesicht.

Wenn eine oberflächlich gelegene necrotische Knochenschuppe so weit blofsgelegt ist, dafs man sie unmittelbar durch das Gesicht und Gefühl untersuchen kann, so findet man sie bald mattweifs, bald durch die Aufnahme von Jauche graulich, schwärzlich gefärbt, trocken, hart. — Sie ist durch eine schmale, mit Granulationen ausgefüllte Furche, aus der Eiter quillt, von dem lebenden Knochen getrennt und durch eine Schichte von Fleischwärzchen in die Höhle gehoben.

Berührungen mit der Sonde erregen in diesen und in dem lebenden und entzündeten Knochen, nicht aber in der Schuppe selbst, Schmerz und ein dumpfes Geräusch, wie bei dem Anschlagen auf einen harten, hohlliegenden Körper.

Bei der Untersuchung tiefer liegender Necrosen mit der Sonde findet man den Knochen, wenn man mit dem Instrumente in einer bestimmten Richtung eingegangen ist, meistens, und besonders bei noch frischer Krankheit, eben und glatt, dabei so hart, daſs man nicht im Stande ist, einzelne Lamellen zu durchbohren, nicht porös, bei stärkerem Anstoſse hellklingend.—Man schlieſst auf oberflächliche Necrose, wenn man unmittelbar hinter den Weichtheilen des Fistelganges auf den Sequester stöſst, den man nur in einer Richtung verfolgen kann; auf Necrosis centralis, wenn man zuerst durch einen Knochenring hindurchgehen und hinter demselben die Sonde schief richten muſs, um auf den Sequester zu treffen; auf Necrosis totalis, wenn man den Knochen in seinem ganzen Umfange losgelöst findet und ihn mit der Sondenspitze umgehen kann. Der Sequester harter Knochen ist bei oberflächlicher und totaler Necrose so glatt, wie der ursprüngliche Knochen selbst, bei centraler Necrose dagegen rauh, ohne porös zu sein. Die Rauhigkeiten bei letzterer sind die Folge, daſs der Knochen nicht überall in der gleichen Dicke abstirbt, da also Vertiefungen darbietet, wo mehr erhalten wurde und umgekehrt.—In der ersten Zeit ist der Sequester unbeweglich, später wird, besonders der oberflächliche Sequester, immer beweglicher, er läſst sich mit der Sonde etwas verschieben, oder, indem man mit ihr in die Demarcationsrinne eingeht, etwas abheben. Doch ist gänzliche Unbeweglichkeit, besonders bei Necrosis centralis, kein Beweis, daſs sich der Sequester nicht gelöst hat, weil er durch wuchernde Granulationen in der capsula sequestralis fest gehalten sein kann. Man schlieſst aus der Länge der Zeit, seit welcher die Nerose entstanden ist, auf ihre Trennung von dem Lebenden.

Ist nur ein Sequester vorhanden, so communiciren alle Fistelgänge unter einander und führen deutlich, so weit sie auch von einander entfernt sein können, zu einem Punkte hin. Einspritzungen, in die eine Oeffnung gemacht, entleeren sich auch aus den übrigen. Sind mehre Sequester da, so hat jeder seine besondere Geschwulst und seine besondern Fistelgänge.

Unterschied von Caries.

Necrose und Caries sind häufig mit einander verbunden, besonders wenn die Krankheit aus dyskrasischer Grundlage entsteht, oder unterhalten wird, eine scharfe diagnostische Sonderung ist alsdann nicht möglich. Wenn jedoch beide Krankheitszustände rein für sich bestehen, so beruht ihre Unterscheidung a) auf dem verschiedenen Vitalitätszustande des kranken Knochens; das necrotische Knochenstück ist durchaus unempfindlich, nur erst bei stärkerem Anstofs entsteht Schmerz, indem sich der Stofs auf die lebenden Flächen fortsetzt und der Schmerz, der dem Aufbruche der Geschwulst vorausgeht, verliert sich, sobald die Fistelöffnungen sich gebildet haben; bei der Caries dagegen dauert er fort, vermehrt sich sogar und jede Berührung der kranken Knochenfläche ist gewöhnlich in hohem Grade empfindlich. b) auf der Verschiedenheit der Fistelöffnungen. Bei der Necrose sind sie eng, mit festem, nicht leicht blutendem Fleischwalle umgeben und entleeren guten Eiter, bei der Caries sind sie weit, mit speckigem, oder fungösem, leicht blutendem Grunde, eingesunken, ihre Absonderung ist ein dünner, wässeriger, scharfer, stinkender Eiter, ihre Ränder nehmen an der Verschwärung Antheil. Bei der der Hautoberfläche nahe liegenden Caries werden daher die allgemeinen Bedeckungen fast eben so weit, als der Knochen selbst zerstört, bei der Necrose dagegen bleiben, so lange diese Krankheit für sich besteht, die Oeffnungen immer eng, wenn auch der abgestorbene Knochen der Haut ganz nahe liegt. Dafs die gröfsere Zahl der Fistelöffnungen die Necrose von der Caries unterscheide, ist trotzdem, dafs es gewöhnlich behauptet wird, nicht der treuen Beobachtung entnommen. c) auf der Beschaffenheit des Knochens selbst, der bei dem necrotischen Sequester, wenn auch zuweilen rauh, doch dabei hart ist, so dafs die Sondenspitze nicht einzudringen vermag, bei der Caries dagegen ist der Knochen brüchig und so weich, dafs die Sonde leicht eindringt, aufgetrieben, von einer röthlichen Masse durchdrungen, blutend. d) auf der Verschiedenheit des Vorkommens, indem die Caries fast ausschliefslich die spongiösen, die Necrose dagegen die harten Knochensegmente wählt. e) bei der Necrose bleibt die Zerstörung auf den Knochen beschränkt und in ihm und den Weichtheilen entwickelt sich alsbald ein mächtiges Regenerationsbestreben, der Einflufs auf das Allgemeinbefinden ist mäfsig, bei Caries geht die Ulceration leicht auf die Weichtheile über und die üble Beschaffenheit der Jauche übt einen starken und nachtheiligen Einflufs auf die Säftemischung und somit auf das Allgemeinbefinden aus. f) bei der Necrosis interna wenigstens ist die Geschwulst viel beträchtlicher, ausgedehnter und härter, als bei der Caries; sie besteht offenbar gröfstentheils aus dem aufgetriebenen Knochen selbst, bei der Caries dagegen beschränkt sie sich auf einen kleineren Knochentheil, ist weicher und besteht mehr aus den verdickten Weichtheilen, als aus dem aufgetriebenen und weniger harten Knochen.

Verschiedenheiten der Necrose.

Die Verschiedenheiten, welche sich in dem Verlaufe und dem Vorkommen der Necrose bemerken lassen, beziehen sich theils auf die Beschaffenheit des kranken Knochens, theils auf die vorausgegangenen Ursachen.

In langen und Röhrenknochen, welche wegen ihrer festern Beschaffenheit weniger dem Andrange der Entzündungscongestion nachzugeben vermögen, pflegt der Schmerz viel heftiger zu sein, als in weichen, schwammigen Knochen, in denen der Schmerz zuweilen fast gänzlich fehlt; dasselbe ist der Fall in Knochen, die schon früher desorganisirt waren, deren Gefäfse schon durch frühere Knochenablagerung, Tuberkel und andere pathologische Neubildungen, oder in Folge des hohen Alters gröfstentheils geschlossen waren. Hier erfolgt, ähnlich wie bei dem analogen Altersbrand in Weichtheilen, die Necrose, oft ohne dafs der Kranke durch Schmerz auf ihre Entstehung aufmerksam gemacht wird.

So wie die verschiedenen dyskrasischen Entzündungen sich durch grofse Eigenthümlichkeiten ihres Verlaufs, Vorliebe zu einzelnen Körperstellen u. s. w. charakterisiren, so auch auf ähnliche Weise die von ihnen abhängigen Necrosen.

Die syphilitische Necrose ist das Product einer veralteten Lustseuche und kommt fast nur an der vordern Fläche des Schienbeins, den Nasen-, Gaumen- und den Schädelknochen, häufig aber an mehren dieser Punkte zugleich, besonders bei ältern Personen vor, bei welchen durch unzweckmäfsige, aufregende Lebensweise, fehlerhafte Behandlung, durch hinzutretende äufsere Verletzungen, die syphilitische Knochenhautentzündung, welche der Necrose immer vorausgeht, aus dem bisherigen chronischen und schleichenden Zustande zu einem acuten gesteigert ward. Der Necrose gehen demnach die Erscheinungen der chronisch-syphilitischen Knochenhaut- und Knochenentzündung oft lange Zeit voraus. Es bilden sich zuerst weiche, später verknöchernde Knochenauswüchse, Tophi, Gummata, nie aber so beträchtliche Knochenanschwellungen, wie bei andern Formen der Necrose. Der Verlauf der Krankheit ist meistens sehr langsam, nach und nach wird das Gefüge des Knochens verändert, verdichtet, indem die anfangs weichen Exsudate verknöchern. Durch diese Entartung wird der Knochen zum spätern Absterben vorbereitet. Die Haut verwächst erst spät mit der Knochenoberfläche und an die Stelle der frühern hell rosenfarbenen Röthe tritt ein dunkler, bräunlicher, umschriebener Entzündungskranz. Sie bricht erst spät auf, die Oeffnung zieht sich aber nicht zu einer engen Fistel zusammen, sondern geht in ein breites, um sich fressendes Schankergeschwür über.—Sehr gewöhnlich ist die syphilitische Necrose mit Caries verbunden und viele syphilitische ulceröse Processe des Knochen endigen mit Exfoliation derselben. Der Substanzverlust nach syphilitischer Necrose wird nicht ersetzt, es bildet sich daher immer, wie auch bei dem Schanker in Weichtheilen, eine vertiefte Narbe, an der die Haut fest an den Knochen angewachsen ist. Die Knochenränder selbst sind wulstig abgerundet, der Knochen bleibt verdichtet und ist noch nach der Maceration an seiner grofsen Dichtigkeit und Schwere kenntlich.

Sehr oft findet sich die syphilitische Dyskrasie mit der mercuriellen verbunden. Die Necrose, welche aus dieser Verbindung hervorgeht, beschränkt sich nicht blofs auf die vorgenannten festen Knochen, sondern zeigt sich sehr häufig auch in den schwammigen Knochen. Die Symptome des Mercurialrheumatismus gehen voraus.

Sehr häufig entsteht Necrose, besonders in oberflächlich gelegenen, harten Röhrenknochen, durch vernachlässigte rheumatische Entzündung des Periostium.—Die Symptome der acuten rheumatischen Knochenhautentzündung gehen voraus. Die rheumatische Necrose ist in der Regel sehr ausgedehnt, oft über die ganze Ausdehnung des Knochens, mit Ausnahme der Gelenkenden, häufiger peripherisch, als central, nicht selten total.

Aehnlich wie durch rheumatische, kann auch durch gichtische Knochenhautentzündung Necrose entstehen, deren Ursache an den vorausgegangenen Erscheinungen der Gicht erkannt wird.

Die scrophulöse Necrose, als Folge eines höheren Grades der Scrophelkrankheit, kann fast nur in der Jugend, bis kurz nach der Pubertät, vorkommen. Sie entsteht wesentlich dadurch, dafs einzelne Knochenparthien durch scrophulöse und tuberculöse Ablagerungen gänzlich umgeben und mit der Erweichung derselben aufser Gefäfs- und Nervenverbindung gesetzt, oder wenigstens so verändert werden, dafs sie einem höheren, zufällig hinzutretenden Entzündungsgrade, nicht zu widerstehen vermögen. So wie diese Ablagerung, so bildet sich auch die scrophulöse Necrose fast nur in schwammigen Knochen, häufig an mehren zugleich, besonders den Gelenkenden, aus. Die Symptome der scrophulösen Arthrocace und Caries gehen voraus. Die Sequester sind gewöhnlich klein, oft nur wie Sandkörner, bestehen aus aufgelockerten, grofszelligen, porösen, leicht zerbrechlichen Knochenstückchen, welche locker, in einer verhältnifsmäfsig weiten Caverne, umspült von scrophulösem Eiter liegen und zum Theile selbst noch von tuberculöser Materie durchdrungen sind. — Der Eiter ist jauchend, käsig, wie bei tuberculöser Caries, die immer zu gleicher Zeit besteht, die Fistelöffnungen sind weit, speckig, oder durch schwammige, wuchernde, leichtblutende Granulationen verstopft, heilen oft zu und brechen wieder auf. Die Schmerzen sind gering und hören mit dem Aufbruche der Geschwulst oft gänzlich auf. Der Verlauf und die Ausgänge sind wie bei der scrophulösen Caries, auf die defshalb verwiesen werden mufs.

Seltner erscheint tuberculöse Necrose in compacten Knochen, z. B. den Gesichts- und Schädelknochen in Gefolge acuter Tuberkelablagerungen, welche die Zellen des Knochens erfüllen und durch Druck oder entzündliche Schmelzung die Gefäfse desselben zerstören. Die Symptome sind die der acuten scrophulösen Caries. Der Knochen wird in eine schmutzig weifse Masse verwandelt, die sich in einzelnen Partikeln abstöfst. Nach dem Aufbruche der Entzündungsgeschwulst fühlt man den Knochen als eine höckerig rauhe Masse.

Bei allen scrophulös-tuberculösen Necrosen beschränkt sich die Vereiterung und Verschwärung nicht auf die Knochen, sondern greift auf die verdickten, infiltrirten Weichgebilde über.

Ganz ähnlich wie bei der tuberculösen Infiltration findet man auch bei andern pathologischen Ablagerungen in dem Knochen, dem Markschwamme, dem Enchondrome etc. einzelne Knochensplitter von diesen Neubildungen rings umgeben und necrotisch, entweder weil ihre Gefäfse unter dem Drucke der fortdauernden Ablagerung geschwunden, oder mit der Erweichung zerstört sind.

Bei dem Scorbute kommt Necrose besonders an den Kiefern und der Tibia vor. An ersterer Stelle unter den Erscheinungen der scorbutischen Mundfäule und der Noma, an der letztern, wo sie sehr selten ist, im Gefolge der scorbutischen, centralen Knochenentzündung. Die Erscheinungen des Scorbuts gehen voraus. Das Glied ist schon seit längerer Zeit oedematös, geschwollen, ehe es sich entzündet, die Röthe ist dunkel bläulich, die Fistelöffnungen haben die Eigenschaften scorbutischer Geschwüre, der Brand beschränkt sich nie auf den Knochen und nur in den schlimmsten Fällen beginnt er in demselben. Er breitet sich rasch in den Weichtheilen aus, die einzelnen Fistelöffnungen erweitern sich, fliefsen zusammen. Die Regeneration ist, wenn der brandigen Zerstörung Einhalt gethan wurde, gering im Verhältnifs zur Gröfse des Verlustes. Selten entsteht der scorbutische Brand primär in den Knochen, gewöhnlicher erliegen dieselben erst nachdem ihre Verbindungen und Hüllen zerstört worden sind.

Ganz ähnlich wie die scorbutische Necrose verhält sich die bei der Mercurialdyskrasie.

Necrosen aus metastatischer Ursache zeichnen sich besonders durch ihre rasche Entstehung und schnellen Verlauf aus. Sie erfolgen meistens auf rasch abscedirende, metastatische Entzündungen der Weichgebilde und besonders des Knochenmarkes. Schon nach wenigen Stunden kann der Knochen entblöfst sein. Litten die Weichtheile primär, so bildet sich gewohnlich nur eine Oeffnung, geht die Mortification von dem Knochen selbst aus, mehrere. — Die Geschichte der Krankheit bestimmt die Diagnose. Hierher gehören auch die Necrosen, die nach Eiterresorptionen entstehen. Sie können sowohl in den Knochen vorkommen, welche zunächst an den ursprünglichen Eiterheerd gränzen, als auch in entfernten. Entzündung und Obliteration der Medullarvenen, eiterige und eiterig-plastische Exsudate in die Mark- und diploetische Substanz und hiermit Unterbrechung der Ernährung des Knochens von der Marksubstanz aus, sind die Ursachen dieser in der Regel sehr ausgedehnten nnd sehr rasch verlaufenden Necrosen. Sie sind immer mit Verjauchung des Markes und mit den Erscheinungen der Pyämie verbunden.

Rückwirkung der Necrose auf den Organismus.

Die locale Rückwirkung des Sequesters auf seine Umgebung ist die eines dem Organismns entfremdeten Körpers, der die Entzündung und Eiterung unterhält. So lange ein Sequester vorhanden ist, schliefsen sich die Fistelgänge fast nie dauernd und vollständig und wenn auch einige von ihnen sich verengern und schliefsen, so brechen andere dafür wieder auf. Zuweilen werden sehr verkleinerte Sequester in eine Kapsel, deren Wandungen sich nur in sehr geringem Reizzustande befinden und wenig Eiter absondern, nach Verschliefsung der zu ihr hinführenden Fistelgänge eingeschlossen und können nach langer Zeit, völlig aufgelöst und resorbirt werden. Ihre Gegenwart erhält jedoch den Knochen in einem gereizten Zustande und bei der geringsten Veranlassung, einer leichten Erkältung etc. entzündet er sich von neuem und bricht wieder auf. Selbst nach gänzlicher Entfernung eines Sequesters kehrt der Knochen nur langsam zu seinem völlig normalen Verhalten zurück, er bleibt lange geschwollen und besonders gegen Witterungswechsel sehr empfindlich. Neue Entzündungen kommen daher häufig, besonders im Frühjahre und Herbste vor und gehen, so lange die Structur des Knochens noch abnorm ist, leicht von neuem in necrotische Absterbung über. — Man hat in dieser Beziehung primäre, secundäre und tertiäre Sequester unterschieden; die ersteren sind Knochensplitter, welche durch eine äufsere Gewalt völlig gelöst sind, die zweiten Knochenstücke, welche durch die äufsere Ursache heftig verletzt, aber doch nicht gänzlich abgetrennt sind und erst in Folge der Wundentzündung absterben, zu den dritten endlich wird erst die Disposition durch die späteren krankhaften Veränderungen des Knochens gelegt.

Reicht die Sequestrirung bis in die Nähe eines Gelenkes, so setzt sich die Reactionsentzündung häufig bis auf die Gelenkbänder fort; es entsteht falsche und selbst wahre Anchylose. Erstreckt sich der Sequester bis zur Gelenkoberfläche selbst, so erfolgt eine vereiternde Gelenkentzündung, die, wofern ein gröfseres Gelenk erkrankt ist, den Tod nach sich zieht, wenn nicht frühzeitige Amputation Hülfe bringt.

Die allgemeine Rückwirkung des Knochenbrandes auf den Gesammtorganismus, ist bei weitem geringer, als selbst die des trockenen Brandes der Weichtheile, offenbar weil das abgestorbene Knochenstück sich nur sehr langsam auflöst und daher der Uebergang der Brandjauche in die Säftemasse nur höchst unbedeutend und allmählich sein kann. Daher sieht man fast niemals typhös-gastrische Fieber, wie beim Brande in Weichtheilen, sondern nur hektische Fieber, wie bei anderen gröfseren Vereiterungen, nach Umständen auch fast gar keine allgemeinen Folgen. — Aus denselben Gründen setzt sich Brand, der ursprünglich in einem Knochen entstanden ist, nicht auf die benachbarten Weichtheile fort, denn die Demarcationsentzündung wird nicht durch die resorbirte Jauche vergiftet, wenn die Gelegenheitsursache nicht auf beide Theile gleichmäfsig wirkten. Der Knochenbrand ist daher höchst selten fortschreitend. Ausnahmen hiervon machen die Formen, bei denen die Knochen in eine flüssigere Masse zerfliefsen, manche scrophulöse und besonders scorbutische Necrosen.

Prognose bei Knochenbrand.

Die Voraussagung bei der Necrose wird bestimmt:

1) durch den Sitz der Krankheit, ob auf der Oberfläche, oder im Innern eines Knochens. In dem ersten Falle vermag die Natur viel und ihre Bestrebungen reichen oft allein hin, um die Krankheit zu beseitigen, in dem zweiten dagegen sind die Naturbestrebungen oft bei jahrelanger Dauer der Krankheit unzureichend und der Sequester mufs, wenn nicht der Kranke den Gebrauch seiner Glieder fortwährend entbehren, der Gefahr ausgesetzt bleiben soll, sich durch Eiterung zu erschöpfen, durch eine, namentlich wegen Phlebitis, leicht gefährliche Operation entfernt werden. Die Schwierigkeiten und Gefahren dieser Operation steigen mit der Gröfse, der Zahl und der tiefen Lage des Sequesters. Weitere Gefahren entstehen, wenn Knochen, welche eine Höhle bilden helfen, necrotisirt sind, oder sich die Necrose bis zu einem Gelenke forterstreckt, durch die Fortsetzung der entzündlichen Reaction und Vereiterung bis zu den Eingeweiden,

oder der Gelenkhöhle. Die Gröfse der Gefahr richtet sich hier nach der Wichtigkeit der in der Höhle eingeschlossenen Eingeweide.

2) durch die Begründung der Necrose. Ungünstiger ist die Voraussagung bei den dyskrasischen Necrosen, als bei den traumatischen, bei ersteren besonders, wenn die Eiterung sich, wie so häufig, zur Verjauchung hinwendet, mit Caries complicirt ist und die Grundkrankheit nicht alsbald entfernt werden kann, die Necrosen an vielen Stellen zumal, oder nach und nach ausbrechen.

3) nach der Beschaffenheit und Quantität des Eiterverlustes, dem Alter und dem Kräftezustande des Kranken. Jugendliche, kräftige Subjecte vermögen einerseits dem Verluste an Säften leichter zu widerstehen, andererseits haben sie mehr als Aeltere und Geschwächte die Mittel, den Verlust durch Regeneration zu ersetzen.

Abstofsung des Sequesters.

An der Lösung der Necrose hat, im Gegensatze zur Lösung des Brandes in Weichtheilen, das abgestorbene Knochenstück keinen, oder nur sehr unbedeutenden Antheil. Der Sequester wirkt nur als Reiz, der in dem anstofsenden, noch lebenden Knochen Entzündung unterhält. Der Rand desselben lockert sich nach und nach auf, die Knochencanälchen erweitern sich, füllen sich mit einer blutreichen Sulze, der Knochen löst sich in Zellen auf, aus deren Wandungen die Kalksalze immer mehr schwinden, bis endlich das Lebende von dem Toden durch eine weiche Masse getrennt ist, die sich mit Granulationen bedeckt und in welche der Sequester sich anfangs noch mit einzelnen feinen Filamenten fortsetzt, die endlich ebenfalls sich auflösen. Die Exfoliation ist hiermit beendet, die Trennung beginnt an den Rändern mit einer gezackten Linie und setzt sich allmählig in die Tiefe fort. Das abgestorbene Knochenstück ist in der Regel (Ausnahmen s. oben) fest, compact, selbst fester als der Knochen, von dem es herkömmt, da die vorausgehende Entzündung das Gewebe verdichtet hat, es ist glatt, wo der Knochen bis zur äufsersten Schichte der Corticalsubstanz abgestorben ist, rauh, wo dieses nicht der Fall war. Die Markhöhle ist immer vorhanden, das Mark zerstört. Nach den Enden verliert sich der Sequester in einen dünnen, wie angenagten Rand.

Sehr häufig werden durch den Reiz, den der Sequester fortwährend ausübt, die Granulationen wuchernd, fungös und überdecken den Sequester von allen Seiten, oder wuchern durch dünnere, oder perforirte Stellen, hindurch und halten ihn fest.

Somit hängt also die erste Lösung des Sequesters lediglich von organischen Umänderungen in dem lebenden Theile des Knochens zusammen, nach und nach aber wird das abgestofsene Stück auch von dem säuerlichen, oder alkalischen Eiter, in welchem es eingesenkt ist, angegriffen. Er wird durch die Wirkung desselben noch rauher, poröser, endlich in einzelne Stücke zerlegt und kann, jedoch erst nach verhältnifsmäfsig sehr langer Zeit, gänzlich aufgelöst werden. Zuweilen wird der Sequester auch auf die Weise entfernt, dafs die Granulationen ihn vor sich her und in eine der Cloaken und Fistelgänge hineinschieben, bis er endlich zu der Hautöffnung heraustritt. Meistens entleeren sich auf diese Weise nur kleine Splitter, doch ist es auch bei sehr grofsen möglich.

Die organische Verbindung, in welcher der Kalk mit dem Knochenknorpel steht, erlaubt dem Eiter jedoch nur eine sehr schwache und langsame Einwirkung, die jedoch nach der Beschaffenheit des Eiters selbst, ob derselbe stärker oder schwächer sauer, oder alkalisich ist, ob die Luft beständigen und freien Zutritt hat, oder nicht, verschieden sein mufs. Von einer Thätigkeit der resorbirenden Gefäfse auf Verkleinerung des völlig abgestorbenen Knochenstückes kann natürlich keine Rede sein. Manchmal bemerkt man, selbst nach Jahren fast keine Veränderung des Sequesters und zufällige, oberflächliche Sägeschnitte, kleine Vorsprünge u. s. w. sind noch eben so unverändert, als in der Zeit, in der sich der Knochen abstiefs.

Die Zeit bis zur vollendeten Exfoliation ist nach der Gröfse des getödeten Knochenstücks, seiner Beschaffenheit, den Veranlassungen, dem Alter des Kranken, bei Necrosis interna und externa, sehr verschieden. Sie geschieht rascher bei jugendlichen Personen, nach heftigen Veranlassungen in festen Röhrenknochen, als unter den entgegengesetzten Verhältnissen. Selten und nur bei sehr kleinen Splittern ist die Exfoliation schon nach einigen Tagen vollendet, gewöhnlich vergehen darüber 20—40—60 Tage, oft dauert es noch viel länger. (cfr. Klein, Gräfe und Walther Journ. B. IV. 22 Monate). — Viel längere Zeit bedarf die Necrosis interna zur Lösung und Ausstofsung des Sequesters, als die externa, defsgleichen verlaufen Necrosen aus innerer dyskrasischer Ursache gewöhnlich viel langsamer, als die aus heftigen traumatischen Veranlassungen entstandenen.

Regeneration des Knochens.

Gleichzeitig mit dem Absterben eines Knochenstückes bereitet sich auch die Regeneration vor, so dafs, ehe der Sequester sich abgelöst hat, auch schon der Zusammenhang zwischen den lebend gebliebenen Knochenparthien wiederhergestellt ist. Der Procefs der Regeneration ist jedoch bei den einzelnen Formen der Necrose etwas verschieden.

Am leichtesten werden necrotische Röhrenknochen regenerirt, schwieriger die festen flachen Knochen des Gesichts, des Beckens, das Schulterblatt, noch schwieriger die unregelmäfsigen spongiösen Knochen, am schwierigsten die flachen Schädelknochen. Selbst schmale Lücken in denselben, von Säbelhieben z. B. und Trepanwunden, werden nur selten durch Knochenmasse ausgefüllt. Wenn von einem Röhrenknochen mit der Diaphyse zugleich auch die Epiphyse verloren ging, so regenerirt sich nur die erstere vollständig, die letztere wird höchstens durch kleine Knochenhöcker angedeutet. Ob bei totaler Necrose eines Knochens in seiner ganzen Dicke Regeneration statt finden könne, ist von Vielen früher und auch neuerdings (cfr. Miescher) geleugnet und behauptet worden, dafs wo Regeneration überhaupt statt fände, immer wenigstens einige Stellen des ursprünglichen Knochens erhalten geblieben sein müfsten, da nur von diesem der Wiederersatz ausgehen könne.—Es hängt somit die Entscheidung der Frage, ob der Verlust eines ganzen Knochens durch Regeneration ersetzt werden könne, oder nicht, von der Feststellung der Gebilde ab, von welchen die Regeneration überhaupt ausgehen kann. Hierüber haben sich hauptsächlich drei Ansichten gebildet. Die Regeneration soll nämlich erfolgen :

1) durch Expansion des Restes des ursprünglichen Knochens (Scarpa),
2) durch verknöchernde Exsudate aus einem Rest des ursprünglichen Knochens (Miescher, Müller, Larrey, Bannerth etc),
3) oder aus verknöchernden Exsudaten aus dem Periostium, der Markhaut und selbst dem umgebenden Zell- und Muskelgewebe, oder nach älterer Ansicht durch Verknöcherung des Periostiums.

Nach den beiden ersten Ansichten würde die Regeneration eines wirklich in seiner ganzen Ausdehnung abgestorbenen Knochens unmöglich sein, wie auch Miescher, Scarpa etc. annehmen. Die Betrachtung aber der Rolle, welche die Periostien bei der Heilung von Fracturen, der Bildung von Exostosen spielen, die anerkannte Möglichkeit wahrer Knochenbildung mitten in dem Zellgewebe, entfernt von jedem Knochen, mitten in Trepanöffnungen, entfernt von den Knochenrändern, so wie die bestimmten Untersuchungen von Heine, Textor und Syme über die Regeneration nach Resectionen, widerlegen die allzubeschränkte Ansicht von Miescher und Scarpa und weisen den Periostien eine Hauptrolle bei der Wiedererzeugung necrotischer Knochen an. Hiernach erscheint die Möglichkeit der Wiedererzeugung eines ganzen Knochens, wenn nur sein Periostium erhalten ist, theoretisch bewiesen und es bedarf keiner gesuchten Interpretationen, um, wie bei Miescher, die vorliegenden Beobachtungen auf andere Weise, namentlich durch die Erhaltung kleiner Knochensplitter, die später durch Resorption verschwinden sollen, zu erklären. Regeneration liegt selbst dann nicht aufser aller Möglichkeit, wenn aufser der Totalität des Knochens, auch sein Periostium verloren ging (Heine §. 525, Charmeil, Meding).

Bei partieller, oberflächlicher Necrose entwickelt sich, unterhalten durch die Anwesenheit des Sequesters, in dem abgelösten Periostium und dessen Umgebung, der Substanz des Knochens, besonders an dem Rande und unterhalb des Sequesters, in der Markhöhle, oder der diploetischen Substanz, eine Entzündung, welche ein verknöcherndes Exsudat liefert. Ist das Periostium erhalten, so erhebt sich dasselbe, verdickt sich, wird immer dichter und fester, knorpelig und geht später in Knochen über. Die Verknöcherung erfolgt gewöhnlich gleichmäfsig über die ganze Fläche, nicht in einzelnen Ossificationspunkten und vollendet sich ziemlich rasch, so dafs, ehe der Sequester gelöst ist, sich eine knöcherne Kapsel gebildet hat, welche sich an die lebend gebliebenen Knochentheile anschliefst, die Knochenlade, Todenlade, Capsula sequestralis, und welche den Sequester von allen Seiten umgiebt. Die Exsudation dauert jedoch fort, bis endlich der Sequester entfernt ist. Der Sequester wird somit in eine knöcherne Kapsel eingeschlossen und durch eine Schichte Granulationen von dem Lebenden getrennt.—War das Periostium zerstört, so wird der Sequester durch die unter ihm, aus dem lebenden Knochen hervorspriefsenden Granulationen, in die Höhe gehoben, von Eiter umspült und früher oder später durch die Oeffnungen des Abscesses entleert. Die Verknöcherung des Exsudates beginnt zuerst in der Nähe des Knochens, der rings um den Sequester herum, durch Auflockerung und Verknöcherung seines Periosts, aufgewulstet erscheint. Nach der Entfernung des Sequesters füllen die Granulationen die Kapsel aus und verknöchern vollständig, oder verwandeln sich, wo keine Kapsel gebildet war, in der Nähe des Knochens in eine neue Corticalsubstanz, weiter nach aufsen in einen fibrösen Ueberzug derselben, ein neues Periost, mit welchem die äufsern Weichtheile verwachsen und um so mehr eingezogen erscheinen, je mehr ihre Umgebung durch neugebildete Knochenmasse aufgewulstet ist und je dicker die verloren gegangene Schichte war. — Die Muskeln, welche eine Zeit lang an dem Sequester anhängen blieben, lösen sich von demselben und befestigen sich an dem neuen Knochenexsudate. Die Regeneration der Knochen kann sonach, wie auch die der Weichtheile, sowohl durch exsudative, als auch durch suppurative Entzündung geschehen.

Bei der Necrosis interna bildet sich zunächst auf der äufseren Oberfläche des Knochens, in den aufgetriebenen, entzündeten und mit dem gleichfalls entzündeten Zellgewebe verschmolzenem Periostium und in den Muskeln, die dadurch unbeweglich und blafs werden, ein gewöhnlich sehr beträchtliches Exsudat, welches um so mehr an Dicke zunimmt und verknöchert, je länger die Anwesenheit des Sequesters dauert. Selbst die erhalten gebliebenen Schichten des ursprünglichen Knochens entzünden sich, lockern sich auf und werden mit einem, später verknöchernden, Exsudate erfüllt, durch welches sie endlich viel härter, fester als früher und einem neugebildeten Knochen ähnlich werden. Hieraus hat Scarpa mit Unrecht geschlossen, dafs die Regeneration überhaupt nur durch Auflockerung der erhaltenen Knochenreste geschehe.—In dem Innern trennt sich der Sequester durch Granulationen, von denen die äufsern Schichten nach und nach verknöchern, von dem Lebenden.—Er ist sonach ebenfalls von einer Kapsel eingeschlossen, welche von den noch erhaltenen Knochenschichten, dem innern und äufsern verknöcherten Exsudate gebildet und von einer Schichte noch unverknöcherten Granulationen ausgekleidet ist.—Bei partieller innerer Necrose eines Röhrenknochen ist der übrige Theil der Markröhre ebenfalls von Knochenexsudat ausgefüllt. Bei totaler, oder der Necrose schwammiger Knochen findet sich dasselbe in die schwammige Substanz des Knochens abgesetzt. Ehe die Necrose sich trennt, sind die Epiphysen schon mit einer neuen Diaphyse versehen, die auf der äufsern Seite der spongiösen Knochenenden weiter hinaufreicht, als auf der innern.

Ist der Sequester auf irgend eine Weise entfernt, so füllen die Granulationen die Höhle, in der er lag, vollkommen aus und verknöchern nach und nach vollständig, so dafs aus einem Röhrenknochen ein vollkommen solider Cylinder, aus einem schwammigen ein harter Knochen wird.

Das neugebildete Knochenexsudat ist anfangs noch durch seine dunklere Farbe, geringere Dichtigkeit, noch mehr aber durch die abweichende Richtung der Knochencanälchen und Knochenkörperchen, von dem alten Knochen unterschieden. Später aber verschmilzt es mit demselben zu einer gleichmäfsigen Masse. Der ursprüngliche Knochen kann hierbei auf zweifache Weise verändert werden, entweder nämlich quillt er mit Erweiterung seiner Markcanälchen auf und wird cellulöser, oder er wird trotz der Verdickung zugleich dichter, seine Canälchen stehen weiter von einander ab, wie in vielen Exostosen. Der neu entstandene Knochen ist immer dicker, wulstiger, unförmlicher, als der, dessen Verlust er ersetzte, nach und nach aber wird das Uebermaas von Knochenmasse zum Theile wieder aufgesaugt und Form und Structur nähern sich der eines normalen Knochens. Die äufsere Schichte wird zu regelmäfsiger Corticalsubstanz, die innere zur diploetischen, oder sie erweitern sich selbst zu einer unregelmäfsigen Markhöhle, indem die einzelnen Markcanälchen sich ausdehnen und endlich zusammenfliefsen. — Die Form des Knochens wird bis auf geringe Abweichungen wieder hergestellt, defsgleichen wird das Exsudat in dem Zellgewebe und den Muskeln wieder resorbirt, die äufserste Lage des Exsudates verwandelt sich in ein Periostium, mit welchem die Muskeln etwas fester, als ursprünglich, zusammenhängen.

Nach der Regeneration totaler Necrosen wird der Knochen meistens, und oft sehr beträchtlich, kürzer, als er früher war; selbst nach partiellen Necrosen bemerkt man zuweilen eine allmählige, unbeträchtliche Verkürzung des entsprechenden Gliedes, durch allmählige Contraction der Knochennarbe, oder Verengerung von Knochenhöhlen, z. B. des Schädels (Larrey, mémoires de l'institut). Bleibt die Regeneration sehr ungenügend, so bildet sich ein falsches Gelenk. Wenn auch bei den meisten Necrosen sich eine so entschiedene Tendenz zur Regeneration des Verlustes zeigt, dafs viele ältere Pathologen diese, mit Unrecht, in den Begriff der Krankheit hineingezogen haben, so giebt es doch Fälle, in denen die Versuche der Natur zur Wiederherstellung entweder ganz, oder doch fast durchaus fehlen. Die Gründe dieses Mangels liegen entweder in örtlichen anatomischen Verhältnissen, oder in allgemeinen constitutionellen Ursachen, und sind dieselben, welche auch bei andern Knochenverletzungen, Brüchen z.B., den Heilungsprocefs hindern. In die erstere Reihe gehören der Mangel an belebteren gefäfs- und nervenreichen Weichtheilen in der Umgebung der Knochenverluste von Necrosen, an Knochen, die nur von fibrösen Häuten umgeben sind, in deren Nähe Zellgewebe und Muskeln fehlen, an den Schädelknochen, der Patella u. s. w., werden nur sehr unvollkommen regenerirt. Hierin liegt wohl der Grund, dafs auch der Verlust der Apophysen gar nicht, oder nur sehr mangelhaft nach Necrosen wieder ersetzt wird. Zur zweiten Reihe gehören Dyskrasien, welche tief in den Organismus eingreifen und die plastischen Fähigkeiten wesentlich beeinträchtigen, alle Colliquationskrankheiten, die höhern Grade des Scorbuts, des Krebses. Auch syphilitische Necrosen werden gewöhnlich nicht regenerirt.

Cloaken.

Wo sich eine Capsula sequestralis gebildet hat, finden sich in ihrer Knochendecke eine Menge gröfserer und kleinerer Oeffnungen.

Die kleinsten und zugleich zahlreichsten dienen zum Durchgang der zahlreichen Gefäfse, welche sich in dem entzündeten Knochen verbreiten. Die gröfseren Cloacae, Foramina grandia, stehen offenbar mit der Eiterung auf der innern Oberfläche der Todenlade in Verbindung, denn sie finden sich n u r bei Säugethieren, nicht bei Vögeln, bei welchen, selbst nachdem der Sequester gelöst ist, die Eiterung entweder gänzlich fehlt, oder doch nur in leisen Spuren sich zeigt. Alle Cloaken führen direct zu dem Sequester, stehen mit den Fisteln in den Weichtheilen in Verbindung und sind mit einer membranösen Auskleidung überzogen, welche sich einerseits in das noch unverknöcherte Exsudat der Todenlade, andererseits in die Fistelhaut fortsetzt.—Man kann zwei Formen der Cloaken unterscheiden; einige sind von sehr bestimmter Gestalt, rund oder oval, trichterförmig, mit der engern Oeffnung in der Todenlade. Diese finden sich meistens an dem abhängigsten Theile des Knochens, weniger an dem obern, entstehen erst, nachdem der Sequester schon beinahe völlig gelöst und die Eiterung etablirt ist (daher kommen sie bei Vögeln nicht vor) und schliefsen sich vollständig mit dem Aufhören der Eiterung nach Entfernung des Sequesters. Sie kommen auch da vor, wo ein Theil des ursprünglichen Knochens, den sie dann ebenfalls durchbohren, erhalten ist. Ihre Entstehung beruht ohne Zweifel auf dem Bestreben, dem in der Todenlade angesammelten Eiter einen Ausweg zu verschaffen, sie sind den Oeffnungen in Abscessen zu vergleichen, gleich denen sie, theils dem mechanischen Druck der zurückgehaltenen Flüssigkeit, theils der verstärkten Resorption ihren Ursprung verdanken.

Eine andere Form von Cloaken unterscheidet sich von diesen durch ihre Gröfse, die oft der des Sequesters beinahe gleich kommt und ihre unregelmäfsige Gestalt.—Wo sie vorkommen, fehlt die erste Form der Cloaken gewöhnlich, weil durch sie hinreichend für den Abflufs des Eiters gesorgt ist. Sie stehen nicht immer mit Hautfisteln, die dann immer viel enger als ihr Durchmesser sind, in Verbindung, sondern bilden zuweilen nur Knochenlücken, die durch membranöse Ausbreitungen geschlossen sind. Auf die Entstehung dieser Form hat die Eiterung wahrscheinlich keinen, oder nur secundären Einflufs. Ihre eigentliche Ursache scheint vielmehr darin zu liegen, dafs ausgebreitete Necrosen an einzelnen Stellen gar nicht, oder nur unvollkommen regenerirt werden.

Behandlung.

Da die Necrose, wenn sie einmal vollendet ist, immer eine zum mindesten höchst langwierige Krankheit darstellt, so hat der Arzt alles aufzubieten, um wo möglich das Absterben des Knochens zu verhüten. — Viele, besonders traumatische Necrosen, können durch energische Behandlung der ihnen vorausgehenden Entzündung der Weichtheile, besonders der Periostien, vermieden werden. Allgemeine und besonders wiederholte und reichliche locale Blutentleerungen, kalte Umschläge, Cataplasmen, kühlende Arzneien, Ableitungen auf den Darmcanal durch entsprechende Laxanzen, bilden, bei gehöriger Berücksichtigung der allgemeinen Begründung, die Hauptmittel der Behandlung. Bei Necrosen, welche im Gefolge von dyskrasischen Krankheiten, Syphilis, Scorbut, Scropheln u. s. w. entstehen, versteht es sich von selbst, dafs diesen Allgemeinleiden fortwährend die nöthige Rücksicht gewidmet werden mufs. Da bei diesen Dyskrasien, wenn sie Necrosen in ihrem Gefolge haben, die Kräfte meistens sehr darniederliegen und die Verdauung zerrüttet ist, so ist dem eigentlich antidyskrasischen Verfahren ein tonisirendes, roborirendes, in der Regel entweder vorauszuschicken, oder an die Seite zu setzen. Necrosen aus metastatischer Ursache entstehen zu rasch, als dafs ihrer Ausbildung wirksame Mittel entgegengesetzt werden könnten.—Eine grofse Zahl von Necrosen entsteht durch Vernachlässigung rheumatischer Knochenhautentzündung; ein entsprechendes kühlend-diaphoretisches und entzündungswidriges Verfahren ist häufig im Stande ihnen vorzubeugen. Steigen trotzdem die Entzündungssymptome, so liegt die Ursache der fortschreitenden Verschlimmerung häufig nur in der unnachgiebigen Beschaffenheit und Spannung der fibrösen Häute und besonders des Periostiums, die durch eine ausgiebige Spaltung beseitigt werden können. An kleineren und flachen Knochen, bei acutem Verlaufe der Krankheit und offenbarer Unzulänglichkeit der eigentlichen entzündungswidrigen Mittel, scheue man sich nicht, diese Einschnitte in Anwendung zu bringen, nicht blofs um dem Eiter Ausgang zu verschaffen und den Sequester zu entfernen, sondern vielmehr um Eiterung und Sequesterbildung zu verhüten.—An stärkeren Röhrenknochen wird die Gröfse des erforderlichen Schnittes und die Möglichkeit, dafs trotz desselben die Necrose vielleicht nicht vermieden werden kann, von der Anwendung desselben abhalten.—Unentbehrlich zur Verhütung der Necrose sind tiefe Einschnitte bis in das Periostium nach Stichverletzungen desselben, die sich mit ausgebreiteter Entzündung, welche durch die gebräuchlichen entzündungswidrigen Mittel nicht baldigst gehoben werden kann, compliciren; defsgleichen wenn das Periostium durch irgend eine Ablagerung, Eiter, Blut nach Quetschungen u. s. w. von den Knochen getrennt worden ist. Ein tiefer Einschnitt, der das Periostium spaltet, gewährt, wenn auch nicht immer das Mittel die Necrotisirung ganz zu vermeiden, doch seine Ausbreitung zu beschränken.— Wurde bei einer Verletzung ein Knochen entblöfst, so entziehe man ihn möglichst bald durch Schliefsung der Wunde, die man durch prima intentio zu heilen sucht, dem Einflusse der Luft u. s. w.—Gelingt es bei metastatischen Entzündungen der Periostien etc., die gewöhnlich sehr rasch in Ablagerungen übergehen, nicht, diese durch kräftige Antiphlogose, Ableitungen auf den Darmcanal, zu verhüten, so müssen zeitig Einschnitte gemacht werden, um eine gröfsere Entblöfsung des Knochens möglichst zu verhindern.

Läfst sich den Ausbruch der Necrose nicht mehr vermeiden, so richtet sich die weitere Behandlung nach den Stadien, den Veranlassungen und zufälligen Complicationen.

Wenn, so lange die Haut noch nicht aufgebrochen ist, heftige entzündliche Reaction besteht, so ist gegen diese, theils zur augenblicklichen Linderung, theils um die Necrose selbst auf die möglichst geringe Ausdehnung zu beschränken, der entzündungswidrige Apparat, wie früher angegeben, in Anwendung zu bringen. Beruht die Entzündung auf dyskrasischer Grundlage, so sind dieser die geeigneten Mittel entgegen zu setzen.

Hat sich Eiter gebildet, so befördere man seine Entleerung durch erweichende Umschläge und wenn feste fibröse Häute den Durchbruch erschweren, durch frühzeitige Einschnitte. Wird der Eiter jauchig, übelriechend, so sind hieran entweder fehlerhafte Behandlung, schlechter Verband, durch den der Eiter zurückgehalten wird, oder allgemeine Verhältnisse, Dyskrasien, unzureichender Kräftezustand, Complication mit Caries, die Veranlassung. Man befördere die Entleerung des Eiters, durch Erweiterung der Fistelöffnung, Gegenöffnungen, milde Einspritzungen und einfachen, blofs deckenden Verband, beseitige die allgemeinen dyskrasischen Zustände und suche die Kräfte durch zweckmäfsige Diät und passende Tonica, besonders China und Säuren, zu erhalten. Zur Beförderung der Exfoliation des Sequesters läfst sich, aufser dafs man die Entzündung leitet, nichts weiteres thun, die früher üblichen irritirenden Mittel, balsamischen und spirituösen Einspritzungen mit Ol. Terebinth., T. Myrrhae, Aloes u. dgl., so wie der Gebrauch des Glüheisens, sind durchaus verwerflich, weil sie auf den Sequester selbst gar keine Wirkung haben können und in den lebenden Theilen des Knochens leicht die Entzündung wieder bis zu dem Grade anfachen, in welchem sie selbst wieder in Necrose übergeht. Nur bei schlechter Beschaffenheit des Eiters können adstringirende etc. Einspritzungen, ähnlich wie unter gleichen Verhältnissen bei Abscessen, dienlich sein.

Oberflächliche, nicht in eine Knochenlade eingeschlossene, kleine Sequester werden nicht selten durch die Natur ausgestofsen, oder aufgelöst, oder lassen sich nach Erweiterung der Fistelöffnungen leicht ausziehen. Gröfsere müssen, wenn sie gelöst sind und die Capsula sequestralis hinreichende Festigkeit bekommen hat, was man nach der Zeit, seit welcher er sich gebildet hat, so wie aus der Beweglichkeit des Sequesters vermuthet, nachdem die Kapsel blofs gelegt und eröffnet ist, ausziehen.

Andere Mittel, den Sequester zu entfernen, namentlich die Versuche von Delpeck, ihn durch Einspritzungen verdünnter Säuren aufzulösen, haben zu keinem Resultate geführt.

Auch durchdringende Necrosen platter Knochen, des Schädels, der Rippen, erfordern operative Entfernung durch die Trepanation oder Resection, sobald die von ihnen unterhaltene Entzündung sich auf die häutigen Auskleidungen der Höhlen fortsetzt, zu deren Zusammensetzung die kranken Knochen beitragen.

Die Amputation wird bei Necrose nöthig, wenn durch nicht zu vermindernde Säfteverlüste und schlechte Eiterung die Kräfte erschöpft zu werden drohen, wenn ein Sequester bis in ein Gelenk eindringt, wenn bei fast totaler Necrotisirung eines Röhrenknochens der Rest desselben fracturirt worden ist, wenn mit dem Knochen die Weichtheile zu gleicher Zeit in bedeutender Ausdehnung zerstört sind.

Auch wenn der Sequester entfernt ist, bleibt der Knochen noch lange geschwollen und empfindlich und erfordert fortwährend sorgfältige Schonung, reizmildernde Mittel, Bäder, Einreibungen, die Unterhaltung einer Fontanelle in der Nähe und wenn durch irgend eine Veranlassung neue Entzündungen in ihm entstehen, um so mehr die kräftigste Anwendung antiphlogistischer Mittel, als er wegen der Entartung seines Gefüges, die jedesmal zurückbleibt, zur erneuten Necrotisirung sehr disponirt ist.

---

7) Von dem Brande als Folge von Entzündung.

Ursachen des Zustandekommens.

So häufig auch Entzündung dem Brande voraus geht und zu den mitwirkenden Ursachen desselben gehört, so selten giebt sie die alleinige Veranlassung. Wo die Entzündung als nächste Veranlassung des Brandes erscheint, liegt die Ursache dieses Ausganges eines Theils in vollkommener Stasis des Blutes in den Capillarien, Ueberfüllung des Parenchyms mit den extravasirten und zerfallenen Blutbestandtheilen, verbrauchten Säften, oder solchen, welche des Uebermaases wegen, in dem sie ergossen sind, nicht verbraucht werden können, Mangel daher an lebensfähigem, arteriellem, sauerstoffreichem Blute, anderntheils und hiermit in Verbindung, in gänzlicher Erschöpfung der Nerventhätigkeit, durch Ueberreizung. Bald wiegen die Erscheinungen der Blutstockung, bald die der Erschöpfung des Nerveneinflusses vor. Es werden also hiermit, wie bei dem Brande überhaupt, die Bedingungen aufgehoben, unter welchen allein die Ernährung fortbestehen kann.

Die Ursache des Ueberganges einer Entzündung in Brand liegt entweder in der absoluten Höhe der Entzündung, oder die Entzündung hat nur relativ zu der Widerstandsfähigkeit des Organes, die sich an und für sich auf einer niedern Stufe befindet, oder durch vorausgegangene allgemeine oder locale Störungen herabgesetzt ist, eine allzubedeutende Höhe erreicht.

Der reine Entzündungsbrand, auf dessen Entstehung also keine andere Krankheit, als die Entzündung selbst, Einflufs hatte, wird am häufigsten in solchen Gebilden beobachtet, deren Structur sie entweder zu Blutstockungen sehr disponirt, in Drüsen, Blutdrüsen, oder welche nur mit sehr wenig Gefäfsen und Nerven versehen sind, in welchen also eine an und für sich geringfügige Entzündung schon völlige Stockung herbeizuführen vermag, wie in Sehnen und Knochen; sodann ebensowohl bei sehr athletischen Personen, deren Constitution sie zu sehr heftigen Entzündungen disponirt, als bei schwächlichen, erschöpften Menschen; so wie, wenn die äufsern traumatischen Veranlassungen zur Entzündung nicht entfernt werden können.

Allgemeine und örtliche disponirende Ursachen.

Die Ursachen, welche neben und mit der Entzündung zur Entstehung des Brandes Veranlassung geben, sind im Allgemeinen dieselben, die zum Brande überhaupt disponiren und theils constitutionelle, theils locale.

Zu den allgemeinen gehören:

1) grofse Schwäche des Körpers, Erschöpfung durch hohes Alter, vorausgegangene Krankheiten, Ausschweifungen, ungenügende Nahrung.

2) alle Dyskrasien, besonders alle die, bei welchen sich das Blut in einer höhern Stufe der Auflösung befindet, wie beim Scorbut, dem Typhus, bei hydropischer Anlage, bei Phthisikern am Ende der Krankheit, so wie bei allen Colliquationskrankheiten überhaupt.

3) mangelnder Einflufs der Nerventhätigkeit. Bei Apoplektischen, Gelähmten, nach Erschütterungen, bei Rückenmarkslähmungen, von welcher Ursache diese abhängen mögen, nach Durchschneidung eines Hauptnervenstranges, gehen daher Entzündungen aufserordentlich leicht in Brand über.

Zu den localen Ursachen gehören:

1) Desorganisation des entzündeten Gebildes; daher entsteht Brand aufserordentlich leicht in oedematösen, mit Serum, Blut, Eiter, oder andern Säften durchdrungenen, oder chronisch verhärteten Geweben, in allen pathologischen Neubildungen, in neu entstandenen Narben und Granulationen. Je mehr das Infiltrat dem Organismus entfremdet ist, desto mehr begünstigt es den Brand der infiltrirten Parthie und desto kleinere Quantitäten desselben genügen dazu. Während daher Infiltrationen von Blut und seinen einzelnen Bestandtheilen, nur dann als alleinige Ursache des Brandes angesehen werden dürfen, wenn sie so bedeutend sind, dafs sie die Organisation des Gewebes gradezu aufheben, genügen schon einige Tropfen Urin, Koth, oder Galle, oder von aufsen her eingedrungener Flüssigkeiten, einer spirituösen Injection z. B., um sicher Brand zu verursachen. Selbst in den Geweben, welche ihrer normalen Structur nach sich sehr leicht infiltriren, wie z. B. in dem serösen Zellgewebe der Augenlieder, reichen oft die leichtesten Verletzungen hin, um Brand zum Ausbruche zu bringen.

2) heftige, mechanische oder chemische Eingriffe, welche neben der Erregung von Entzündung zu gleicher Zeit die anatomische Structur, oder die Zusammensetzung eines Organes so sehr beeinträchtigen, dafs es der nachfolgenden Entzündung nicht zu widerstehen vermag; Quetschungen und Erschütterungen, durch welche der organische Zusammenhang geschwächt, oder theilweise aufgehoben wird, die Einwirkung von hohen Hitze- oder Kältegraden, von Säuren, Alkalien, die entweder die Säfte zur Gerinnung bringen, oder auflösen, oder neue mit dem Leben nicht verträgliche Combinationen hervorrufen.

3) eine eigenthümliche anatomische Anordnung, bei der es dem entzündeten Gebilde nicht möglich ist, sich der Congestion entsprechend auszudehnen, wefshalb alsbald Spannung, Einklemmung und durch dieses wieder Steigerung der Entzündung selbst erfolgt. Aus dieser Ursache entstehen so leicht gangränöse Entzündungen in fibrösen, sackförmig oder cylindrisch geschlossenen Geweben, Kapseln, Aponeurosen, in lockeren Geweben, welche von festen, fibrösen Häuten eingeschlossen, oder über unnachgiebige

Flächen, Knochen herübergespannt sind u. s. w. In ganz gleicher Weise wirkt natürlich die Einschnürung eines Theiles durch Bandagen, besonders wenn der Druck derselben ungleich ist, so dafs an einer Stelle Blutanhäufungen bei gehindertem Rückflusse des Blutes entstehen müssen.

Symptome des entzündlichen Brandes.

Die Symptome des entzündlichen Brandes lassen sich zweckmäfsig in drei Gruppen theilen: die

1) des drohenden,
2) des beginnenden und
3) des völlig ausgebrochenen Brandes.

Die Erscheinungen der ersten Gruppe, des Stadium phlegmanosum, sind bei dem reinen Entzündungsbrande und in empfindlichen Theilen, die einer auf's höchste gesteigerten Entzündung; der Schmerz ist heftig, beängstigend, klopfend, später unerträglich spannend, die Hitze brennend stechend, die Röthe dunkel, sehr saturirt, aber noch purpurfarben, die Geschwulst verhältnifsmäfsig sehr beträchtlich, gespannt, noch elastisch, hart, trocken, die Function des erkrankten Theiles liegt gänzlich darnieder, dabei ein heftiges entzündliches Fieber. Alle Zeichen der Krise und des Ueberganges in Eiterung fehlen. Nicht immer jedoch bieten sich die Entzündungserscheinungen mit der angegebenen Heftigkeit dar, sie treten vielmehr um so mehr in den Hintergrund, je gröfser der Einflufs der oben genannten mitwirkenden Ursachen ist, so dafs in degenerirten, gequetschten, erschütterten etc. Gebilden, die dem Brande vorausgehende Entzündung oft kaum bemerklich ist. Die Berücksichtigung dieser mitwirkenden Veranlassungen, der Schwäche, des Alters des Kranken u. s. w. das frühzeitige Auftreten einiger schon dem Brande angehöriger Symptome, der Charakter des Fiebers, müssen trotz dem, dafs die Entzündungssymptome nur geringfügig scheinen, doch den Verdacht auf den nahe bevorstehenden Brand erregen. Je mehr diese mitwirkenden Ursachen in den Vordergrund treten, desto kürzer dauert dieses erste entzündliche Stadium.

In der zweiten Gruppe, dem Stadium gangraenosum, beginnen schon die Erscheinungen der brandigen Zersetzung mit denen der noch fortdauernden Entzündung sich zu vermischen, doch ist jetzt noch Rettung des bedrohten Theiles möglich. Die Nerven fangen an gelähmt zu werden, daher vermindern sich alle Erscheinungen, welche von ihrer Empfindlichkeit abhängen, dagegen steigen alle Symptome, welche durch die Säfteanhäufung bedingt werden und neue, auf die beginnende Zersetzung hindeutende, treten hinzu.

Der heifse, klopfende Entzündungsschmerz vermindert sich, oft allmählig, oft ganz plötzlich und geht in dumpfe, wenig beschwerliche Spannung, oder in das Gefühl der Taubheit über. Die Geschwulst nimmt eher zu als ab, sie verliert aber an Härte, breitet sich im Umfange aus und wird mehr teichigt, ödematös. Die Wärme sinkt, mehr noch für das Gefühl des Kranken, der jetzt schon zuweilen wahre Eiseskälte zu fühlen glaubt, während der Thermometer noch einen Wärmegrad nachweist, der über das normale Maas hinaus geht und die Hand des untersuchenden Arztes immer noch erhöhte und eigenthümlich brennende Hitze empfindet. Die Röthe geht in eine dunkelblaue, schieferblaue, grünliche, grünlichbraune Farbe, wie bei Ecchymosen über, die sich in geringerem Grade weit, auch über die Gränze des zukünftigen Brandes verbreitet. Die Masse der ausgetretenen Säfte erhebt hie und da die Epidermis zu Blasen, welche jetzt noch mit klarer, wenig gefärbter, Flüssigkeit gefüllt sind. Bei asthenischen Entzündungen ist der Schmerz ganz unbedeutend, die Röthe aber viel dunkler, schieferblau, schwärzlich, von einzelnen varicösen Venen durchzogen, das Gewebe sehr aufgelockert, leicht blutend, unempfindlich. Das Fieber nimmt statt des entzündlichen den typhös-gastrischen Charakter an, der Kranke wird schwächer, sein Puls kleiner, unruhiger, schneller, der Urin blasser, trüber, die Zunge belegt u. s. w.

In der dritten Gruppenperiode verschwinden alle Aeufserungen vitaler Thätigkeiten aus dem Brandigen und die oben beschriebenen, localen sowohl als allgemeinen Symptome des vollendeten, in specie feuchten Brandes, stellen sich ein.

Den Uebergang der Gangräen innerer Organe in Sphacelus erkennt man an dem plötzlichen Nachlafs der Schmerzen und der am meisten belästigenden Symptome, dem scheinbaren Wohlbefinden des Kranken, während zugleich die Züge sich entstellen, das Gesicht einfällt, blafs und mit kalten Schweifsen bedeckt, der Puls klein, aussetzend, oft kaum fühlbar wird, die Functionen des kranken Theiles sich nicht wieder herstellen, die Schwäche zunimmt.

In der Umgegend des Brandes dauern die Erscheinungen des drohenden Brandes, der Gangräen und weiter hinaus, die der Entzündung fort. — Häufig pflanzt sich die Entzündung in weitem Umkreise und namentlich auch auf entfernte Drüsen, durch secundäre Venen- und Lymphgefäfsentzündung fort.

Anatomische Untersuchung.

Die anatomischen Veränderungen in brandigen Theilen sind nach den Stadien und nach den einzelnen Geweben verschieden.

Im Anfange bemerkt man immer die Zeichen einer weit ausgebildeten Entzündung. Ueberfüllung der Gefäfse mit Blut und starke Tränkung des Gewebes zunächst mit Blutserum, oft in dem Grade, dafs sich die Oberhaut zu hellen Blasen erhebt. Daher sind bei sehr heftigen Entzündungen, Oedem und Blasenbildung Zeichen drohenden Brandes. Später findet man das Parenchym mit ausgetretenem Blute überfüllt, die Flüssigkeit in den Blasen färbt sich daher, das stockende und ausgetretene Blut, welches nicht gewechselt werden kann, wird immer dunkler, oder geht bei beginnender Zersetzung in mancherlei Farbennuancen über. — Stets findet sich bei beginnendem Brande in Weichtheilen viel Blut in das Zellgewebe ausgetreten, diese Ecchymosen bei relativem Uebermaas der Entzündung, weisen daher immer auf drohenden Brand hin. Die brandige Zersetzung beginnt immer zunächst in den flüssigen Theilen, besonders dem ausgetretenen Blute. Die Blutkörperchen quellen auf, werden unregelmäfsig, das Blutroth mischt sich mit dem Serum, hie und da bildet das Blut braune, rostfarbige Klumpen; weifse, eiterähnliche Ergüsse pflegen aus formlosem Exsudate zu bestehen.— Nicht selten sammeln sich die ergossenen Flüssigkeiten auch in gröfseren Höhlen an.— Später verändern sich auch die festen Elementartheile, nicht alle jedoch gleich früh. Am längsten erhalten sich Knochen, Knorpel, Arterien, Sehnen und sehnige Gewebe überhaupt, frühzeitig zerfällt das Zellgewebe in eine feinkörnige Masse, welche sich zu Klumpen zusammenballt; die Primitivfasern der willkürlichen Muskeln verlieren ihre Querstreifen und werden blafs.

Nach den anatomischen und physiologischen Eigenschaften der einzelnen einfachen und zusammengesetzten Gewebe variiren natürlich auch die Erscheinungen des Brandes. Das Nähere wird bei den Entzündungen der einzelnen einfachen Gewebe angegeben werden.— Die anatomischen Veränderungen in von dem Brande entfernten Organen, sind dieselben, wie man sie in allen typhösen und pyämischen Krankheiten findet.

Vorhersage.

Die Prognose des entzündeten Brandes richtet sich nach den im Allgemeinen für den Brand angegebenen Regeln.

Behandlung.

Die Behandlung des entzündlichen Brandes ist in dem Stadium gangraenosum antiphlogistisch, mit Rücksicht auf den Charakter der Entzündung und auf den wahrscheinlich nachfolgenden Schwächezustand. Nur da, wo die Entzündung rein für sich besteht, bei sehr kräftigen athletischen Menschen, darf man daher streng antiphlogistisch verfahren. Unter solchen Verhältnissen kann man versuchen, ob noch durch wiederholte örtliche und allgemeine Blutentleerungen, Kälte und Ableitungen auf den Darmcanal, die Entzündung gebrochen und der Ausbruch des Brandes verhütet werden kann. Wenn der entzündete Theil von unnachgiebigen Fascien eingeengt ist, oder wegen seiner eigenen Structur der Entzündungscongestion nicht nachzugeben vermag und aus diesem Grunde die Spannung und mit ihr die Entzündung mit jeder Minute steigen, so giebt ein dreister Einschnitt, oder Kreuzschnitt, durch welchen die gespannten Parthien vollkommen getrennt werden, eben so das einzige Mittel, den Brand zu verhüten, wie die Entfernung einer Binde etc., deren Druck Brand zu verursachen droht. Die Blutung, die hierbei entsteht, unterhält man durch laue Bähungen, sie ist das beste Mittel, die überfüllten Gefäfse zu entleeren und die Schmerzen augenblicklich zu lindern. Nachdem durch einen solchen Schnitt Erleichterung geschafft ist, bedeckt man den entzündeten Theil mit einem einfachen Verbande und einem lauwarmen Umschlage mit Bleiwasser.

Bei minder kräftigen Personen und wenn der Charakter der Entzündung nicht ganz rein ist, mufs man mit den Blutentleerungen, besonders den allgemeinen, vorsichtig sein, wenn auch der Puls voll und hart sein sollte. Es gelingt selten, den Uebergang der Gangräen in Sphacelus wirklich zu verhüten und mit diesem Uebergange sinken die Kräfte plötzlich. Ein zu strenges antiphlogistisches Verfahren kann dann, indem es die Kräfte zu sehr herabsetzt, dazu beitragen, dafs der Brand sich weiter ausbreitet, als es bei einem weniger schwächenden Verfahren der Fall gewesen wäre. Namentlich sei man mit allgemeinen und grofsen Blutentleerungen vorsichtig. Besser dienen in solchen Zweifelsfällen kleine, im Nothfalle öfter wiederholte Entleerungen, und besonders, da es doch hauptsächlich auf Beseitigung der Stockung ankommt, die localen Blutentziehungen.

Wenn die Entzündung aus allgemeinen oder örtlichen Ursachen, durch den Einflufs des hohen Alters, vorhergegangener schwächender, colliquativer Krankheiten, Dyskrasien, oder durch locale Destruction, Zerquetschung, Infiltration u. s. w. asthenisch ist, so dürfen auch die localen Mittel nicht durchaus schwächend sein, wenn nicht der Ausbruch und die Verbreitung des Brandes befördert werden sollen. Nur wenn die Congestion sehr beträchtlich ist, lasse man Blutegel ansetzen. Aufserdem mache man anfangs kalte Umschläge von Weingeist mit Wasser, Wasser mit Essig, mit Salmiaklösungen, Bleiwasser, Aqua Goulardi; stellen sich die Vorboten des Brandes ein, so vertausche man die kalten Umschläge mit weniger kalten, oder lauwarmen, erweichenden Cataplasmen, denen man etwas Bleiwasser, oder Brandwein, zusetzen kann, oder man fomentire mit einem Infusum der Arnica.—Erst wenn der Brand vollkommen ausgebrochen ist und die Atonie der Umgebung es fordert, bedient man sich der aromatischen Umschläge und der Verbände mit balsamischen Salben u. dgl. Durch den voreiligen Gebrauch dieser Mittel wird die Entzündung zu einem höhern Grad getrieben, als mit dem geringen Rest von Lebensthätigkeit in der erkrankten Parthie verträglich ist und die Ausbreitung des Brandes selbst begünstigt.

Innerlich gebe man Säuren und wenn gastrische Complicationen vorhanden sind, leichte ausleerende Mittel.

Die Behandlung der späteren Stadien des entzündlichen Brandes richtet sich nach den bei Brand im Allgemeinen angegebenen Grundsätzen.

---

8) Von dem brandigen Aufliegen (Decubitus gangraenosus, Decubitus).

Literatur.

Kerstens, Progr. de gangraena a decubitu optimaque eam praecavendi et depellendi methodo. Kilae 1776. — Wohlleben, Diss. de gangraena et in specie de illa, quae a decubitu oritur. Vindob. 1777. Richter chirurg. Biblioth. Bd. V.

Begriffsbestimmung, Vorkommen, Ursachen, örtliche, allgemeine Disposition.

Das brandige Aufliegen, der Decubitus, ist eine Form des Entzündungsbrandes, welche durch anhaltenden Druck gegen eine Stelle des Körpers entsteht. Die Ursache des Druckes ist entweder unveränderte Lage im Bette, oder die Wirkung von Maschinen und Bandagen.

Der Brand zeigt sich gewöhnlich zuerst da, wo die Haut fest über Knochen, ohne Zwischenlage eines dickern Fett- oder Muskelpolsters, herübergespannt ist, an den letzten Lendenwirbeln, dem Kreuzbeine, oder den Trochanteren, häufiger bei mageren, als bei wohlgenährten Individuen.

Seltener kommt der Decubitus an anderen Stellen vor, an den Schultern, der Ferse, den Knieen, Knöcheln, den Hüftknochen, Ellenbogen.—Zu den schlimmsten Vorzeigen gehört es, wenn der Decubitus sich an Stellen ausbildet, an welchen nur Haut gegen Haut drückt, z. B. zwischen dem Hodensacke und den Schenkeln, zwischen dem herabgesunkenen Kinn und dem Brustbeine, den auf einander liegenden Knieen, oder wenn er an vielen der genannten Stellen zugleich ausbricht.—Wenn auch bei sonst ganz gesunden Menschen, welche nur durch eine zufällige äufsere Verletzung an das Bett gefesselt sind, Decubitus entstehen kann, so ist er unter diesen Verhältnissen doch selten und erscheint erst sehr spät, oder an sehr stark gedrückten Stellen, unter dem Drucke sehr fest angezogener Bandagen und Maschinen z. B. In den meisten Fällen ist der Druck nur eine, und nicht gerade die wichtigste der Ursachen und die Veranlassung, dafs der Brand an dieser oder jener Stelle ausbricht, vorbereitet wird er durch ein Allgemeinleiden mit Hinneigung der Säftemasse zur Auflösung. Je mehr dieses Allgemeinleiden vorwaltet, desto leichter entsteht der Decubitus, auch an Stellen, die nur sehr schwach und nur kurze Zeit hindurch gedrückt worden sind. So erscheint der Decubitus als Zeichen weit gediehener Auflösung der Säfte am Ende aller schweren und Colliquationskrankheiten, Schwindsuchten, im Typhus, bei Faulfiebern, langwierigen gastrischen Fiebern, bei beträchtlichen Vereiterungen, Pyämien, Wassersuchten. Auch bei Personen, die durch irgend eine rein äufsere Veranlassung, einen Beinbruch z. B., ans Lager gefesselt sind, erscheint der Decubitus gewöhnlich erst, nachdem durch die unbewegliche Lage, Diät, Behandlung, der Kranke geschwächt ist, die Verdauung gelitten hat und die Säftemischung verschlechtert worden ist.—Bilden sich die colliquativen und fauligen Entmischungszustände rasch aus, so erscheint der Decubitus oft schon in den ersten Tagen, welche der Kranke im Bette zubringt; unter entgegengesetzten Verhältnissen hat man Kranke, Irre z. B., Jahre lang eine und dieselbe Stellung behaupten sehen, ohne sich aufzuliegen.—Sehr rasche Ausbreitung des Decubitus in die Tiefe und die Fläche beobachtet man zuweilen bei Lähmungen des Rückenmarkes, durch Erschütterung, Geschwülste, Verkrümmung der Wirbelsäule. In ähnlicher Weise sahen Stilling bei Fröschen und Romberg nach der Exstirpation eines Neuroms, nach Durchschneidung des N. ischiaticus, Verschwärungen an den unteren Extremitäten entstehen. Der Decubitus ist demnach fast niemals als ein rein locales Uebel zu betrachten; der Druck und die daraus hervorgehende Entzündung sind nur mitwirkende Ursachen, und nicht einmal die wichtigsten, bei weitem mächtigeren Einflufs üben der Zustand der Innervation und der Säftemischung aus. Begünstigt wird der Ausbruch des Decubitus noch durch ein ungleiches und namentlich zu warmes Lager, Federbetten, Beschmutzung der Haut durch profuse, scharfe Schweifse, Koth, Urin u. dgl.

Symptome.

Der Entstehung des Decubitus geht immer eine Entzündung voraus, die jedoch um so rascher und um so weniger bemerkt vorübergeht, je mehr die in der fehlerhaften Säftemischung begründeten Ursachen von Wirkung waren. — Bei stark ausgeprägtem putridem Zustande geht die Entzündung oft unbemerkt vorüber, im entgegengesetzten Falle, bei Personen, die nicht durch vorausgegangene Krankheiten geschwächt, sondern nur wegen eines örtlichen Leidens an das Bett gefesselt sind, kann sie mehre Tage dauern, ehe die Haut verschwärt oder brandig wird, und nicht selten bleibt die Krankheit überhaupt in dem Stadium der Entzündung oder Verschwärung stehen, ohne in Brand überzugehen.

Die Entzündung, welche dem Brande vorausgeht, zeichnet sich durch helle, umschriebene Röthe, durch lebhaft stechenden Schmerz, brennende Hitze, bei geringer Geschwulst, aus. — Dauern die Ursachen in geringem Grade fort, so wird die Haut etwas ödematös, oder emphysematisch, besonders an Stellen, wo die Haut auf Muskeln liegt, rissig und bricht, ohne vorher in Abscefsbildung überzugehen, auf. Es entsteht ein Geschwür, welches brandig werden kann, wenn auch jetzt noch nicht die innern und äufsern Veranlassungen entfernt werden.

Bei sehr ausgeprägtem putridem Zustande bilden sich auf der ödematösen, wenig schmerzhaften oder heifsen Haut, blaue Flecken und Streifen, wie von Blutunterlaufungen nach Quetschungen, die Oberhaut erhebt sich zu dunkeln, mit blutigem Serum gefüllten Blasen, diese bersten und die Entzündung geht in der kürzesten Zeit, ohne die Zwischenstufe der Verschwärung und Excoriation, in tiefgreifenden, zerfliefsenden Brand über. In den günstigsten Fällen, zu Ende und mit der Besserung langwieriger fieberhafter Krankheiten, bilden sich oft nach oberflächlichen, rosenartigen Entzündungen, hellbraune, trockene Brandschorfe, welche selten durch die ganze Dicke der Cutis greifen, sich bald abstofsen und eine gut eiternde Fläche hinterlassen.

In seinen geringeren Graden beschränkt sich der Decubitus auf die oberflächliche Schichte der Haut, schreitet er vor, so greift er in das subcutane Zellgewebe, zerstört die Muskeln, legt die Sehnenausbreitungen und Knochenhäute blofs und macht selbst die Knochen, durch Zerstörung der Periostien, necrotisch. In den schlimmsten Fällen hat man gesehen, dafs selbst die Rückenmarkshäute blofsgelegt wurden.

Verlauf und Ausgänge.

Der **Verlauf** des Decubitus hängt von der Dauer der Veranlassungen ab. Ist es möglich, die Ursachen zu entfernen, den Druck nach andern Stellen zu verlegen und die Säftemischung zu bessern, so steht auch der Decubitus alsbald still, das Brandige stöfst sich los und die Lücke füllt sich mit Granulationen. Ist es dagegen nicht möglich die Ursachen zu beseitigen, so greift der Decubitus in erschreckender Weise um sich und beschleunigt den tödtlichen Ausgang der Krankheit. Sehr selten und nur wenn die innern disponirenden Ursachen sehr mächtig sind, greift der Decubitus, auch nachdem die localen Veranlassungen weggeräumt sind, über die Stelle um sich, welche vom Druck gelitten hatte.

Vorhersage.

Indem der Decubitus immer auf Entmischungszustände des Blutes hinweist, so ist er auch immer als ein böses Zeichen zu betrachten und zwar um so mehr, je schneller er ausbricht, je geringfügiger seine localen Veranlassungen waren, je zahlreicher die Stellen sind, die er zugleich befällt und je rascher er um sich und in die Tiefe greift. Je länger die Entzündung gedauert hat, welche dem Decubitus voraus geht, desto besser ist im Allgemeinen die Prognose. Der Decubitus, welcher fast ohne alle bestimmte Entzündungssymptome, namentlich ohne Schmerz, aus Blutunterlaufungen entsteht, weist stets auf die schlimmste Entmischung der Säfte hin und begründet dadurch eine sehr ungünstige Prognose. Die übelsten Formen des Decubitus entstehen und breiten sich weit aus, ohne dafs sie dem Kranken Schmerz bereiten. Zerfliefsender Decubitus giebt eine weit ungünstigere Prognose, als trockene Schorfbildung, die nicht selten gleichzeitig mit der günstigeren Wendung typhöser Fieber erscheint. Doch ist der Decubitus selbst niemals kritisch und an und für sich wohlthätig, wenn auch zur Zeit seines Auftretens der Allgemeinzustand sich bessert, vielmehr übt er selbst immer eine mehr oder minder bedeutende nachtheilige Rückwirkung auf das Allgemeinbefinden aus, durch Säfteverlust und Schmerzen, die dem Kranken Ruhe und Schlaf rauben und ihn hindern, in geeigneter Stellung zu liegen, und indem er zu Jaucheresorption Veranlassung giebt. Zuweilen wird er noch nach Beseitigung des Brandes durch profuse Eiterung, sehr selten auch durch Blutung gefährlich.

Behandlung.

Man suche den Decubitus zu **verhüten** durch möglichst baldige Beseitigung der innern und äufsern veranlassenden Momente, der

Fehler der Säftemischung und des Druckes.—Droht der Decubitus bei typhösen, putriden Fiebern, scorbutischen, hydropischen Zuständen, bei colliquativen Krankheiten, Phthisen auszubrechen, so ist zu seiner Verhütung vor allen diesen Allgemeinzuständen die passende roborirende, antiseptische Behandlung entgegen zu setzen. — Bei Personen, welche vorher nicht krank waren, die aber durch irgend eine mechanische Verletzung an das Bett gefesselt worden sind, Beinbruchkranken z. B., wird man das brandige Aufliegen häufig vermeiden können, wenn man den antiphlogistischen, schwächenden Apparat mit Vorsicht nur in Anwendung setzt und, sobald die stärkeren Entzündungsregungen vorüber sind, kräftigere Diät, etwas Wein, Brandwein, besonders bei solchen die daran gewöhnt sind und wenn zunehmende Blässe und Abmagerung auf Abnahme der Kräfte hinweisen, selbst Tonica, besonders China, darreicht. Durch diese Mittel wird es fast immer gelingen, den Decubitus zu verhüten, wenn nicht Zersetzungskrankheiten eine ausgebildetere Disposition bedingen. Dabei versäume man jedoch die Rücksicht auf das Lager nicht, das Bett sei ohne Falten, fest, kühl, keine Federbetten, deren Wärme die Haut erschlafft und Schweifse hervorruft.—Eine grofse Wanne mit Wasser unter dem Bette nützt, indem sie die Temperatur abkühlt. — Die Betttücher seien nicht zu grob, fest angezogen, oft gewechselt, besonders so oft sie mit Urin, Schweifs oder Koth beschmutzt sind, oder statt ihrer breite man unter den Kranken ein Rehfell, mit den Haaren nach oben, oder eine gegerbte Hirschhaut. Ein mit Oel bestrichenes Wachstuch unterzubreiten, wie viele rathen, schadet, da es die Entfernung des Schweifses hindert.—Erlaubt es der Zustand des Kranken, so lasse man ihn häufig die Lage wechseln.—So oft der Kranke beschmutzt wurde, mufs er sorgfältig wieder gewaschen werden, besonders halte man alle Stellen, an denen der Ausbruch des Decubitus zu befürchten ist, sorgfältig rein und wasche sie öfters mit kaltem Wasser, Wasser und Essig, rothem Wein, oder Bleiwasser. Die Lage sei möglichst horizontal, um das Gewicht auf viele Punkte des Körpers zu vertheilen und um das lästige Herabrutschen im Bette zu vermeiden, bei dem der Körper sich zusammenbiegt und das ganze Gewicht auf das Kreuzbein fällt.

Fängt eine Stelle an roth und schmerzhaft zu werden, so mufs durch Veränderung der Lagerung, oder durch Unterschieben kleiner Spreu- oder Rofshaarkissen, deren Lage man oft wechselt, jeder Druck auf dieselbe dauernd aufgehoben werden. Die üblichen Kränze sind nachtheilig, weil sie die Circulation nach allen Seiten hin hemmen. Man lasse die gerötheten Stellen selbst mit kaltem Wasser, oder Bleiwasser, Wasser mit Essig oder Citronensaft, Brandwein,

Schufswasser waschen, oder bedecke sie mit einem Linimente, welches aus dem auf dem Filter zurückbleibenden Niederschlage entsteht, den man durch Eintröpfeln von Bleiessig in Eichenrindedecoct erhält (taninsaures Blei). Wenn die Schmerzen beträchtlich sind, müssen alle erregenden, camphorhaltigen, weingeistigen Mittel, selbst die stärker adstringirenden und die Säuren wegbleiben. Umschläge mit lauem Bleiwasser, oder nicht zu warme Cataplasmen mit Bleiwasser, leisten die besten Dienste. Wenn die Haut anfängt rissig zu werden, mufs man mit einer einfachen Fett- oder Bleisalbe, oder mit Autenrieth's Unguentum quercinum, verbinden. Wenn der Zustand jedoch mehr torpid ist, so sind belebende Mittel, namentlich Zusätze von Camphor, und Adstringentien, adstringirende Waschungen von Eichenrinde, oder Chinadecocten, Alaun, oder Kupfersalzauflösung, unentbehrlich. Aufserdem sind Waschmittel, Linimente und Salben in grofser Zahl gerühmt worden : Linimente aus Eiweifs mit Cognac (de Haen), aus gleichen Theilen Camphorspiritus und Bleiwasser, Alaun mit Eiweifs abgerieben ; Weikard rühmt ein Liniment aus R. Alb. ov. Nr. 1, Spiritus Vini camph. unc. 1½, Plumb. acet. dr. ½ u. s. w., Waschungen mit Chlorkalkauflösung, mit Kreosotwasser, Salben aus Fett mit Spiritus Serpylli (Wohlleben), Unguentum saturn., Zinci, Pflasterverbände mit Empl. noricum, saponatum u. dgl. mehr.

Sobald der Brand völlig ausgebrochen ist, gebrauche man, während die allgemeine Behandlung mit besonderer Sorgfalt fortgesetzt wird, besonders die beim Brand im Allgemeinen angegebenen Mittel zur Entfernung und Desinfection der Brandjauche. Wenn endlich der Brand sich abgestofsen hat, verbindet man die zurückbleibende Wundfläche ihrem Charakter gemäfs. Gewöhnlich sind anfangs noch belebende balsamische Salben, Unguent. digest., Elemi, styracis, denen man Opium, China, Camphor zusetzt, nothwendig.—Hängt das Brandige nur noch an einzelnen fibrösen Fäden, so trennt man diese mit der Scheere.

---

9) Von der Noma, dem Wasserkrebse, der brandigen Mundfäule. Syn. Gangraena (Necrosis) infantilis, neonatorum, Cancer aquaticus, Cancrum oris, Labrisulcium, Cheilocace, Stomacace maligna, gangraenosa, Stomatomalacia putrida.

Literatur.

Im Allgemeinen.

G. v. Swieten, commentaria in Boerhaave aphorismos. Lugd. Bat. T. I et IV.
Lund, Abhandl. der schwedischen Academie der Wissenschaften a. d. J. 1765,

übers. von Kästner, Bd. 27. — Berthe, mémoires de l'académie royale de chirurgie, T. V. sur la gangrène scorbutique des gencives dans les enfans. — Capdeville, sur les effets rapides de la pourriture aux gencives. ibid. — Fischer, Hufeland's Journ. der pract. Heilk. Bd. 33. — Siebert, ebenda. — Ozanam, histoire médicale des maladies epidémiques, contagieuses et epizootiq. Vol. V. — Baron, Leroux' Journ. de méd. Tom. 36. 1816. — Richter, der Wasserkrebs der Kinder. Berlin 1828 und Bemerkungen über den Brand der Kinder. Berlin 1834. — Wigand, der Wasserkrebs. Erlangen 1834. — Isnard-Cévoule, Journ. complémentaire du dictionaire des sc. méd. T. 16. — M. Hall, Edinb. Journ. 1819. Bd. 15. — Hüter, über den Wasserkrebs. Journ. von Gräfe und Walther, Bd. 13. — Henry Hunt, remarks on cancrum oris and the gangraenous erosion of the cheek of Mr. Dease and Dr. Underwood and more particularly on the efficacy of the chlorate of potash in the treatment of those disease. — Sponholz, diss. inaug. de nomate. Berol. 1836. — Sanitätsbericht für die Provinz Brandenburg, 1834. — Billard, die Krankheiten der Neugeborenen und Säuglinge. Weimar 1828. — Klaatsch, Hufel. Journ. Bd. 56. Cuming, Dublin hospit. reports. Vol 4. — B. H. Coates, Beschreibung des gangränösen Geschwüres im Munde bei Kindern. Neue Samml. auserl. Abh. für pract. Aerzte, Bd. 12, p. 76. — Hébréard, prix de la société de méd. de Paris 1817 : mém. sur la gangrène, p. 70.

Wasserkrebs der weiblichen Genitalien.

Underwood, treatise on the diseases of the childern. Vol. II. p. 62. — J. H. James, observations on the general principles and on the various species of inflammation. London 1832. — Sauvages, nosologie méthodique. Vol. V. Kinderwood, history of a very fatal affection of the pudendum of femal children. Lond. med. transact. Vol. VII. p. 1. p. 84.

Anatomische Untersuchung der Noma.

Carswell, on mortification. Illustrations of the elementary forms of diseases. Froriep, Kupfertafeln, Heft 91. Klinische Kupfertafeln, Tab. 55 u. 56. — Rokitansky, Handb. der patholog. Anat.

Die Noma ist eine eigenthümliche, sehr rasch verlaufende Form des Entzündungsbrandes, welche fast ausschliefslich bei Kindern, an der Wange und dem Zahnfleische, seltener auch an den weiblichen Genitalien vorkommt.

Disposition, Ursachen, Vorkommen.

Die Noma gehört fast ausschliefslich dem kindlichen Alter, vom Ende des ersten Lebensjahres bis zu dem zehnten etwa an. Früher, bei Säuglingen, und später, besonders nach der Pubertätsentwicklung, kommt sie selten vor. Die stärkste Disposition scheint zwischen dem fünften und siebenten Jahre zu bestehen. Richter vermuthet, dafs der Genufs der Muttermilch schütze, doch haben Fischer und Luming, Billard, die Noma auch in dem ersten Lebensmonate beobachtet, ohne jedoch zu bemerken, ob die Kinder an der Brust genährt wurden, oder nicht. Bei Erwachsenen hat man sie fast nur in solchen Gegenden beobachtet, in welchen die äufsern schädlichen Einflüsse im höchsten Grade vorhanden sind, besonders in Holland.

Bei dem weiblichen Geschlechte scheint sie häufiger zu sein, als bei dem männlichen, denn die seltenen Fälle des Vorkommens bei Erwachsenen und an den Geschlechtstheilen, beziehen sich fast nur auf weibliche Individuen. Schlaffe, blasse, pastöse, torpid-scrophulöse, schlecht und fast nur mit Vegetabilien und verdorbenem Fleische genährte Kinder armer Eltern, die in feuchten, dumpfen, schlecht gelüfteten Wohnungen leben, für deren Reinlichkeit nur mangelhaft gesorgt wird, sind ganz besonders zur Krankheit geneigt. In den feuchten Küsten- und Sumpfländern, von Holland, England, Schweden, herrscht die Krankheit, besonders in überfüllten Spitälern und Findelhäusern, zuweilen endemisch und wird hier vielleicht selbst contagiös. Coates sah von 240 Kindern in einem auf Sumpfboden erbauten Findelhause beinahe 70 zu gleicher Zeit an dieser Krankheit leiden.—Unter der ärmeren Klasse gröfserer Städte ist sie verhältnifsmäfsig viel häufiger, als auf dem platten Lande.

Sehr oft gehen dem örtlichen Ausbruche der Noma allgemeine Krankheiten voraus. Viele Kinder litten gleichzeitig und vorher an wassersüchtigen Ausschwitzungen im Gehirne, dem Zellgewebe der Glieder, den serösen Höhlen des Rumpfes. Bei andern waren typhöse, gastrische Schleimfieber, schleichende Fieber, hartnäckige Wechselfieber, acute Exantheme, besonders Scharlach, Masern, Pocken, Rötheln oder der Keuchhusten vorausgegangen, oder der Kranke litt schon seit längerer Zeit an scorbutischen Zufällen und gastrischen Störungen. Ganz besonders häufig erscheint aber unter den Ursachen der unbesonnene innere oder äufsere Gebrauch des Mercurs. In vielen Fällen, in welchen die vorstehenden fieberhaften Krankheiten als Veranlassungen der Noma angegeben wurden, ist es eigentlich der unmäfsige Gebrauch des Mercurs, besonders des Calomels, als Heilmittel gegen dieselben, der als die wahre Ursache der Noma beschuldigt werden mufs, so wie die eigenthümliche fehlerhafte Blutmischung, welche aus der Verbindung jener auf Säfteentmischung beruhenden fieberhaften Zustände mit der Mercurialdyskrasie hervorgeht.—Locale Disposition findet sich fast nur an der Wange und an dem Zahnfleische, doch kommt offenbar ganz dasselbe Uebel auch an den Genitalien kleiner Mädchen vor, zuweilen sogar an beiden Stellen zugleich. Die Brandflecken, welche man an andern, als den genannten Stellen der Haut, der Extremitäten, bei schwächlichen und unzeitigen Neugeborenen, beobachtete und die Richter l. c. ebenfalls hierher gerechnet haben will, gehören wahrscheinlich dem Wesen nach nicht zur Noma, sondern zum Austrocknungsbrande aus mangelhafter Circulation.

Obwohl die Noma einige Verschiedenheiten in ihrem Verlaufe

zeigt, je nachdem diese oder jene Ursache auf ihre Entstehung eingewirkt hat, so ist es doch unrichtig, deſshalb verschiedene Formen aufzustellen und mit Richter eine scorbutische, gastrische und metastatische Noma anzunehmen. Mit demselben Rechte könnten noch mehre Formen nach den Ursachen, z. B. eine mercurielle Noma, unterschieden werden.

Vorboten.

Dem Ausbruche des Brandes gehen, während 8—14 Tagen, immer Vorboten voraus, die theils den obenerwähnten prädisponirenden Krankheiten angehören, theils schon Folge der Blutzersetzung sind und demnach zuweilen höchst bedeutend, zuweilen aber auch so gering sind, daſs sie leicht übersehen werden. Am kürzesten dauern dieselben, wenn Metastasen acuter Exantheme, am längsten, oft Monate lang, wenn scorbutische Anlage die Veranlassung waren.

Nach Verschiedenheit der prädisponirenden Krankheiten bieten die Vorboten natürlich vielfache Abweichungen dar; im Allgemeinen bemerkt man jedoch Mattigkeit, Verdrüſslichkeit, Unlust, Neigung zum Schlafe, ohne Ruhe finden zu können, gastrische Erscheinungen, Durst, Mangel des Appetits, Neigung zum Erbrechen und wirkliches Brechen, belegte und oft mit Aphthen besetzte Zunge; gewöhnlich auch Verstopfung, die Stühle sind schwarz, stinkend, selten, der Urin ist braunroth, scharf, excoriirend. Aashaft riechender Athem und sehr reichlicher Speichelfluſs, werden häufig auf die Stellen hindeuten, an welcher das locale Uebel ausbrechen wird. Das Gesicht wird eigenthümlich bleich, oft gedunsen, auch die Glieder werden häufig ödematös. Der Puls ist bald schnell und fieberhaft, bald von normaler Frequenz und nur schwach.

Symptome der Noma an den Wangen, Verschiedenheiten im ersten Auftreten.

Die ersten Erscheinungen, welche den Ausbruch des Brandes selbst bezeichnen, bieten einige leichte Verschiedenheiten dar; bald nämlich, bei scorbutischer Ursache, nach unmäſsigem Mercurialgebrauche, entwickelt er sich von dem aufgelockerten, schmerzhaften Zahnfleische aus und geht von da über die Schleimhaut der Wange, oder es zeigt sich zuerst, besonders am Mundwinkel, eine Aphthe, nach Richter bei der gastrischen Noma, oder endlich man findet mitten in der Wange einen harten Knoten, der sich nach innen und auſsen ausbreitet und in einen perforirenden Brandfleck verwandelt. Die letztere Entstehungsweise ist nach Richter nach Metastasen von Exanthemen und Fiebern die gewöhnliche. Seltener entsteht die Noma weiter rückwärts am Gaumen, den Tontillen, oder an der Zunge, oder an mehren dieser Stellen zugleich, wie ich es bei typhösen, nach starkem Mercurialgebrauche beobachtete.

Mitten in der Wange, gleichweit von der äufsern und der Schleimhaut, entsteht unter brennendem, heifsem, oder mehr juckendem Schmerz, den die Kinder durch häufiges Greifen nach dem Munde andeuten, seltener fast ohne Shhmerzempfindung, eine kleine, harte, wenig schmerzhafte Geschwulst, von der Gröfse einer Bohne etc., oberhalb welcher die äufsere und die Schleimhaut anfangs ganz unverändert scheinen. Die Anschwellung verbreitet sich bald über die Wange bis zu den Schläfen, der Stirne und dem Halse und erschwert die Bewegungen des Unterkiefers. Kurz darauf wird die äufsere Haut über diesem Knoten blafs rosenroth, gelblich gefärbt; die röthliche Farbe geht ganz allmählig in die schmutzige Blässe der übrigen Gesichtshaut über, die Haut ist dabei gespannt, glänzend, wie mit Oel bestrichen, heifs, härtlich und auch auf der Schleimhaut erscheint ein entsprechender rother Fleck, der sich schnell in eine erst graue, dann schwarze, schwarzgrüne, gangränöse Kruste verwandelt; oder ein bläuliches, mifsfarbiges Bläschen, das schon nach wenigen Stunden berstet und in ein gangränöses Geschwür übergeht, das scharf begränzt, mit einem rothen Hofe umgeben, sich in die Breite und Tiefe ausdehnt und, wenn das Uebel jetzt, gehemmt wird, in 2—3 Tagen nicht die äufsere Haut erreicht. In andern Fällen, besonders bei gastrischen Complicationen, zeigt sich zuerst an der inneren Fläche der Wange ein graues, mifsfarbiges Knötchen, das auf einer Verhärtung in der Haut sitzt, oder ein geschwüriger Rifs am Mundwinkel, eine leichte Excoriation, welche sich schnell in grau-grüne, sphacelose Geschwüre mit rothem Saume verwandeln.

Oft gehen die Erscheinungen der einfachen Mundfäule voraus und die Noma ist nur als eine Steigerung derselben zu betrachten. Das Zahnfleisch schwillt auf, wird heifs, schmerzhaft an dem Zahnrande, bläulich gefärbt, blutet leicht, löst sich von den Alveolen, das Periostium entzündet sich, die Zähne werden locker, mit schmutzigem Schleime bedeckt. Secundär schwellen die Speicheldrüsen an, sie werden schmerzhaft, der Speichel wird in grofsen Quantitäten, als eine dünne, jauchige, oft mit Blut gemischte saure, übelriechende Flüssigkeit, die besonders des Nachts unwillkürlich abfliefst, abgesondert. Nachdem diese Erscheinungen Tage und Wochen gedauert haben, bilden sich an dem Zahnfleische und der innern Fläche der Wange graue, bleifarbige, wenig schmerzhafte, gangränöse, wenig über die Haut erhabene Flecken, welche zusammenfliefsen, schwarz werden und nun die Zerstörung wie bei den anderen Formen weiter tragen. Diese Flecken selbst sind unempfindlich, sie stehen aber auf einem gerötheten, empfindlichen Boden, in welchem die Schmerzen beträchtlicher werden, sobald die Flecken aufbrechen.

Sobald der Brand von der Tiefe, dem Zahnfleische, oder der Dicke der Haut, auf der Oberfläche zum Vorscheine gekommen ist, breitet sich der schwärzliche, graugrüne Fleck, der sich gewöhnlich nahe an dem Mundwinkel zeigt, mit reifsender Schnelligkeit aus. Er ist bald mumienartig trocken, bald feucht zerfliefsend; die schwarzbraunen Stellen pflegen trocken, die grünlichen zerfliefsend zu sein. In wenigen Tagen kann die ganze Wange, die Nase, bis zu den Augen, die Haut des Halses, die Zunge zerstört sein. Die Zähne werden blofsgelegt und fallen nach Zerstörung des Zahnfleisches und der Kiefern aus.

Bei der Ausbreitung des Brandes ist der gangränöse Fleck immer von einem blafsröthlichen, serös infiltrirten, gespannten, glänzenden, wie öligen, wenig schmerzhaften Saume umgeben. Der Ausflufs der eigenthümlich scharf, cadaverös riechenden Jauche, wird immer beträchtlicher. Auch die Knochen bleiben bei der rasch vorschreitenden Zerstörung nicht verschont, sie werden ihrer Periostien beraubt, necrotisch, der Brand dringt selbst längst der häutigen Ausbreitungen der Markcanäle in den Knochen selbst ein, wodurch dieselben, indem nur die erdigen Theile zurückbleiben, eigenthümlich leicht, zerbrechlich und wie wurmstichig werden. Am häufigsten sieht man Stücke des Ober- und Unterkiefers noch während des Fortschreitens des Brandes abfallen, aber auch die Nasen- und Gaumenbeine, der Vomer, die untere Orbitalplatte, wurden zuweilen in gleicher Weise vernichtet, Capdeville sah selbst die Hälfte des Stirnbeines in die Zerstörung hineingezogen. Wenn der Brand sich schon längst begränzt hat, werden oft erst nach Monaten noch einzelne necrotische Splitter abgestofsen. Sehr selten regenerirt sich, wenn der Brand still steht, der Knochen. Doch sah Aerel, nach beinahe vollständiger Zerstörung des Unterkiefers, theilweise Regeneration desselben.

Bei den höchsten Graden der allgemeinen Disposition beschränkt sich das Auftreten des Brandes nicht auf eine Körperstelle, zu dem Brande am Munde tritt der der Geschlechtstheile hinzu, oder umgekehrt, aufserdem erscheinen zuweilen auch an anderen Stellen der Hautoberfläche Blasen, welche in Brandgeschwüre übergehen, oder zu dem ursprünglichen Brandfleck am Munde treten noch andere am Gaumen, im Rachen, der Zunge hinzu, welche sich ebenfalls ausbreiten, zusammenfliefsen und dadurch die an und für sich rasche Zerstörung noch mehr beschleunigen.

Diese örtlichen Erscheinungen sind fast immer von Fieber begleitet, indem entweder die fieberhaften Erscheinungen, die dem Brande vorausgingen und denselben vorbereiteten, noch fortdauern und sich verstärken, oder indem, wenn der Brand ohne Fieber auftritt, durch die Resorption der Brandjauche, neue fieberhafte Regungen entstehen. In diesem letzten Falle zeigt sich zuerst gegen Abend ein leichtes Fieber, welches sich allmählig verstärkt und in ein vollkommenes Brand- und Colliquationsfieber übergeht.

Der Puls ist meistens klein, schwach, oft fadenförmig, selten und nur im Anfange härtlich. Die anfängliche Stuhlverstopfung löst sich in colliquative Diarrhöe, dabei reichliche, klebrige, kalte Schweifse, zuweilen profuse Blutungen aus Nase und Mund, starkes Oedem an den Füfsen und dem Gesichte.

Sehr oft, wenn nicht Complicationen Abweichungen bedingen, bleibt das Bewufstsein bis zum Ende ungetrübt und der Appetit selbst, wenn die Kinder wegen der Zerstörung des Mundes kaum noch schlucken können, gut. — In seltenen Fällen sterben die Kinder soporös, oder unter Delirien. Vor dem Tode brechen zuweilen noch Brandblasen an andern Stellen des Körpers, oder Friesel und Petechien aus.

Wasserkrebs der weiblichen Genitalien.

Der Brand an den Geschlechtstheilen kleiner Mädchen, A e d o ï t i s g a n g r a e n o s a, stimmt in allen wesentlichen Erscheinungen mit denen am Munde überein, die Verschiedenheit wird nur durch die Localität bedingt. Auch ihm gehen in der Regel allgemeine Erscheinungen, die denen bei dem Brande am Munde ähnlich sind, während einiger Tage voraus, Mattigkeit, Unlust, gastrische Erscheinungen, Kopfweh, Uebelkeit, Erbrechen, Verstopfung mit Fieber, Frösteln, Hitze u. s. w. Die ersten entzündlichen Symptome werden häufig wegen der versteckten Lage der erkrankten Parthie übersehen, wenn nicht die Schmerzen bei der Urinausleerung zu frühzeitiger Untersuchung der Genitalien führen. — Hierauf bildet sich ein schmutzig blafsrother, begränzter Fleck an der innern Fläche der grofsen, oder der kleinen Schamlippen, der von einer harten Geschwulst, die sich über die Genitalien, die Scheide, das Hymen und nach aufwärts, bis zum mons veneris erstreckt, umgeben ist. Die Scheide ist brennend heifs, juckend, das Uriniren schmerzhaft. Die Schamlippen sind geschwollen, glänzend, ähnlich wie bei dem Brande der Wange. Bald geht die Krankheit nur von der einen, bald beiden Schamlippen zugleich aus. Die Kinder greifen häufig nach den Genitalien und werden hierdurch selbst zur Masturbation verleitet. Oft schon nach 24 Stunden zeigen sich kleine Bläschen, die sich in Geschwüre und einen grauen, später schwarzen Brandschorf verwandeln, der sich unter ähnlichen Erscheinungen, wie bei der Ausbreitung der Noma an dem Munde, rasch über die grofsen und kleinen Schaamlippen, die Scheide bis zu dem After, den mons veneris, die innere Fläche der Schenkel ausbreitet, so dafs zuletzt die Muskeln angegriffen, die Schenkelarterien blosgelegt werden können und der Brand bis in die Bauchhöhle dringt u. s. w. Die Ausleerung des Stuhls und Urins werden mit der Ausbreitung des Brandes immer schmerzhafter, so dafs die Kinder sie häufig willkürlich über Gebühr zurückhalten, die allgemeinen fieberhaften Symptome nehmen zu, der Puls wird klein, schnell, schwach, die Verstopfung geht in unwillkürliche Ausleerung über und der Tod erfolgt unter ähnlichen Erscheinungen, wie bei dem Brande am Munde. Bei günstigerem Ausgange, bildet sich eine Demarcationslinie, das Brandige stöfst sich ab, die anfangs, bei noch fortbestehender Anschwellung der Nachbarschaft grofse, kraterförmige Wundhöhle verkleinert sich durch das Einsinken der Geschwulst und überraschend schnellem Wiederersatz des Verlustes durch Granulationsbildung. — Doch bleibt lange ein schwächender, eitriger Schleimflufs aus den Genitalien zurück. Recidive können erfolgen, wie K i n d e r w o o d zweimal und darunter einmal mit tödlichem Ausgange beobachtete. — Die Kräfte kehren nur langsam wieder, die Kinder bleiben sehr lange eigenthümlich blafs.

Merkwürdig ist es, dafs bei kleinen Knaben eine ähnliche Brandform an den äufseren Genitalien nicht beobachtet wird, indem der Brand bei Erysipelas neonatorum, von jener durchaus verschieden ist.

Ausgänge der Noma im Allgemeinen.

Sich selbst überlassen schreitet die Noma ununterbrochen vor, Heilungen durch die Bestrebungen der Natur allein scheinen, wenigstens in ausgebildeten Fällen, nicht vorzukommen. Aber auch bei zweckmäfsiger Behandlung ist doch der Tod der gewöhnlichere Ausgang der Krankheit, er erfolgt längstens 8 — 14 Tage nach Ausbruch des Brandes, oft schon am 3ten bis 4ten, durch gänzliche Erschöpfung der Kräfte, lentescirendes, putrides Fieber und unter allgemeinen colliquativen Erscheinungen. Zuweilen erliegen die Kinder noch der Fortdauer der allgemeinen Erscheinungen, den Folgen der Jaucheresorption und dem Säfteverluste, nachdem der Brand sich schon begränzt hat.

Wenn bei günstigerem Gange die Zerstörung stille steht, so verliert sich zuerst der rothe, ödematöse, geschwollene Saum, welcher dem fortschreitenden Brande stets vorangeht; es bildet sich eine Demarcationslinie, das Brandige fällt zusammen, vertieft sich und stöfst sich endlich ab. Der cadaveröse Gestank vermindert sich, die Absonderung des jauchigen Speichels läfst nach, am äufseren Rande des Brandes bilden sich helle, bräunliche Krusten, unter welchen der Demarcationsgraben das Lebende von dem Toden scheidet und von dessen Rande überraschend schnell Granulationen hervorspriesen, welche oft grofse Verluste ersetzen. Gewöhnlich aber ist die Zerstörung zu ausgedehnt, als dafs das Verlorengegangene auf diese Weise vollkommen ersetzt werden könnte, grofse Lücken bleiben zurück, die später nur durch Hautübertragung ausgefüllt werden können. Gleichzeitig mit der Besserung des Localleidens bessert sich auch das Allgemeinbefinden, besondere Krisen bemerkt man jedoch nicht.

Anatomische Untersuchung.

Die anatomische Untersuchung ergiebt, aufser dem schon in das Krankheitsbild aufgenommenen, hauptsächlich folgendes. Die Noma beginnt mit Blutstockung und seröser Infiltration, diese umgeben auch, so lange der Brand im Fortschreiten begriffen ist, den Brandfleck als eine streng begränzte, serös infiltrirte, härtliche, rosenartig entzündete Geschwulst. Wenige Linien aufserhalb des Brandes und dieses serösen Saumes sind die Gewebe vollkommen gesund. Das subcutane Fettgewebe schmilzt zu einer mattgelblichen, gallertig-öligen Substanz, die F r o r i e p mit dem dicken Nasenschleime bei Ozaena vergleicht, oberhalb welcher die allgemeine Decke erbleicht und zu einer ähnlichen Masse zerfällt, oder zu einem harten, schwarzbraunen Schorf vertrocknet. Bei der mikroscopischen Untersuchung sieht man, dafs die Muskel- und Zellgewebsfasern, die Gefäfse und Nerven unverändert bis dicht an den schmalen Saum gehen, der den eigentlichen Brand umgiebt. Zwischen ihnen fand R. F r o r i e p keine kernhaltigen Zellen, Exsudatkugeln, überhaupt keine Spur einer Ablagerung, welche auf vorausgegangene (plastische) Entzündung hätte hinweisen können. Dagegen fand er in der Nähe des Brandes, zwischen den Muskel- und Zellgewebsfasern, Gährungspilze, deren Zahl nach der Gränze des Brandes und in diesem selbst, zunahm. In dem Brandigen selbst waren die Muskelfasern in ihre Fibrillen auseinander gelegt, indem die Pilze sich auch in die Muskelbündel selbst eingedrängt hatten. Endlich waren in dem vollkommen Brandigen die Muskeln, das Fett u. s. w. in eine homogene, braune Masse aufgelöst, in der sich sehr viele Pilze eingestreut fanden. F r o r i e p ist der Ansicht, dafs sich die Noma auch durch Contact, vermittelst Uebertragung der Pilze von einer Fläche zur andern, verbreite. Die

Knochen sind theils weifslich, theils schwärzlich braun, ohne alle entzündliche Anschwellung, porös, wie calcinirt. Die Zähne sind von ihrer Beinhaut entblöfst, schwarz gefärbt, sonst nicht verändert. An den Genitalien sind die anatomischen Veränderungen wesentlich dieselben, wie am Munde, nur ist die Brandmasse in der Regel weniger zerfliefsend. Nicht unwichtig ist, dafs Kinderwood nie in den Eingeweiden der Mädchen Entzündungen und Verwachsungen fand, die doch bei dem Erysipelas neonatorum so häufig sind. — In mehreren Fällen fand Froriep übereinstimmend auffallend wässerige Beschaffenheit, Faserstoffmangel des Blutes, sowohl in dem Herzen, als in den grofsen Gefäfsen. Auch Wiegand bemerkte Blutmangel und wässeriges, dünnflüssiges, cruorarmes Blut. — Im Einklange mit dieser Beschaffenheit des Blutes werden sehr häufig wassersüchtige Ausschwitzungen auf der Arachnoidea, den Gehirnhöhlen, dem Herzbeutel, in dem Zellgewebe der Haut u. s. w. gefunden. — Mannichfache anatomische Veränderungen in inneren Organen sind nicht constant, gehören also der Noma nicht eigenthümlich an und scheinen theils mit den vorangegangenen und disponirenden Krankheitszuständen in Verbindung zu stehen, theils Producte des Sterbeactes zu sein. In ersterer Beziehung fand man häufig Tuberkeln in den Lungen, geschwollene Mesenteraildrüsen, Blutleere in einigen Organen, zugleich hypostatische Erfullung der Lungen, wässerige Ausschwitzungen u. s. w. Die Leichen bleiben biegsam und gehen bald in Fäulnifs über.

Rückblick auf das Wesen der Noma, verschiedene Ansichten hierüber.

Die Beschaffenheit des Blutes bei der Noma ist zwar durch keine genauere Untersuchung festgestellt, man fand es nur im Allgemeinen auffallend wässerig, wenig oder gar nicht mehr gerinnbar, alle Erscheinungen bei dem Brande aber selbst, die vorausgehenden Krankheitszustände, die Complicationen, welche sich am häufigsten finden, die Veranlassungen weisen darauf hin, dafs die Noma wesentlich mit einer Entmischung des Blutes im Zusammenhang steht. — Sie ist hierin der einfachen Mundfäule, dem Decubitus, dem scorbutischen Brande nahe verwandt und beruht wie diese auf einer asthenischen Entzündung, deren rascher Uebergang in Brand durch die Fehler der Säftemischung vorbereitet ist und die um so weniger bemerklich hervortritt und um so rascher in brandige Zersetzung übergeht, je weiter die Säfteentmischung sich ausgebildet hat. Allen Beobachtern fiel das bleiche, cachectische Aussehen der Kranken auf. Kinderwood weist ausdrücklich auf die eigenthümliche Blässe der Haut auch bei dem Brande der Genitalien hin. Dafs die nächste Ursache des Brandes aber in einer Entzündung begründet liegt, weisen die demselben vorhergehenden Erscheinungen, Hitze, brennender, juckender Schmerz, Röthung der Haut, deutlich nach. Gewifs trägt die ödematöse Infiltration des Zellgewebes, welche man in Gestalt eines schwach gelblichen, härtlichen Saumes der brandigen Zerstörung vorausgehen sieht und auch durch anatomische Untersuchung nachzuweisen vermag, dazu bei, die locale Ertödung zu begünstigen, indem die von Wasser durchdrungenen Gebilde, bei der bestehenden Disposition, auch dem geringsten Grade von Entzündung nicht zu widerstehen vermögen. Durch die Resorption der Jauche wird die allgemeine Disposition verstärkt, die Versuche zur Demarcationsentzündung führen immer wieder zum Brande. Der Wasserkrebs greift daher, sich selbst überlassen, fast immer weiter um sich, bis er nach schrecklichen Zerstörungen den Tod herbeiführt. — Dafs das Zellgewebe der Wange der fast ausschliefsliche Sitz der Krankheit ist, erklärt sich zwar zum Theil aus der lockern, zu Infiltration geneigten Beschaffenheit desselben, es würde aber unerklärlich sein, warum nicht häufiger auch andere lockere, zellgewebige Parthien, z. B. die Augenlieder, der Hodensack, befallen werden, wenn man nicht wüfste, welche grofse Rolle der unmäfsige Gebrauch des Mercurs unter den Ursachen, wenn auch nicht immer den eingestandenen, spielt. — Dafs fast ausschliefslich Kinder von dem Wasserkrebse befallen werden, liegt theils in den veranlassenden Momenten (acute Exantheme), theils in der weichen, leicht infiltrirbaren Beschaffenheit ihres Zellgewebes, des kindlichen Organismus, begründet.

Die ältern Aerzte erklären die Noma fast durchgehends für einen scorbutischen Brand, welche Ansicht jedoch nur dann gerechtfertigt erscheint, wenn man dem Begriff Scorbut die weiteste Ausdehnung auf alle in Verwässerung des Blutes, Defibrination u. s. w. begründete Blutdyskrasien, ausdehnt. Doch ist die Noma mit den scorbutischen Brandformen am Zahnfleische und der scorbutischen Mundfäule, nahe verwandt. Sie ist als eine höhere Ausbildung derselben zu betrachten und unterscheidet sich von ihnen hauptsächlich durch ihren raschen Verlauf und die beträchtlichen Zerstörungen, welche sie anrichtet, so wie dafs sie immer nur an einer Wange entsteht, während die Mundfäule das gesammte Zahnfleisch von Anfang an angreift. Neuere, namentlich Klaatsch, Wiegand, Froriep, Hesse, sehen in der Noma eine Erweichung und vergleichen sie mit der gallertartigen Magenerweichung. Bei der Unbestimmtheit der Erweichung als besonderer und von anderen Formen des localen Absterbens, dem Brande, verschiedener Krankheit, ist auf diese Unterscheidung kein Gewicht zu legen. R. Froriep erkennt, nach seinen oben mitgetheilten anatomisch-mikroscopischen Untersuchungen, in der Erzeugung und Anwesenheit einer parasitischen Pflanze, dem Gährungspilze, die eigentliche Ursache der Entstehung und Verbreitung der Noma. Eine Ansicht, der ich nicht beipflichten und der ich keine praktische Wichtigkeit beilegen kann, da der Zustand des Allgemeinbefindens der Säftemasse, der bei der Noma von so unverkennbarer Wichtigkeit ist, ganz übersehen ist, da durch die Kenntnifs, dafs solche Pilze vorhanden, die Entstehung des Brandes noch nicht erklärt wird, da dieselben häufig auf Schleimhäuten u. s. w. vorkommen, ohne dafs sich defshalb Brand und Zerstörung ausbildet, da sie endlich nicht die erste Ursache, sondern selbst schon das Product der aus andern Gründen eingeleiteten Gährung sind.

Vorhersage.

Die Voraussagung bei der Noma ist äufserst ungünstig, die Mehrzahl der an ihr Erkrankten stirbt zwischen dem 3—14ten Tage nach dem Ausbruche des Brandes. Die Gefahr beruht weniger auf der örtlichen Zerstörung, durch welche auch bei der schrecklichsten Ausbreitung nicht leicht zum Leben nothwendige Theile erreicht werden, als auf der allgemeinen Schwäche und gänzlichen Erschöpfung der Kräfte, welche durch die vorhergehenden Krankheiten vorbereitet und durch die Verdauungstörung, wegen der verschluckten Jauche und durch die Jaucheresorption und Säfteentmischung vollendet werden. Je höher der Grad ist, den diese letztere erreicht hat, desto geringer ist die Hoffnung der Lebensrettung, die ungünstigste Prognose giebt daher die Noma aus scorbutischer Ursache, die günstigste, die sogenannte gastrische und mercurielle. — Grofsen Einflufs haben die äufseren Verhältnisse des Kranken; in überfüllten Spitälern, Findelhäusern ist die Krankheit in der Regel tödlich. Kinder wohlhabender Eltern werden häufig gerettet. Schlimmer ist die Prognose, wenn der Brand an mehreren Stellen des Körpers, z. B. an dem Munde und den Genitalien zugleich ausbricht und dadurch theils die Macht der allgemeinen Disposition beurkundet, theils auch selbst wieder von bedeutender Rückwirkung wird. — Bis jetzt sind alle Kinder, bei denen man das gleichzeitige Ausbrechen an mehreren Körperstellen beobachtete, gestorben. Je jünger die Kranken sind, desto mehr disponirt die Weichheit ihrer Gewebe die Ausbreitung des Brandes und desto weniger reichen die schwachen Kräfte aus. Vor dem siebenten Lebensjahre ist die Noma immer, auch bei anscheinend geringem Anfange, höchst gefährlich. Neugeborene unterlagen fast immer. Bei Erwachsenen bleibt die Zerstörung meistens auf die Oberfläche beschränkt, schreitet langsam vor und ist selten mit beträchtlichem Allgemeinleiden verbunden. Rückfälle sind immer doppelt gefährlich wegen der gröſseren Schwäche, die der erste Anfall zurückläſst. — Der Brand an den Genitalien ist von nicht geringerer Gefahr als der am Munde, in 16 Fällen nach Kinderwood, Isnard-Cévoule und Richter, wurden nur drei gerettet, bei welchen die Hülfe frühzeitig in Anspruch genommen war. Ueberhaupt ist es von dem gröſsten Gewichte für den Ausgang der Krankheit, ob die Hülfe frühzeitig gesucht und zweckmäſsig geleistet wird, oder nicht.

Behandlung.

Nach dem Vorstehenden ist es keinem Zweifel unterworfen, daſs die Noma, als ein auf allgemeiner, constitutioneller Ursache beruhender Entzündungsbrand, auch hauptsächlich durch allgemeine Mittel behandelt werden muſs. Die Vernachlässigung der inneren Behandlung, während man fast ausschlieſslich nur der örtlichen Aufmerksamkeit zuwendete und eine Menge Aetzmittel, Antiseptica versuchte, ist gewiſs die Hauptursache, daſs der Erfolg so selten glücklich war. Allerdings darf aber auch, bei der raschen Ausbreitung der localen Zerstörung, die örtliche Behandlung nicht versäumt werden; die Schnelligkeit, mit der das Uebel vorschreitet, erfordert vielmehr das entschlossenste Eingreifen in den Gang desselben.

Vor allem entferne man, so weit möglich, die noch fortwirkenden Ursachen, in Bezug auf die Wohnung, die Luft, die Reinlichkeit u. s. w. ' Verstopfung, die im Anfange gewöhnlich besteht, beseitige man durch leichte, nicht schwächende, Abführmittel. Rheum Tamarinden, Manna, Senna, gastrische Unreinlichkeiten hebt man am besten durch Brechmittel. Calomel, welches Kinderwood und andere englische Aerzte als Abführmittel im Anfange der Krankheit empfehlen, scheint gefährlich. Dieses Mittel auch nach dem Ausbruche des Brandes fortzugeben, verbietet meistens die allgemeine Schwäche und es als eigentliches Heilmittel zu gebrauchen, widerspricht der Natur der Krankheit. Fortbestehenden Verstopfungen begegne man daher später durch Klystiere. — Von inneren Mitteln sind fast alle Säuren, Tonica und Nervina, gebraucht worden, die Mineralsäuren, das Chlorwasser, das Chlorkali (H. Henck l. c. rühmt das Chlorkali zu zwei Drachmen bis einer Unze täglich mit Wasser und Syrup auſserordentlich, schon am folgenden Tage zeige sich Besserung, weniger übler Geruch, reinere Wunde, weniger Speichelfluſs) mit China, Arnica, Serpentaria, Angelica etc. Wein, Aether, die flüchtigen Ammoniumpräparate, Moschus, Camphor, Perubalsam, alle diese Mittel in gehöriger Rücksicht auf die Verdauungskräfte. — Die verschluckte Jauche suche man durch Reizen des Schlundes zu entfernen, oder durch Chlorwasser, oder den inneren Gebrauch von Kohlenpulver zu neutralisiren. Dabei versäume man nicht häufig kleine Quantitäten leicht verdaulicher, kräftiger Nahrungsmittel, Milch, Fleischbrühe darzureichen.

Besondere Zufälle, welche im Verlaufe der Noma auftreten können, sind die colliquativen Ausleerungen, Schweiſse, Diarrhoen, Blutungen gegen das Ende der Krankheit. Kramptzufälle, selbst Trismus, denen man die bekannten Mittel entgegen setzt.

Die ganze innere Behandlung wird man selbst einige Zeit nachdem der Brand sich schon abgestoſsen hat fortsetzen müssen, um die Kräfte zu vermehren, Recidive zu verhüten.

Oertlich ist die Behandlung nach den Stadien der Krankheit verschieden. In der ersten entzündlichen Zeit, vor Erscheinen des Brandflecks, hat man zur Entfernung der Blutstockung locale Blutentleerungen, durch Blutegel, Scarificationen, selbst allgemeine Blutentleerungen empfohlen, mit denen man jedoch in jedem Falle höchst vorsichtig verfahren muſs.—Sodann bei bedeutender Geschwulst, Spannung und Schmerz Umschläge mit Bleiwasser, aromatischen Cataplasmen mit Bleiwasser. Ist die Geschwulst geringer, die Hinneigung zur scorbutischen Zersetzung und dem Brande deutlicher, so wähle man die Mittel aus der Reihe der Säuren und Adstringentien, in Verbindung mit geistigen, aromatischen Mitteln. Empfohlen sind vor dem Ausbruche des Brandes selbst, aromatische Cataplasmen und Umschläge, mit Zusatz von Camphor, Spirit. camphorat., Brandwein, sodann Waschungen, Umschläge und Pinselsäfte mit Citronensaft, Mineralsäuren und Honig, Chlor, Essig, Thedens Schuſswasser, Camphor, Spirit. camphorat., mit Wein, Tinct. Myrrhae, Arnica; Auflösungen von Alaun, schwefelsaurem Kupfer, Zink, Borax, Salmiak, Ammonium etc.

Ist der Brand wirklich ausgebrochen, so sind die hier genannten Mittel ebenfalls gebraucht worden, auſserdem haben sich noch besonders die Chlorpräparate, Chlorwasser, Chlorkalk als Pulver und mit Wasser gemischt, Chlorkali, Chlornatron, Kopp's Liquor Calcariae oxymuriaticae; das acidum pyrolignosum, das Creosot, der Perubalsam, die Holzkohle, nützlich erwiesen.

Coates legt groſsen Werth darauf, losgewordene Zähne frühzeitig auszuziehen, damit die localen Mittel, Waschwasser u. dgl. in die Alveolen, bis zu welchen der Brand sich schon verbreitet habe, eindringen können. Den Mund läſst er dabei fleiſsig mit Salbeidecoct mit Zusatz von Salzsäure und Honig ausspülen und will, nachdem er diese Regel befolgt, keinen Kranken mehr verloren haben.

Von Capdeville, Baron, Billard, Isnard-Cévoule u. A. ist das Glüheisen, als Haupthülfsmittel bei der Noma, empfohlen worden; Martin, Thomas u. A. erhielten von ihm keine Besserung. Es soll nach Baron nicht zu spät gebraucht und auf jeden Fall nicht blofs äufserlich aufgesetzt werden, sondern so, dafs es den Brand in seiner ganzen Dicke durchdringt und noch auf die geschwollenen Hautränder wirkt. Bei durchdringendem Brande müsse man daher zuweilen einen Theil des Schorfes auf andere Weise entfernen und bei grofser Ausbreitung, bis zu Stellen, bis zu welchen man das Glüheisen nicht gut bringen kann, noch andere Aetzmittel, Antimonialbutter, Höllenstein, Kali causticum anwenden. Seine Wirkung beruhe hauptsächlich in der Erregung einer kräftigen Reaction, Verdunsten der angehäuften Flüssigkeit u. s. w. Andere empfehlen den Brandfleck auszuschneiden. Gegen beide Mittel läfst sich, wie besonders Richter richtig bemerkt, einwenden, dafs die Noma kein örtliches Uebel ist und dafs ihre Gränzen schwer zu bestimmen sind. — Wenn auch für das Glüheisen, zu Erregung einer kräftigern Reaction in der Umgebung des Brandes, manche günstige Erfahrungen sprechen, so pafst es doch höchstens für extreme Fälle und darf niemals dazu verführen, die nöthige allgemeine Behandlung zu versäumen. Viel weniger als das Glüheisen verspricht das Ausschneiden des Brandes. R. Froriep empfiehlt beide Mittel neuerdings wieder, in der Absicht, die Gährungspilze, die er als die Ursache der Krankheit ansieht, zu zerstören.

Begränzt sich der Brand, so befördere man die Abstofsung durch die bekannten Mittel und leite die Eiterung und Granulationsbildung, um, so viel als möglich, die Lücke durch Fleischwärzchen auszufüllen; Defecte, die dennoch zurückbleiben, können erst später, nachdem die Kräfte vollständig wieder hergestellt sind, durch Hautüberpflanzung ersetzt werden.

Die Behandlung der Noma an den Geschlechtstheilen weicht in keiner wesentlichen Beziehung von der am Munde ab.

---

10) Von dem Mumificationsbrand. Syn. Gangraena senilis, spontanea, Altersbrand, Greisenbrand, podagrischer Brand, Brand der Reichen, Brand durch Arteritis, Pott'scher Brand.

Literatur.

Im Allgemeinen.

P. Pott, sämmtl. Werke, Bd. 2. — Dupuytren, leçons orales, Bd. IV. p. 481. Broussais, annal. de méd. physiologique. T. II. 1827. — Roux, compte-rendu des travaux de l'académie royale de méd. T. III. — Cruveilhier, nouvelle bibliothèque méd. Oct. 1826. — Balling, über die sogenannte Gangraena senilis in Gräfe und Walther's Journ. Bd. 14. p. 42. — Jeannoi, sur une espèce particulière de gangrène etc. p. Jeannoi histoire de la société royale de méd. 1782 et 1783. — Lisfranc, chirurgische Klinik des Hospitals de la Pitié. Aus dem Franz. von Krupp. — F. Tiedemann, von der Verengerung und Schliefsung der Pulsadern in Krankheiten, p. 253. — Suerman, de sphacelo pedum. Traj. ad Rhen. 1833. — Brodie, lectures on mortification. Lect. 5 on senile gangraena. Lond. med. Gaz. 1841. — Hecker, nosologisch-therapeutische Untersuchung über die brandige Zerstörung durch Behinderung der Circulation des Blutes. Stuttg. 1841. Dictionaire de méd. et de chirurg. prat. T. III. p. 401. Arteriite.

Mumificationsbrand bei Kindern.

Balling l. c. — Allgemeine Zeitschrift für Geburtskunde, Bd. V. — Froriep, Notizen. Bd. V. — Martini, Rust's Magazin, Bd. 27. — Billard, die Krankheiten der Neugeborenen und Säuglinge. Aus dem Franz. Weimar 1824.

Anatomische Untersuchungen.

Carswell, illustrations on the elementary forms of diseases. Art. on mortification. — Cruveilhier, essai sur l'anatomie pathologique en général, T. II. Anatomie pathologique du corps humain. Liv. 27. — Hasse, pathologische Anatomie, p. 78. — Bulletin de la société anatomique de Paris, T. IX. XI. XII. Gluge, Atlas der patholog. Anat. Lief. 1. Taf. V.

Begriffsbestimmung.

Unter dem gemeinschaftlichen Namen Gangraena senilis, Altersbrand, Pott'scher Brand, hat man verschiedene Brandformen zusammengestellt, welche meistens nur an den Extremitäten, hauptsächlich den untern, vorkommen, in ihrem Endresultate darin unter einander übereinstimmen, dafs die erkrankten Glieder mumienartig einschrumpfen, deren Ursachen zwar immer in Hindernissen der Circulation begründet liegen, welche Hindernisse selbst aber wesentlich sehr verschieden sein können.

Indem man früher nur auf das Endresultat, die Vertrocknung, Rücksicht nahm, warf man verschiedene Brandformen unter einem Namen zusammen, deren Entstehungsweise sehr wesentliche Verschiedenheiten darbietet und welche daher auch sehr verschiedene Mittel zu ihrer Behandlung erfordern. Jedenfalls ist die, auch jetzt noch gebräuchliche Bezeichnung, Gangraena senilis, Altersbrand, für diese Formen in genere unpassend, da sie verhältnifsmäfsig häufig auch bei jüngern Personen, selbst bei Neugeborenen vorkommt. Zweckmäfsiger würde man sie im Allgemeinen nur als trockenen, Mumificationsbrand, Gangraena sicca, bezeichnen und die einzelnen Formen, nach ihren wesentlichen Ursachen, unterscheiden. Solche Formen sind:

1) der Mumificationsbrand bei Neugeborenen und kleinen Kindern, Gangraena infantilis;
2) der Brand nach mechanischer Verschliefsung von Arterien;

3) der schmerzlose Altersbrand, Pott'scher Brand, podagrischer Brand, Gangraena senilis vera;
4) der Brand nach acuter Arterienentzündung, Gangraena spontanea der französischen Aerzte.

Mumificationsbrand bei Neugeborenen, Gangraena infantilis, neonatorum.

Diese Krankheit ist sehr selten und zeigt sich nur bei sehr schwächlichen, atrophischen, zu früh geborenen Kindern, unmittelbar nach der Geburt, oder in den nächsten Wochen nach derselben. Mehrmals wurde es beobachtet, dafs die Kinder mit schon brandigen Extremitäten, sonst aber wohlgebildet und lebend, geboren wurden, ja einige Beobachtungen sprechen dafür, dafs die Demarcation des Brandes und die Vernarbung des verstümmelten Gliedes innerhalb des Uterus zu Stande kommen kann. Billard fand neben einem lebend geborenen Kinde, dem die Hälfte des Armes fehlte, eine Knochenröhre, die er für den Armknochen hielt. Der Brand kömmt vorzugsweise an den Extremitäten, häufiger den untern, als den obern vor, und beginnt meistens an den Fingern und Zehen um die Nägel herum, doch nicht selten auch höher oben an dem Gliede, oder mit vielen, über den ganzen Körper zerstreuten Flecken. Diese Flecken entstehen ohne vorausgehende anderweitige Erkrankung und können daher leicht in ihren ersten Anfängen übersehen werden. Sie sind anfänglich oft sehr klein, linsengrofs, graulich, später dunkler, schwärzlich, oder die Extremitäten werden gleich anfangs kühl, welk, gerunzelt, gelbblau, später blauschwarz angetroffen. Die Haut schrumpft immer mehr ein und mumificirt endlich gänzlich. Beginnt die Krankheit an den Nägeln, so schwillt die Haut um diese herum etwas an, oder zieht sich zurück, wird violett, runzelt sich oder bedeckt sich mit kleinen blutigen Bläschen. Mit der Entleerung derselben bleiben mifsfarbige Excoriationen zurück, von welchen aus der Brand sich weiter verbreitet. Der Brand ist gegen die gesunde Haut hin immer scharf abgeschnitten und umgiebt sich erst später mit einem Entzündungskranze, die Demarcation beginnt hiermit, wird jedoch nie vollendet, da die schon vor Beginn des Brandes äufserst geringen Kräfte hierzu nicht ausreichen. Die Kinder sind zuweilen in einem Alter, welches sie kaum lebensfähig macht, oder so kraftlos, dafs sie die Brust nicht nehmen können, Respiration und Circulation sind schwach, ungenügend; unvermögend zu schreien, lassen die Kranken nur ein schwaches, klägliches Winseln hören. Mit der Ausbreitung des Brandes treibt sich der Leib auf, die Haut wird ödematös, es entstehen, auch an andern Stellen des Körpers, Brandblasen und Petechien und der Tod erfolgt unter den Erscheinungen der äufsersten Entkräftung. Es ist mir nicht bekannt, daſs das Leben in einem Falle erhalten worden wäre. Billard fand die Lungen immer wenig knisternd und, sowie die ganze rechte Seite des Gefäſssystemes, mit Blut überfüllt.

Die wenig zahlreichen Sectionen lassen noch keinen Schluſs über die wesentliche Ursache dieser Brandform zu. Gewöhnlich nimmt man mangelhafte Entwickelung, besonders der Lunge und des Herzens, Stehenbleiben auf einer früheren Entwicklungsstufe; für den Brand der unteren Extremitäten, Krankheiten der Arteriae iliaceae an. Doch sind diese Annahmen noch nicht durch directe anatomische Untersuchungen erwiesen. Die Ueberfüllung der Lungen und des Herzens mit venösem Blute, können auch aus andern Ursachen, als einer fehlerhaften Bildung dieser Organe selbst, z. B. von Mangel der Innervation zunächst abhängen und die weite Verbreitung des Brandes auf viele Stellen weist auf allgemeine, von den Centralgebilden ausgehende Ursachen hin; Entzündung tritt erst als Folge hinzu.

Mumificationsbrand nach mechanischer Verschliefsung von Arterien.

Nach mechanischer Verschlieſsung des Hauptstammes einer Arterie erfolgt trockenes Absterben des Gliedes nur dann, wenn durch irgend eine Ursache die Anastomosen und Collateraläste gehindert werden, sich genügend auszudehnen und die Ernährung des Gliedes zu übernehmen.—Einfache Zerreiſsung, Durchschneidung, oder Ligatur einer sonst gesunden Arterie, zieht daher selten trockenen Brand des zu ihr gehörigen Gliedes nach sich; mehr ist dieser Ausgang zu befürchten, wenn bei mangelnder Energie des Herzens, nach schwächenden Krankheiten, Blutverlüsten, schwächender Behandlung im höhern Alter, das Blut nicht mit der nöthigen Kraft in die Collateraläste eingetrieben werden kann. Dieselbe Wirkung äuſsern Druck durch Geschwülste, Bandagen, eine Lagerung, bei der die hauptsächlichsten Collateraläste gedrückt werden, chronisch entzündliche Verhärtung und Verdichtung des Zellgewebes, welches diese Aeste umgiebt, mangelnde Elasticität der Arterien, wie sie sich bei sehr alten Leuten, bei Verknöcherung der Arterien, zuweilen trifft.

Die Gangraen, welche aus diesen Ursachen entsteht, bleibt bald oberflächlich, bald nimmt sie die ganze Dicke eines Gliedes ein. Sie erscheint bald nur an einzelnen Stellen der äuſsersten Peripherie, bald nimmt sie den gröſseren Theil des Gliedes, selbst bis an und über die Stelle ein, wo die Hauptarterie verschlossen ist; Verschiedenheiten, welche von dem Zustande der Collateraläste abhängen.

Wenn der Brand auf die plötzliche Verschlieſsung einer Arterie folgt, so wird er durch Betäubung, oder ein eigenthümliches eisiges Kälte-, oder brennendes Gefühl angezeigt. Auf diese Betäubung folgt in der Regel ödematöse Anschwellung, die allmählig in Austrocknung übergeht; selten erscheint diese Vertrocknung unmittelbar ohne vorheriges Oedem, ist jedoch der Brand die Folge eines allmählig wachsenden Druckes auf die Arterie, so wurden schon seit längerer Zeit Oedem, Kälte, Pulslosigkeit, Schwäche, Kraftlosigkeit, Abmagerung, Ameisenkriechen beobachtet. Auf der ödematösen Haut erheben sich Blasen, die sich mit schwärzlicher, blutiger Flüssigkeit füllen. Unter diesen Blasen findet man die Haut grünlich-schwarz und unempfindlich. Von nun an trocknet und schrumpft die brandige Parthie immer mehr ein, bis sie zuletzt völlig vertrocknet ist. An der Gränze des Brandes entwickelt sich eine demarcirende Entzündung, durch welche das Brandige endlich, wenn die Kräfte dazu genügen, unter den bekannten allgemeinen und örtlichen Erscheinungen abgestofsen wird. Der Ausbruch des Brandes ist zuweilen schon in den ersten Tagen entschieden, indem das Glied nicht nur kalt, zusammengefallen und pulslos bleibt, sondern auch zugleich völlig unempfindlich wird und eine schwärzlich-grüne Farbe annimmt, cadaverös riecht u. s. w. Diese letzteren Erscheinungen beweisen den wirklichen Ausbruch des Brandes, die ersteren können zehn und mehr Tage bestehen, bis sich endlich wieder leises Zittern des Pulses zeigt und die Wärme und Belebung wiederkehren. (Ledran, obs. 50.)

Nach der Verschliefsung der Hauptarterie eines Gliedes kommt es zuweilen nicht bis zur völligen Ausbildung des Brandes, aber das Glied bleibt sehr lange, selbst zeitlebens, abgemagert, vertrocknet, wie bei einer Mumie, kraftlos.

Schmerzloser Brand der Alten.

Die eigentliche Gangraena senilis, der schmerzlose Brand der Alten, beginnt meistens ohne Vorboten und so schmerzlos mit der Bildung eines schwärzlichen Brandfleckes an einer der Zehen, dafs die Aufmerksamkeit des Kranken oft nur durch Zufall auf ihn hingelenkt wird. In andern Fällen gehen örtliche und allgemeine Vorboten dem Ausbruche des Brandes voraus.

Vorboten des Brandes.

Die allgemeinen Vorboten weisen nur unbestimmt auf Unwohlsein, nicht auf ein bestimmtes Leiden hin. Sie bestehen in allgemeiner Müdigkeit, Abgeschlagenheit, Schläfrigkeit, Frösteln, vermindertem Appetit, trockener Haut, trägem Stuhl, geröthetem, sparsamem Urin, Schwere, Kälte und Ameisenkriechen, Müdigkeit, Taubheit und Unbeweglichkeit in den Extremitäten, besonders den Füfsen. Der Puls ist klein, schwach, aussetzend; dabei zuweilen Herzklopfen, Angstgefühl in der Präcordialgegend. Mit dem Ausbruche des Brandes nehmen alle diese Erscheinungen des allgemeinen Marasmus zu.

Erscheinungen des Brandes.

Der Brand erscheint gewöhnlich zuerst an dem Nagelgliede der grofsen, oder der zweiten Zehe, als ein bläulicher, schwärzlicher, livider Fleck, der selbst sowohl als seine Umgebung durchaus unempfindlich ist. Häufig entstehen zu gleicher Zeit, oder nach und nach, mehre Flecke, die sich zuletzt unter einander vereinigen. Schmerz und andere Zeichen der Entzündung fehlen bei dieser Brandform oft völlig, oder erscheinen erst mit der Demarcation. Wenn Schmerzen dem Brande vorausgehen, so sind sie nie sehr beträchtlich. Der Brand verbreitet sich langsam von einer Zehe auf die andere, schneller über den Rücken der Hand und des Fufses, als über die Sohle und die Handfläche. Die vom Brande ergriffenen Theile werden bläulichschwarz, schieferblau, mifsfarbig, gefühllos, kalt, zuletzt vollkommen schwarz. Die Haut schrumpft mumienartig ein und der brandige Theil vertrocknet zuletzt so vollkommen, dafs er beim Anschlagen wie ein Stück Holz klingt und einem getrockneten und geräucherten Stücke Fleisch gleicht.—Bei dem Beginne der Krankheit ist nicht immer Fieber vorhanden, in dem späteren Verlaufe aber tritt immer adynamisches Fieber hinzu.

Ergebnifs der anatomischen Untersuchung bei dem schmerzlosen Brande der Alten.

Die wichtigsten pathologisch - anatomischen Veränderungen bei dem schmerzlosen Altersbrande beziehen sich auf den Zustand des Gefäfssystemes. Fast immer fand man Verknöcherungen in den Arterien, besonders in den gröfseren Stämmen, der Aorte, von den Herzklappen an bis zu ihren gröfsern Verzweigungen, aber auch in den Arterien der vierten und fünften Vertheilung und insbesondere in den Zweigen, welche zu dem kranken Theile hinführen. Selten waren die Kalkablagerungen so beträchtlich, dafs sie das Lumen des Gefäfses und seiner Hauptzweige ganz ausfüllten und somit die Bewegung des Blutes unterbrachen. Hodgson, Thomson, Brodie, Cruveilhier haben jedoch Fälle der Art bei Gangraena senilis beobachtet und der letztere sah die Tibiae antica, postica und die Peronea bis zur völligen Ausfüllung des Lumens mit Kalkmasse verstopft. Häufiger findet man die Arterie nur etwas verengt, ihre innere Oberfläche durch Knochenschilde, welche die innere Membran durchbrochen haben, rauh, oder die Höhle des Gefäfses durch halbgelöste Knochenschilde beengt und hiermit die Anlage von Blutgerinnseln begünstigt. Häufig endlich findet man zwar ausgedehnte Verknöcherungen, welche jedoch der Bewegung des Blutes nicht hinderlich gewesen zu sein scheinen. In andern Fällen fanden Brodie und Carswell, offenbar als Folge früherer Entzündungsprocesse, die Arterien des kranken Gliedes, mit oder ohne gleichzeitige Verknöcherung, in feste, bandartige Stränge verwandelt.

Verlauf und Ausgänge des schmerzlosen Brandes der Alten.

Der Verlauf ist in der Regel langsam, oft vergehen mehre Monate bis zur einstweiligen Wiederherstellung, oder bis zum Tode. Seltener ist der Brandfleck in kurzer Zeit, einer Nacht schon vollendet und der Tod erfolgt bald unter allgemeinem Torpor, Betäubung u. s. w. Zuweilen macht das Fortschreiten zeitweise Stillstände und beginnt wieder an der früheren Gränze, oder einer neuen Stelle. Somit kann er sich nach und nach über ziemlich grofse Flächen verbreiten. Alix beobachtete, dafs der Brand zu seiner Verbreitung von den Zehen bis zum Knie ein ganzes Jahr brauchte. Andere haben ähnliche Beobachtungen hinterlassen. Immerhin aber ist die Verbreitung im Ganzen viel langsamer und weniger ausgedehnt, als bei dem schmerzhaften Mumificationsbrande. Meistens beschränkt er sich auf eine, oder einige Zehen.

Der gewöhnlichste Ausgang des schmerzlosen Altersbrandes ist in Tod. — Die allgemeine Schwäche nimmt immer mehr zu, der Puls wird immer kleiner, aussetzend, zuletzt völlige Erschöpfung, Frösteln, Betäubung, Irrewerden, Sehnenhüpfen, kalte Schweifse u. s. w.

Seltener, bei guten Kräften, verhältnifsmäfsig geringer Ausbreitung des Brandes, begränzt sich derselbe. Die Begränzung geschieht wie bei anderen Brandformen auch, indem rings um das Abgestorbene herum sich eine erysipelatöse Entzündung entwickelt, eine Demarcationslinie sich bildet, die sich allmählig vertieft, bis die abgestorbenen Theile nur noch an einigen Sehnenfasern und dem Knochen hängen. Am gewöhnlichsten begränzt sich der Brand in der Gegend eines Gelenkes. Rust will sogar wiederholte Wiederbelebung der schon schwarz gewordenen, vertrockneten Extremitäten beobachtet haben, die schon eingetrocknete schwarze Haut wurde bläulich, roth, warm und belebte sich wieder unter Abstofsung des Epidermis.

Sehr häufig erfolgen Recidive an derselben Zehe, die vorher schon brandig war, oder an den übrigen, der andern Extremität, den Händen. Die Recidive erfolgen oft, ehe die Demarcationsfläche geheilt ist, an dieser selbst, bis die zunehmende Schwäche endlich den Tod herbeiführt.

Ursachen des schmerzlosen Brandes der Alten.

Die nächste Ursache des schmerzlosen Altersbrandes liegt darin, dafs, besonders an der Peripherie, durch zunehmende Entkräftung im höheren, oder durch Ausschweifungen, Krankheiten, beschleunigten Alter, oder durch locale Entartungen, der Einflufs der Gefäfs- und Nerventhätigkeit zur Unterhaltung des Lebens ungenügend geworden ist. Die Verknöcherung der Gefäfswand wird für sich allein noch nicht Ursache des Brandes, da sie sich meistens auf die gröfsern und mittlern Stämme beschränkt und die kleineren Capillarien, durch deren Wandungen die zur Ernährung dienenden Transsudationen geschehen, frei läfst; sie giebt nur eine sehr ausgeprägte Disposition, wenn sie das Lumen sehr verengert, oder durch ihre Rauhigkeiten die Anlage von Gerinseln, deren Bildung durch Schwäche und Unregelmäfsigkeit der Herzbewegung, oder schleichende Entzündungsprocesse vorbereitet wird, begünstigt. Dafs unter diesen Verhältnissen aber durch Verknöcherungen, oder fibrinöse Verschliefsung der Gefäfse, der schmerzlose Mumificationsbrand veranlafst werden kann, ist hinreichend durch anatomische Untersuchungen erwiesen. Auf der andern Seite ist nicht zu übersehen, dafs sehr häufig ausgedehnte Verknöcherungen der Arterien ohne alle Spur von Brand vorkommen, oder dafs dieser sich ausbildet, wo die Arterien nicht verknöchert sind. Für diese Fälle müssen wir annehmen, dafs allmählige Abnahme der Zahl der Capillarien, steigende Rigidität ihrer Wandungen, welche wir als Folge der Decrepidität kennen, bei gleichzeitig sinkendem Nerveneinflusse und Schwäche der Propulsivkraft des Herzens, nach und nach, zunächst in den peripherischen Theilen, entfernt von den Centraltheilen des Gefäfs- und Nervenlebens, einen Zustand herbeigeführt haben, bei dem die Ernährung nicht mehr genügend erfolgt.

Da dieser Zustand sich ziemlich gleichmäfsig an der ganzen Peripherie des Körpers finden mufs, so erklären sich hieraus die zahlreichen Recidive, die um so sicherer eintreten, je mehr durch den ersten Anfall die Kräfte weiter geschwächt worden sind. Möglich ist es, dafs Erkältungen, leichte Störungen der Verdauung, mechanische Verletzung der Zehe, etwas dazu beitragen können, den Ausbruch des Brandes zu beschleunigen.

Das männliche Geschlecht ist dem schmerzlosen Altersbrande häufiger ausgesetzt, als das weibliche. Pott zählte unter 20 Kranken, Balling unter 6, nur ein Weib. Vor dem 50—60ten Jahre kommt der eigentliche schmerzlose Brand der Alten nicht leicht vor, doch ist er an kein bestimmtes Alter gebunden, da Ausschweifungen, Noth und Elend, Krankheiten u. s. w. ein vorzeitiges Alter bedingen können.

Reiche, Wohllebende erkranken häufiger als Dürftige, die durch ihrer Hände Arbeit das Leben fristen.

Prognose.

Aus dem Vorausgeschickten ergiebt sich von selbst, dafs die Prognose bei dem schmerzlosen Altersbrande nur ungünstig sein kann.

Behandlung des Brandes Neugeborener.

Bei dem Brande, welcher Folge von mangelhafter Entwickelung des Herzens und der Respirationsorgane kleiner Kinder ist, läfst sich, so weit die Beobachtung gelehrt hat, keine Hülfe gewähren. Vielleicht könnten trockene, warme Frictionen etwas beitragen, das Blut mehr nach der Peripherie hinzuziehen. Die angenommene Ueberfüllung der Gefäfse durch Blutegel zu vermindern, wie Billard wollte, kann gewifs, nach der ganzen Beschaffenheit der Krankheit, nur nachtheilig sein.

Behandlung des Brandes nach mechanischer Verschliefsung grofser Arterien.

Selten gelingt es dem Brande, welcher durch die plötzliche oder allmählige Verschliefsung des Hauptstammes einer Arterie entsteht, vorzubeugen; man mufs die Ursachen entfernen, Geschwülste, Binden u. s. w., welche auf die Arterie drücken beseitigen, die Entwickelung des Collateralblutflusses zu begünstigen und den Trieb des Blutes nach der Peripherie zu vermehren suchen.

Man giebt dem Gliede eine Lage, bei welcher die Hauptarterie durchaus nicht beengt wird, läfst das Glied mit trockenen, warmen Fomentationen oder Wärmeflaschen umgeben, setzt trockene Schröpfköpfe und läfst mit trockenen, warmen, durchräucherten, wollenen Tüchern reiben. Weingeistige Umschläge nützen weniger, weil sie durch Verdünsten wieder erkälten. Sollte unter den gegebenen Umständen der Puls sich fieberhaft heben, so können schwächende Mittel, besonders die Aderlässe, nothwendig werden, man mufs aber sehr vorsichtig mit ihnen verfahren, weil eine gewisse Kraft des Herzens erforderlich ist, um das Blut hinreichend in die feineren Collateraläste einzutreiben.

Behandlung des wahren Altersbrandes.

Die Behandlung bei dem wahren Altersbrande mufs belebend und stärkend sein, sie mufs den Trieb des Blutes nach der Peripherie vermehren, die Thätigkeit der Nerven erregen, um so viel zu retten, als zu retten ist und um den Körper in Stand zu setzen, das Brandige abzustofsen.

Es ist jedoch zu bemerken, dafs Alter und Constitution der Kranken zu grofser Vorsicht auffordern, dafs ein sehr stürmisches Eingreifen, die Darreichung sehr heftig erregender Mittel, nach der momentanen Aufregung nur um so grofsere Erschlaffung hinterläfst. Die Nahrung mufs leicht verdaulich, kräftig, belebend sein, weiche Fleischspeisen, Wildprett, etwas edler alter Wein sind am dienlichsten.

Innerlich hat man die Nervina und Nervino tonica, Camphor, Moschus, die Ammoniumpräparate, Liq. ammon. succin., Liq. ammon. vinos., Liq. am. pyroleos., die Naphthen, die Valeriana, Arnica und besonders auch die China und das Opium in Verbindung mit den obigen Mitteln empfohlen. Alle diese Mittel dürfen nur mit der Vorsicht gegeben werden, keine übertriebene, nicht nachhaltige Aufregung zu machen. Die China und ihre Präparate können nur da nützen, wo sie die Verdauung nicht im geringsten belästigen. Das Opium wurde von Pott, der zuerst seine Wirksamkeit bei dieser Krankheit entdeckte, in grofsen und häufigen Dosen gegeben, doch ist auch in Bezug auf dieses Mittel Vorsicht zu empfehlen.

Unter den örtlichen Mitteln, um das Blut mehr nach der Peripherie zu leiten und die Circulation in den Capillarien des erkrankten Theiles zu erhalten, dienen einfache trockene Frictionen und Einwicklungen mit dicken Lagen von einfacher oder durchräucherter Wolle und Baumwolle besser, als Einreibungen und Waschungen mit weingeistigen und aromatischen Substanzen, Liniment. Camphorat., Camphorspiritus u. dgl., welche neben der nur vorübergehenden Erregung den Nachtheil haben, durch Verdunsten zu erkälten. Nützlicher können sich aromatische Cataplasmen mit Camphor u. dgl. erweisen; aufserdem sind zum örtlichen Gebrauche Fufsbäder mit Kali, oder mit Salmiak, Theerbäder, Cataplasmen mit Opium, zwar von Manchen gerühmt, ihr Nutzen ist aber schwer einzusehen.

Sobald die Begränzung des Brandes beginnt, verbindet man mit belebenden Salben, de Styrace, Elemi etc. trennt aber das Brandige erst mit dem Messer, wenn es sich fast völlig abgestofsen hat und nur etwa noch an einigen Sehnenfasern, oder dem Knochen hängt.

Scarificationen sind bei dem schmerzlosen Altersbrande nicht nothwendig, da keine Jauche zu entfernen ist und von der durchaus trockenen Brandmasse nichts resorbirt wird. Aus denselben Gründen kann auch die Amputation, welche von Hebréard und Eisenbarth angeblich mit Nutzen versucht wurde, nichts nützen. Sie ist unnöthig, da bei trockenem Brande von der Resorption der Jauche keine Gefahr droht und unsicher, da man die Gränze nicht kennt, bis zu welcher aus dem Zustand der Gefäfse und

Nerven Disposition zum Brande schon gegeben ist. Larrey konnte in vielen Fällen das Fortschreiten des Brandes durch die Amputation nicht hindern.

Brand nach Arterienentzündung; Begriffsbestimmung, ursprünglicher Sitz der Krankheit.

Die Grundkrankheit des sogenannten schmerzhaften Altersbrandes ist immer eine Entzündung, deren Sitz jedoch ursprünglich in verschiedenen Geweben sein kann. Hiernach sind auch die Anfangssymptome bei dem schmerzhaften Altersbrande nicht immer ganz dieselben. Alle Fälle kommen jedoch darin überein, dafs, wenn auch nicht gleich von Anfang an, doch sehr frühzeitig, die gröfseren Gefäfse, besonders die Arterienstämme, ergriffen und durch entzündliche Gerinsel verschlossen werden und nur hierdurch läfst sich die Austrocknung, inwelche der Brand zuletzt immer übergeht, erklären. Die Entzündung beginnt demnach bald primär in den Gefäfsen, besonders den Arterien, bald setzt sie sich nur secundär von den benachbarten Geweben auf sie fort.

Erscheinungen des Brandes bei Arteritis.

In dem erstern Falle beginnt die Krankheit mit heftigen schiefsenden Schmerzen, welche dem Laufe der Arterie folgen und alle die Eigenthümlichkeiten haben, welche bei der Darstellung der acuten Arterienentzündung werden angegeben werden. Diese Schmerzen sind mit äufserst heftigem Ameisenkriechen in dem erkrankten Theile verbunden und oft so stark, dafs sie sich bis zu Convulsionen steigern und Schlaf und Efslust rauben. Viele Kranke geben diese Schmerzen in den entzündeten Arterien gradezu als schmerzhafte Convulsionen an. — Oder die Schmerzen scheinen weniger dem Verlaufe der Arterien zu folgen, als ihren Sitz in den Muskeln, besonders denen der Wade zu haben.

In andern Fällen sind die ersten entzündlichen Symptome unbestimmter, mehr schleichend. Viele Kranken klagen anfangs nur über Schwere, Kälte und Eingeschlafensein der Extremität, über ziehende Schmerzen in den Gelenken, oder die Entzündung schreitet nicht von oben gegen die Peripherie hin, im Verlaufe der Arterien, sondern beginnt rosenartig an einzelnen Stellen der Peripherie, dringt aber bald in die Tiefe und verbreitet sich strahlenförmig nach oben. — Zuweilen gehen die Schmerzen den übrigen Entzündungssymptomen einige Zeit voraus, verbreiten sich über den ganzen Fufs, exacerbiren Nachts und in der Bettwärme, bis sie sich endlich an einer Stelle, besonders an den Zehen, seltener an andern, der Ferse, den Knöcheln, fixiren. Zuweilen bilden die schmerzhaften Zufälle Remissionen, selbst Intermissionen von Wochen und Monaten. Mit diesen Schmerzen ist ein Gefühl brennender Wärme verbunden. Zugleich schwillt die Extremität an, oft bis zum doppelten des natürlichen Umfanges, die Haut wird gespannt, glänzend, elastisch, wie bei einer phlegmonösen Rose, dunkelroth, an den entfernteren Parthien blauroth, schwarzroth, fleckig. Die Oberhaut erhebt sich zu Blasen, das Glied wird taub, schwer, unbehülflich, die Schmerzen gehen in Ameisenkriechen über, bis das Glied zuletzt völlig unempfindlich und kalt wird. Dem Gefühle des Kranken nach verbreitet sich eine wahre Eiseskälte über die ganze kranke Extremität, wie auch Dupuytren annahm, dafs in derselben die Temperatur unter die der umgebenden Luft sinke, eine Annahme, die jedoch allen Gesetzen der Physik widerspricht. Genauere Untersuchungen (Blandin) haben nachgewiesen, dafs, wie es auch nicht anders zu erwarten ist, die Temperatur in dem brandigen Theile des Gliedes allmählig sinkt, aber immer noch um einige Grade höher bleibt, als die der umgebenden Luft, während die Temperatur des übrigen Körpers beträchtlich gesteigert zu sein pflegt. (Blandin fand die Temperatur der Zimmerluft + 17°, im Brandigen 19°, an der Gränze des Brandes 21°, in der Kniekehle 33°, in der Inguinalgegend 35°).

So weit sich die Kälte verbreitet, haben die erkrankten Theile auch ihre Empfindlichkeit verloren; hie und da erheben sich mit dunklem, schwarzem, übelriechendem Serum gefüllte Blasen, unter denen die Haut schon völlig in einen sphacelösen und schwarzen Brandschorf verwandelt ist. Solche Schorfe entstehen in der Regel mehrere zu gleicher Zeit, sie fliefsen zusammen und bilden gröfsere Brandflecken. Seltener verbreitet sich der Brand mit einemmale über die gröfsste Ausdehnung des Gliedes. · Das Glied fängt jetzt an einzutrocknen und wird endlich, wenn der Brand vollendet ist, vollkommen hart, klingend, wie verkohlt und völlig schwarz. Seltener bleibt das Brandige weich, gräulich violett, zerfliefsend und von foetidem Geruche.

In seltenern Fällen schwillt der kranke Theil, bevor er brandig wird, nicht an, sondern fällt gleich zusammen und wird entfärbt, weifs, wie bei einer Leiche, jedoch ohne Spur eigentlicher Fäulnifs. Die Oberhaut löst sich ab, wie bei einem Cadaver. Das Glied wird kalt, unbeweglich, betäubt, ohne allen Schmerz und trocknet zuletzt völlig ein (der sogenannte weifse Brand). In Bezug auf die Thätigkeit der Arterien in dem kranken Gliede weichen die Angaben der

Beobachter sehr von einander ab. Cruveilhier, Dupuytren, Roche und Sanson etc. geben an, dafs im Anfange der Krankheit die Pulsationen der Arterien sehr lebhaft seien, die Arterie erweitert scheine und dafs erst mit der Ausbildung des Brandes die Pulsschläge unfühlbar würden. Der Brand verbreitet sich dann eben so weit, als der Puls im Gliede verschwunden ist und die Kälte sich ausgebreitet hat. Nur an dem obern Theile des Gliedes könne man die Pulsation wahrnehmen, innerhalb des Brandigen dagegen und selbst über diese hinaus nach dem Rumpfe hin, lasse sich die Arterie gleich einem fibrösen Strange durch die Haut hindurch fühlen. Andere dagegen fanden die Pulsationen sowohl im Beginne, als im spätern Verlaufe der Krankheit, schwach und kaum fühlbar. Das Fieber hat im Beginne den entzündlichen, entzündlich-erethischen Charakter, der sich mit der Ausbildung des Brandes in den putriden, torpiden, verwandelt.

Ausbreitung des Brandes nach Arterienentzündung.

Die räumliche Ausdehnung, welche der schmerzhafte Altersbrand erlangt, ist oft eine sehr bedeutende, er schreitet häufig von den Zehen zu dem Unterschenkel, selbst bis zu dem Hüftgelenke hinauf. Die Verbreitung geschieht oft sehr rasch, so dafs binnen wenigen Tagen alle diese Theile, ja nach Cammerer in einer Nacht, völlig abgestorben, schwarzblau erscheinen können.

Nicht immer wird das Glied in seiner ganzen Dicke brandig, zuweilen (Marjolin) beschränkt sich der Brand auf die äufsere Haut, besonders auch bei dem sogenannten weifsen Brande. Nicht selten werden mehre, von einander entfernt liegende Theile, zugleich befallen. Dupuytren sah bei Brand am Unterschenkel zugleich einige Stellen an der Hinterbacke brandig werden. Jäger sah gleichzeitig mit dem Absterben an den Extremitäten oberflächlichen Brand an den Augenliedern.

Anatomische Untersuchung bei dem Brande nach Arterienentzündung.

Die anatomische Untersuchung zeigt, je nach dem Studium, zu welchem die locale Entartung gelangte, die Weichtheile in verschiedenem Grade vertrocknet. Die Oberhaut fehlt gröfstentheils, das Corium ist schwarz, trocken, sehr fest. Die einzelnen Gewebe sind hart, brüchig, aber nicht untereinander zusammengeflossen, sondern noch wohl zu unterscheiden.

In den Arterien findet man Gerinsel, deren Beschaffenheit und Ausdehnung nicht immer im Verhältnifs zum Brande stehen. Zuweilen sind die Arterien, bei local sehr beschränktem Brande, selbst noch in weiter Entfernung, bis zur Aorte hin, mit Gerinseln ausgefüllt, in andern Fällen dagegen fand man bei ausgedehntem Brande einer Extremität nicht alle Arterien derselben obliterirt, (Cruveilhier fand die tibialis antica offen bei Brand am Unterschenkel). Die Gerinsel sind bald völlig decolorirt, selbst lamellös, fest an den aufgewulsteten Gefäfswänden adhärirend und offenbar schon von älterm Datum, in andern Fällen dagegen, noch dunkel gefärbt, weich und augenscheinlich erst kurz vor dem Tode und nach dem Ausbruche des Brandes entstanden. — Zuweilen sind nur die Wandungen der Arterien mit einem Exsudate belegt, die Höhle des Gefäfses aber nicht völlig ausgefüllt. Auch die Venen sind in der Regel so weit ungefähr wie die Arterien verstopft.

Sehr häufig findet man ausgedehnte Verknöcherungen in dem arteriellen Systeme, das Herz krank, die Klappen verdickt, verknöchert und ausgedehnte Verknöcherungen oft bis in die feinern Verzweigungen der Arterien und dieselben hierdurch etwas verengt. Oberhalb des Brandigen ist das Zellgewebe infiltrirt und die Capillarien wie bei einer Entzündung gefüllt.

Vorkommen.

Der schmerzhafte Altersbrand bildet sich am häufigsten an den untern Extremitäten, besonders von den Zehen an aufsteigend an dem Unterschenkel aus. Doch hat man ihn auch nicht ganz selten an den obern Extremitäten beobachtet.

Ausgänge.

Der gewöhnlichste Ausgang des schmerzhaften Altersbrandes ist der Tod, der unter den Erscheinungen eines putriden Fiebers, unter Delirien, kalten Schweifsen, Betäubung etc. erfolgt. Zuweilen stöfst sich das Brandige ab und die Wunde vernarbt, gewöhnlich erfolgen aber alsdann Recidive. Ob diese Form des Brandes, nachdem die Haut schon schwarzblau geworden, wieder zurückgehen und völlige Genesung, ohne Verlust eines Theils des Gliedes, eintreten kann, wie Cammerer beobachtet haben will, möchte zu bezweifeln sein und die angeführte Mittheilung auf einer Verwechslung beruhen.

Unterscheidung von dem wahren Altersbrande.

Der Brand bei Arterienentzündung unterscheidet sich von den übrigen Formen des Mumificationsbrandes und insbesondere von dem wahren Altersbrande, hauptsächlich durch die ihm vorausgehenden Erscheinungen einer lebhaften Entzündung, welche offenbar, entweder von Anfang an, oder doch später, die Arterien in den Kreis ihrer pathologischen Thätigkeit zieht, durch die lebhaften Schmerzen im Verlauf des Hauptgefäfses, durch die spätere Pulslosigkeit der zu einem harten, oft noch schmerzhaften Strange verwandelten Arterie, das heftige, anfangs entzündliche Fieber, die weite und rasche Ausbreitung des Brandes, so wie durch ihr Vorkommen bei jüngern, nicht decrepiden Personen. Bei beiden Brandformen findet man zwar die Arterien in der Nähe des Brandes verschlossen, nach Arteritis aber in viel weiterer Ausdehnung, als bei dem wahren Altersbrande, die Gerinsel fester, mehr lamellös; die festesten Schichten liegen nach aufsen, die weichen, später entstandenen, nach innen. Dabei fehlen nicht andere Erscheinungen weit verbreiteter Entzündung der Arterie.

Disposition, Ursachen.

Die schmerzhafte Gangraena senilis ist, im Widerspruche mit ihrem gewöhnlich gebrauchten Namen, kein ausschliefsliches Eigenthum des höheren und decrepiden Alters. Man hat sie bei kleinen, dreijährigen Kindern, Jünglingen und Mädchen, bei jedem Alter, jeder Constitution, beobachtet. Es scheint selbst, nach der Zusammenstellung, welche Tiedemann geliefert hat, dafs Kinder und jüngere Personen von dem Brande nach Arterienentzündung häufiger befallen werden, als ältere. Unter 25 von ihm zusammengestellten exquisiten Beobachtungen beziehen sich 16 auf Personen, welche das 40te Jahr noch nicht überschritten hatten.

Die eigentliche Ursache des schmerzhaften Altersbrandes ist immer Entzündung. Ueber den primären Sitz und den eigentlichen Ausgangspunkt dieser Entzündung sind die Meinungen jedoch getheilt. Dupuytren, Cruveilhier, Baffos, Roche und Sanson, Rokitansky, Nélaton, Velpeau, Ribes, Hasse u. A. nehmen an, dafs die Krankheit stets und wesentlich von einer adhäsiven Arterienentzündung ausgehe, dafs durch den beschleunigten und verstärkten Pulsschlag zuerst ein Ueberschufs von Säften an der Peripherie angehäuft, sodann aber, durch plastische Exsudationen auf der innern Gefäfswand und Gerinnung des Blutes in den Gefäfsen, Verstopfung des Gefäfslumen durch fest anhängende Blutpfröpfe, der Zuflufs des Blutes gänzlich gehemmt, die Ernährung unterbrochen und hierdurch die secundäre Vertrocknung eingeleitet werde.

Die anatomische Untersuchung, so wie der Verlauf der Erscheinungen vor dem Ausbruche des Brandes beweisen, dafs, wenigstens in vielen Fällen, die Krankheit wirklich auf der angegebenen Veranlassung beruht. Die Festigkeit der völlig entfärbten Blutpfröpfe, ihre genaue Befestigung an der Gefäfswand, weist oft genug augenscheinlich auf ein hohes Alter derselben hin und man darf dann um so mehr annehmen, dafs sie dem Brande vorausgegangen und nicht die Folge desselben sind, wenn man die Arterie als einen festen Strang durchzufühlen vermochte, ehe die Haut u. s. w. sich entfärbte. — Dafs nicht jede Arterienentzündung secundären Brand in ihrem Gefolge hat und dafs nicht bei jedem Mumificationsbrande Spuren der Entzündung in den Arterien angetroffen werden, ist kein Gegenbeweis, da es offenbar auf den Grad und die Ausdehnung der Entzündung über die Hauptstämme und die wichtigsten Nebenäste des Gefäfses hierbei ankommt. Es soll jedoch nicht behauptet werden, dafs die Arterienentzündung die ausschliefsliche Ursache dieses Brandes wäre, es scheint vielmehr, dafs die Entzündung auch aufserhalb der Arterien in den fibrösen Gebilden der Extremitäten, dem Zellgewebe, selbst der Haut, beginnen und sich nur secundär auf die Arterien fortsetzen könne. Diese Obliteration der Hauptarterien erklärt die schnelle und weite Ausbreitung des Brandes, die Vertheilung desselben auf mehrere Stellen, die von einer und derselben Arterie Aeste erhalten, so wie, da mit der Verschliefsung der Gefäfse alle Blutzufuhr unterbrochen wird, die allmählige Austrocknung des anfänglich mit Säften überfüllten Gliedes.

Die Versuche, welche Cruveilhier mit Injectionen irritirender Substanzen in Arterien bei Thieren anstellte, sprechen jedoch nicht für die Ansicht, dafs jede ausgedehnte Arteritis trockenen Brand veranlasse, da bei den meisten seiner Experimente zwar Gangräen, aber feuchter Brand entstand. (Namentlich von Injectionen mit Alkohol und Dinte, die mit Mercur hatten trocknen Brand zur Folge).

Ob durch Phlebitis adhäsiva, durch welche viele Venenäste zugleich obliteriren, der Brand veranlafst werden könne, wie Ribes und Andere behaupten, oder ob die Verschliefsung der Venen, welche die anatomische Untersuchung regelmäfsig nachweist, nur durch Blutgerinsel, welche von den Arterien aus in sie übergehen, oder indem sich die Entzündung von dem Zellgewebe auch auf die Venen fortsetzt, bewirkt wird, mufs ferneren Untersuchungen überlassen bleiben. Auf jeden Fall trägt die Verschliefsung der Venen zur Stockung der Säfte und somit zum Zustandekommen des Brandes bei.

Verknöcherung der Arterien findet sich zwar sehr häufig, ist aber nicht, wie Roux, Carswell u. A. annehmen, die Ursache des schmerzhaften Altersbrandes, sondern nur eine, dem hohen Alter eigenthümliche häufige Veränderung, welche unabhängig von dem Brande besteht. Carswell vermuthet, dafs manche Gangraena senilis eigentlich in einer besonders schlimmen Phlebitis bestanden haben möchte.

Mit Unrecht scheint mir Stromayer auf das plötzliche Sinken der Nervenkraft, bei dem Ausbruche des Brandes, als eine der Hauptursachen der Gerinnung des Blutes in den Gefäfsen, hinzuweisen, weil die Brandformen, welche von primärer Nervenlähmung abhängen, statt trocken, feucht und zerfliefsend zu sein pflegen.

Anlage zu den Entzündungen, welche dem schmerzhaften Altersbrande vorausgehen, findet sich besonders im höheren Alter und bei dem männlichen Geschlechte. Bei Männern, welche früher ausschweifend gelebt haben, öfters syphilitisch waren und unregelmäfsig, ohne die nöthige Vorsicht, mit Mercurial behandelt wurden, sich häufigen Erkältungen aussetzen, bei Reichen, welche üppig lebten (Gangrän der Reichen, Pott, Jennoy), allzureichliche, gewürzte Fleischnahrung, starke geistige Weine in Uebermaas zu sich nahmen, oder dabei durch Ausschweifungen in der Liebe, Leidenschaften, sitzende Lebensweise, geistige Anstrengung sich erschöpften; eben so aber auch bei Armen, die mangelhaft bekleidet und genährt, jedem Witterungswechsel sich aussetzen mufsten, in feuchten Wohnungen lebten, ihre Kräfte durch übermäfsige, körperliche Anstrengungen schwächten und dadurch sich ein frühzeitiges Alter bereiteten. Unter beiden Verhältnissen entwickeln sich unregelmäfsige Gicht, Complicationen zwischen Gicht, Rheuma und entarteter Syphilis, Dyskrasien, welche sich häufig in bösartigen Entzündungsprocessen äufsern, welche zum Boden ihrer Entwicklung besonders gern die fibrösen und cellulösen Gewebe, zu denen auch die Arterienhäute gehören, wählen.

Wenn aus obigen Verhältnissen die Disposition sich einmal entwickelt hat, scheinen die leichtesten Gelegenheitsursachen zu genügen, um die brandige Entzündung zum Ausbruche zu bringen, wie Druck der Fufsbekleidung, leichte Excoriationen, zu tiefes Schneiden der Nägel, Einwachsen der Nägel ins Fleisch u. dgl., häufig auch neue Erkältungen, oder neue Ausschweifungen. Auch nach Erfrierungen hat man Brand entstehen sehen, welcher der Form nach offenbar mit dem schmerzhaften Mumificationsbrande vollkommen übereinstimmte. Oft ist jedoch keinerlei locale Gelegenheitsursache nachzuweisen und die Entzündung geht lediglich aus der allgemeinen Disposition hervor.

Behandlung des Brandes nach Arterienentzündung.

Wie bei anderen Brandformen, weicht die Behandlung des ersten Stadiums, des drohenden Brandes, von dem des späteren, des ausgebrochenen Brandes ab, doch versteht es sich von selbst, dafs die Unsicherheit in unserer Kenntnifs über den wesentlichen Sitz und die Begründung dieses Brandes keine feste Ansichten über die Behandlung des ersten Stadiums aufkommen liefs. Jedenfalls mufs die allgemeine Behandlung dem Kräftezustand des Kranken, den bestehenden Complicationen und den Ursachen angemessen eingerichtet werden.

Von der Idee ausgehend, dafs die Krankheit auf Entzündung und insbesondere Arterienentzündung beruhe, rühmt Dupuytren, wie schon vor ihm Kirkland, Hunczowsky, wiederholte locale und allgemeine Blutentleerungen in dem Stadium inflammatorium der Krankheit, um den Ausbruch des Brandes zu verhüten, oder wenigstens seine Ausbreitung zu beschränken und die Schmerzen zu mäfsigen. Vermittelst wiederholter Aderlässe will Dupuytren zwei Drittel, selbst drei Viertel seiner Kranken geheilt und selbst, wenn die Zehen schon kalt, violett, schwarz und geschwollen waren, die Gesundheit wieder hergestellt haben. Andere Beobachter, z. B. Cruveilhier, bemerken jedoch mit Recht, dafs der Erfahrung gemäfs die Aderlässe nicht im Stande sind, den Ausbruch des Brandes zu verhindern, oder seine Verbreitung wesentlich zu beschränken und dafs die Anwendung derselben durch den gesunkenen Zustand der Kräfte, den kleinen schwachen Puls, häufig gänzlich contraindicirt werde. Sie rathen daher, bei heftigen Schmerzen sich auf locale Blutentleerungen zu beschränken und nur bei bedeutender, allgemeiner, entzündlicher Fieberaufregung, kräftigem, hartem Pulse, Aderlässe und dann nur mit Vorsicht in Anwendung zu bringen.

Nach Pott, der zwischen den verschiedenen Formen des Mumificationsbrandes noch nicht unterschied, gab man auch das Opium und die China, bei den schmerzhaften, auf Entzündung beruhenden Formen desselben. Die günstige Wirkung des Opiums ist bei dem Brande nach Arteritis nicht erwiesen und leicht kann es durch seine aufregende Nebenwirkung, gastrische Störungen, Stuhlverhaltung (gegen welche Pott Klystiere geben liefs) schaden. Weniger ist gegen dasselbe bei mehr erethischem, nicht rein inflammatorischem Charakter der Entzündung, bei torpiden, erethischen, sehr geschwächten Individuen, zu sagen. Man hat es nach den Umständen mit Calomel mit Säuren, mit Moschus in Verbindung gegeben. Die China kann nur zur Erhaltung der Kräfte, wenn der Brand schon ausgebrochen ist und wenn der Zustand des Verdauungsorgans ihre Anwendung erlaubt, von Nutzen sein.

Oertlich dienen in dem ersten Stadium nur die erweichenden Umschläge und Cataplasmen, narcotische Fomentationen, Umschläge mit lauer Milch, Bleiwasser, bei entschieden rheumatischer oder gichtischer Begründung des Uebels trockene Umschläge, Einhüllen in Wolle u. s. w.

Im zweiten Stadium trifft die Behandlung, deren Zweck nun die Erhaltung und Steigerung der Kräfte und die Beförderung der Abstofsung ist, mit der des schmerzlosen Altersbrandes überein. Die Diät sei im ersten Stadium der bestehenden Entzündung angemessen, später nährend, leicht verdaulich.

Die Amputation, so wie Einschnitte und Scarificationen in das Brandige, sind bei dem schmerzhaften Altersbrande nicht angezeigt, erst wenn das Brandige sich völlig begränzt hat, kann man seine Entfernung durch Trennung einzelner Sehnen etc. befördern. — Ist die Form der Wunde zur Vernarbung sehr ungeschickt, so mufs häufig der Knochen resecirt werden, um ihr eine bessere Gestalt zu geben.

---

11) Von dem Brande bei der Kriebelkrankheit (Necrosis ustilaginea). Syn. Mirmeciasis, Convulsio cerealis, Raphania, Necrosis cerealis, ustilaginea, Ergot.— Mutterkornbrand (Ignis Sti. Antonii).

Literatur.

Dodart, Journ. des Savans 1676, 16. Mars. — Von einer ungewöhnlichen und bis anhero in diesen Landen unbekannten, giftigen, ansteckenden Schwachheit, welche der gemeine Mann dieser Orte in Hessen die Kriebelkrankheit u. s. w. nennet. Marb. 1597. — De convuls. cereali epidem., novo morbi genere, facult. Marb. resp., rec. cur. notulisq. auxit Ch. Cf. Gruner. Jena 1793. — Noël, mém. de l'acad. des sciences. 1710. — Duhamel, mém. de l'acad. des sc. 1748. Jussieu, Paulet, Saillant et Tessier, recherches sur le feu St. Antoine. Mém. de la société royale de méd. 1776. — Langius, descriptio morborum ex usu clavorum secalinorum. — Lange, Beschreibung der bis dahin dasigen Orten niemals erhörten und zu Zeiten sehr schädlichen Genusses der Kornzapfen in dem Brode und des darauf folgenden kalten Brandes. Lucern 1717. — Wichmann, Beitrag zur Geschichte der Kriebelkrankheit im J. 1770. Leipz. 1771. — Tissot, Nachricht von der Kriebelkrankheit etc. Leipz. 1771. — Taube, Geschichte der Kriebelkrankheit. Gött. 1782. — Vogel, Schutzschrift für das Mutterkorn, als eine angebl. Ursache der sog. K. K. Götting. 1771. — Linné, diss. de raphania. Ups. 1763. — Ammönitales acad. T. VI. — Haller, disputat. med. Bd. VII. Hufeland, Journ. Bd. 55. — Schleger, Versuche mit dem Mutterkorn. Cassel 1770. — Nebel, Abhandl. über die Schädlichkeit des Mutterkorns. Jena 1772. Lorinser, Versuche und Beobachtungen über die Wirkung des Mutterkorns am menschl. u. thier. Körper. Berl. 1824. — Lentin, Beobachtungen einiger Krankh. Götting. 1774. — Boucher, Journ. de méd. 1762. — Wright, Edinb. med. Journ. Jan. 1842. — Courhaut, traité de l'ergot du seigle, ou de ses effets sur l'économie animale, princip. la gangrène. Paris 1827. — Hecker, Berliner Encyclopädie. Bd. 28. Gesch. der neuern Heilk. Berl. 1839.

Begriffsbestimmung.

Als Necrosis ustilaginea bezeichnet man eine wahrscheinlich entzündungslose Form des trockenen Brandes, welche in Gefolge einer

Vergiftungskrankheit des Blutes, der Raphanie, nach dem Genusse des Mutterkorns, am häufigsten an den untern Extremitäten, seltener auch an den obern, oder andern Stellen des Körpers (der Nase), vorkommt.

Ursachen der Kriebelkrankheit.

Die Kriebelkrankheit ist eine epidemische Krankheit, welche bis jetzt fast ausschliefslich in einzelnen Epidemien, nach nassen und Mangeljahren im Herbste und Vorwinter, in feuchten und sumpfigen Gegenden beobachtet worden ist.

Die Krankheit ist bis jetzt fast immer in einzelnen Epidemien, auf bestimmte Gegenden beschränkt, beobachtet worden. Schon den älteren Aerzten war sie unter dem Namen Ignis St. Antonii, das Heilige, oder St. Antonsfeuer, mal des ardens, bekannt. Die bedeutendste Epidemie der neuern Zeit war die der Jahre 1770 und 72 in Norddeutschland In neuerer Zeit ist sie sehr selten und mehr vereinzelt, z. B. im Jahre 1831 zu Berlin, beobachtet worden. Nur in Rufsland und Frankreich kommt sie noch häufiger epidemisch vor. Es scheint, dafs der ausgedehntere Anbau der Kartoffeln, welche von nun an in Mangeljahren die Nahrung der Armen ausmachen, die Krankheit verdrängt hat. Seit 1770 ist keine grofse Epidemie mehr in Deutschland vorgekommen, dagegen wurden bis zum Jahre 1834 noch mehre Gouvernements Rufslands, wo der Kartoffelbau noch Widerstand findet, von ihnen heimgesucht. In der Gegend von Orleans, der sogenannten Sologne zwischen Loire und Cher, herrscht die Krankheit sehr häufig und ist auch in diesem Jahrhundert öfter beobachtet worden.

Es ist keinem Zweifel unterworfen, dafs die Vermischung des Brodkorns mit Mutterkorn (secale cornutum) und der Genufs von mit bedeutenden Quantitäten desselben vermischten Brodes, die eigentliche Ursache der Krankheit ist. — Es ist jedoch wahrscheinlich, dafs auch noch andere in der Witterung, den Bodenverhältnissen, der Ernährungsweise begründete Ursachen auf die Entstehung der Kriebelkrankheit einwirken können und dafs die Eigenthümlichkeiten, durch welche sich jede Epidemie von der andern auszeichnete, hierin ihren Grund haben. Dafs der Genufs des Mutterkorns jedoch hauptsächlich die Schuld der Krankheit trägt, dafür sprechen zunächst zahlreiche Beobachtungen, wo man die Krankheit plötzlich nach dem Genufs von Brod ausbrechen sah, dem viel Mutterkorn beigemischt war. Tessier beobachtete die Krankheit bei sämmtlichen Gliedern einer Familie, welche trotz der Warnung solches Brod genossen hatten. Die Eltern und fünf Kinder starben, eins verlor die untern Extemitäten und wurde taub und nur eins wurde geheilt. Maunsell sah bei einer Wöchnerin, welche sehr grofse Dosen Mutterkorn erhalten hatte, sechs Tage nach der Entbindung, die untern Extremitäten brandig werden. Zahlreiche Beobachtungen, so wie directe Experimente mit dem Mutterkorn an Thieren (Tessier, Salerne, Telmann, so wie die neuern von Dietz und Hertwig), haben seine schädliche Wirkung auf das Nervensystem, so wie die Möglichkeit des Brandes, durch seinen übermäfsigen Genufs aufser Zweifel gestellt. Zugleich haben diese Beobachtungen erwiesen, dafs die Kriebelkrankheit und der Brand bei derselben, nur dann erfolgt, wenn das Brod mit beträchtlichen Quantitäten frischen Mutterkorns vermischt ist. Tessier bedurfte, um die Krankheit bei Thieren hervorzurufen, immer bestimmter, nach der Gröfse des Thiers variirender Quantitäten, kleinere bewirkten nur vorübergehende nervöse und gastrische Erscheinungen. Vögel, Enten, denen Tessier $^1/_{17}$ Mutterkorn zu dem Futter gemischt hatte, schienen nicht ergriffen zu sein, erst als er mit der Quantität stieg und nachdem sie 1—1$^1/_2$ Unze genommen hatten, zeigten sich deutliche Spuren der Krankheit. Noël, Arzt in Orleans, erzählt, dafs im Jahr 1709 der Roggen in der Sologne beinahe den vierten Theil, Taube, dafs das Korn in der Umgegend von Celle $^1/_8$ Mutterkorn enthalten habe und dafs auch ein grofser Theil der übrigen Körner verdorben gewesen sei. Sie glichen den gesunden Körnern, keimten aber nicht und lieferten ein blaugraues, verdumpftes Mehl von widerlichem Geschmack. Hieraus erklärt es sich, dafs die Krankheit nicht immer ausbricht, wenn das Brod Mutterkorn enthält und dafs Versuche an Thieren (Schlegel, Parmentier, Rosier) und selbst an Menschen (Model an sich selbst), nicht immer die Krankheit veranlassen.

Das Mutterkorn verliert einen Theil seiner Wirksamkeit durch Aufbewahrung und Trocknen. Tessier bedurfte immer viel gröfserer Dosen, um die schädliche Wirkung hervortreten zu lassen, wenn er es in Brod, oder in einer gekochten Speise gab, als wenn er es unverändert zumischte. Der Procefs des Brodbereitens und Backens zerstört also einen Theil der Wirkung. Die schlimmsten Formen der Krankheit zeigten sich daher immer kurz nach der Ernte und wenn das Brod aus kaum reifem, ganz frischem Getreide gebacken und noch warm aus dem Ofen genossen wurde, die leichtern Formen offenbarten sich erst später nach der Ernte.

Ob noch andere giftige, dem Roggen beigemischte Saamen, Theil an der Krankheit haben, ist zu bezweifeln. Linné beschuldigte die Saamen des Raphanus raphanistrum (daher der Name Raphanie), seine Unschädlichkeit ist durch Wahlin's Versuche an Menschen und Thieren dargethan, Stark das Lollium temulentum, andere die Agrostemma githago, oder die Saamen von Nigella sativa. Es ist möglich, dafs wo die genannten schädlichen Saamen dem Getreide in grofsen Quantitäten beigemischt sind, sie nicht ohne nachtheilige Wirkung bleiben und dazu beitragen, das Krankheitsbild zu modificiren. Immerhin bleibt es jedoch nach Obigem sicher, dafs gewifs das Mutterkorn die eigentliche Ursache der Krankheit ist. Nur wenige Beobachter haben die Beimischung schädlicher Saamen zu dem Getreide, als Ursache der Kriebelkrankheit, ganz geleugnet und andere Ursachen beschuldigt. So Parmentier in der Epidemie von 1770 bis 1777 in Anjou den Genufs von blofs verdorbenem, nicht aber durch andere Saamen verunreinigten Getreide. Ryan hält die Krankheit lediglich für ein bösartig Sumpfwechselfieber, zu dem Armuth, Mangel an gehöriger Sorge für Bekleidung etc., besondere Disposition gebe. Auch Boucher und Cauvet sehen in der Kriebelkrankheit nur die Folge feuchter Luft, anhaltender Regen, nicht aber die verdorbener Nahrung.

Besondere Disposition scheint nicht zu bestehen. Dafs die Krankheit vorzugsweise bei der ärmeren Klasse und nicht bei Säuglingen vorkommt, erklärt sich aus der Natur der Veranlassungen. Noël sah in der von ihm beobachteten Epidemie Weiber fast gar nicht, nur kleine Mädchen, ergriffen werden. In manchen Epidemien sah man Kinder selten und in anderen dagegen vorzugsweise häufig und Greise am schwersten erkranken.

Erscheinungen der Krankheit.

Die Beschreibungen der einzelnen Epidemien der Kriebelkrankheit weichen in manchen wesentlichen Beziehungen von einander ab. So wurde namentlich in der Epidemie, die Deutschland zu Ende des vorigen Jahrhunderts heimsuchte, der Brand der Glieder nur selten und nur in vereinzelten Fällen beobachtet, während er in denen, welche auch in neuerer Zeit noch in manchen Gegenden Frankreichs vorkamen, zu den wesentlichsten und constantesten Erscheinungen gehörte, die Ursachen dieser Verschiedenheiten sind noch sehr wenig erforscht, sie scheinen aber zum Theil von den Quantitäten abzuhängen, in denen das Mutterkorn dem Brode beigemischt war. In Frankreich war, wenn die Landleute durch Mangel genöthigt wurden den frischen Roggen zu verbacken, dieser selbst bis zur Hälfte mit Mutterkorn verunreinigt. Doch ist die Frage, ob die Kriebelkrankheit und der Mutterkronbrand eine und dieselbe Krankheit auf verschiedenen

Stufen der Ausbildung seien, noch nicht völlig entschieden. — Uebergangsformen und Uebergangsepidemien zwischen beiden Krankheiten sind jedoch vorgekommen.

Die Raphanie tritt bald in acuter fieberhafter, bald in chronischer fieberloser Form auf. Beide können sich mit dem Brande der Extremitäten verbinden, der jedoch auch bei beiden fehlen kann, indem die acute früher tödtet, ehe es zum Brande kommt und die chronische zuweilen so milde verläuft, dafs der Brand sich überhaupt nicht ausbildet.

Erscheinungen der acuten Form der Kriebelkrankheit.

Die acute Form beginnt zuweilen ganz plötzlich, mit Schwindel, Blindheit, heftigem Zucken, vergeblichem Würgen, Krampf der Beugemuskeln, zuweilen gehen ihr als Vorboten gastrische Erscheinungen, schleimig belegte Zunge, fader, ekelhafter Geschmack, Appetitlosigkeit, Ekel, Neigung zum Brechen, Wüstigkeit des Kopfs, Schmerz im Hinterkopfe, Betäubung, Schwindel, Magenkrampf, Zittern der Gliedmafsen, leises, noch wenig schmerzhaftes Kriebeln in den Extremitäten, voraus. Der Anfall selbst beginnt mit heftigem Schüttelfrost, auf den brennende Hitze der Haut, Gefühl innerer brennender Wärme, mit unauslöschlichem Durste folgen. Der Puls wird klein, aussetzend, krampfhaft zusammengezogen, die Respiration ängstlich, der Unterleib krampfhaft gespannt, zuweilen stellt sich krampfhaftes Herzklopfen ein. Das Würgen und Erbrechen dauern fort ohne Erleichterung zu verschaffen, eben so der spärliche Stuhlgang. Die Zunge bleibt schmutzig braun belegt, Appetit fehlt, oder wechselt mit Heifshunger, die Stuhlausleerungen sind angehalten. Zu diesen Erscheinungen treten Gefühl von Müdigkeit in den Extremitäten, worauf heftige lancinirende Schmerzen und krampfhafte Zufälle in innern und äufsern Theilen folgen. Die Kranken werden plötzlich von Schwindel, Stupor und Gliederzittern befallen, ihre Glieder werden heftig zusammengezogen, die Ellenbogen gegen den Leib gedrückt, die Hände verkrümmt, mit grofser Kraft geschlossen, die Ferse in die Höhe gezogen, das Gesicht entstellt, die Pupille verengt, die Augen rollen krampfhaft in der Orbita, schielen. Stets walten die Krämpfe der Beugemuskeln vor und die Kranken tragen grofses Verlangen nach Extension, die sie sehr erleichtert, die Lippen sind nicht selten mit gelblichem Schaume bedeckt, die Haut ist entweder trocken, rauh, oder in kalten klebrigen Schweifsen gebadet. Der Kranke ist sehr niedergeschlagen und unruhig. Je heftiger die Convulsionen in äufseren Theilen sind, desto bedeutender sind auch die innern Schmerzen. Während der Remissionen klagen die Kranken über anhaltende Schmerzen in den Präcordien, Brechneigung; grofses Verlangen nach sauren Getränken findet sich bei allen, der Genufs des Wassers vermehrt aber nur die Krämpfe und die Schmerzen im Leibe. Die Urinausleerung ist sehr schmerzhaft, der Urin geht nur tropfenweise unter grofsen Schmerzen ab. Anfangs treten die schmerzhaften und convulsivischen Zufälle paroxismenweise ein, bald aber dauern die Anfälle immer länger und die freien Zwischenräume werden immer kürzer. Die klonischen Krämpfe gehen in tonische, in Trismus und Tetanus über. Nach einigen Tagen schon nehmen die nervös-putriden Erscheinungen auf sehr bedenkliche Weise zu. Die Kräfte schwinden zusehends, das Gesicht fällt ein, wird bleich, entstellt, hypocratisch, die Sinne fangen an ihren Dienst zu versagen, Sausen und Brausen vor den Ohren, Umneblung des Gesichts, Schwerhörigkeit, blande Delirien, zuletzt verfällt der Kranke in völlige Betäubung und soporösen Zustand.

Der Puls wird klein, kaum fühlbar. An die Stelle der brennenden Hitze und der heftigen durchschiefsenden Schmerzen in den Gliedern treten Eiseskälte und völlige Lähmung, Unbeweglichkeit, Taubheit und zuletzt vollkommene Unempfindlichkeit. Die Extremitäten, besonders die untern, seltener die obern, oder andere Theile des Körpers (die Nase), werden ohne Spur von Entzündung und ohne vorher geschwollen gewesen zu sein, welk, gerunzelt, mifsfarbig, braun, zuletzt schwarz und trocknen völlig ein; nur D o d a r t sah Geschwülst der Extremitäten der Eintrocknung vorausgehen. — Wenn die Glieder schon äufserlich kalt und welk sind, dauert das Gefühl der innern brennenden Wärme und die unerträglichen Schmerzen fort, die nur durch starke Kälte, Eintauchen der Füfse in kaltes Wasser, einigermafsen erleichtert werden können. Sie verschlimmern sich Nachts und in der Bettwärme. Der Brand geht gewöhnlich von der Tiefe der Gieder nach der äufsern Haut.— An der Gränze des vollkommen trocknen Brandes bildet sich unter heftigen Schmerzen eine Demarcationslinie und die Glieder trennen sich zuletzt ohne Blutung, von dem Körper. Der Brand steigt immer von den peripherischen Theilen gegen den Rumpf in die Höhe. Zuweilen gehen nur einige Zehen verloren, in den extremsten Fällen hat man den Schenkel in dem Knie, oder gar in dem Hüftgelenke, sich von dem Rumpfe trennen sehen. Der Brand beschränkt sich nicht immer auf ein Glied, sondern schreitet rasch von einem auf das andere über. C o u r h a u t sah ein zehnjähriges Mädchen nach dem Verluste der vier Extremitäten noch einige Tage ohne Beeinträchtigung der Gehirnfunctionen leben. Selten trennen sich die Glieder ohne Schmerzen, noch seltener stellt sich feuchter, statt trocknen Brandes ein. Gewöhnlich erfolgt jedoch bei der acuten Form der Kriebelkrankheit der Tod, ehe der Brand sich abstofsen konnte, zwischen dem siebenten bis achten Tage, oft noch früher, am dritten, unter den Erscheinungen allgemeiner Nervenlähmung.

Erscheinungen der chronischen Form der Kriebelkrankheit.

Die chronische Form der Kriebelkrankheit verläuft unter ähnlichen Erscheinungen, wie die acute, jedoch viel langsamer und bildet bei weitem deutlichere Exacerbationen und Remissionen, selbst völlige Intermissionen. Es gehen ihr immer, oft mehre Wochen lang, Vorboten voraus. Sie bestehen in grofser Mattigkeit der Gliedmafsen, welche später vom Brande befallen werden, lästigem Kältegefühl in dem aufgetriebenen Unterleibe, Frösteln über den Rücken, in den Extremitäten. Der Kranke fühlt sich abgeschlagen, unfähig zu geistigen Anstrengungen, der Kopf ist eingenommen, dumpf, wüste, schmerzhaft, der Schlaf ist unruhig, durch schreckhafte Träume unterbrochen, der Appetit fehlt fast ganz, oder wechselt mit Heifshunger. Der Kranke leidet an Aufstofsen, Sodbrennen, Magenkrampf, Ekel, Erbrechen, durch welches viel zäher Schleim entleert wird. Druck in den Präcordien, Stuhlverstopfung, heftigem Durst. Die Respiration ist erschwert, der Urin hell, dünn und sparsam. Zuweilen treten auch Carialgie, Singultus, Blutbrechen, hinzu. Dabei fortwährend reifsende Schmerzen in den Gliedern, den Gelenken, ein höchst ästiges Gefühl von Kriebeln, Ameisenkriechen, das die Kranken äufserst belästigt, ihnen alle Ruhe raubt. Dieses Kriebeln äufsert sich zwar zumeist in den Extremitäten, beschränkt sich aber nicht auf diese, sondern durchläuft den ganzen Körper und zeigt sich selbst unter der Haut des Rumpfes, in der Zunge, im Magen, der Brust, dem ganzen Unterleibe, steigert sich bis zu höchst schmerzhaften, paroxismenweise eintretenden klonischen, später tonischen Krämpfen in innern und äufsern Theilen, ähnlich wie bei der acuten Form. Die Glieder werden abwechselnd contrahirt und gestreckt, die Augen unnatürlich gerollt u. s. w. Fieber ist keins vorhanden und der Puls soll während der ganzen Krankheit natürlich sein. Die Krampfanfälle dauern zwei und mehr, selbst bis zu 24 Stunden. Sie wiederholen sich täglich zwei- und mehrmal. Je länger die Krankheit dauert, desto öfter wiederholen sie sich und desto kürzer werden die Remissionen. Profuse Schweifse, Schlaf und Unempfindlichkeit schliefsen die Anfälle.

Auch zwischen den Anfällen sind die Kranken nicht ganz frei. Mattigkeit, Lähmung, Taubheit dauern fort Die Kranken werden muthlos und verfallen immer mehr. Sie magern aufserordentlich ab, während ihr Leib aufgetrieben, hart, gespannt, trommelsüchtig bleibt, die Haut wird gelb, schmutzig und der Ausdruck des Gesichts erhält ein immer dümmeres, stupideres Gepräge. Viele Kranken werden zuletzt vollkommen blödsinnig. Einige Zeit vor dem Tode erfolgen oft noch colliquative Diarrhöen.

Der Brand erfolgt bei der chronischen Form unter denselben Erscheinungen, wie bei der acuten, aber viel später, oft erst nach Wochen oder Monaten. Entzündung geht ihm nicht voraus; die Glieder lösen sich endlich, indem sich an der Demarcationslinie, deren Umgebung allein etwas geschwollen ist, eine profuse, höchst übelriechende Eiterung ausbildet.

Verlauf, Ausgänge und Nachkrankheiten.

Die Genesung erfolgt immer langsam und wird häufig durch kritische Ausleerungen, Diarrhöen, Erbrechen, durch welche viel Schleim, Ascariden und Trichuriden entleert werden, kritische Hautausschläge, Friesel, Furunkelbildung bezeichnet. — Bei Kindern minderte sich die Krankheit, wenn Tinea erschien. In seltenen Fällen hat man auch kritischen Speichelflufs beobachtet.

Auch im günstigsten Falle bleiben Nachkrankheiten zurück. Die Stupidität verliert sich manchmal nie völlig wieder, oder die Glieder bleiben gelähmt, convulsivisch, die Finger völlig unempfindlich; das Zittern und Kriebeln in den Gliedmafsen besteht oft noch Jahre lang, oder die Kranken leiden fortwährend an Krämpfen und epileptischen Zufällen, allgemeiner Atrophie und Kraftlosigkeit, Lähmungen, Amaurosen u. s. w.

Bei sehr chronischem Verlaufe sind die Intermissionen zuweilen von so langer Dauer, dafs die Kranken geheilt scheinen und ihre Geschäfte wieder verrichten. Leises Zucken in den Muskeln, Schwindel, die Fortdauer der kriebelnden Empfindung, Sinnes, besonders Gesichtstäuschungen, Doppeltsehen, weisen jedoch darauf hin, dafs die Krankheit nur für einige Zeit zurückgetreten, nicht gänzlich gehoben ist. — Ein bestimmter Typus war in der Aufeinanderfolge der einzelnen Anfälle durchaus nicht zu bemerken.

Ergebnisse der Section.

Die Leichen der an der Kriebelkrankheit verstorbenen Personen sind aufserordentlich abgemagert und gehen rasch in Fäulnifs über. Die Muskeln waren schlaff, fettlos, mürb, das Netz dunkel, brandig, fettlos. Das Blut dunkel, venös, wenig geronnen, ähnlich wie in typhösen Krankheiten, die venösen Gefäfse des Unterleibs, der Lunge, des Gehirns fand man mit dunklem, noch flüfsigem Blute strotzend gefüllt. In allen Höhlen, des Gehirns und Rückenmarks, des Bauchs und der Brust, seröse oder blutige Ergüsse; im Magen und Darmcanal geröthete, injicirte, entzündete oder brandige (oder schwarz erweichte?) Stellen. Auch im Gehirne wollen einige brandige Stellen gefunden haben.

Wesentliche Ursachen der Kriebelkrankheit.

Ueber die wesentliche Begründung der Kriebelkrankheit hat sich bis jetzt keine feste Ansicht gebildet. Während Richter, Haase und Andere in den gastrischen Zufällen, der Affection der Schleimhaut des Darmcanals, das primäre Leiden erkennen, von der aus die Lymphgefäfse und die übrigen Membranen ergriffen würden und die Nervenzufälle von einer eigenthümlichen chronischen Entzündung des Neurilems und der serösen Hirnhäute ableiten, sehen andere eine primäre Affection des Nervensystems, oder Veränderungen in der Mischung des Blutes, als Grundlage der Krankheit an.

Die Seltenheit, mit der die Krankheit in der neueren Zeit beobachtet wurde, der gänzliche Mangel von Untersuchungen über den Zustand des Blutes bei derselben, lassen auch jetzt keinen vollständig gültigen Schlufs über den Ausgangspunkt der Krankheit zu, doch spricht vieles dafür, dafs das Nervensystem primär ergriffen ist und dafs der Brand durch Lähmung in dem ganglionären und peripherischen Gehirn- und Rückenmarksnervensystem erfolgt.

Die Necrosis ustilaginae ist ein trockener, entzündungsloser Brand, beides spricht gegen die Annahme, dafs primäre Zersetzungen des Blutes die erste Veranlassung wären, da bei diesen der Brand imme feucht zu sein pflegt. — Genaue Beobachtungen und Experimente an Thieren beweisen, dafs das Mutterkorn, in starken Dosen angewendet, irritirend, sowohl auf die Einverleibungsstelle, als in das Blut aufgenommen, auf das gesammte Nervensystem wirkt. Mit dem Magen in Contact kommend, erregt es Uebelkeit, Erbrechen, Schlucken. Magenschmerz, Diarrhöen und bei fortgesetztem Gebrauche selbst Entzündung. In den Mastdarm gebracht erregt es Tenesmus, Dysurie und Priapismus. Eben so sind die ersten Symptome der allgemeinen Wirkung solche, welche auf Irritation hinweisen, Schmerzen, Schwindel, active Congestionen, Krämpfe, in sehr verschiedenen Theilen zugleich. Je gröfser die auf einmal einverleibte Quantität und je frischer das Mutterkorn war, desto bedeutender sind die Erregungssymptome. Noël versichert, dafs die Personen, welche von frisch gebackenem, mit Mutterkorn vermischtem Brode genossen hatten, sich wie trunken fühlten. Diese Irritation scheint alle Regionen des Nervensystems zugleich zu befallen. Sie geht endlich, in Ueberreizung und Lähmung über, welche sich zunächst in dem peripherischen Theile des Nervensystemes als Unempfindlichkeit, Betäubung, Kraftlosigkeit, verlangsamte Blutströmung, endlich Hemmung der Ernährung und kalten, trockenen Brand; in den Centralgebilden durch Stumpfheit, Lähmung einzelner Gehirnnerven (Amaurose z. B.), ausspricht.

Wenn während einer längern Zeit stets nur kleinere Dosen einverleibt werden, so bleiben die Aufregungserscheinungen ziemlich unbemerkt, während die Lähmungssymptome allmählich sich einstellen. Diese Lähmung scheint sich auf alle Regionen des peripherischen Nervensystems, sowohl die bewegenden als die empfindenden Fasern zu erstrecken. Mit ihrem verminderten Einflusse scheint sich auch die Blutbewegung immer mehr zu verlangsamen, bis sie zuletzt völlig ungenügend zur Ernährung wird. Die Theile schrumpfen daher bis zur völligen Vertrocknung ein, während sie zugleich unempfindlich und unfähig zu Bewegungen werden. Roche, Sanson und Lenoir sehen in dem Brande bei der Kriebelkrankheit die Folgen einer Arterienentzündung. Nach ihrer Ansicht äufsert das Mutterkorn, in das Blut aufgenommen, eine direct irritirende Wirkung auf die Arterienhäute, die zur Entzündung und Verschliefsung führt. Ihre Behauptung wird jedoch durch keine eigene Beobachtung und Erfahrung bestätigt und dadurch sehr unwahrscheinlich, dafs die eigentlichen Symptome der Arteritis fehlen, indem die schmerzhaften Krämpfe die fast in allen Theilen des Körpers gefühlt werden unmöglich dafür ausgelegt werden können.

Vorhersage bei der Kriebelkrankheit.

Die Prognose ist bei der Necrosis ustilaginea im Allgemeinen sehr ungünstig, ungünstiger jedoch bei der acuten, als bei der chronischen Form. Je acuter die Krankheit verläuft, je weniger sie mit Vorboten auftritt, desto weniger Kranke können gerettet werden. Die Gefährlichkeit ist jedoch, so wie der Verlauf in den einzelnen Epidemien, sehr verschieden gewesen. Während der Epidemie in der Sologne konnten nach Noël von 120 Kranken nur 5 gerettet werden, in der schlesischen Epidemie von 1770 und 71 dagegen, genasen die meisten. Wenn die Krämpfe keine, oder fast gar keine Remissionen machen, sehr bald in tonische Krämpfe, Tetanus, Glossocele etc. übergehen, so ist die Hoffnung auf Lebenserhaltung sehr gering, umgekehrt ist die Aussicht auf Lebenserhaltung um so gröfser, je deutlicher die Remismissionen sind. Recidive sollen immer tödtlich sein. Chronische Durchfälle im Verlaufe der Krankheit waren immer von schlimmer Bedeutung und höchstens im ersten Anfange kritisch. Im Gefolge derselben stellte sich gewöhnlich Hautwassersucht und rettungslose Abzehrung ein. Die Entleerung von Würmern durch den Mund, oder durch den Stuhl, der Ausbruch von Exanthemen, Furunkeln, wurden als günstige Zeichen betrachtet. Auch in dem günstigsten Falle erholen sich die Kranken, insbesondere ältere, geschwächte Menschen nur sehr langsam, häufig blieben zeitlebens die früher erwähnten Nachkrankheiten zurück.

Behandlung der Kriebelkrankheit.

Eine Prophylaxis kann in so fern eintreten, als man den Genufs des verdorbenen Brodes möglichst vermindert, oder unschädlich zu machen, oder wenn es schon genossen worden ist, wieder aus dem Magen zu schaffen sucht, ehe es seine Wirkung vollendet hat.

Kann der Genufs des verdorbenen Korns nicht ganz verhindert werden, so sorge man wenigstens möglichst dafür, dafs es nicht frisch nach der Ernte verbacken, dafs das Brod selbst nicht warm genossen werde. Man lasse das Korn, um es zu reinigen, in Wasser schütten, wobei die schlechten Körner oben aufschwimmen und leicht weggenommen werden können, die übrigen lasse man leicht in dem Ofen rösten. Die Erfahrung hat gelehrt, dafs Brod, welches aus so behandeltem Korne bereitet ist, weniger nachtheilig wirkt, auch wenn es immer noch beträchtliche Quantitäten Mutterkron enthält.

Entsteht nach dem Genufse von verdorbenem Brod Kopfweh, Uebelkeit, Druck in den Präcordien, fader Geschmack, so gebe man sogleich ein Brechmittel aus Tart. emet. und später ein Laxanz.

Die Seltenheit der Krankheit überhaupt, die Unsicherheit in der Erkenntnifs der eigentlichen Krankheitsursache, so wie die Verschiedenheiten die sich in den einzelnen Epidemien darboten, haben bis jetzt nicht erlaubt, ein vollständiges, wohlerkanntes Verfahren gegen die Kriebelkrankheit und den Brand bei derselben festzustellen, es sind vielmehr eine Menge, zum Theile sehr entgegengesetzte Mittel, ohne nähere Angabe der Indicationen und der Zeit vorgeschlagen worden.

Brech- und Abführmittel sind von den meisten, besonders für den Anfang der Behandlung empfohlen worden. Zum Brechmittel wählte man besonders den Brechweinstein, der jedoch in grofsen Dosen bis zu 20 Gr. p. d., oder in Verbindung mit belebenden Mitteln, Ammoniumpräparaten, wenn der Magen schon unempfindlich war, oder viel Schleim enthielt, gereicht werden mufste. — Die Verstopfung erfordert als eröffnende Mittel Calomel, Senna, Jalappe und Salze, ebenfalls in sehr grofsen Dosen, wenn sie Wirkung äufsern sollten. Bei Complication mit Würmern verbindet man die abführenden Mittel mit Anthelminticis.

Nach dem Brechmittel räth Delorme, in leichtern Fällen, wenn sich die Symptome auf leichtere Convulsionen in den Gliedern, etwas Schwindel u. s. w. beschränken, Säuren zum Getränke.

In den spätern Stadien, wenn die allgemeinen und örtlichen Lähmungssymptome beginnen, sind von allen Practikern Nervina, besonders schweifstreibende Mittel, Camphoressig, die flüchtigen Ammoniumpräparate, Valeriana, Castoreum, Moschus, Camphor, so wie, wenn putride und Colliquationserscheinungen eintraten, Mineralsäuren, China, Camphor gereicht worden. — Unter den äufseren Mitteln bewährten sich Bäder, aromatisch-ätherische Bäder und Vesicatorien, überhaupt alle Mittel, welche die Hautthätigkeit erweckten.

Der heftigen Schmerzen wegen und weil sie bemerkt hatten, dafs der Brand so lange fortschritt, als diese dauerten, verordneten Bouchet und Sanson das Opium in der Dose von 3—4 Gr. täglich, wie bei dem Pott'schen trockenen Brande, es linderte nach der Angabe der genannten Aerzte die Schmerzen, hob den Puls und beförderte die Abstofsung des Brandes.

Oertlich sind bei beginnendem Brande mannichfache, belebende Umschläge und Einreibungen, warme und aromatische Frictionen in die eingeschlafenen Glieder, Einreibungen mit Ammoniakspiritus, Liq. Ammon. vinos., Camphorspiritus, mit Terpentinöl u. dgl. gemacht worden. Die Amputation hat sich bei der Necrosis ustilaginea nie nützlich gezeigt. Wo man sie vor der Demarcation des Brandes in Anwendung brachte, wurde der Stumpf häufig wieder brandig, oder es zeigte sich, dafs der Brand im Innern höher hinauf stieg, als man erwartet hatte und die Kranken starben durchschnittlich schneller als die, welche man nicht amputirt hatte. — Erst wenn der Brand sich völlig begränzt hat, darf das Messer zur Trennung von Sehnen, Bändern etc., die den Zusammenhang des Brandigen mit dem Lebenden allein noch vermitteln, angesetzt werden.

---

12) Von dem Hospitalbrande. Syn. Gangraena, Sphacelus nosocomialis, Phagedaena gangraenosa, Typhus traumaticus.

Literatur.

Dussaussoi, diss. et observations sur la gangrène des hopitaux, avec les moyens de la prévenir et de la combattre. Genève 1788. — Johnston, de gangraena contagiosa nosocomiali. Edinb. 1805. — Leslie, de gangr. contag. Edinb. 1804. — Brugmans und Delpech, über den H. B. Aus dem Holländ. und Franz. von Kieser. Jena 1816. — Renard, über den H. B. Mainz 1815. Blackadder, observations on phagedaena gangraenosa. Edinb. 1818. — Brauer, observationes quaedam de gangraena nosocomiali quae anno hujus saeculi XIV Lipsiae inter variarum nationum grassata est. Lips. 1820. — Gerson, über den H. B. Hamb. 1817. — Werneck, kurzgefafste Beiträge zur Kenntnifs d. Natur, der Entstehung, der Verhütung und Heilung des H. B. — J. Hennen, Grundsätze der Militärchirurgie. Aus dem Engl. Weimar 1822. — Thomson, Beobachtungen aus britt. Militärspitälern. — Ollivier, traité expérimentale du typhus traumatique, gangrène ou pourriture des hopitaux. Paris 1822. — Hufeland's Journ. Bd VIII, IX, XXIII. — Rust, Magaz. f. d. ges. Heilk. Bd. XXVIII, Heft 2. — Boggie, transactions of the med.-chirurg. Soc. of Edinb. Vol. 3. Samml. auserl. Abh. f. prakt. Aerzte. Bd. 12. — Rust, Helkologie, p. 46.

Begriffsbestimmung.

Der Hospitalbrand ist eine contagiöse Brandform, zu welcher das Contagium, unter ungewöhnlichen Verhältnissen, fast nur im Kriege sich entwickelt und auf alle die verbreitet, welche durch offene Wunden und Geschwüre zur Aufnahme des Giftes disponirt sind.

Die Wirkung der Ansteckung äufsert sich unter mehreren Formen, über deren Unterschiede die Angaben die Beobachter nicht sehr übereinstimmend sind und von denen bald die eine, bald die andere in einzelnen Epidemien vorherrschend war, die aber schon um defswillen nicht als sehr wesentliche Verschiedenheiten angesehen werden dürfen, weil sie zuweilen in einander übergehen, oder, wenn Recidive erfolgen, sich gegenseitig ersetzen. Am bestimmtesten lassen sich noch folgende Formen unterscheiden.

Verschiedene Formen des Hospitalbrandes, pulpöser Brand.

1) der pulpöse Hospitalbrand, die Form, welche am häufigsten vorkam, und den meisten Beschreibungen zu Grunde liegt.

Schon einige Tage vor dem wirklichen Ausbruch des Brandes wird die Wunde schmerzhaft, sondert wenig und schlechten Eiter ab, und ihre Granulationen bekommen eine bläuliche, violette Farbe, sie überziehen sich später mit einem grauweifsen, schmutzigen, schankrösen, fest anhängenden Ueberzuge, wie mit einer Pseudomembran, der dichter und dichter wird und sie endlich dem Auge gänzlich entzieht. An kleineren Wunden entsteht der Ueberzug an allen Punkten zu gleicher Zeit, an grofsen fürerst nur an einzelnen, besonders in einem Wundwinkel, und es vergehen mehrere Tage, bis er die ganze Wunde eingenommen hat. An den Wundrändern kann der weifse Fleck anfangs eine halbmondförmige Gestalt haben, in dem Geschwüre selbst ist er immer rundlich und auch in dem erstern Falle strebt er immer die kreisrunde Gestalt anzunehmen. — Wird ein Stück dieses Ueberzuges abgerissen, so erscheinen unter ihm die unveränderten blutigen Granulationen. Die Wunde ist jetzt vollkommen trocken, schmerzhaft, aber Berührungen steigern die Schmerzen nur wenig. — Mit der zunehmenden Dicke dieses Ueberzuges steigen die Schmerzen in der Wunde und in deren Umgebung. Die Wundränder schwellen ödematös an, werden braun, durch die Zerstörung des Zellgewebes unterminirt, und wölben sich nach aufsen. Das Geschwür erhält dadurch eine charakteristische becherförmige Gestalt, das Oedem breitet sich weit über das ganze Glied aus. Der Ueberzug wird undurchsichtig, der grauen Substanz des Gehirnes ähnlich, und zerfliefst zu einem grauen, flüssigen, specifisch riechenden Brei, dem abgelöste Brocken Zellgewebe und Reste der fibrösen Häute beigemischt sind. Hiermit wird die Wunde zwar nun wieder feucht, diese Feuchtigkeit hat aber keine Aehnlichkeit mit Eiter. Die Wunde entwickelt jetzt einen eigenthümlichen, sauren, ekelhaften Geruch, der von dem gewöhnlichen Brandgeruche durchaus verschieden ist und den alle Beobachter als charakteristisch anführen. Unter der abfliefsenden grauen Materie ist die Fläche immer wieder eben so krank, wie die eben abgestofsene. Es zeigt sich keine Spur einer Demarcationslinie, bevor das Brandige völlig zerstört ist. Der Brand breitet sich rasch im Umfange und sehr bald auch in der Tiefe aus und zerstört alle Gewebe bis zu den Knochen, mit denen er in Berührung kommt, indem er sie in seine eigenthümliche markähnliche Masse auflöst. Häufig ist gegen das Ende die abfliefsende graue Materie mit Blutstreifen aus den zerörten Arterien gemischt, zuweilen ist sogar bei dem pulpösen Hospitalbrande die graue Masse so mit Blut durchdrungen, dafs sie einem Blutergusse in das Zellgewebe gleicht. Auch diese Modification entsteht in einzelnen, genau umschriebenen Placken, die sich ausbreiten, unter einander zusammenfliefsen etc. Die noch nicht ergriffenen Fleischwärzchen sind dunkelroth, leicht blutend, der Eiter ist mit Blut gemischt. In der Umgegend um den Brand sind die Weichtheile wie bei einer phlegmonösen Rose entzündet und höchst schmerzhaft. So lange dieses Oedem um sich greift, schreitet auch der Brand fort. An der Gränze der Rose sind die Gebilde emphysematisch und ödematös geschwollen, wachsbleich.

Ulceröse Form des Hospitalbrandes.

2) Die zweite Form, der ulceröse Hospitalbrand, kündigt sich durch leichte Schmerzen an, welche schnell stärker werden und einen oder mehrere Theile der Wunde befallen. Fast gleichzeitig entstehen an den schmerzhaften Punkten kleine Aushöhlungen, flache, runde Grübchen, mit scharf umschriebenen, rothen Rändern, deren Boden mit brauner, zäher Jauche bedeckt ist. Zwischen diesen Grübchen ist die Wunde von guter Beschaffenheit, nicht schmerzhaft, mit gutem Eiter bedeckt und kann selbst in der Vernarbung Fortschritte machen. Bald aber fliefsen die Gruben zusammen, dehnen sich rasch in die Breite

und Tiefe aus und hinterlassen von den zerstörten Theilen nichts als eine braune, blutige Jauche. — Wie bei der ersten Form so ist auch bei dieser die Umgebung ödematös geschwollen und sehr schmerzhaft. Wenn man (nach Delpech) bei dieser Form die Granulationen mit einer Loupe untersucht, so findet man sie kegelförmig, statt halbkugelig, kleiner als gewöhnlich und an ihrer Spitze mit einem kleinen rothen Punkte versehen, der sich nicht wegwischen läfst, und demnach als eine kleine Blutaustretung erscheint. Nach Gerson, der ähnliche Formen gesehen zu haben scheint, wurden die Granulationen rothbraun, schmerzhaft, sonderten sehr reichlich dicken, mit Blut gemischten Eiter ab, der sich nach und nach in eine rothbraune Materie auflöste, die die Granulationen bedeckte. Diese aber vertieften sich nicht zu Gruben, sondern schwollen im Gegentheile an, in welchem Zustande sie längere Zeit verweilen konnten, ohne dafs die Heilung Vor- oder Rückschritte machte. Verschlimmerte sich die Krankheit, so schwoll das Glied ungeheuer an, die Verjauchung nahm zu etc. Die ödematöse Umgebung des Geschwüres färbt sich hochroth, selbst dunkelbraun oder schwarz und bedeckt sich mit schwärzlichen Eiterblasen. Zuweilen zeigt das Geschwür auffallend das Bestreben, eine tiefe becherförmige Gestalt anzunehmen.

Bei beiden Formen des Hospitalbrandes sieht man von dem Geschwüre aus rothe Streifen von entzündeten Lymphgefäfsen zu den benachbarten Drüsen hingehen. Diese Drüsen schwellen an und werden zu neuen Ausgangsheerden für die Zerstörung. Greift der Brand tiefer bis zu den grofsen Gefäfsstämmen, so werden diese angefressen, ohne vorher durch Blutgerinsel verstopft zu sein. Es entstehen daher Blutungen, die leicht tödtlich werden.

Mildere Form des Hospitalbrandes.

An den eigentlichen Hospitalbrand reihen sich verschiedene Zustände eiternder Wunden und Geschwüre an, welche unter ähnlichen Umständen, wie der Hospitalbrand selbst, in überfüllten, schlecht gelüfteten Spitälern, durch den Einflufs der mit Dünsten von Eiter und andern thierischen Ausleerungen geschwängerten Luft, so wie zu Anfang und zu Ende der Epidemien, wenn die Gelegenheitsursachen nicht mehr mit ihrer vollen Heftigkeit wirken, vorkommen. Hierher gehört schon der Uebergang einfacher Wundentzündung in destructive Vereiterung mit Bildung von dünnem, übelriechendem Eiter, bei sonst gesunden Personen, die sich einer mit Eiterdünsten durchschwängerten Luft ausgesetzt sehen, so wie die Neigung zu erysipelatösen Entzündungen, die gern in gangranöse Zerstörung übergehen und offenbar ansteckend sind, da von ihnen selten ein Kranker in den Sälen verschont bleibt, in denen sie sich einmal gezeigt haben. In höherem Grade, der dem eigentlichen Hospitalbrande schon nahe steht, wird die Wunde blafs, hart, geschwollen, trocken, von rothen geschwollenen Rändern umgeben; Narben brechen wieder auf und die Zerstörung greift rasch um sich. Gelingt es, die Ursachen zu entfernen, die Kranken in gesündere Räume zu bringen, so steht das Uebel von selbst still.

Verbreitung des Hospitalbrandes.

Der Hospitalbrand schreitet nicht in allen Geweben gleich schnell fort. Das Zellgewebe und die äufsere Haut zerstört er am schnellsten; oft dringt er in ersterem weit in die Tiefe, während die Haut noch ganz gesund zu sein scheint, oder nur durch bräunlich gefärbte, weiche, teichigte Stellen die Zerstörung in die Tiefe andeutet. Aus der Wunde fliefsen viel gröfsere Quantitäten Jauche, als ihre sichtbare Fläche liefern zu können scheint. Durch die Zerstörung des Zellgewebes werden die Muskeln und Sehnen, so wie auch die äufsere Haut ihrer ernährenden Gefäfse beraubt, isolirt, und erliegen gewöhnlichem Brande aus Nahrungsmangel. Aponeurotische Ausbreitungen halten die Fortschritte des Hospitalbrandes lange auf; harte Knochen werden gewöhnlich nach Zerstörung ihrer Periostien necrotisch; weiche Knochen werden in derselben Weise wie die Weichtheile zerstört. In die Gelenke dringt der Hospitalbrand (Delpech) längs des Zellgewebes, welches zwischen den Bändern liegt, isolirt diese, zerstört die Synovialhäute, löst die Knorpel, wird aber von den Knochen zuweilen aufgehalten, so dafs das Glied, während sich Amylose ausbildet, erhalten werden kann. Auch Nerven und Gefäfse widerstehen lange.

Rückwirkung des Hospitalbrandes auf das Allgemeinbefinden, Fieber.

Der Hospitalbrand ist nicht nothwendig von Fieber begleitet. In manchen Epidemien, so in der von Thomson beobachteten, fehlte Fieber fast regelmäfsig, doch behaupten sich nur mildere Formen als rein locale Uebel durchaus fieberlos. Häufig ist Fieber zwar vorhanden, dessen Entstehung jedoch von dem Hospitalbrande unabhängig ist, Typhus-, Lazarethfieber, Wundfieber u. s. w. und seinen Verlauf unabhängig von dem Hospitalbrande vollendet, über die Dauer desselben fortwährt, oder früher verschwindet, doch eben so durch Uebergang der Jauche von einer ausgedehnten Geschwürfläche verschlimmert wird, wie es selbst nachtheilig auf die Ausbreitung des Geschwüres wirkt. Das Fieber selbst, welches den Hospitalbrand begleitet, hat keinen bestimmten Charakter. Die Eigenthümlichkeiten der Epidemie, der Individualität des Kranken, die Form und Gröfse des Geschwüres,

Complicationen, bedingen mannichfache Verschiedenheiten. Im Anfange der Krankheit, wenn die Umgebung des Geschwüres noch stark entzündet ist, hat das Fieber häufig den rein inflammatorischen Charakter, später geht dieser durch Resorption der Brandjauche, wie bei allen feuchten, zerfliefsenden Brandformen, in den typhösen und pyämischen mit wiederholten Frostanfällen u. s. w. über. — Die Zeit des Fiebereintritts, ist unbestimmt. In den ersten Tagen bleibt das Allgemeinbefinden, wenn nicht Complicationen vorhanden sind, ungetrübt, nur der Schmerzen wegen ist der Kranke schlaflos. Erst mit dem dritten Tage, oder noch viel später, wenn die Geschwürfläche nicht grofs ist, tritt Fieber hinzu. Mit dem Ausbruche des Fiebers werden die Schmerzen heftiger und wenn sie früher nur am Tage empfunden wurden, so dauern sie jetzt bis in die Nacht; dazu gesellen sich Schlaflosigkeit, Appetitmangel, Empfindlichkeit des Magens, Uebelkeit, Erbrechen, weifser oder bräunlicher Beleg der sonst blafsen Zunge, Durst; der Rücken und die Oberbauchgegend werden beim Drucke schmerzhaft. Das Gesicht ist bleich, mit einem eigenthümlichen Zuge von Traurigkeit und Niedergeschlagenheit. Der Kranke magert rasch ab, selbst wenn die Wunde noch nicht viel absondert und alle übrigen Secretionen unterdrückt sind. Der Puls wird klein, schwach, häufig, das Fieber anhaltend, mit schwachen Exacerbationen, die Temperatur des Körpers sinkt sehr merklich. Kurz vor dem Tode wird der Kranke häufig noch schlafsüchtig, er erkennt jedoch, wenn er aus seinem Schlummer geweckt wird, seinen Zustand recht wohl. Delirien und völlige Bewufstlosigkeit sind selten.

Zuweilen sind die allgemeinen Fiebererscheinungen sehr unbedeutend, gastrische Symptome fehlen jedoch fast nie. Gewöhnlich ist der Stuhl verstopft, seltener kommen Diarrhöen und ruhrartige Stuhlausleerungen vor.

Wenn, wie gewöhnlich, der Hospitalbrand durch locale Ansteckung entsteht, so folgen die allgemeinen Störungen auf die localen; in den seltneren Fällen, in denen der Hospitalbrand rein aus miasmatischen Einflüssen hervorgegangen ist; gehen die allgemeinen Erscheinungen, namentlich gastrische Störungen und remittirendes Fieber, den örtlichen voraus. Wenn daher, während gerade eine Epidemie herrschte, bei diesen allgemeinen Erscheinungen die Wunde trocken, schmerzhaft, hochroth wird, sich mit einem glänzenden Ueberzuge bedeckt, wenn ihre Ränder anschwellen, ödematös werden, so kann man den Ausbruch des Hospitalbrandes mit ziemlicher Sicherheit erwarten. Auf Besserung dagegen kann man hoffen, wenn die eigenthümlichen Schmerzen nachlassen, oder sich in reine Entzündungsschmerzen, welche durch äufsern Druck vermehrt werden können, verwandeln, wenn die ödematösen Ränder einsinken, ihre dunkele Röthe verlieren, die Wundfläche sich mit Granulationen bedeckt, der Ausflufs aufhört blutig zu sein und wieder eitrig wird. Hat sich der Hospitalbrand einmal begränzt, so schliefst sich die Wunde in der Regel sehr schnell. Sehr leicht erfolgt jedoch ein Recidiv, wenn an irgend einem Punkte eine verdächtige Stelle zurückblieb.

Complicationen, Verhältnifs zum Kriegstyphus.

Sehr häufig ist der Hospitalbrand mit andern Krankheiten complicirt, mit Faulfieber, Scorbut, Ruhr, besonders mit dem Kriegstyphus. Die Ansicht, dafs er nur eine örtliche Manifestation des letztern sei, wird dadurch widerlegt, dafs beide ganz unabhängig von einander ihren Verlauf machen, dafs durch das Contagium des Hospitalbrandes, bei Unverwundeten niemals Lazarethfieber und umgekehrt durch das Contagium dieses bei Verwundeten, niemals der Brand entsteht.

Ursachen, Contagiosität, Entstehung, Verbreitungsweise desContagiums.

Der Hospitalbrand entsteht auf miasmatische Weise und verbreitet sich durch ein Contagium, zu dessen Aufnahme alle die disponirt sind, an deren Körper eine offene Wunde, oder ein Geschwür ist. Wunden, welche durch ihre Ausdehnung, Amputationswunden, oder durch irgend ein Hindernifs, Entblöfsung eines Knochens u. s. w. in der schnellen Vereinigung aufgehalten werden, sah man besonders häufig von den bösartigen Formen des Hospitalbrandes befallen. Zweifelhaft ist es, ob der Hospitalbrand auch bei unverletzter Haut durch Resorption der Schleimhäute und der aufsern Haut anstecken könne. Nur Thomson und Rust wollen ihn zuweilen bei unverletzter Haut, in Gestalt eines entzündeten Bläschens, das schnell in Brand überging, bei Wärtern und andern Personen, die viel mit Hospitalbrandkranken umgingen, haben entstehen sehen. — Für die blofs örtliche Wirkung des Contagiums spricht, dafs von mehren Wunden eines Kranken zuweilen nur eine ergriffen wird, die andere ihre natürliche Beschaffenheit behält und dafs rein örtliche Behandlung das Uebel, selbst die secundären allgemeinen Erscheinungen, zu heilen im Stande ist. Absichtliche Uebertragung der Geschwürsjauche auf die Wunden von Kranken, die in nicht inficirten Räumen lagen, hatten nach Rust immer den Ausbruch des Brandes, jedoch in sehr milder Form zu Folge, Das Contagium hat sich bis jetzt fast nur im Kriege ausgebildet und in einzelnen Epidemien fortgepflanzt. Es entsteht in Räumen, in denen die Luft nicht gewechselt wird und durch die Ausdünstung vieler, besonders Typhus- und Ruhrkranken, faulende thierische Ausleerungen, Eiter, verunreinigt ist. In überfüllten und schlecht besorgten Kriegshospitälern, Gefängnissen. Hitze, Feuchtigkeit und alles, was die Fäulnifs befördert, steigert die Gefahr der Krankheit, welche deſswegen im Sommer heftiger wüthet, als im Winter, obwohl die Kälte ihre Forschritte nicht unterbricht.

Specifische, bösartige Geschwüre, Krebsgeschwüre, sollen weniger leicht angesteckt werden, als eiternde Wunden, ihren specifischen Charakter aber mit der Abstoſsung des Brandes verlieren und heilen. Syphilitische Geschwüre heilen, wenn ihre Fläche durch Hospitalbrand zerstört worden war, ob aber, wie Kluge angiebt, die secundären Symptome immer ausbleiben, möchte sehr zu bezweifeln sein. Nach Brugmans äuſsern sich die ersten Symptome des Brandes schon 20 bis 36 Stunden nach der Ansteckung. Durch einmalige Ansteckung wird die Empfänglichkeit für das Contagium nicht getilgt, vielmehr wie durch jede schwächende Krankheit, Erschöpfung, Nahrungsmangel, deprimirende Gemüthsaffecte, gesteigert. Ueber die nähere Beschaffenheit des ansteckenden Stoffes und den Mechanismus seiner Wirkung ist uns nichts Näheres bekannt geworden. Die Untersuchungen von Brugmans haben keine Eigenschaft an ihm erkennen lassen, durch welche er sich von Jauche und deren Ausdünstungen unterscheiden lieſse. Das Contagium haftet an den gewöhnlichen Trägern sehr lange und ist durch die bekannten desinficirenden Mittel schwer zu zerstören. Es scheint Jahre lang seine Wirksamkeit zu behalten. Es ist Product des lebenden Körpers, nicht der Fäulniſs, seine Wirksamkeit hört (Brugmans) in der Leiche auf.

Die Ansteckung selbst geschieht sowohl durch die Atmosphäre, als auch durch feste Träger, Verbandstücke, Instrumente etc. Das Contagium scheint schwerer als die Luft zu sein; die Kranken, welche nahe am Boden liegen, werden eher angesteckt, als die, deren Lager einige Fuſs erhöht ist. Wärme, Feuchtigkeit, Mangel an Luftwechsel, verstärken seine Intensität.

Dauer der Krankheit.

Gewöhnlich sind die Fortschritte des Hospitalbrandes sehr rasch, so daſs binnen 24 Stunden sich die Zerstörung über ein ganzes Glied erstrecken kann, seltener und nach Delpech nur wenn günstige, zur Heilung führende Einflüsse wirkten, schreitet er langsamer vor, oder scheint Tage lang still zu stehen. In leichteren Fällen tritt mit dem 3. bis 5. Tage, in schwierigen oft erst gegen den 20. bis 30. günstige Wendung ein.

Vorhersage.

Sich selbst überlassen, werden ausgebildete Fälle des Hospitalbrandes immer tödlich, nur bei den Uebergangsformen zu einfachen Verschwärungen finden zuweilen, wenn der Kranke in bessere Auſsenverhältnisse gebracht wird, Heilungen durch die bloſsen Bestrebungen der Natur statt. Heftiger Schmerz, sehr starke ödematöse Geschwulst der Umgebung und heftiges pyämisches Fieber, sind unglückweissagende Vorboten. Nachlaſs des Schmerzes und des Fiebers, Einsinken der ödematösen Geschwulst, weisen auf eine günstigere Wendung hin. Je später das Fieber eintritt, desto milder pflegt der Verlauf des Uebels zu sein. Bei Verwundeten, welche durch anderweitige Krankheiten, Miſsbrauch des Mercurs, Nahrungsmangel, Mühsale oder Ausschweifungen geschwächt sind, nimmt der Brand einen besonders bösartigen Verlauf.

Die Gefährlichkeit des Hospitalbrand-Contagiums vermehrt sich, wie bei allen Epidemien, bis zu einer gewissen Höhe und vermindert sich dann allmählich wieder. Die Gefahr steigt mit der Ungunst der äuſseren Verhältnisse, aus denen der Kranke nicht herausgebracht werden kann; sie ist sehr bedeutend, wenn groſse Wundflächen, in der Nähe des Rumpfes, oder gröſsere Gefäſse inficirt wurden, so wie bei jedem Recidive. — Günstiger ist die Prognose unter den entgegengesetzten Verhältnissen und wenn das Uebel gleich im ersten Anfange richtig erkannt und behandelt wird, da, so gefährlich die Krankheit an und für sich ist, die Kunst, wenn ihre Hülfe frühzeitig benutzt wird, sehr viel vermag. Ursache des Todes wird der Hospitalbrand am häufigsten durch die Heftigkeit des Fiebers, die Folgen der Jaucheresorption, durch völlige Entkräftung und Colliquation, seltener durch profuse Blutverlüste aus angefressenen Arterien.

Behandlung allgemeiner Indicationen.

Die Aufgabe des Wundarztes bei der Behandlung des Hospitalbrandes ist, wo möglich die Entstehung des Uebels zu verhüten, wenn das Contagium einmal entstanden ist, dasselbe zu zerstören und seine weitere Verbreitung auf andere Kranke zu verhindern, den einzelnen Fall selbst seiner Natur nach zu behandeln.

Prophylactische Behandlung.

In Bezug auf die erste Indication hat man die gewöhnlichen Maasregeln zur Verhütung contagiöser Krankheiten in Hospitälern überhaupt in Anwendung zu bringen: Handhabung der strengsten Reinlichkeit, sorgfältige Entfernung faulender thierischer Reste, deren Ausdünstung die Luft verderben könnte, Reinlichkeit der Verbände und Verbandmittel. Vorzüglich wichtig ist es, die Luft kühl zu halten und häufig zu wechseln. Sind bestimmte Anzeigen da, welche den Ausbruch des Hospitalbrandes als nahe drohend erscheinen lassen, so kann selbst die Unterhaltung eines beständigen Luftzuges, besonders wo die übrigen Mittel zur Desinfection und Reinigung der Luft nicht genügen, nützlicher sein, als die gewöhnlichen Salpeter- und Chlorräucherungen, die jedoch ebenfalls, besonders die letztern, nicht versäumt werden dürfen. Ist der Hospitalbrand schon ausgebrochen, so müssen die angesteckten Kranken vollständig von den übrigen Verwundeten getrennt und durch eigene Aerzte und Wärter besorgt werden. Kein Instrument, Verbandstück oder Lagergeräthe, welches bei den angesteckten Kranken gebraucht worden ist, sollte, auch nicht wenn es vorher gereinigt wurde, bei anderen Kranken gebraucht werden, weil die Erfahrung vielfach gelehrt hat, dafs das Contagium aufserordentlich fest und lange solchen Gegenständen anhaften und Desinfectionsversuchen hartnäckig widerstehen kann. Können die Angesteckten nicht völlig von den übrigen Verwundeten getrennt werden, so verdopple man die Sorgfalt für Reinlichkeit und Luftwechsel und Erhaltung einer kühlen Temperatur und umgebe das Bett des Angesteckten mit Schaalen, aus denen man Chlorgas sich entwickeln läfst. Auch die Verbandstücke, des angesteckten sowohl, als der noch nicht angesteckten Verwundeten, befeuchte man häufig mit Chlorwasser, wechsle den Verband jedesmal so schnell als möglich, wobei man um die Wunde herum eine Atmosphäre von Chlorgas verbreitet.

Locale Behandlung.

Da der Hospitalbrand fast immer durch locale Ansteckung entsteht, lange local bleibt und die allgemeinen Erscheinungen von den localen abhängen, welche durch eine blofs innere Behandlung nie wesentlich modificirt werden, so versteht es sich hiernach von selbst, dafs von der örtlichen Behandlung fast allein die Hoffnung der Genesung abhängt. Hiermit sind alle Practiker, welche den Hospitalbrand häufig zu sehen Gelegenheit hatten, fast mit alleiniger Ausnahme von John Hennen, der auf die allgemeine Begründung des Uebels und damit zusammenhängend auf die allgemeine Behandlung den Hauptwerth legt, einverstanden.

Je nach der Form und dem Grade der brandigen Zerstörung hat man die Wahl unter den Mitteln zu treffen, über deren Wirksamkeit sich die Erfahrung ausgesprochen hat. Bei beginnendem Brande und sehr oberflächlicher Zerstörung können noch Mittel versucht werden, welche, ohne zu zerstören, die von ihnen berührte Fläche umstimmen, hat jedoch der Brand schon tiefer gegriffen, so müssen kräftigere Aetzmittel gewählt werden, welche im Stande sind, durch die Dicke der brandigen Decke hindurch ihre Wirkung bis auf das Lebende fortzusetzen.

In die erste Reihe gehören vorzugsweise die Säuren. In den gelindesten Fällen, bei beginnendem pulpösen und dem ulcerösen Brande, befeuchtet man die Verbandstücke häufig mit vegetabilischen Säuren, Citronsäure, gutem Weinessig, mit Chlorwasser, oder legt einen dünnen Chlorkalkbrei auf. Bei sehr grofser Schmerzhaftigkeit, heftiger, phlegmonöser Entzündung, sind diese Mittel oft die einzigen, welche vertragen werden, während man die Umgebung des Geschwüres mit kalten, oder lauwarmen Umschlägen von Bleiwasser bedeckt. Durch eine dickere pulpöse Decke vermögen diese Mittel nicht durchzugreifen, und man greift dann zu den Mineralsäuren, welche man mehr oder weniger verdünnt in Anwendung bringt, oder reibt die pulpöse Decke so lange ab, bis die Wunde blutet und schmerzhaft wird.

Andere blofs umstimmende Mittel, adstringirende Pulver und Abkochungen, China, Aloe, Myrrhe mit Camphor, Terpentinöl, ferner Salmiak, Salpeter, Kohlenpulver, Aufstreupulver von rothem Präcipitat, haben keine günstigen Erfahrungen für sich und man sollte daher, bei einem so gefährlichen Uebel wie der Hospitalbrand, keine Zeit durch Versuche mit ihnen verlieren.

Unter den eigentlichen Aetzmitteln sind es vorzugsweise drei, das Glüheisen, die starken Mineralsäuren und der Arsenik, deren Nutzen zahlreiche Erfahrungen bestätigt haben.

Für das Glüheisen sprechen die meisten günstigen Erfahrungen. In allen bösartigen Epidemien, bei rasch fortschreitendem Brande sollte man daher sogleich, ohne mit andern Mitteln kostbare Zeit zu verlieren, zu dem Glüheisen greifen. Man setzt die weifsglühenden Eisen unmittelbar auf die vorher abgetrocknete Geschwürfläche, von der man von dem Schorfe so viel als möglich entfernt hat, bis dieser vollkommen trocken geworden ist und der Kranke den Brandschmerz lebhaft fühlt. Wird eine Stelle des Schorfes später von neuem feucht, so mufs sie sogleich wieder mit einem Eisen berührt werden. Kein Punkt des Geschwüres darf von dem Eisen unberührt bleiben, wo daher der Brand in die Tiefe dringt, macht man ihn durch Einschnitte, Spaltungen der Decke, zugänglich, oder wendet cylinderförmige Eisen an. — Nach genügender Anwendung des Glüheisens läfst man Umschläge mit Essig, verdünnten Mineralsäuren, Holzessig, Camphoressig oder Camphorspiritus machen.

Wenn durch das Glüheisen der Brand vollständig zerstört wurde, so sinkt alsbald die ödematöse Geschwulst des Gliedes, der Umfang desselben vermindert sich beträchtlich, die heftigen, dem Hospitalbrande eigenthümlichen Schmerzen lassen nach und machen einfach entzündlichen Platz, das Brandige stöfst sich in grofsen Brocken ab, an seine Stelle tritt gute, gewöhnlich sehr reichliche Eiterung.

Unersetzlich ist das Glüheisen, wenn es sich darum handelt, den Brand in der Nähe wichtiger Theile, Arterien z. B., zu zerstören und

Blutungen aus grofsen Gefäfsen zu stillen. Auch wenn eine Amputation nöthig geworden, durch die enorme ödematöse Anschwellung aber gehindert wird, setzt man zuerst Glüheisen auf, um die Geschwulst zu vermindern.

Der Arsenik ist von Blackadder gegen den Hospitalbrand empfohlen worden; sein Nutzen ist unbestreitbar, doch eignet er sich nur zur Zerstörung kleinerer Brandflecke, die auf einmal von ihm, ohne Gefahr der Vergiftung, angegriffen werden können. Er steht in dieser Beziehung dem Glüheisen entschieden nach. Seine Anwendung geschieht in folgender Weise. Zuerst wird eine kalte oder warme, wie es von dem Kranken am besten vertragen wird, concentrirte Solution von kohlensaurem Kali über das Geschwür gegossen, um die pulpöse Decke, die man sodann mit Charpie oder Leinwand abreibt, zu zerstören. Zur vollständigen Entfernung dieser Decke drückt man ein Leinwandstück auf die ganze Geschwürfläche und in alle Vertiefungen derselben ein, bei dem Abheben dieser Leinwand bleibt der gröfste Theil der Pulpe an ihr hängen. Man bedeckt sodann, sowohl das Geschwür selbst, als auch seine Ränder mit zarter Leinwand, Löschpapier oder Plumaceaux, die man mit einer Mischung der Tinctura Fowleri und ein bis zwei Theilen Wasser befeuchtet. Alle Viertelstunden werden die Verbandstücke durch neue ersetzt und damit so lange fortgefahren, bis sich ein vollkommen trockener, lederartiger Schorf gebildet hat und die Schmerzen, die anfangs sehr heftig sind, völlig nachgelassen haben. Dringt der Brand in die Tiefe, so zieht man in die Wundcanäle Haarseile, die mit obiger Mischung befeuchtet sind, oder spritzt sie mit derselben aus. Zur Linderung der Schmerzen läfst man kalte Umschläge auflegen und giebt dem Kranken ein Opiat.

Aufser den genannten Cauterien sind fast alle übrigen Aetzmittel von einzelnen Practikern versucht worden, der Höllenstein, dessen Wirkung jedoch nicht tief genug greift, das Cali Causticum, von dem Delpech, wenn die Dicke des Schorfes die Einwirkung auf das Lebende zu verhindern schien, kleine Stückchen bis auf das lebende Fleisch in geringer Entfernung von einander einsteckte. Die Abstofsung des Brandschorfes befördert man durch balsamische Salben und aromatische Cataplasmen.

Allgemeine Behandlung.

Das Allgemeinleiden erfordert im Anfange der Krankheit, bei den gastrischen Störungen, welche fast nie fehlen, hauptsächlich die Anwendung gelind ausleerender, besonders der Brechmittel, ferner den Salmiak, Tart. emet., die Spirit. Mindereri. Doch warnt Delpech mit

Recht vor zu starken Ausleerungen wegen der nachfolgenden Schwäche und weil leicht Diarrhöen entstehen, die dann durch kein Mittel mehr gestillt werden können. Strengere antiphlogistische Mittel, Aderlässe, oder örtliche Blutentleerungen sind, durch heftige peripherische Entzündung, oder Congestionen nach dem Kopfe, selten geboten und werden durch die nachfolgende Schwäche leicht schädlich. Sobald mit der Ausbildung des Brandes das Fieber den putriden Charakter annimmt, geht man zum Gebrauche der Säuren, des Chlors, in Verbindung mit tonisch-aromatischen Infusen, der Nervina, bei profusen Ausleerungen zu Decocten der Columba mit Opium über; die China pafst erst, wenn die gastrischen Zustände gänzlich verschwunden sind, die Zunge sich gereinigt hat, besonders nachdem der Brand sich schon abgestofsen hat und die Eiterung reichlich geworden ist, zur Erhaltung der Kräfte.

Die Amputation kann bei dem Hospitalbrande, sowohl vor, als nach der Demarcation, nothwendig werden. In dem ersten Falle besonders, wenn Blutungen aus gröfseren Arterien, welche durch kein anderes Mittel zu sistiren sind, das Leben des Kranken bedrohen. Nach der Demarcation geben sehr fehlerhafte Gestaltung der Wundfläche und secundärer Brand nach Zerstörung der Hauptnerven und Gefäfse eines Gliedes die Indication zu dieser Operation. Um die Ansteckung der Operationswunde zu verhindern, mufs man den Operirten sorgfältig von den Angesteckten trennen; wo äufsere Verhältnisse die vollständige Separation des Kranken unmöglich machen, wechselt man wenigstens den Verband nur aufserhalb des Krankensaales in freier Luft und umgiebt den Stumpf mit einer Blase, welche beständig mit Chlor befeuchtet erhalten wird. Um der Ansteckung auch die kleinste eiternde Fläche zu entziehen, suche man die Wunde jedenfalls per primam intentionem zu heilen, die Arterien torquire man, oder schneide die Ligaturfäden dicht an dem Knoten ab.

---

13) Von dem Milzbrand. Syn. Schwarze, bösartige Blatter, Milzbrandcarbunkel, Pustula gangraenosa, maligna, Pustula hungarica, esthonica, sibirica etc.

Literatur.

Hébréard l. c. p. 95. — Eneaux et Chaussier, précis sur la pustule maligne. — Gilbert, recherches sur les causes des maladies charboneuses. —

J. B. Reignier, de la pustule maligne, ou nouvel exposé des phénomènes obcervés pendant son cours. Paris 1829. — Hoffmann, der Milzbrand, oder contagiöse Carfunkel der Menschen. Stuttg. 1827. — Schrader, über die Natur des Milzbrandes der Thiere und des Milzbrandcarfunkels bei dem Menschen, dessen Verhütung und Behandlung. Magdeb. 1828. — Wendroth, über die Ursachen, Erkenntnifs und Behandlung des contagiösen Carbunkels. Sangerhausen 1838. — Am Pach auf Grünfelden, über den sogenannten Milzbrand oder die Karfunkelkrankheit der gröfseren nutzbaren Hausthiere. Pesth 1820. — Schröder, über die schwarze Blatter. Rust's Mag. Bd. 29. — Hoffmann, Fragment über den Milzbrandcarfunkel. Rust's Mag. Bd. 21. p. 70. — Rust's Mag. Bd. 15—19. — Larrey, med.-chirurg. Denkwürdigkeiten, Bd. 1. — Kausch, Hufel. u. Himly Journ. 1811. Ueber den Milzbrand des Rindviehs. Berl. 1805. — Hertwig, encyclopädisches Wörterbuch der medicinischen Wissenschaften. Berlin. Bd. 23. Basedow, die schwarze Pocke. Gräfe und v. Walther's Journ. Bd. VII u. XII. Rayer, traité théorique et pratique des maladies de la peau. — Auerbach, nonnulla de necroscopia hominum veneno anthracis extinctorum. Berol. 1841.

Begriffsbestimmung.

Der Milzbrand ist eine brandige Entzündung, welche durch die Uebertragung eines Contagiums, des Milzbrandgiftes, von Thieren auf den Menschen entsteht. Er entsteht gewöhnlich durch örtliche Ansteckung durch die äufsere Haut, nur ausnahmsweise auch durch allgemeine Ansteckung durch die Respirationsorgane, oder die Schleimhautflächen überhaupt.

Allgemeine Symptome, Vorboten nach allgemeiner Ansteckung.

Gewöhnlich gehen die localen Erscheinungen des Milzbrandes den allgemeinen voraus, bei sehr mildem Verlaufe können letztere gänzlich fehlen und nur, wenn die Ansteckung auf dem Wege der Respiration, oder durch den Genufs des Fleisches etc. erfolgte, bildet ein allgemeines, typhöses, fieberhaftes Leiden den Anfang der Krankheit, dem die localen Symptome auf der Haut folgen, oder auch, wenn das Fieber sehr rasch verläuft, gar nicht zum Ausbruche kommen. Die Kranken fühlen sich sehr matt und abgeschlagen, ängstlich, klagen über Leib und Kopfweh, Magendrücken, Uebelkeit, sie erbrechen, wobei aufser der genossenen Nahrung gelbe, zähe, oder schwärzliche und mit schwarzem Blute gemischte Materien ausgeleert werden. Häufig stellt sich auch Durchfall ein, durch den höchst übelriechende, schwärzliche, blutige Stoffe abgehen. Der Leib schwillt auf, wird trommelsüchtig. Der Puls ist von Anfang an klein, schnell, oft kaum fühlbar, die Respiration ängstlich, die Haut bald kalt, bald heifs und mit profusen Schweifsen bedeckt. An verschiedenen Stellen des Körpers, auch an solchen, welche der unmittelbaren Berührung mit dem Contagium nicht ausgesetzt sein konnten, erheben sich flache, erst gelbliche, später bläuliche Carbunkelgeschwülste, welche schnell brandig werden, oder dunkelrothe, bläuliche Flecken. Doch fehlen sowohl diese Flecken, als jene Geschwülste nicht selten gänzlich und die Krankheit verläuft bis zum Tode, ohne alle sichtliche Merkmale auf der äufsern Haut. Der Kranke verfällt in Apathie und Betäubung, wird gelähmt und stirbt zuweilen schon nach 24 Stunden, oder in den ersten drei bis vier Tagen. Selten erfolgt nach langem Kampfe Genesung.

Oertliche Symptome nach localer Ansteckung.

Wenn die Ansteckung durch die äufsere Haut erfolgte, so ist der Gang, den die Krankheit gewöhnlich nimmt, folgender.

Unter lebhaftem Jucken, selten unter Schmerzen erhebt sich an der Infectionsstelle auf gerötheter Haut ein kleines, hirsenkorn-, oder linsengrofses, anfangs mit heller, strohgelber, blafser Lymphe gefülltes Bläschen, unter welchem man nach 8 bis 24 Stunden in der Haut eine flache, linsenförmige Verhärtung wahrnimmt. Der Kranke fühlt sich jetzt noch im Allgemeinen ganz wohl und klagt höchstens über Mattigkeit und Zerschlagenheit. Gewöhnlich wird das Bläschen von dem Kranken, der es für die Folge eines Insectenstiches hält, aufgekratzt, an seiner Stelle findet sich dann ein kleiner, bräunlicher, hornartiger Fleck. Bleibt aber das Bläschen unverletzt, so vergröfsert es sich und füllt sich mit schwärzlicher, blutiger Lymphe, während die flachrundliche Verhärtung unter der Haut zugleich sich ausdehnt. Schmerz ist selten vorhanden, gewöhnlich nur ein Gefühl von Druck, Taubheit und Schwere, die sich oft über das ganze Glied ausbreitet. Rings um die Verhärtung schwellen die Haut und das Unterhautzellgewebe sehr beträchtlich an, indem sie mit einer serösen, serös eiweifsstoffigen, oder blutigen Flüssigkeit erfüllt werden. In der Nähe des Knotens ist die Infiltration fest, teigicht, oder emphysematisch, mäfsig rosenartig, blafsroth oder blauroth gefärbt, marmorirt, glänzend, gespannt, weiter hinaus wird sie weicher, einfach ödematös, weniger dunkel gefärbt, an der äufsersten Gränze der Geschwulst ist sie blafs. Das Bläschen vertrocknet nun, oder platzt und hinterläfst einen trockenen, lederartigen, grauschwarzen, gewöhnlich ziemlich kreisrunden, harten Brandschorf, der gegen Berührungen durchaus unempfindlich ist, einsinkt und tiefer liegt als die Umgebung, die fortwährend stark geschwollen bleibt. Er vergröfsert sich fortwährend nach allen Seiten und kann nach und nach eine sehr beträchtliche Gröfse, von mehreren Zollen im Durchmesser, erhalten. Rings um den Schorf herum entstehen neue Bläschen, die oft dicht gedrängt in einem Kranze rings um den ersten Brandschorf auf der infiltrirten Haut stehen und welche ebenfalls anfangs mit heller, bald aber dunkel blutig werdender Flüssigkeit gefüllt sind und sich in ähnliche runde Brandschorfe, wie der erste war, verwandeln. Durch das Zusammenfliefsen der einzelnen Schorfe nimmt der Brand schnell im ganzen Umfange zu. In die Tiefe schreitet der Brand weniger rasch vor, als in die Fläche, so dafs in den schlimmsten Fällen die Zerstörung doch selten unter die allgemeinen Fascien dringt. Häufig aber verbreitet sich der Brand in dem subcutanen Zellgewebe weiter, als in der Haut, so dafs der Brandschorf doch gröfser ist, als er es auf den ersten Anblick scheint. Je lockerer das Zellgewebe ist, auf dem der Schorf sitzt, desto bedeutender wird die Infiltration und desto beträchtlicher die Geschwulst. Besonders beträchtlich erhebt sich daher die Geschwulst an dem Halse, dem Rücken, den Brüsten, den Genitalien. Manchmal verbreitet sich die rosenfarbige, ödematöse Anschwellung fast über den ganzen Rumpf und den gröfsten Theil der Extremitäten aus.

Die Lymphgefäfse leiden in der Regel deutlich mit. Man sieht ihre angeschwollenen und entzündeten Stränge zu den nächsten Drüsen hingehen, welche ebenfalls sich verdicken und sich entzünden.

Ist das Gesicht der Sitz der Brandblatter, so werden die Züge völlig verunstaltet, die Augen schwellen zu, es entsteht Speichelflufs durch den Reiz, der sich auf die Parotis fortsetzt. Die Conjunctiva lockert sich auf und röthet sich, wie bei der contagiösen Augenentzündung, die Thränenorgane werden in Mitleidenschaft gezogen, daher reichlicher Thränenflufs von solcher Schärfe, dafs die Haut, über welche die Thränen fliefsen, von diesen excorirt wird, die Hornhaut entzündet sich und wird trübe.

In der Form des Brandschorfes bemerkt man mehrfache Modificationen, die jedoch nicht wichtig genug sind, um verschiedene Arten aus ihnen zu bilden. In manchen Fällen zeigt der Schorf sehr wenig Neigung sich peripherisch auszubreiten, er bleibt ziemlich auf den Umfang des primären Knötchens beschränkt, ist von geringer, ödematöser Geschwulst umgeben und von wenig Fieber begleitet, in andern Fällen erfolgt dagegen die Ausbreitung des Schorfes sehr rasch, die Anschwellung breitet sich schnell über das ganze Glied aus, Zeichen secundärer Erkrankung innerer Organe und heftiges Fieber treten schon nach wenigen Stunden hinzu.

Früher oder später gesellt sich Fieber zu diesen localen Symptomen. Die Zeit des Fiebereintrittes ist in verschiedenen Epidemien, bei verschiedenen Individuen, nach dem Sitze des Carbunkels, der Heftigkeit seines Auftretens und der Schnelligkeit, mit der er sich verbreitet, sehr verschieden. Oft treten die allgemeinen fieberhaften Symptome schon in den ersten 24 Stunden nach den örtlichen, ja selbst mit diesen zugleich auf.

Nur bei sehr gelinden Formen und nur bei wenigen Personen verläuft die Krankheit durchaus fieberlos, oder die allgemeine Reaction bleibt doch so unbestimmt, dafs der Kranke nicht einmal bettlägerig, oder an der Verrichtung seiner Geschäfte gehindert wird.

Gewöhnlicher tritt Fieber auf, sobald der Knoten sich erhebt und die Haut sich zu infiltriren anfängt. Dieses Fieber nimmt in der Regel den typhös-gastrischen, oder putriden Charakter an. Es beginnt mit Frostschauder, Schwindel, allgemeiner Mattigkeit, Ohnmachtanwandlungen, Druck in der Magengegend, Uebelkeit, Erbrechen, dumpfem Kopfschmerz, Unruhe, Angst, Athembeschwerden, kurzem Athem, Schlaflosigkeit, grofsem, fast unauslöschlichem Durste, gänzlichem Mangel des Appetits. Der Stuhl ist verstopft oder flüssig, häufig, die Zunge meist trocken, der Geschmack pappig, fade. Nimmt die Krankheit einen gefährlichen Gang, so liegen die Kranken wie theilnahmlos, betäubt, ihre Haut ist kühl, mit klebrigen Schweifsen bedeckt. Symptome, welche auf passive Erfüllung und Entzündung innerer Organe, besonders der Lunge, auf secundäre Abscefse hinweisen, pflegen dann nicht mehr zu fehlen. Nur bei kräftigen und jungen Subjecten und nur im Anfange ist der Puls voll und hart, später wird er immer klein und unterdrückt.

Die Dauer der einzelnen Perioden, von der Bläschen- bis zur Brandbildung, ist bei einzelnen Kranken sehr verschieden. Die Incubationsperiode, von der Aufnahme des Contagiums bis zur Bildung des primären Bläschens, dauert zuweilen nur einige Stunden, zuweilen mehre, bis zu acht Tagen. Das Bläschen steht 24—30 Stunden, wenn es von dem Kranken nicht früher zerstört wird; über die Schorfbildung selbst bis zur Demarcation, oder bis zum Tode, können wieder nur wenige Stunden bis zu mehren Tagen vergehen. — Am schnellsten ist der Verlauf der Krankheit, wenn in Folge entschiedener Blutzersetzung, oder nach allgemeiner Ansteckung, durch den Genufs des Fleisches z. B., auch in inneren Organen, auf der Schleimhaut des Darmcanales, sich brandige Entzündungen ausbilden. Der Tod erfolgt dann zuweilen schon in den ersten 24 Stunden, während die Alterationen auf der äufseren Haut nur sehr unbedeutend scheinen.

Sectionsbefund.

Die Leichen der am Milzbrande verstorbenen Menschen und Thiere gehen sehr schnell in Fäulnifs über. Die Leichenöffnungen müssen daher bald nach dem Tode angestellt werden, wenn nicht Erscheinungen der Leichenzersetzung das Ergebnifs derselben trüben sollen.

Alle Erscheinungen in den Cadavern der Thiere, welche dem

Milzbrande erlegen sind, weisen auf einen hohen Grad der Zeresetzung der Säftemasse hin. Die Cadaver bleiben lange warm und biegsam, aus allen Oeffnungen fliefst blutiger Schaum, die Haut ist häufig mit dunkelrothen oder schwärzlichen Flecken bedeckt. Das Zellgewebe der Haut und die serösen Höhlen füllen sich mit mephitisch riechenden Gasen, von denen sie aufserordentlich aufgetrieben werden. Alle Gefäfse sind mit dunklem, mit Luft- und Fettblasen untermischtem Blute stark ausgedehnt, die parenchymatösen Organe, Lunge, Leber, sind besonders auf der Seite, auf welcher das Thier gelegen hat, hypostatisch mit dunklem Blut gefüllt. Das Fett ist bei Thieren, welche eine längere Zeit erkrankt waren, sehr geschwunden, mit gelatinöser Sulze und zersetztem Blute untermischt. Ansammlungen von zersetztem Blute und blutiger Sulze finden sich besonders um die Lymphdrüsen herum, welche in der Nähe des Carbunkels liegen, so wie an den Gelenken. Die Muskeln sind unmittelbar nach dem Tode von natürlicher Farbe, später dunkelroth gefärbt und mürbe, mit ecchymotischen, dunkelrothen Flecken durchsetzt. Gelbliche Sulze ist zwischen die meteoristisch aufgetriebenen Gedärme ergossen. In dem Darmcanale, dem Netze, dem Mesenterium finden sich zahlreiche ecchymotische Flecken und Ergüsse gelblicher Sulze. Die Milz ist vergröfsert, ihr Parenchym weich, flüssig, schwarz, seltener ist sie klein, verschrumpft, bröcklich, zuweilen von normaler Beschaffenheit.

Auch in der Brusthöhle findet man ähnliche blutige, blutig-seröse Extravasate und Ecchymosen, wie in der Bauchhöhle, defsgleichen im Gehirne, dessen Gefäfse mit dunklem Blute überfüllt sind. Die Lunge ist immer hypostatisch mit aufgelöstem Blut durchdrungen.

Bei dem Menschen finden sich nach dem Tode fast ganz dieselben Veränderungen in der Leiche, wie bei Thieren. Auch bei ihm constant die Erscheinungen völliger Auflösung des Blutes, ähnlich wie bei Pyämien. Das Blut ist schwarz, nicht geronnen, es senkt sich der Schwere nach und bildet in allen abhängig liegenden Theilen und parenchymatösen Organen, der Leber, der Milz, der Lunge, den diploetischen Knochen, hypostatische Erfüllungen. — Die Gefäfse sind strotzend mit dunklem Blute, bis in die feinen Verzweigungen hinein injicirt, besonders in den Schleimhäuten des Rachens, der Magen- und Darmschleimhaut, der Arachnoidea. Diese Injectionen, die man häufig auch bei andern Auflösungszuständen des Bluts findet, sind oft für Zeichen brandiger Entzündungen genommen worden. In dem Zellgewebe der äufsern Haut, dem submucösen und subserösen Zellgewebe, werden zahlreiche Ecchymosen und Ablagerungen blutigseröser, gelblicher Sulze angetroffen. Besonders ausgezeichnet pflegen diese sulzigen Ablagerungen um die Lymphdrüsen herum, in der Nähe des Carbunkels, in dem fettreichen Zellgewebe unter dem Sternum, zwischen den Mesenterialplatten, der Nierenkapsel, der regio hypogastria u. s. w. zu sein, dünnere, blutig-seröse Ergüsse, finden sich in dem subserösen Zellgewebe und in den serösen Höhlen.

Ausgänge.

Der häufigste Ausgang des sich selbst überlassenen Milzbrandcarbunkels ist in Tod, der gewöhnlich unter den Symptomen völliger Entkräftung, unter colliquativen Erscheinungen, profusen, kalten Schweifsen, Verfallen der Gesichtszüge erfolgt.

Zuweilen treten noch Schmerzen im Unterleibe, tympanitische Auftreibung der Gedärme, oder Delirien, Hitze am Kopfe und andere Erscheinungen, welche auf einen entzündlichen Reizzustand des Gehirns hinweisen, vor dem Tode hinzu.

Die Ursache des Todes ist in vielen Fällen nur in der zunehmenden Blutvergiftung durch die Rückwirkung des Brandes auf die gesammte Säftemasse zu suchen. Es erfolgt alsdann ganz ähnlich wie bei andern septischen Vergiftungen des Blutes unter den Erscheinungen der allgemeinen Auflösung. In andern Fällen liegt die Todesursache in mehr localen Veränderungen, der Tod erfolgt apoplectisch, wenn durch sehr grofse Carbunkelgeschwülste am Halse der Rückflufs des Blutes vom Kopfe gehindert wurde, oder suffocatorisch unter ähnlichen Verhältnissen, durch Druck auf die Trachea, ödematöse Anschwellung und Verschliefsung der Glottis, Lungenödem. Zuweilen bilden sich, wie bei Phlebitis, secundäre Blutaustretungen und Abscefse in der Lunge, der Leber, der Milz, oder passive, brandige Magen-, Darm- und Lungenentzündung, welche die nähere Ursache des Todes werden.

Sich selbst überlassen heilen nur die mildern und fieberlosen, oder doch wenig fieberhaften Formen des Milzbrandcarbunkels. Bei den schlimmern vermag nur die Kunst, die jedoch, früh genug in Anspruch genommen, häufig zum erwünschten Ziele führt, Genesung zu verschaffen.

Bei dem Uebergange in Genesung steht die Ausbreitung des Brandes still, die Bläschen in der Umgebung des Schorfes vertrocknen, die Epidermis stöfst sich ab, das Oedem sinkt ein und die Haut nimmt eine hellere, lebhafter rothe Farbe an. Rings um den Schorf herum entwickelt sich reine Eiterung, der Schorf löst sich und fällt endlich gegen den achten bis zwölften Tag, ab. Zugleich verschwindet, der typhös-putride Charakter des Fiebers, der Ausdruck des Gesichts wird blässer und hatte der Brand nur geringe Ausdehnung und sind die Kräfte nicht allzusehr herunter gekommen, so schreitet die Vernarbung sehr rasch vor; im Gegentheile, wenn beträchtliche Massen brandigen Zellgewebes bei sehr geschwächten Kranken sich abstofsen müssen, kann die völlige Herstellung durch die sehr profuse Eiterung noch lange aufgehalten werden. Der Kranke kann noch, nachdem der Brand sich völlig abgestofsen hat, den Folgen der beträchtlichen Eiterung unterliegen.

Diagnose.

Verwechslungen des Milzbrandcarbunkels mit andern Krankheiten können nur in der ersten Zeit stattfinden. Sobald der Brand einmal ausgebildet ist, haben nur die brandige Rose und die Pestbeule einige Aehnlichkeit mit dem Milzbrande. Das primäre Bläschen wird von dem Kranken gewöhnlich für die Folgen eines Insectenstiches genommen, der Arzt bekommt es selten zu sehen, eine sichere Unterscheidung, aufser durch den spätern Verlauf, die rasche Zunahme der Gröfse, ist nicht möglich. Auch von einem Hitzblätterchen unterscheidet sich die Pustula maligna durch ihr solitäres Auftreten, durch das baldige Ueberschreiten der gewöhnlichen Gröfse eines Hitzblätterchens, so wie durch das heftige Jucken und Brennen in der Haut, welche jenem fehlen. Die kleine Verhärtung unter der Haut, welche dem Brande vorhergeht, unterscheidet sich von einer beginnenden, noch verhärteten Furunkel, durch das Bläschen auf ihrer Spitze und durch die bedeutende ödematöse oder emphysematöse Geschwulst, von der sie alsbald umgeben wird.

Ursachen, Entstehung bei Thieren.

Der Milzbrand entsteht als eine typhöse und gewöhnlich epidemische, contagiöse Krankheit, besonders bei unsern pflanzenfressenden Hausthieren, den Rindern, Schafen, Schweinen, seltener auch bei Pferden, Ziegen, dem Wilde, Rehen, selbst beim Hausgeflügel, Hühnern und Enten. Ob die Krankheit ursprünglich auch bei fleischfressenden Thieren, Katzen, Hunden entsteht, oder ob diese nur durch, mit dem Contagium behaftete Thierenreste, Blut, Fleisch etc. das sie gefressen haben, oder durch die Ausdünstung kranker Thiere angesteckt werden, ist zweifelhaft.

Bei den Thieren erscheint der Milzbrand unter verschiedenen Formen, die sich theils durch die Schnelligkeit des Verlaufes, theils durch eigene locale Erscheinungen von einander unterscheiden und welche die Thierärzte mit besondern Namen bezeichnet haben. Hierher gehören die Carbunkelkrankheit bei Rindern, die Blutseuche und das Bluthamen bei Schafen und Rindern, die Bräune bei Schweinen, Rindern und Pferden, der Zungenkrebs bei Rindern, seltener bei den übrigen Hausthieren, am seltensten bei Schafen, der Rothlauf bei Schafen und Schweinen, das Rücken- oder Afterblut bei Rindern und Schafen, die Kropfbrandbeule und das Rankkorn bei Schweinen etc.

Alle diese Modificationen des Milzbrandes sind ansteckend und verbreiten das Contagium sowohl auf andere Thiere, als auch auf den Menschen; doch ist es eigenthümlich, dafs die Milzbrandformen des Rindergeschlechtes dem Menschen am gefährlichsten zu sein pflegen.

Die primäre Entstehung des Milzbrandes beim Menschen durch ähnliche Veranlassungen, wie sie bei Thieren die Krankheit hervorrufen, wird von den meisten Schriftstellern und mit Recht geleugnet. Allerdings können durch Sumpfmiasmen typhöse Fieber und bei diesen Brandflecke entstehen, die jedoch von dem ächten Milzbrand verschieden sind.

Das Contagium ist ziemlich fix und verbreitet sich in der Regel nur durch feste Träger, doch scheint es auch zuweilen durch dunstförmige Emanationen, durch die Luft in den Ställen, durch die Ausdünstungen der Thiere, ihrer Leichen, selbst ihrer Excremente, sich verbreiten zu können.

Das Contagium haftet an allen Theilen des erkrankten Thieres, am meisten aber scheint sich die Ansteckungsfähigkeit zu concentriren in der gelben Sulze, welche die serösen Höhlen, das Zellgewebe und die Carbunkelbeulen zu erfüllen pflegt. In sehr bedeutendem Maase besitzt auch das Blut die contagiöse Eigenschaft. Man hat vielfach bis in die neueste Zeit bestritten, ob auch das Fleisch kranker Thiere ansteckend sei, oder ob es ohne Schaden genossen werden könne. Da aber das Blut in so hohem Grade ansteckend ist, so kann wohl von vorn herein die Contagiosität des Fleisches, wenn auch nicht bestimmte Erfahrungen dafür vorlägen, nicht bezweifelt werden und einzelne Beispiele, wonach Personen, welche von dem Fleische milzbrandkranker Thiere ohne Schaden genossen hatten, können nicht als Gegenbeweis angeführt werden, weil überhaupt manche Personen der Wirkung des Giftes, dem sie sich ausgesetzt haben, entgehen und weil durch die Aufbewahrung und Bereitung des Fleisches das Contagium in demselben zerstört worden sein kann. — Selbst, wenn das Fleisch schon angefangen hat in Fäulnifs überzugehen, ist es noch ansteckend, so dafs Thiere, welche von dem Aase fressen, erkranken. Auch durch den Genufs der Milch kann der Milzbrand übertragen werden. Aufserdem haftet das Contagium an allen Theilen des Thieres, den Fellen, der Wolle, den Haaren etc., so wie an den Stoffen, die aus denselben bereitet werden, oder mit ihnen in innige Berührung gekommen sind.

Das Contagium des Milzbrandes wirkt nicht weit in die Ferne, zu seiner Uebertragung gehört daher in der Regel eine innige Berührung mit den Trägern desselben. Die Uebertragung selbst geschieht auf eine doppelte Weise, durch Berührung mit der äufsern Haut, worauf locale, äufsere Erscheinungen die ersten zu sein pflegen, oder durch Aufnahme von den Schleimhäuten, bei dem Genusse des Fleisches, wahrscheinlich auch durch Einathmen der mit dem Contagium gesättigten Luft, worauf allgemeine, fieberhafte und gastrische Symptome dem Ausbruche des Carbunkels, der ganz fehlen kann, voraus gehen.

Die Form, welche durch das Contagium entsteht, ist nicht immer dieselbe, wie diejenige, von welcher es herkommt; sie hat nicht immer dieselbe Intensität, noch dieselben äufsern und allgemeinen Erscheinungen. Die durch Ansteckung entstandenen Formen sind wieder ansteckend, doch verliert das Contagium an Kraft, wenn es von einer Thiergattung auf eine andere übergeht. Von dem Menschen pflanzt sich das Contagium auf andere Menschen nicht fort, aufser nach sehr innigen Berührungen, z. B. beim Zusammenschlafen und auch alsdann nur in sehr milden Formen. Ein Beispiel von Uebertragung des Milzbrandes von einem Menschen auf einen andern findet sich bei Thomassin diss. sur la pustule maligne. Strafsbourg 1791.

Empfänglichkeit für das Milzbrandcontagium ist wohl bei allen Menschen, jedoch in sehr ungleichem Maafse, indem von mehreren Menschen, die sich einer und derselben Ansteckung ausgesetzt haben, z. B. durch den Genufs des Fleisches, einige sehr heftig, andere milder, andere wieder gar nicht erkranken. Von Thieren pflegen die stärksten, kräftigsten und vollblütigsten am meisten zu leiden. Durch einmalige Ansteckung wird die Empfänglichkeit für das Contagium nicht getilgt und die Krankheit kann bei dem zweitenmale eben so gefährlich, als das erstemal verlaufen.

Die Kraft des Contagiums ist in den verschiedenen Epidemien sehr ungleich. Zuweilen breitet sich das Contagium nur wenig aus, trotz dem, dafs vielfache Gelegenheit zu seiner Verbreitung gegeben wurde; zu anderen Zeiten gewinnt die Epidemie, sowohl bei Thieren als bei Menschen, rasch an Ausbreitung. Zuweilen werden Menschen bei ausgebreiteten Epizootien fast gar nicht angesteckt, zuweilen dagegen sehr häufig. Die Verhältnisse, auf welchen diese Unterschiede beruhen, sind nicht mit Sicherheit ermittelt, doch mufs der Witterungsbeschaffenheit und Jahreszeit ein grofser Einflufs zugestanden werden, indem feuchte und warme Luftbeschaffenheit die Verbreitung des Contagiums zu begünstigen scheint. In tropischen Gegenden ist der Milzbrand am häufigsten und bösartigsten, doch kommt er auch in kalten Ländern, Sibirien, Norwegen, Esthland, Lappland unter bösartigen Formen, jedoch nur während der heifsen Sommerzeit, in den Ebenen und Steppen, nie in Wäldern und Gebirgsgegenden vor. In gemäfsigten Klimaten scheint er am seltensten vorzukommen und am wenigsten bösartig zu sein. Er zeigt sich am häufigsten in niedrigen, sumpfigen Gegenden, doch steigt er auch das Gebirg herauf und kommt selbst auf den Hochalpen vor. In manchen Gegenden ist er sehr häufig, erscheint fast alljährlich, in andern ist er seltner. Gewöhnlich entsteht er im Sommer oder im Herbste, nur in diesen Jahreszeiten pflegt er sich epidemisch und über mehrere Thiergattungen zu verbreiten; im Frühjahre und im Winter erscheint er seltner und seine Ausbreitung bleibt mehr beschränkt, auf eine einzelne Thiergattung, auf einen kleineren Raum. Einzeln kann er in jeder Jahreszeit und jeder Witterung entstehen. — Bei Thieren, welche in sumpfigen Gegenden, im Sommer und Herbste, während der Nacht im Freien bleiben, bricht der Milzbrand häufiger aus und verbreitet sich epidemisch, als bei solchen, welche Nachts in höhere Gegenden oder in die Ställe getrieben werden. Die Ursache liegt offenbar darin, dafs die feuchten Dünste, welche das Miasma enthalten, durch die Kälte der Nacht sich verdichten und sich dem Boden nähern, wo sie von den Thieren eingeathmet werden. Auch das Sumpf- und Pfützenwasser, wenn es den Thieren zur Tränke dient, gehört unter die wichtigsten Ursachen. Durch welche Eigenschaft die Luft oder das Wasser krankmachend wirken und insbesondere den Milzbrand erzeugen, ist uns nicht bekannt.

Wie lange das Contagium an gewisse Träger gebunden wirksam bleibt, ist nicht festgestellt. Auf keinen Fall wird es durch die Luft, die Sonnenwärme, Kälte, in den ersten 8 bis 14 Tagen zerstört. Die Behauptung mancher, dafs es nach Monaten, selbst an verarbeitete Thierstoffe, gesponnene Wolle, Leder u. s. w. gebunden, noch wirksam gewesen sei, sind wohl übertrieben. Doch scheint das Gift schwer zu zerstören zu sein; wenn es auch gewifs nicht so unzerstörbar ist, wie viele annehmen, wonach selbst durch die Siedhitze, beim Kochen des Fleisches, in diesem und der Brühe, oder durch die Zubereitung der Wolle, der Felle zu Leder u. s. w. das Gift nicht völlig vernichtet würde. Die Kranken, welche durch diese zubereiteten Thierstoffe angesteckt worden sein sollten, konnten das Contagium auch auf anderm Wege erhalten, oder durch die rohen Stoffe inficirt worden sein. Heu, mit dem Blute kranker Thiere befeuchtet, behielt jedoch die Ansteckungsfähigkeit noch, auch wenn es mehrere Tage der Luft und der Sonnenhitze ausgesetzt gewesen war.

Sehr häufig hat man auch die Verbreitung des Contagiums von Thieren auf den Menschen durch Insecten, die zuerst auf dem Aase, oder dem Körper des kranken Thieres das Gift eingesaugt haben sollten, behauptet, ja dazu ein eignes Insect, die furia infernalis, erfunden. Ohne die Möglichkeit, dafs das Gift durch eine Fliege etwa übertragen werden könne, geradezu zu leugnen, scheint es mir doch wahrscheinlich, dafs die Uebertragung nicht so häufig ist, als sie angenommen wurde und dafs man sich in der Mehrzahl der Fälle durch das erste Auftreten des Carbunkels, welches einem Insectenstiche gleicht, hat täuschen lassen.

Die Krankheit erscheint am häufigsten bei Menschen, welche vielfach mit Thieren und Thierresten in Berührung kommen, Schäfern, Hirten, Landleuten, Juden, Schlächtern u. s. w. Die localen Symptome zuerst an Körperstellen, welche gewöhnlich entblöfst getragen werden, den Händen und Armen, dem Rücken, dem Gesichte. Eine zarte Epidermis, verwundete und excoriirte Hautstellen, begünstigen die Aufnahme des Giftes, die jedoch auch durch eine derbere Haut nicht gehindert wird. — Die Ansteckung durch die Respiration ist ungleich viel seltener, als die durch unmittelbare Berührung.

Von der Ansteckung bis zum Ausbruche der ersten Erscheinungen vergeht eine verschieden lange Zeit. Bei Thieren scheint das Incubationsstadium meistens kürzer zu sein, als bei dem Menschen, so dafs bei sehr acuten Verlaufe binnen wenigen Stunden durch die Impfung die ersten localen Symptome auftreten und binnen 36 bis 60 Stunden schon die Krankheit bis zum tödlichen Ausgange verlaufen sein kann. Auch bei dem Menschen kann schon binnen wenigen Stunden heftiges fieberhaftes Leiden und nach 48 bis 60 Stunden der Tod eintreten. Doch ist der Gang der Ansteckung in der Regel langsamer und oft vergehen mehrere Wochen, ehe, nach dem Ausbruche der localen Erscheinungen, die ersten fieberhaften Regungen auftreten. Die Art der Ansteckung scheint auf den schnellern oder langsamern Verlauf von grofsem Einflusse zu sein. Am schnellsten wirkt das Contagium, wenn es unmittelbar in das Blut durch Impfung, durch eine Wunde, gelangte; schneller, wenn es von zarten Hautstellen, Schleimhäuten, als wenn es auf dicke Epidermis gebracht wird, auf der es sogar oft ganz unwirksam bleibt. Auch die Zeit, wie lange das Contagium mit der Haut in Berührung bleibt, scheint von grofsem Einflusse auf die nachfolgenden Symptome zu sein (cfr. Eilerts Impfversuche bei Wendroth).

Prognose.

Der Milzbrandcarbunkel ist stets eine lebensgefährliche Krankheit, die sich selbst überlassen, meistens zum Tode führt, gegen welche jedoch die Kunst viele Hülfsmittel besitzt, bei deren richtiger und rechtzeitiger Anwendung die meisten Kranken gerettet werden können. Wendroth verlor von 34 Kranken nur zwei.

Die Gefahren sind nicht in jeder Epidemie dieselben, denn während in der einen fast alle erkrankten Thiere und viele der von ihnen angesteckten Menschen sterben, werden in einer andern die meisten gerettet. Sporadisch auftretender Milzbrand verläuft in der Regel unter milden Erscheinungen.

Von dem gröfsten Einflusse auf die Prognose ist die Beschaffenheit der allgemeinen Reaction und die gröfsere oder geringere Theilnahme innerer wichtiger Organe an derselben. Milzbrandcarbunkel, der ohne alle fieberhafte Reaction bleibt, wird höchstens durch locale Zerstörungen gefährlich. Die Gefahr ist um so gröfser, je früher und je heftiger das Fieber auftritt und umgekehrt. Auch wenn die fieberhafte Reaction früher als das Localleiden der Haut erscheint, ist die Gefahr stets sehr beträchtlich.

Gefährlicher ist der Milzbrand, der durch Infection von den Schleimhäuten aus, durch den Genufs des Fleisches, durch Einathmung des Miasmas, als wie der, welcher durch Aufnahme des Giftes durch die äufsere Haut entstanden ist. In dem erstern Falle ist die fieberhafte Reaction immer sehr beträchtlich, sie erscheint sehr frühzeitig und aufserdem treten häufig brandige Entzündungen der Eingeweide, Gehirn- und Lungenentzündung hinzu, welche den Tod beschleunigen.

Einzelne Symptome der allgemeinen Reaction, wie grofse Angst, heftiger Praecordialdruck, sehr kleiner intermittirender Puls, profuse klebrige Schweifse, Delirien, Betäubung, Apathie, Schlafsucht, deuten auf grofse Gefahr.

Sitzt der Carbunkel an den Extremitäten, so ist die Gefahr geringer, als wie wenn er am Kopfe oder gar am Halse sich entwickelte, weil er in dem letzten Falle leicht durch Gehirnreiz, oder durch Druck auf die Halsgefäfse, Anschwellungen in der Mundhöhle, gefährliche Respirations- und Deglutitionsbeschwerden machen oder Apoplexie oder Suffocation veranlassen kann und auf jeden Fall häfsliche, sichtbare Narben hinterläfst.

Behandlung des Milzbrandes.

Wenn der Arzt so frühzeitig zur Behandlung des durch äufsere Ansteckung entstandenen Milzbrandes hinzugerufen wird, dafs er die kleine primäre Blase noch unverletzt und die Verhärtung in der Haut nur wenig ausgedehnt findet, so mufs man sie vermittelst des Messers, oder der Cooper'schen Scheere, sogleich ausschneiden. Der Sicherheit halber kann man die Wunde noch mit einer starken Säure, Schwefel, Salz- oder Salpetersäure, mit Kali causticum, mit Antimonialbutter, oder mit dem Glüheisen cauterisiren. Der Höllenstein eignet sich hierzu weniger, weil er nicht tief genug eingreift.

Bei der Entfernung der Blatter mufs man dafür Sorge tragen, sie mit einem Schnitte abzutragen, um nicht durch sie selbst die Wunde wieder anzustecken. Nach der Cauterisation legt man einen einfachen Verband an und läfst Cataplasmen machen. Man darf annehmen, dafs die Cauterisation noch früh genug in Anwendung kam, um das Gift local zu zerstören, wenn sich am nächsten Tage noch kein Kranz secundärer Bläschen um den künstlichen Schorf erhoben hat und die Haut nicht ödematös und entzündet wird und der Kranke nur über sehr mäfsigen Schmerz klagt. Treten obige Erscheinungen jedoch ein, so mufs man von neuem cauterisiren, nachdem man den Aetzschorf vorher gespalten hat. Schreitet trotzdem die Blasenbildung weiter, so kann sicher durch local zerstörende Mittel nichts mehr erreicht werden.

Wenn die Ansteckung auf anderm Wege, durch die Respiration, oder durch den Genufs des Fleisches etwa, erfolgt, oder wenn die Blatter schon brandig geworden ist und der Schorf sich schon weit ausgedehnt und wenn namentlich bedeutendes Fieber anzeigt, dafs sich das Gift in dem Körper bereits verbreitet hat, ist der Nutzen der örtlichen Zerstörung des Carbunkels durch das Messer oder durch Aetzmittel viel zweifelhafter, weil die Wunde häufig wieder brandig wird, der Brand damit nur gröfseren Umfang gewinnt und durch die Operation selbst, die an und für sich schon verminderten Kräfte der Kranken, noch mehr herabgesetzt werden. Doch kann die locale Zerstörung immer noch bei kleinern Brandschorfen und wenn das Allgemeinleiden nicht jede Operation geradezu verbietet, versucht werden.

Ist der Brandschorf ziemlich dick, so spalte man ihn durch einen Kreuzschnitt, oder tiefe Scarificationen, um die Wirkung der Aetzmittel zu verstärken und zu sichern. Die Aetzmittel müssen so stark angewendet werden, dafs der ganze Schorf und auch die mit secundären Bläschen besetzte Umgebung, sicher zerstört werden. Zur Cauterisation wähle man die oben genannten Mittel, das Glüheisen, die starken Mineralsäuren, das Kali causticum, die Antimonialbutter, weil nur diese tief genug zerstören. Man betupft entweder den Schorf nachdrücklich, oder legt Charpie in Säuren getaucht, oder ein Stückchen Kali causticum auf und läfst es einige Stunden hindurch wirken.

Auch wenn man den Schorf durch Aetzmittel nicht zerstören

will, sind Scarificationen oft erforderlich, um die Wirkung der übrigen Localmittel, der Umschläge, zu sichern, oder um allzustarke Spannung zu heben. Sehr häufig ist es selbst nothwendig, die Brandkruste wiederholt zu scarificiren.

Die Scarificationswunden verbinde man mit Digestivsalben, mit Ung. Elemi, digestivum etc., denen man Myrrhe, Camphor, oder auch China zusetzt.

Nur wenn bei jungen kräftigen Subjecten und im Anfange der Krankheit noch eine sehr lebhafte Reaction besteht, oder wenn von einer übermäfsig starken Geschwulst am Halse, dem Gesichte, Gefahr droht, können kühlende, antiphlogistische Mittel nothwendig sein. Nur in diesem Falle ist die Anwendung von Blutegeln, die man in einige Entfernung von dem Schorfe setzen mufs, damit ihre Stiche nicht so leicht selbst angesteckt werden, von kalten Umschlägen mit Bleiwasser, kalte Breiumschläge mit Bleiwasser, von Essig und Wasser, indicirt. Bei geringerer allgemeiner und örtlicher Reaction läfst man den Schorf mit erweichenden, oder bei gröfserer Schwäche mit aromatischen Cataplasmen bedecken, denen man zur Verstärkung etwas Camphor zusetzen kann.

Aufserdem sind empfohlen Fomentationen von adstringirenden Decocten, China und Eichenrindendecoct, Umschläge von Chlorwasser, Chlorkalkauflösung, Holzessig u. s. w.

Wenn die Brandkruste sich ablöfst, fahre man fort die Wunde einfach mit Digestevmitteln zu verbinden und mit erweichenden Cataplasmen zu bedecken. Die Lösung des Schorfs kann man da, wo er fester anhängt, durch Trennung mit der Scheere oder dem Messer befördern. Die Heilung der zurückbleibenden Wunde gelingt gewöhnlich leicht bei einfachem Verbande.

Die innere Behandlung richtet sich nach dem Charakter des Fiebers und nach den vorhandenen Complicationen.

So lange der Carbunkel von keinem Fieber begleitet ist, beschränke man sich auf ein ziemlich exspectatives Verfahren und gebe dem Kranken nur Säuren, Essig, Citronensaft, verdünnte Mineralsäuren im Getränke.

Nur höchst selten ist, wenn im Anfange die Krankheit noch mehr den entzündlichen Charakter hat, oder wenn im Verlaufe Complicationen mit activen Entzündungen des Eingeweides, des Gehirns, des Unterleibes hinzutreten, ein mäfsiges entzündungswidriges Verfahren, mit Rücksicht auf das nachfolgende adynamische Stadium angezeigt.

Gastrische Symptome erfordern ein Brechmittel und gelinde, säuerliche Abführmittel, Tamarinden, Neutralsalze.

Ist das adynamische Stadium eingetreten, so bilden die Säuren, die Schwefel- und Salzsäure, das Hallersche Sauer, das Chlorwasser, in Verbindung mit China, Cascarille, dem Calamus aromaticus, der Angelica, und wenn die Kräfte noch mehr sinken, in Verbindung mit Arnica, Serpentaria, Valeriana, dem Camphor, die Hauptmittel der Behandlung.

Wenn der Milzbrand durch innere Ansteckung entstanden ist, so beschränt sich die Behandlung auf die Anwendung der genannten inneren Arzeneien, besonders des Chlors und der aromatischen Mittel, des Camphors.

Maasregeln, um die Verbreitung des Contagiums zu verhüten.

Prophylactisch, zur Verhütung der Verbreitung des Contagiums, ist die Vernichtung aller von milzbrandkranken Thieren herkommenden Stoffe unerläfslich. Es dürfen keine Versuche gemacht werden, die kranken Thiere, die von den übrigen schnell zu trennen sind, zu kuriren. Das Herausnehmen des sogenannten Rückenblutes, der Excremente, Aderlassen, sind häufige Veranlassung der Ansteckung. Die gefallenen Thiere müssen sogleich vergraben, die Ställe gelüftet und mit Chlor durchräuchert werden. Da die Weiterverbreitung von Menschen auf Menschen äufserst selten ist, so ist es zwar der Vorsicht angemessen, alle unnöthige und zu innige Berührungen zu vermeiden, es ist aber nicht unbedingt geboten die Kranken völlig zu separiren und die von ihnen benutzte Wäsche u. s. w. zu zerstören; es genügt, letztere gehörig zu durchlüften und durch Chlorwaschungen und Räucherungen zu reinigen.

Dritter Abschnitt.

Von der Verschwärung und dem Geschwüre.

Literatur.

Hofmann, Dissertatio ulcerum aetiologia vera et circa curam cautelae. 1703. — Astrue, Abhandl. von Geschwülsten u. Geschwüren. Aus dem Franz. v. Hebenstreit. Dresd. 1790. — Bell, Abhandl von Geschwüren und deren Behandl. Aus dem Engl. Leipz. 1792. — Bertrandi, theoretisch-practische Abhandl. von Geschwüren. Aus dem Ital. mit Zusätz. von Perchienati und Brugnone. Erfurt 1790. — Arnemann, Uebersicht verschiedener neuer Methoden, alte Geschwüre zu behandeln, in dessen Archiv, Bd. II St. 1. — Weber, allgemeine Helcologie. Berl. 1792. — Henke, Fragmente über Pathogenie und Therapie d. Geschwüre. Horns Archiv, Bd. II.— Wenzel, über Induration u. Geschwüre in indurirten Theilen. Mainz 1815. — Buroy, Antiologische Beiträge zur Helkologie. Hufel. Journ. 1823. — Rust, Helkologie oder Lehre von den Geschw. Berl. 1842. — Bluff, Helkologie, Lehre von Erkenntnifs u. Behandl. der Geschwüre. Berl. 1832.

Begriffsbestimmung, verschiedene Definitionen.

Wir nennen Verschwärung den Ausgang einer Entzündung, welcher als Uebergangsstufe in der Mitte zwischen Eiterung und Brand steht. Das Product der Verschwärung ist das Geschwür, Ulcus. In dem Geschwüre begegnen sich producirende Eiterung und brandige Abstofsung, von denen bald die eine, bald die andere, das Uebergewicht hat. Geschwüre gehen auf der einen Seite, wenn sie sich bessern und heilen, in Eiterung und auf der andern, wenn sie sich verschlimmern, in reine brandige Abstofsung über. Häufig halten sich producirende Eiterung und brandige Abstofsung so ziemlich das Gleichgewicht, wodurch es möglich wird, dafs trotz fortwährenden Substanzverlustes, aber auch gleichzeitigem Substanzersatz, meistens durch Eiterung und Granulationsbildung, ein Geschwür jahrelang auf einem und demselben Zustande verbleiben kann, ohne sich weiter auszubreiten, noch zu verkleinern. Das Product des Geschwüres, die Geschwürsjauche, ist eine Mischung von brandig abgestofsenen und aufgelösten Theilchen des Geschwürsboden mit Eiter. Bald überwiegen in ihr die Producte der brandigen Auflösung, bald der Eiter und die Jauche wird defshalb bald der reinen Brandjauche gleich, bald ist sie kaum von löblichem Eiter zu unterscheiden. Da hiernach das Geschwür kein scharfbegränzter, sondern ein Mittel- und Mischungszustand ist, so ist es auch unmöglich, eine scharfe, auf eine unwandelbare und ausschliefsliche Eigenschaft gestützte Definition desselben zu geben. Jede eiternde Fläche, welche sich durch Zerstörung des organisch Gewordenen auszubreiten anfängt, bei der, trotz ununterbrochener gestaltlicher Entwicklung des entzündlichen Exsudates, die Vernarbung keine, oder verhältnifsmäfsig nur langsame Fortschritte macht, weil ein Theil des schon organisirten immer wieder zerstört wird, geht eben sowohl in ein Geschwür über, als eine Brandfläche, auf der neben der brandigen Zerstörung die Eiterung und Granulationsbildung Platz zu greifen beginnt.

So wenig wie Brand und Eiterung immer nothwendig die äufsere Hautoberfläche erreichen, so wenig ist das bei dem Geschwüre der Fall; es giebt auch innere Verschwärungen und geschwürige Cavernen. Die langsam entstandene Trennung des Zusammenhangs, so dafs die geschwürigen Theile blofsgelegt sind, ist demnach keine beständige Eigenschaft des Geschwüres und es kann daher in ihr nicht, wie von vielen geschah (s. Rust §. 2), der Grund zur Begriffsbestimmung des Geschwürszustandes gesucht werden. Noch weniger Einflufs auf die Definition kann es haben, ob die Trennung langsam, oder schnell zu Stande gekommen ist, seit längerer oder kürzerer

Zeit besteht, da auch offene Geschwüre eben so schnell sich zu bilden vermögen, als andere Entzündungsausgänge, welche mit Trennung des Zusammenhanges verbunden sind und die Dauer des Bestehens überhaupt keinen Definitionsgrund abzugeben vermag.

Das Umsichgreifen, die Vergröfserung der offenen Fläche, in welcher Eigenschaft ebenfalls der Charakter des Geschwüres gesucht worden ist, ist eben so wenig bestimmend, da sie nicht dem Geschwüre allein, sondern auch dem Brande und nicht jedem Geschwüre, da es auch stationäre und heilende giebt, zukommt.

Die Anwesenheit der Geschwürsjauche fehlt allerdings bei Geschwüren niemals, sie kann jedoch zur Begriffsbestimmung eines Geschwüres nicht benutzt werden, wie von Vielen geschah (Rust §. 4.), da sie eine Flüssigkeit von sehr wechselnder Beschaffenheit ist und selbst erst durch die Kenntnifs des Geschwüres erklärt wird.

v. Walther nimmt neben der Jauche auch eine dieselbe absondernde besondere Membran, die Geschwürshaut, als das Bezeichnende der Geschwüre an. Nach demselben verlieren die Granulationen ihre eigenthümliche, zellig-körnige Beschaffenheit und verwandeln sich durch fortschreitende Metamorphosen in eine Membran von specifischer Textur. Diese Membran sei das Secretionsorgan für die Jauche und gebe dem Geschwür seinen eigenthümlichen Habitus der Unreinigkeit. Der Mangel jeden Bestrebens zur Heilung und der unreine Charakter des Geschwüres bestehe so lange fort, als diese Geschwürsmembran sich erhalte. Diese Angaben bedürfen jetzt kaum noch einer Widerlegung, eine besondere Geschwürsmembran ist nirgends nachgewiesen; Untersuchungen vermittelst des Mikroscops bezeigen, dafs der Grund eines Geschwüres eben so aus Zellgewebsfasern besteht, wie der einer eiternden Wunde; die sogenannte Fistelhaut ist nichts anderes, als verdichtetes Zellgewebe, fehlt oft und ist immer nur die Folge, nicht die Ursache eines veralteten Geschwürszustandes. Wäre nun die angebliche Geschwürsmembran die Ursache des Fortbestandes, so würde es leicht sein, durch Zerstörung derselben, gleichviel auf welche Weise, jedes Geschwür in eine gutartig eiternde Fläche zu verwandeln, was bekanntlich nicht der Fall ist.

Rust versteht unter Geschwür eine durch Abnormität des Vegetationsprocesses in eine secernirende Fläche umgewandelte und zwar Eiter oder Jauche absondernde, verletzte Organstelle. Chelius fügt dieser Definition noch hinzu, dafs die Trennung langsam entstanden sei und die Zerstörung in dem Sitze des Geschwüres andauernd Fortschritte mache. Nach dem Voranstehenden läfst sich der Werth dieser Definitionen hinreichend beurtheilen.

Hunter und Thomson nennen die Verschwärung einen

Absorptionsprocefs, durch den die Natur fremde Substanzen, Eiter, Blut u. dgl. an die Oberfläche des Korpers bringt und sie nach Zerstörung der Bedeckungen entfernt. Solche und ähnliche teleologische Sätze, die dem Organismus einen freien Willen zutrauen, dienen in keiner Weise zur Erklärung der Gesetze des Zustandekommens. — A. Cooper wirft Absorption und Geschwürsbildung vollkommen zusammen, so dafs er die interstitielle Resorption ohne alle Eiter- und Jauchebildung, bei dem Drucke von Geschwülsten z. B., ebenfalls zu den Geschwüren rechnet, eine Betrachtungsweise, die in keiner Weise gebilligt werden kann.

Allgemeine Ursachen der Verschwärung.

Die Geschwürsbildung kann, wie die Eiterbildung, welche nothwendig zu ihrem Bestehen gehört, nur Folge einer Entzündung sein; einer Entzündung jedoch, deren regelmäfsiger Verlauf zur Resolution, oder zur plastischen Ausschwitzung, durch störende Einflüsse, die entweder in der Mischung der Säfte, oder in dem anatomischen Baue der verschwärenden Organe, oder in der fortdauernden Einwirkung rein äufserer Verhältnisse begründet liegen, vielfach gehemmt wird. Diese Ursachen sind im Wesentlichen dieselben, wie die zum Brande und ob Brand, oder ein Geschwür aus ihrer Einwirkung hervorgehen wird, liegt nicht in ihrer specifischen Verschiedenheit, sondern in der gröfseren oder geringeren Energie ihrer Wirkung.

Zu den allgemeinen constitutionellen Ursachen gehören alle abnormen Mischungsverhältnisse des Blutes, alle Dyskrasien und Cachexien, welche entweder allein für sich, oder unter Mitwirkung einer äufsern Veranlassung, das Geschwür entstehen lassen. Der Grund, warum Dyskrasien zu Geschwüren disponiren, liegt, wie bei Eiterung und Brand schon angegeben worden ist, darin, dafs dieselben als fortwirkende Ursachen den Verlauf der Entzündung hinausziehen, die regelmäfsige kritische Entscheidung und Zertheilung hindern, und Producte liefern, die um so mehr zum schleunigen Verfall hinneigen, je weiter die Mischung des Blutes von der Norm abweicht, je weiter namentlich seine Gerinnungsfähigkeit vermindert ist. — Alle uns bekannte Dyskrasien gehören sonach unter die Ursachen der Geschwüre, namentlich die Scrofeln- und Tuberkeldyskrasie, Gicht, der Scorbut, die Syphilis und Mercurialkrankheit, die impetigmösen Hautausschläge u. s. w. Wir sehen Disposition zu Geschwüren entstehen in allen colliquativen Krankheiten, in anämischen, typhösen und hydrämischen Zuständen, bei allen Blutentmischungen, welche Folge der Zurückhaltung irgend eines Auswurfstoffes, einer fehlerhaften ungenügenden Thätigkeit der Secretionsorgane, der Zurückhaltung irgend einer nothwendigen Secretion, der Unterdrückung der Menstruation des Hämorrhoidalflufses, der Secretionen der Haut, der Nieren, des Darmkanales, der Drüsen sind u. s. w., so wie überhaupt bei einer Menge fehlerhafter Mischungszustände des Blutes, deren Beschaffenheit wir nicht genauer kennen und deren Erscheinungen wir noch nicht in das Bild einer besondern Krankheit zusammengefafst haben, sondern die man häufig nur als Folge einer cachexia ulcerosa auffafst. Diese dyskrasischen oder specifischen Geschwüre sind demnach Symptome eines allgemeinen Krankheitszustandes. So wie die dyskrasischen Entzündungen, welche diesen Geschwüren zunächst zu Grunde liegen, sich durch gewisse Eigenthümlichkeiten der Form, des Verlaufes auszeichnen, und so wie jede von ihnen nur in bestimmten Geweben sich entwickelt, so auch die von ihnen abhängigen Geschwüre. Es wird uns somit aus der Beschaffenheit des Geschwüres und seiner Entwicklungsstelle möglich, auf die Natur der dyskrasischen Begründung desselben zurückzuschliefsen und, in vielen Fällen wenigstens, die Ursachen desselben durch die blofse Autopsie zu bestimmen. Schwieriger zu erkennende Formen entstehen, wenn mehre dyskrasische Processe in einem Körper zusammentreffen und auf die Ausbildung eines Geschwüres hinwirken. Indessen mufs man sich hüten, in der Bestimmung der Geschwürsursache durch die Autopsie so weit zu gehen, als es von Vielen geschehen ist, indem, wie Thomson sehr richtig bemerkt, die Merkmaale, auf welche die Unterscheidungen von Geschwüren gegründet sind, weder sehr gleichförmig in ihrem Hervortreten, noch immer sichtbar sind, und die äufsern Erscheinungen einfacher Geschwüre denen dyskrasischer vollkommen gleich sein können. Die zu allgemeine Annahme dyskrasischer Geschwüre bedarf hiernach vielfacher Einschränkungen.

Locale Disposition zu Geschwüren.

Locale Disposition zu Geschwüren geben alle beträchtliche Abweichungen von der normalen geweblichen Zusammensetzung eines Organes, namentlich alle die Zustände, bei welchen ein Organ von pathologischen Producten jüngern Ursprungs und von geringerer Lebenskraft durchdrungen ist. Zunächst namentlich die pathologische Erfüllung eines Organes mit den normalen, aber nicht völlig organisirten Bestandtheilen des Blutes, in einem Maase, dafs sie weder durch Resorption entfernt, noch auch völlig zur Ernährung verwendet werden können. Hierher gehören Infiltrationen mit dem unveränderten Blute, dem Blutserum, das Oedem, die Erfüllung mit den faserstoffigen Bestandtheilen, die Indurationen. Durch diese übermäfsigen Durchdringungen wird die Lebensenergie eines Organes gleichsam erstickt, der Nerveneinflufs gelähmt, die Blutcirculation beeinträchtigt. Es kommt hinzu, dafs diese in morphologischer Beziehung nicht vollständig organisirten Ergüsse eben wegen ihrer unvollendeten Gestaltung, grofse Neigung zum Zerfall haben, in den sie sehr leicht die Gewebe mit hinein reifsen, in welche sie abgesetzt sind, da diese ohnedem, durch die übermäfsige Erfüllung in der Fähigkeit, feindlichen Einflüssen zu widerstehen, geschwächt sind. Erfolgen die Schmelzungs- und Zersetzungsprocesse dieser pathologischen Ablagerungen sehr stürmisch, so kann der Boden, auf dem sie abgesetzt sind, selten wiederstehen, er erliegt völlig, es entsteht Brand. Erfolgt dagegen der Zerfall weniger rasch, mehr allmählig, so bildet sich neben der fortdauernden Zersetzung des pathologischen Exsudates und eines Theils des Grundgewebes, auch ein fortwährender Wiederersatz aus demselben, und so also, neben brandiger Schmelzung, fortwährende organische Neubildung und aus der Verbindung beider ein Geschwür.

Organe, welche mit durchaus krankhaften, von der normalen Blutmischung und Gewebsbildung abweichenden pathologischen Neubildungen durchdrungen sind, befinden sich in demselben Zustande. Alle diese Neubildungen, wie Tuberkel, Krebs u. s. w., vollenden ihre Entwicklung schneller und erliegen äufsern Einflüssen leichter, als die ursprünglichen Gewebe, in welche sie niedergelegt sind. Wenn sie daher, entweder weil sie ihren Lebenscyklus vollendet, oder weil äufsere Einflüsse auf sie eingewirkt haben, denen sie nicht zu widerstehen vermögen, absterben und sich auflösen, so reifsen sie in ihren Zerstörungsprocefs leicht auch die Gewebe des Bodens hinein, die ihnen als Grundlage dienten.

Aus diesen Ursachen erklärt sich die Disposition chronisch indurirter, ödematöser, von Blut oder andern Flüssigkeiten durchdrungener Gewebe, der Fremdbildungen und des Bodens, in dem sie haften, zu Verschwärungen.

Zum Zustandekommen dieser Abweichungen von der normalen Structur gehören nicht immer allgemeine dyskrasische Verhältnisse, auch rein örtliche Störungen, Hemmungen der Blutcirculation aus mechanischen Gründen u. s. w. können dazu genügen, oder die Dyskrasien, welche zur Entstehung Veranlassung gaben, sind vorüber gegangen. Viele Geschwüre, deren Grund in Entartung des Bodens beruht, gehören daher nicht zu den dyskrasischen. — Manche Gewebe sind auch in ihrem normalen Zustande mit geringerer Lebensenergie begabt, z. B. die Knochen, und verhalten sich, in Bezug auf Disposition zu Verschwärungen, ähnlich wie die, deren Lebenskraft durch pathologische Ablagerungen geschwächt ist.

Geschwüre aus äufsern Veranlassungen.

Zu den rein äufsern Geschwürsursachen gehören insbesondere alle Einflüsse, welche ein Organ entzünden und zu gleicher Zeit, auf chemischem oder mechanischem Wege, theilweise zerstören, durch Hitze, Zurückhaltung des Eiters, Unreinlichkeit, störend in den Entzündungsprocefs eingreifen und den Zerfall der Entzündungsproducte begünstigen. Aetzende Substanzen, Feuer, Kälte, wenn ihre Wirkung nicht unmittelbar Brand nach sich zieht, unreinlicher, zu selten gewechselter Verband, fehlerhafte Salben- und Pflasterverbände, gehören in diese Reihe der Geschwürsursachen. — Wenn die Säftemischung in hohem Grade fehlerhaft ist, genügt oft auch die geringste äufsere Einwirkung, um ein Geschwür hervorzurufen. — Oft sind die dyskrasischen Verhältnisse für sich allein nicht genügend, um Geschwüre zu bilden, wenn aber durch irgend eine äufsere Einwirkung eine Entzündung hervorgerufen wird, so bemächtigen sich jene derselben und führen sie zur Verschwärung. Bei jeder traumatischen Entzündung, die ohne besondere locale Disposition in Verschwärung übergeht, sind solche versteckte dyskrasische Verhältnisse aufzusuchen.

Rückwirkung des Geschwüres.

So wie das Geschwür Symptom eines allgemeinen Krankheitszustandes sein kann, so wirkt es selbst wieder krankmachend auf den Organismus zurück. Das Geschwür kann demnach Folge und Ursache cachektischer Zustände sein. Die Hauptquelle seines krankmachenden Einflusses liegt theils in dem Säfteverluste, theils darin, dafs von der Geschwürsjauche immer ein Theil wieder in die Säftemasse zurückkehrt. Aufserdem können die Schmerzhaftigkeit, die Zerstörung wichtigerer Theile, besonders bei Geschwüren in inneren Gebilden, nachtheilig auf das Befinden zurückwirken. Bedeutende Rückwirkungen von Geschwüren äufsern sich daher ganz ähnlich wie Pyaemien.

Habituelle, vicariirende Geschwüre.

Auf der andern Seite können Geschwüre auch für den relativen Gesundheitszustand eines Individuums unentbehrlich geworden sein, wenn nämlich die Thätigkeit der normalen Secretionsorgane zur Entfernung pathologischer Mischungsverhältnisse nicht ausreicht, die Natur sich somit in den Geschwüren wohlthätige, oft auf keine andere Weise zu ersetzende Reinigungsorgane bereitet. Die Natur schafft sich in ihnen zuweilen Hülfsorgane, wenn die Gebilde, welche den Gesetzen nach die Ausscheidung zu übernehmen hätten, entweder überhaupt, oder weil sie überreizt und geschwächt sind, nicht ausreichen. Die Unterdrückung der einmal zur Nothwendigkeit gewordenen Geschwürsabsonderung hat dann zur Folge, dafs das Blut mit zur Ausscheidung bestimmten Stoffen überladen bleibt, dafs die allgemeinen Erscheinungen der Dyskrasie wieder hervortreten, oder dafs sich die Abscheidung nach andern, häufig weniger günstigen Stellen, besonders in inneren Organen, hinwendet. Besonders häufig werden die serösen Flächen unter solchen Verhältnissen ergriffen. Die Folge ist gewöhnlich eine Entzündung, die meistens gleich vom Anfang an mit grofser Intensität auftritt und dadurch rasch lebensgefährlich wird. Alle Geschwüre, mit deren Auftreten allgemeine chronische Krankheiten sich wesentlich besserten, dürfen defswegen nur mit Vorsicht, nachdem man sich überzeugt hat, dafs sie zu dem frühern Allgemeinleiden in keiner wesentlichen Beziehung stehen, durch örtliche Mittel unterdrückt werden.

Zu berücksichtigen ist jedoch, dafs Geschwüre, als Producte allgemeiner Krankheitsprocesse entstehen, und nach Ablauf derselben, lediglich durch örtliche oder äufsere Ursachen unterhalten, fortbestehen können. — Bei anderen Geschwüren, die am Ende allgemeiner dyskrasischer Zustände sich ausbilden, liegt die Ursache der Besserung des Allgemeinleidens nicht in dem Auftreten und Fortbestehen des Geschwürs, sondern darin, dafs sich, unter dem Einflusse einer mehr vorgerückten Altersstufe u. s. w., die Constitution überhaupt geändert hat und Mischungsverhältnisse des Blutes entstanden sind, welche mit dem Fortbestehen der frühern Krankheitszustände unverträglich sind. So enthalten manche Hämorrhoidalgeschwüre und Fisteln, welche zu derselben Zeit entstehen, in welcher sich phthisische Zustände bessern, nicht die Ursache dieser Besserung, sondern sie sind selbst das Product eines veränderten, mit der Tuberkulöse unverträglichen Mischungsverhältnisses der Säfte.

Auf die oben angedeutete Weise stehen Geschwüre häufig mit Erkrankungen wichtiger, innerer, parenchymatöser Organe in einem gewissen Wechselverhältnisse, am häufigsten, wenn auch nicht allein, mit Erkrankungen der Centralgebilde der Blutbereitung; besonders der Lunge, der Leber, der Milz, so dafs mit dem Auftreten von Geschwüren Erkrankungen dieser Gebilde verschwinden und wieder erscheinen, sobald die Geschwüre unvorsichtig geheilt werden.

Geschwüre werden niemals allein durch die Länge der Zeit ihres Bestehens zu einer nothwendigen Bedingung des Wohlbefindens, sie sind es nur dann, wenn sie die ungenügende oder geschwächte Thätigkeit der Secretionsorgane ersetzen. An und für sich ist das Bestehen eines Geschwüres immer nachtheilig. Eine eigentliche Gewöhnung an Geschwüre existirt also nicht. Es kommt aber vor, dafs bei normaler, oder früh erworbener Alterschwäche, auch ohne dafs sich jemals ein bestimmter dyskrasischer Zustand ausgebildet hätte, die normalen Secretionen, namentlich die der Nieren, ungenügend werden und eine wohlthätige Compensation in dem Fortbestehen eines Geschwüres finden.

Eintheilung der Geschwüre.

Von Metzger, Bell, E. Home, Thomson, Sprengel, v. Walther, Langenbeck, Rust, Kluge u. A. sind vielfache Versuche gemacht worden, für die Geschwürsformen eine wissenschaftliche Eintheilung zu begründen. Ohne auf diese Versuche näher einzugehen, sollen nur die für die Praxis wichtigern Unterscheidungspunkte hier hervorgehoben werden.

Die wichtigste Eintheilung der Geschwüre ist die nach den Veranlassungen. Nach den oben hervorgehobenen wesentlichen Verschiedenheiten derselben bilden sich drei Hauptklassen von Geschwüren. Diese sind nämlich entweder:

1) Localsymptome einer allgemeinen Krankheit, einer Säfteentmischung, Dyskrasie; oder ihr Bestehen beruht

2) auf einer localen, nicht immer dyskrasischen Entartung des Bodens, auf dem sie sitzen, oder sie werden

3) lediglich durch äufsere Ursachen unterhalten.

Als Bestimmungsgründe für Unterabtheilungen können das Vorkommen in den einzelnen Geweben, so wie Eigenthümlichkeiten der Form benutzt werden. Die Geschwüre bestehen entweder rein für sich, einfache Geschwüre, oder sie sind durch andere Krankheiten, besondere Formfehler u. s. w. complicirt.

Das einfache Geschwür steht mit keiner allgemeinen oder örtlichen Krankheit in wesentlicher Verbindung, es ist entweder aus rein örtlichen Ursachen entstanden und dann fällt der Begriff mit dem eines idiopathischen Geschwüres zusammen, oder die causalen Krankheitsverhältnisse, welche früher bestanden, sind gehoben. Es entfernt sich am wenigsten von dem Zustande einer eiternden Wunde und heilt bei einfacher Behandlung, wenn nur schädliche Einflüsse abgehalten werden. In der Beschaffenheit des Geschwüres selbst liegt kein hauptsächliches Hindernifs der Heilung.

Bei dem complicirten Geschwüre liegen entweder in der Form des Geschwüres selbst, in localen Fehlern, die erst beseitigt werden müssen, wenn dasselbe auf den Zustand eines einfachen Geschwüres zurückgeführt und zur Heilung geschickt gemacht werden soll, oder in allgemeinen Krankheiten, die mit dem Geschwüre in näherer Verbindung, als Ursache, Folge oder Coefecte einer und derselben Veranlassung stehen, die Bedingung ihres Fortbestehens.

Die localen Complicationen beziehen sich auf die die Heilung hindernde Form, den Entzündungsgrad, die Beschaffenheit der Granulationen, der Absonderungen, der Umgebung. Wir unterscheiden in diesen Beziehungen das callöse, das fistulöse, sinuöse, buchtige, unterminirte Geschwür; ferner Complicationen des Geschwürs mit Oedem der Ränder, varicöser Entwicklung der Gefäfse mit verschiedenen Knochenkrankheiten, Caries, Exostosenbildung u. s. w. mit zu lebhaftem hypersthenischem, erethischem, oder zu geringem Entzündungszustande, das atonische, schwammige, brandige Geschwür.

Die allgemeinen Complicationen treffen mit den früher genannten Allgemeinleiden, die mit Geschwüren in näherer Verbindung stehen können, zusammen.

Nach dem Sitze unterscheidet man Haut-, Fetthaut-, Schleimhaut-, Drüsen- und Knochengeschwüre. Das Hautgeschwür entsteht aus oberflächlichen Excoriationen, oder aus Pusteln und Blasen, die, nachdem sie geborsten sind, die Hautoberfläche geschwürig zurücklassen.

Das Fetthautgeschwür bildet sich häufig aus Abscefsen, die ursprünglich in der Tela adiposa lagen, die Haut ablösen, verdünnen, erweichen und endlich im Verhältnifs zu der abgelösten Fläche, mit einer kleinen Oeffnung durchbohren. Das Fetthautgeschwür ist daher anfangs fast immer ein sinuöses, mit unterminirten Rändern. Später ziehen sich die verdünnten Hautränder mehr zurück, werden zum Theile resorbirt, rollen sich zu wulstigen Leisten auf und entblöfsen das geschwürige Fettgewebe in gröfserem Umfange.

Der Ursprung der Schleimhautgeschwüre ist ein sehr verschiedener. Häufig entstehen sie aus Entzündungen und Verschwärungen der Schleimsäcke und Drüsen, die sich zuerst zu trichterförmigen Geschwürshöhlen ausbuchten, um sich fressen, mit ähnlichen Ausbuchtungen benachbarter Drüschen zusammenfliefsen und sich endlich zu gröfseren Geschwüren gestalten. In anderen Fällen entstehen sie aus Infiltrationen in die Schleimdrüsen, Ablagerungen von Tuberkelstoff oder Typhusmaterie, Blut, mit deren Zerfallen die Drüsen sich entzünden und verschwären. Oder ihrer Entstehung gehen flecken-, oder bläschenförmige, pustulöse, aphthöse Exantheme voraus.

Die Drüsengeschwüre entstehen aus meistens dyskrasischen, besonders scrophulösen und syphilitischen Drüsenentzündungen, dyskrasischen Ablagerungen, mit deren Zerfall auch die Drüsensubstanz und das Zellgewebe, welches die einzelnen Drüsenläppchen verbindet, sich entzündet und verschwärt. Sie sind meistens sehr torpide, langwierig und hinterlassen lange sichtbare, charakteristische Narben.

Das Knochengeschwür erscheint ebenfalls meistens als Folge dyskrasischer Ablagerungen in die Knochen, Scropheln, Syphilis, Rheuma und Scorbut kommen unter den Ursachen dieser Ablagerungen am häufigsten vor. Sie sind noch hartnäckiger als die Drüsengeschwüre.

Verlauf und Ausgänge.

Der Verlauf der Geschwüre hängt im Allgemeinen von dem Bestande der allgemeinen und örtlichen Ursachen ab. Sobald die Ursachen entfernt sind, verwandeln sich die meisten Geschwüre in gutartig eiternde Flächen und heilen bei geringer Hülfe. Doch genügt nicht immer die Entfernung der allgemeinen Ursachen, da auch nach Beseitigung dieser, durch locale Fehler der Form, der Structur, des Bodens u. s. w., das Geschwür über seine allgemeinen Ursachen hinaus unterhalten werden kann. Dagegen ist es häufig möglich, durch örtliche, energische Einwirkung auf die Reproductionsthätigkeit des Geschwüres, dieses zu heilen, ehe die allgemeine Ursache an Kraft verloren hat. Alle Geschwüre fangen an zu heilen, sobald die Verschwärung in gutartige Eiterung übergeführt wird. Doch beginnt die Vernarbung bei vielen, besonders dyskrasischen Geschwüren, schon, während die Jaucheabsonderung noch fortbesteht und das Geschwür noch mit Krusten bedeckt ist.

Diagnose.

Die specielle Diagnose der Geschwüre beruht auf der Beurtheilung ihrer äufsern Form, ihrer Ränder, ihres Grundes, der Beschaffenheit ihrer Absonderung, des Zustandes der Umgebung, des Charakters, den die Entzündung in dem Geschwüre selbst und in dessen Nachbarschaft besitzt, so wie der Erkenntnifs derjenigen allgemeinen Krankheitserscheinungen, welche mit dem Geschwüre in näherer Verbindung stehen.

Von einzelnen allgemeinen Modificationen der Geschwüre. Von dem entzündeten Geschwüre.

Uebermäfsige, hypersthenische Entzündung, wie bei dem sogenannten ulcus inflammatum, kann nur zufällige Complication eines Geschwüres sein. Doch kann jedes Geschwür sich vorübergehend mit den Erscheinungen einer hypersthenischen Entzündung verbinden. Die Symptome sind die der Entzündung überhaupt. Die Umgebung wird geschwollen, meistens erysipelatös geröthet, heifs und hart, die

Ränder schwellen an und werden sehr empfindlich. Die Secretion wird in demselben Maase geringer, als die Entzündung sich steigert. Bei sehr lebhafter Entzündung kann sie ganz stocken, der Geschwürsgrund wird alsdann entweder lebhaft roth, braun, oder er bedeckt sich mit einem pseudomembranösen Ueberzuge. Die Absonderung wird im Allgemeinen um so spärlicher, je heftiger die Entzündung, dünner, seröser, oft blutig; freiwillige Blutungen aus dem Geschwürsgrunde sind nicht selten und erleichtern die Schmerzen. Die Entzündung breitet sich besonders bei gastrischen Störungen erysipelatös mehr in die Fläche, bei Entzündungen aus anderer Ursache mehr in die Tiefe aus. Im Verhältnifs zu der Entzündung gesellt sich Fieber hinzu.

Die Veranlassung zu dieser Complication des Geschwürszustandes mit einer hypersthenischen Entzündung, liegt entweder in allgemeinen, oder in örtlichen Störungen, der jugendlichen, plethorischen Constitution des Kranken, in Diätfehlern, dem unmoderirten Genufse erhitzender Speisen und Getränke; sehr häufig in gastrischen Störungen, Erkältungen, oder in örtlichen Reizen, übermäfsigen Anstrengungen; fehlerhaftem, zu erhitzendem, zu fest oder ungleich drückendem, zu seltenem, oder zu häufig gewechseltem Verbande, in der irritirenden Wirkung scharf gewordenen Eiters, balsamischer Salben, Aetzmittel, in der Gegenwart fremder Körper in der Wunde, Knochensplitter, Sehnenreste u. s. w.

Erethische Geschwüre.

Bei manchen Geschwüren hängt die gröfsere Empfindlichkeit nicht von einem ungewöhnlich hohen Entzündungszustande, sondern von nervöser Irritation ab; erethisches Geschwür, ulcus erethicum.— Auch hier können die Entzündungssymptome im Allgemeinen gesteigert sein, vor allem aber überwiegt der Schmerz, der alle Theile des Geschwüres einnimmt, anhaltend, gegen Abend exacerbirend zu sein pflegt. Die übrigen Eigenschaften sind nicht constant und es ist dieser erethisch-schmerzhafte Zustand an keine bestimmte Form der Ränder oder des Grundes geknüpft, sondern kann vielmehr bei allen Geschwürsgestaltungen vorkommen. Die Angabe von Home also, dafs der Rand des erethischen Geschwüres unterminirt, gezackt, scharf, der Grund mit Höhlen von verschiedenem Durchmesser besetzt und mit einer weifsen, schwammigen Masse, anstatt mit Granulationen bedeckt sei, eine dünne, ichoröse Absonderung liefere, kann keine allgemeine Gültigkeit haben.

Die Ursache dieses erethischen Zustandes ist oft sehr verborgen, da weder in der übrigen Beschaffenheit des Geschwürs, noch in der Constitution, genügende Erklärung zu liegen pflegt. — Manche Geschwüre, welche in der Nähe von Periostien liegen, werden sehr schmerzhaft, weil sich die Entzündung auf diese ausbreitet.

Atonische Geschwüre

Den Gegensatz zu den entzündeten, erethischen, bilden die asthenischen, torpiden, atonischen, indolenten Geschwüre.

Viele veraltete Geschwüre nehmen diesen Charakter an, sie bleiben dann meistens unverändert, stationär.— Andere Geschwüre treten gleich von Anfang an mit dem asthenischen Charakter auf, oder erhalten ihn durch unzweckmäfsige, zu schwächende, erschlaffende Behandlung.

Es ist jedoch nicht zu übersehen, dafs bei vielen Geschwüren die Atonie mehr scheinbar, als wirklich ist; bei allen Geschwüren nämlich, die auf vorher schon chronisch-entzündetem, verhärtetem Boden sitzen, in allen diesen entwickelt sich, so lange dieser Zustand der Grundfläche besteht, keine rechte Thätigkeit, die Granulationen fehlen, die Absonderung ist dünn und wenig, die Empfindlichkeit sehr mäfsig. Die Ränder werden callös, oder ödematös, vorragend, verhärtet, bleich, kühl, oder auch mit Blut durchdrungen u. s. w., kurz alle Charaktere können vorhanden sein, welche als die Zeichen des wahren atonischen Zustandes angegeben werden und doch ist es durchaus nothwendig, diesen Geschwürzustand von dem rein atonischen zu unterscheiden, da zu dessen Beseitigung nicht belebende und tonisirende, sondern solche Mittel gehören, welche den chronisch-entzündlichen Zustand des Bodens heben, daher oft grade entgegengesetzte. Bei der bei weitem gröfsern Zahl sogenannter atonischer Geschwüre, namentlich auch an den untern Extremitäten, liegt nicht wirkliche Atonie, sondern nur unterdrückte Kräfteentwicklung durch locale Degeneration des Bodens, Oedem und Induration zu Grunde.

Callöses Geschwür.

Nahe übereinstimmend mit diesem Zustande ist der des callösen, schwieligen Geschwüres, es ist von harten, wulstigen, oft wallartig erhabenen Rändern umgeben, ähnliche Callositäten finden sich zuweilen auch inselförmig mitten in dem Geschwürsgrunde. Es ist meistens indolent, zuweilen auch entzündlich gereizt, selten erethisch. Die Callositäten erstrecken sich meistens auf weite Entfernung in der Umgebung, in welcher die Haut hart, unbeweglich, fest an die Unterlage geheftet, so dafs sie nicht in eine Falte verschoben werden kann, wachsartig bleich, oder rothbraun von ausgetretenem und zersetztem Blute gefärbt ist. — Auch der Grund des Geschwüres ist hart, gelblich roth, mifsfarbig, trocken, die Absonderung gering, oft sehr übelriechend, sie enthält wenig Eiterkügelchen. Meistens schreiten callöse Geschwüre nur langsam vor, oder bleiben durchaus stationär. Die Ursache des callösen Zustandes der Ränder des Grundes und der Umgebung eines Geschwürs ist bei weitem in der gröfsten Zahl der Fälle andauernde chronische Entzündung des Zellgewebes, in deren Folge dasselbe von gerinnenden Exsudaten durchsetzt, daher verhärtet, verdichtet, in eine speckähnliche, oder wirklich knorpliche Masse, wie bei chronischen Entzündungen überhaupt, verwandelt wird. Ja es ist möglich, dafs bei sehr langer Dauer dieses Zustandes sich endlich Knochenkerne zeigen. Das Zellgewebe verschmilzt eines Theils mit der Haut, die dadurch unbeweglich gemacht wird, anderen Theils mit den tiefer liegenden Gebilden und dem Periostium. Je länger der chronische Entzündungszustand dauert, oder je öfter er sich wiederholt, ohne durch vollständige Krisen entschieden zu werden, desto härter, schwieliger, wulstiger werden die Ränder. Alle Verhältnisse, welche im Stande sind, den chronischen Entzündungszustand der Ränder zu unterhalten, begünstigen die Entstehung von Callositäten. Ihre Ursache liegt häufig in fehlerhafter Behandlung, der übelverstandenen Anwendung irritirender, ätzender, oder adstringirender Mittel, der Versuche, sie durch Aetzen oder Einschneiden entfernen zu wollen; in unruhigem Verhalten, der Fortdauer derjenigen Momente, welche den chronischen Entzündungszustand ursprünglich erregt haben, mancher Dyskrasien, der Syphilis, der Gicht u. s. w. Dafs die callösen Geschwüre häufig an den untern Extremitäten und vielleicht auch öfter bei alten, als jungen Leuten vorkommen, hat seinen Grund nicht in vorwaltend atonischem Zustande, sondern in mehrfachen Einflüssen, welche bei ältern Personen die Entstehung chronicher Entzündungen an den untern Extremitäten begünstigen. Eine zweite Entstehungsweise callöser Ränder findet sich bei den Geschwüren, welche aus Abscefsen hervorgehen, bei denen die Haut weit abgelöst ist und sich nach der Entleerung des Abscefsinhaltes nach und nach in sich selbst aufrollt.

Die Erklärung, die sonst vielfach von der Entstehung der Callositäten bei Geschwüren gegeben wird, dafs dieselben durch den Mangel blutiger, oder ernährender Feuchtigkeiten in den Geschwürsrändern, daher häufig bei alten Leuten durch Druck, durch den Mifsbrauch erschlaffender, oder irritirender Mittel entstünden (Chelius §. 7515), widerspricht sich selbst und bedürfte keiner besonderen Widerlegung, wenn die practischen Folgen, die aus ihr abgeleitet werden, sich nicht alltäglich im höchsten Grade nachtheilig bei der Behandlung callöser Geschwüre erwiesen. — Die Umgebung callöser

Geschwüre ist in der Regel selbst mit ausgetretenem Blute überfüllt. von varicösen Venen durchzogen, also eher zu reich an Blut, als der blutigen Feuchtigkeiten ermangelnd. Druck ist das beste Mittel, diese Callositäten aufzulösen und Verminderung des Blutzuflusses hat nirgends sonst diese Verhärtung und schwartenartige Verdickung des Zellgewebes zur Folge, als wie wir sie bei callösen Geschwüren antreffen. Das Geschwür ist ein auf Entzündung, also auf vermehrtem Blutzuflusse beruhender Zustand, einer geigneten entzündungswidrigen Behandlung weichen Geschwürscallositäten immer sehr schnell, während sie irritirenden Mitteln zu widerstehen pflegen.

Oedematöses Geschwür.

Oedematöse Infiltration ist eine sehr häufige Erscheinung in der Umgebung von Geschwüren. Sie hängt entweder von allgemeiner Entmischung des Blutes, oder von localen Hinternissen des Blutrückflusses, zum Theile auch von der anatomischen Beschaffenheit der verschwärenden Gewebe ab. — Die Ausbildung des Oedems kann der Verschwärung vorausgehen und eine der mitveranlassenden Momente derselben sein, oder sie ist ein Symptom derselben Krankheit, deren Product auch das Geschwür ist; in seltenen Fällen ist sie Folge des Geschwüres.

In welcher Weise ödematöse Infiltration zu Verschwärungen disponirt, ist oben schon gezeigt worden. Die leichtesten Entzündungen in ödematös infiltrirten Gewebe tendiren daher zur brandigen, oder ulcerösen Zerstörung. — Jedes primäre Oedem, zu dem Entzündung hinzutritt, geht leicht in Verschwärung über. — Die Veranlassung kann eine rein äufsere gewesen sein, oft liegt sie aber auch in dem Oedem selbst, indem der Wassererguſs und die Spannung Entzündung erregend wirken. — Jede Stockung in der Bewegung des venösen Blutes durch Druck von Geschwülsten, Degeneration derjenigen Eingeweide, die bestimmt sind, eine grofse Quantität venösen Blutes aufzunehmen, varicöse Ausdehnung der Venen, bewirkt eine stärkere Transsudation des Blutserums und somit leicht ödematöse Infiltration, die ihrerseits wieder die Disposition zu Geschwüren giebt. Diese Zustände disponiren daher, so wie zu Oedem, so auch zu Geschwüren.

In denjenigen Gebilden, welche aus sehr lockerem, lamellösem Zellgewebe zusammengesetzt sind, findet sich die Gefäſswand durch die umgebenden Gewebe sehr wenig unterstützt, das Blutserum tritt daher an solchen Stellen bei der leichtesten Stockung aus, namentlich bei den geringsten Graden entzündlicher Congestion. An der äufseren Körperoberfläche findet sich diese Disposition am stärksten ausgebildet, an den Augenliedern und den äufsern Genitalien. Hieraus erklärt sich die Disposition dieser Stellen zu ödematösen Rosen und zu rasch um sich greifenden brandigen und ulcerösen Zerstörungen.

Auch bei allgemeinen hydrämischen und anämischen Zuständen durchdringt das Blutserum aufserordentlich leicht die Gefäfswand, besonders wieder an den Stellen, wo dieselbe am wenigsten von den umgebenden Geweben unterstützt ist, oder wo die Blutsäule wegen der abhängigen Lage am meisten auflastet. Daher bildet sich neben der Neigung zu Hautwassersucht auch die zur Verschwärung bei allen colliquativen Krankheiten, allen ausgeprägten Cachexien. — Da die Geschwüre selbst, durch Resorption der Geschwürsjauche, einen cachektischen hydrämischen Zustand herbeiführen, so können sie endlich selbst die Ursache des sie begleitenden Oedems werden.

Oedematöse Geschwüre finden sich vorzugsweise häufig an den untern Extremitäten und den äufsern Genitalien aus Gründen, die aus dem Angeführten hervorgehen.

Die Umgegend des ödematösen Geschwüres ist weich, teigicht, blafs, oder von ausgetretenem Blute gefärbt, kühl, zuweilen rosenartig entzündet, oder glänzend, gespannt, halb durchsichtig. Das Oedem erstreckt sich bald nur auf die nächste Umgebung, oder auf das ganze Glied, selbst mehr oder weniger auf den ganzen Körper. Die Absonderung ist reichlich, geruchlos, dünn, wässerig, indem ein Theil des serösen Ergusses sich auf der Geschwürsoberfläche entladet. Der Grund ist blafs, entfärbt, meistens unempfindlich, gewöhnlich ohne deutliche Granulationen, oder mit durchscheinenden schlaffen Fungositäten besetzt. Geschwüre auf ödematösem Grunde greifen in der Regel, besonders wenn das Oedem von allgemeinen Erkrankungen abhängt, sehr rasch um sich und gehen leicht in vollkommenen Brand über.

Zu den ödematösen Geschwüren gehören zum Theil auch die varicösen (s. diese).

Das brandige, phagedänische Geschwür.

Die fauligen oder brandigen Geschwüre bilden den Uebergang zu dem vollendeten Brande. — Zu ihrem Zustandekommen bedarf es keiner besondern Veranlassungen, vielmehr können alle diejenigen Momente, welche auf die Entstehung eines Geschwüres einwirken, allgemeine constitutionelle sowohl, wie locale und äufsere, bei absolut gröfserer Energie ihrer Einwirkung, oder geringerer Widerstandsfähigkeit des Organismus im Ganzen, oder an einer Stelle, auch den brandigen Zustand eines Geschwürs herbeiführen. Die Beschaffenheit der brandigen Auflösung variirt nach den Ursachen und nach den verschwärenden Geweben, worüber das Nähere bei dem Brande einzusehen ist. — Brandige und fressende phagedänische Geschwüre sind nahezu verwandte, jedoch nicht völlig identische Begriffe, da zwar jedes brandige Geschwür rasch um sich zu fressen pflegt, der phagedänische Zustand jedoch auch von andern Ursachen, als dem Brande, abhängen kann.

Von den phagedänischen Geschwüren zu unterscheiden sind die sogenannten wandernden, bei denen das Geschwür, indem es an der einen Seite heilt an der andern auf die nächst liegenden Hautstellen fortkriecht. Alle diese phagedänischen und wandernden Geschwüre sind specifischer, dyskrasischer Natur, besonders Folge degenerirter Syphilis, Lepra, Radesyge u. s. w. Manche verbreiten sich in eigenthümlich geschlängelten, halbmondförmigen Linien, oft über grofse Körperstrecken, andere ringförmig, indem sie in der Mitte zuerst vernarben und nach der Peripherie sich weiter ausbreiten.

Schwammige Geschwüre, ulcus fungosum.

Bei dem schwammigen, fungösen Geschwüre bedeckt sich der ganze Geschwürsgrund, oder ein Theil desselben, mit einem wuchernden Auswuchse, der bald aus rothen, festen, härtlichen, sehr empfindlichen, bald aus schlaffen, weifsen, blafsen, oder auch dunkelrothen, unempfindlichen, glasartig durchscheinenden Fleischwärzchen besteht. — Aus engen Geschwürs- und Fistelöffnungen wachsen sie oft so rasch hervor, dafs sie von den Hauträndern eingeengt werden und sich pilzähnlich über dieselben ausbreiten. Die schlaffen, blafsen Fungositäten kommen immer aus dem Geschwürsgrunde, niemals aus den Rändern hervor; die rothen, harten, sowohl von dem Grunde, als auch von den Rändern. Ihre Wandungen sind immer sehr dünnhäutig, sie zerreifsen und bluten daher sehr leicht. Die Absonderung bei fungösen Geschwüren ist sehr verschieden, häufig blutig, faulig, mit den schnell wieder zerstörten Resten der fungösen Wucherungen vermischt, brandig, oder dünn, wässerig, serös, selten gutartig eitrig. So lange diese fungösen Auswüchse bestehen, zeigt das Geschwür keine Neigung zur Heilung, erst wenn die Fungositäten sich geebnet haben und durch gesunde Granulationen ersetzt sind, kann die Narbe von den Rändern aus Fortschritte machen. Blofse mechanische Zerstörung der Fungositäten hilft nichts, wenn nicht zugleich der ganze Charakter des Geschwüres umgeändert wird, weil sie in jenem Falle rasch wieder hervorzuwuchern pflegen.

Ueber die wesentlichen Ursachen des fungösen Geschwürszustandes ist es schwer eine Erklärung zu geben.

Sie kommen eines Theils bei bösartigen Geschwüren, besonders aufgebrochenen und geschwürigen Cystoiden und Markschwämmen vor, während die Verschwärungen anderer Neubildungen geringere Neigung für sie zeigen. — Hierher gehören die festern, rothen, leichtblutenden und empfindlichen Schwämme.

Sodann findet man sie unter Verhältnissen, die, so verschieden sie unter sich sind, doch das gemeinschaftlich haben, dafs sie einen andauernd vermehrten Säftezuflufs unterhalten. Hierher gehört ein zu warmer, feuchter Verband, die Zurückhaltung scharfer Geschwürsjauche, die Gegenwart fremder Körper in dem Geschwüre, abgestorbener Sehnen, Knochensplitter u. dgl.

Häufig stehen fungöse Geschwüre mit kranken und insbesondere mit cariösen Knochen in Verbindung und die Fungositäten hängen unmittelbar mit den schwammigen Exsudaten zusammen, welche die Markcanäle und Zellen des Knochens ausfüllen.

Sehr oft treffen fungöse Wucherungen mit denselben allgemeinen Ursachen zusammen, welche auch den ödematösen Geschwürszustand bedingen, mit allgemein, sehr ausgebildeten, cachektischen Zuständen, grofser Schwäche, wässeriger Blutbeschaffenheit. Es scheint, dafs hier die eben erst entstandenen Granulationen sogleich selbst wieder der Sitz eines serösen, ödematösen Exsudates werden. — Diese fungösen Wucherungen verlieren sich erst dauernd, wenn die Säftebeschaffenheit im Allgemeinen gebessert worden ist.

Von dem fungösen Zustande ist zu unterscheiden, wenn feste, gesunde Granulationen, bei gesunder Eiterung und nicht völlig unterbrochener Vernarbung, sich über den Rand des Geschwüres hügelförmig erheben. — Bei zu warmem Verbande, zu reichlicher Ernährung und kräftigen, jugendlichen Subjecten kommt dieser Zustand, unter sonst ganz günstigen Verhältnissen, nicht selten vor.

Sinuöse und buchtige Geschwüre.

Der Charakter der sinuösen und buchtigen Geschwüre besteht darin, dafs ihre Ränder mehr oder weniger weit von dem Boden abgelöst sind. — Sie entstehen aus Abscessen, Furunkeln, phlegmonösen Rosen, Eitersenkungen, die gar nicht, oder zu spät geöffnet wurden, besonders gern an den Stellen, wo sich viel lockeres Zellgewebe unter der Haut findet, und Eitersenkungen aus dieser, oder aus andern Ursachen begünstigt werden.

Die Oeffnung, welche zu diesen Geschwüren führt, ist oft sehr klein im Verhältnifs zu der weiten Fläche, in welcher die Haut abgelöst ist und zuweilen zeitweise mit Krusten bedeckt. Die Absonderung ist eine dünne, wenig reichliche Jauche. Die Ränder sind oft aufserordentlich verdünnt, so dafs die Spitze der Sonde, mit der man sie emporhebt, durchschimmert, wenig empfindlich, mit einem begränzt bläulich-rothen oder violetten Saume umgeben. Diese Färbung zeigt an, wie weit die Ränder losgelöst und allzusehr verdünnt sind, als dafs sie sich an den Grund anlegen könnten. Der äufserste Rand ist immer scharf abgeschnitten, sehr verdünnt, wie angefressen. Die innere Oberfläche dieser verdünnten, abgelösten Ränder liefert, auch bei der besten Eiterung, nie Granulationen, so lange sie also bestehen, macht die Vernarbung keine Fortschritte. Ihre freiwillige Zerstörung geschieht jedoch äufserst langsam, indem sie sich von dem freien Rande aus allmählig zurückziehen und durch interstitielle Resorption nach und nach auflösen. Ueber diesem Processe können aber, wenn man ihn der Natur überläfst, einige Monate vergehen, auch wenn die Hautränder nur um einige Linien abgelöst sind. Zuweilen werden Theile der abgelösten Ränder von Brand befallen, aber auch dann beginnt die Vernarbung nicht eher, als bis sie in dem ganzen Umfange des Geschwüres bis auf den letzten Saum vernichtet sind und die offene Geschwürsfläche überall nur von fest anhängenden Rändern umgeben ist. Von diesen aus schreitet die Vernarbung nun in der Regel sehr rasch vor.

Fistulöse Geschwüre.

Das fistulöse Geschwür schliefst sich an das sinuöse an. — Bei ihm ist die Gröfse der äufsern Oeffnung im Verhältnisse zu der Tiefe, in welche es sich erstreckt, noch unbedeutender. Sie bilden lange, gewundene, geschwürige Kanäle, die tief in die Gebilde eindringen, oder sich oberflächlich unter der Haut hinziehen und sich irgendwo blind endigen. Zuweilen communiciren sie mit einer gröfsern, eitergefüllten Höhle. — Sie unterscheiden sich von den eigentlichen Fisteln darin, dafs sie mit keinem Secretionsorgane, oder dessen Ausführungsgang in Verbindung stehen, und aufser dem Secrete ihrer eignen Wandungen, Eiter, Jauche, keine andere Flüssigkeit enthalten.

Fistulöse Geschwüre haben bald nur eine, bald mehrere Oeffnungen, die durch Zwischengänge unter der Haut mit einander in Verbindung stehen, sie verlaufen einfach oder mehrfach, sich verzweigend, oberflächlich unter der Haut, oder in die Tiefe. Sie liefern anfangs eine gröfsere Menge Eiter oder Jauche, als ihr sichtbarer Theil vermuthen läfst, später aber überkleidet sich ihre innere Oberfläche mit einer sogenannten Fistelhaut, mit deren Auftreten die Secretion immer geringer und zuletzt zu einer unbedeutenden Quantität seröser Flüssigkeit wird. — Je länger diese Fistelhaut besteht, desto fester und schwieliger wird sie, und desto mehr hindert sie die

Heilung des Fistelganges. Sehr häufig stehen fistulöse Geschwüre mit abgestorbenen Knochen oder Sehnen in Verbindung und werden durch die Anwesenheit derselben unterhalten. In andern Fällen liegt die Ursache ihres Fortbestehens nur in ihrer Gestalt, ihrer Oeffnung, die wegen ihrer Enge oder weil sie an einem höheren Punkte liegt, als der Grund der Fistel, den vollkommenen Ausflufs des Eiters nicht gestattet, in der callösen und leblosen Beschaffenheit ihrer inneren Auskleidung. Zuweilen verengert sich die Mündung bis zu einer kaum sichtbaren Oeffnung, die selbst noch von einem Schorfe bedeckt wird. Unter ihm sammelt sich der Eiter an und bricht plötzlich in grofser Menge wieder durch.

Die Richtung des Fistelgeschwüres wird zuweilen durch eine weiche, teigichte Beschaffenheit der Haut, durch bräunliche Entfärbung derselben, seltner bei den Fistelgeschwüren, auch durch knotige, strangförmige Entartungen unter der Haut, die mehr den wahren Fisteln zukommen, durch lästige Spannung und Empfindlichkeit gegen Druck über die sichtbaren Gränzen des Geschwüres hinaus, bezeichnet. — Gewifsheit über die Beschaffenheit und die Tiefe des Geschwüres geben die Untersuchung mit der Sonde, oder wo diese wegen Empfindlichkeit etwa nicht angewendet werden kann, Einsprützungen einer milden, durch ihre Farbe leicht erkennbaren Flüssigkeit, Milch, die in gröfserer Menge eindringt, als die sichtbare Gröfse des Geschwüres vermuthen läfst.

Fistulöse Geschwüre entstehen aus tiefliegenden Abscessen, welche nicht zur rechten Zeit geöffnet wurden. Alle Verhältnisse, welche den Durchbruch des Eiters erschweren, oder dessen Senkung begünstigen, können zur Entstehung fistulöser Geschwüre Veranlassung geben. Tiefliegende Abscesse, deren Durchbruch nach aufsen durch feste Aponeurosen und Zellgewebslagen gehindert ist, Eiteransammlungen in sehr lockern Zellgewebsausbreitungen, gehen leicht in fistulöse Abscesse über. Die ätzende zerstörende Beschaffenheit der Jauche trägt die Ursache der weiteren Verästelung des Fistelgeschwüres, aus tief eindringenden Verwundungen, Stich- und Schufswunden, deren Vernarbung per primam intentionem durch Quetschung des Randes, oder partiellen Brand, fehlerhafte Richtung des Wundkanales, abgestorbene Sehnen oder Knochenreste in der Tiefe desselben, dyskrasische Beschaffenheit des Körpers, fehlerhaften, den Abflufs der Wundsecrete erschwerenden Verband, gehindert wurden.

Vorhersage.

Die Heilbarkeit von Geschwüren hängt hauptsächlich von der leichtern oder schwierigern Entfernung ihrer Veranlassungen ab. —

Während einfache, nicht complicirte Geschwüre auch einer höchst einfachen örtlichen Behandlung, die fast nur auf Beseitigung fernerer störender Einflüsse gerichtet zu sein braucht, weichen, bedürfen andere Geschwüre einer sehr sorgsamen allgemeinen örtlichen Behandlung.

Jede der früher angeführten Abweichungen der Form erschwert die Heilung, die meistens überhaupt erst zu Stande kommen kann, nachdem diese Formfehler völlig beseitigt sind. Runde Geschwüre heilen immer langsamer, als längliche, spaltförmige, oder vieleckige, weil die Narbe gröfsere Strecken zu bedecken hat, ehe sie sich von den entgegengesetzten Rändern her berührt.

Dem Sitze nach geben oberflächliche Hautgeschwüre eine bessere Prognose, als Fetthautgeschwüre, und diese eine bessere als Drüsen- und Knochengeschwüre. Im Allgemeinen dauert die Heilung eines Geschwüres um so länger, je tiefer der Sitz desselben und je geringer die Lebensthätigkeit des erkrankten Theiles, durch die natürliche Structur oder vorausgegangene krankhafte Veränderung desselben ist. Geschwüre an den untern Extremitäten heilen nicht schwieriger, als die an dem Rumpfe, oder den obern Gliedmafsen, wenn sie nur richtig erkannt und behandelt werden.

Fangen Geschwüre plötzlich an sehr rasch in die Tiefe und im Umkreise um sich zu fressen, so deutet dieses auf rasche Zunahme der allgemeinen Begründung der Krankheit.

Wurde durch das lange Bestehen eines Geschwüres die Thätigkeit der Secretionsorgane vermindert, oder hat die Thätigkeit derselben überhaupt in Folge des höhern Alters, vorausgegangener Krankheiten abgenommen, so sind Geschwüre häufig völlig unheilbar, oder als wohlthätige, durch keine andere zu ersetzende Ableitungen, als Hülfsorgane, welche die geschwächten, natürlichen Ausscheidungsorgane unterstützen, zu betrachten, und sie dürfen defshalb in keinem Falle geschlossen werden.

Lebensgefährlich werden Geschwüre an und für sich selten; die Gefahr beruht weniger unmittelbar auf der Zerstörung, die sie anrichten, als auf den allgemeinen Krankheitszuständen, von denen sie selbst abhängen; diese werden jedoch durch die Rückwirkung der Geschwürsjauche immer verschlimmert.

Durch ihre oft häfsliche Vernarbung hinterlassen Geschwüre immer locale Formfehler.

Behandlung im Allgemeinen.

Bei der Behandlung von Geschwüren hat man zunächst zu untersuchen, ob dieselben als rein locale Krankheitszustände für sich bestehen, die dann in der Regel auch leicht durch locale Mittel geheilt werden können, oder ob sie mit allgemeinen Störungen zusammenhängen. Entweder sind diese Störungen nur zufällige Complicationen, die mit dem Geschwüre selbst, weder als Ursache, noch als Folge, in causaler Verbindung stehen, oder sie sind die Folge der Rückwirkung des Geschwüres auf den Organismus, oder endlich sie bilden die Grundkrankheit, von welcher das Geschwür nur ein einzelnes Symptom ausmacht. — In dem ersten Falle hindern sie die locale Behandlung und Heilung des Geschwüres nicht, auch wenn sie selbst noch nicht wesentlich gebessert worden sind, in dem zweiten Falle ist gerade die Heilung des Geschwüres das Mittel, die allgemeinen Zufälle zu beseitigen, in dem dritten dagegen liegt die Möglichkeit der sichern und ungefährlichen Heilung des Geschwüres nur in der Bekämpfung der Grundkrankheit, denn so lange ein Geschwür durch eine allgemeine Krankheit unterhalten wird, ist seine Verschliefsung immer schwierig und häufig selbst gefährlich, indem die voreilige Unterdrückung einer pathologischen Secretion, ehe die innern Bedingungen derselben beseitigt sind, das Bedürfnifs zu derselben nicht aufhebt, sondern sie nur nach einer andern, oft viel gefährlichern Stelle hinweist. Sobald daher die Untersuchung ergiebt, dafs die innern Ursachen eines Geschwüres noch fortbestehen, hat sich die erste Sorge des behandelnden Arztes zunächst auf die Beseitigung dieser zu richten, ehe diejenigen Localmittel angewendet werden dürfen, welche zur Beschleunigung der Vernarbung bestimmt sind. — Das Nähere hierüber wird bei der Behandlung der complicirten Geschwüre angegeben werden.

Die allgemeinen Zufälle, welche Folge des Geschwüres sind, erfordern, bevor die verschwärende Fläche selbst geschlossen ist, dieselben Mittel, deren man sich zur Bekämpfung pyämischer Zufälle bedient.

Manche Geschwüre dienen zum relativen Wohlbefinden des Kranken und dürfen defshalb nicht geheilt werden. Hierher gehören diejenigen, durch welche normale Secretionen theilweise oder ganz ersetzt werden, oder welche vicariirend für andere pathologische Ablagerungen aufgetreten sind. Erst wenn jene Verhältnisse gänzlich beseitigt sind, für welche sie Ersatz gaben, darf man ernstliche Versuche machen, solche Geschwüre zu schliefsen. Bis zu diesem Zeitpunkte begnügt man sich, lästige Nebensymptome zu beseitigen, die Form zu verbessern, die Absonderung allmählig etwas zu beschränken, zu hohe Entzündungsgrade zu mildern u. s. w. Nach und nach wenden sich hierbei die Secretionen den gewohnten Ausscheidungsorganen wieder zu und die Nothwendigkeit für das Fortbestehen des Geschwüres hört auf. Künstliche Ableitungen in der Nähe des Geschwüres sind in dem vorliegenden Falle zwar immer wohlthätig, vermögen jedoch niemals die Geschwürssecretion zu ersetzen. Da das Geschwür an und für sich niemals wohlthätig, sondern immer von nachtheiliger Rückwirkung für das Allgemeinbefinden ist, so kann das Alter desselben allein den Versuch zur Heilung nicht verbieten. Da jedoch bei sehr reichlich absondernden alten Geschwüren die übrigen Secretionen antagonistisch vermindert werden, so wird es immer zweckmäfsig sein, den Zustand derselben zu untersuchen, sie anzuregen, oder neue, künstliche zu etabliren, ehe man veraltete und grofse Geschwüre zur vollständigen Vernarbung bringt. Unter diesen Vorsichtsmaasregeln kann die Heilung einfacher, veralteter Geschwüre eben so wenig nachtheilig sein, als die Heilung veralteter Blennorrhöen, Diarrhöen u. s. w. Werden diese Vorsichtsmaasregeln jedoch versäumt, so wenden sich die pathologischen Ablagerungen, welche durch die normalen Secretionen noch nicht völlig ausgeglichen werden können, nach andern Stellen und Bluthusten, Diarrhöen, wassersüchtige Ausschwitzungen u. s. w. können die Folge zu frühzeitiger Unterdrückung reichlicher Geschwürsabsonderung sein.

Aus diesen Gründen ist es immer rathsam, ehe man veraltete Geschwüre zur Vernarbung bringt, die normalen Secretionen, besonders die des Darms und der äufsern Haut, durch passende Purganzen, Aloëpillen, wärmere Bekleidung in Wolle, Baden, Reiben der Haut, etwas stärker anzuregen, Ableitungen durch Fontanelle oder Haarseile zu bilden und die Nahrung des Kranken, wenn es sein Kräftezustand gestattet, etwas zu beschränken. Sollte die nähere Untersuchung besondere Unregelmäfsigkeit in der einen oder der andern Secretion ergeben, so müfsten natürlich solche Mittel gewählt werden, welche geeignet sind, das normale Verhältnifs derselben wieder herzustellen. In dieser Beziehung sind besondere Rücksichten auf den Zustand der Haut-, Darm- und Nierensecretionen, aber auch auf die normalen oder zum Bedürfnifs gewordenen blutigen Ausscheidungen, Menses und Hämorrhoidalflüsse, zu nehmen.

Behandlung der einfachen Geschwüre.

Die allgemeine Indication bei der Behandlung einfacher Geschwüre ist, dieselbe in den Zustand einer gutartig eiternden Fläche überzuführen und die Vernarbung wie bei dieser zu leiten.

Nach der Beseitigung der allgemeinen und localen Complicationen liegen die Mittel zu diesem Zwecke in der gehörigen Leitung der Entzündung. Specifica gegen Geschwüre, die nicht zu gleicher Zeit den Zweck erfüllen, die Entzündung in dem mittlern Grade zu erhalten, der zur gutartigen Eiterung nothwendig ist, giebt es nicht. —

Es sind demnach alle Ursachen zu entfernen, welche den regelmäfsigen Verlauf der Entzündung in Eiterung zu stören und nachtheilig auf den Grad oder die Qualität der Entzündung einzuwirken vermögen und die Lebensweise im Allgemeinen nach denselben Vorschriften zu regeln, wie schon bei der Behandlung der Eiterung angegeben wurde. Die Nahrung sei genügend und sobald nicht besondere Gründe Abweichungen bedingen, von der gewohnten des Kranken nicht wesentlich abweichend. Scharfe, fette, stark gesalzene Substanzen vermeidet man gern. Bei Kranken, welche durch Säfteverlüste erschöpft sind, mufs man auch durch die Diät suchen die Kräfte zu beleben und zu erhalten. – Man lasse den Kranken sich in frischer reiner Luft aufhalten und sorge für Reinlichkeit des Körpers im Allgemeinen und des Verbandes insbesondere. Den Verband mache man möglichst einfach, und wechsle ihn, so lange die Absonderung jauchig ist, häufig, um die zersetzte Jauche durch Baden, Abspülen und Ausssprützen mit lauem Wasser zu entfernen, sobald jedoch die Absonderung rein eitrig geworden ist und die Vernarbung, bei gutem Stande der Granulationen, begonnen hat, ist es in der Regel besser, den Verband nicht so oft, nicht jeden Tag, zu wechseln und den Eiter weniger sorgfältig abzuspülen. Die Wahl der Verbandmittel richtet sich nach dem Stande der Entzündung. Man bedarf demnach, wenn die Eiterung den Wünschen entspricht, nur einfach deckender Verbände, durch in laues Wasser und Oel getauchte, oder mit Fett bestrichene Leiwandstücke, über die man Charpie ausbreitet und mit einer Binde befestigt, oder, wenn die Entzündung zu gering oder zu lebhaft ist, verschiedener Salben und Umschläge, wie sie für analoge Zustände bei der Behandlung der Eiterung schon angegeben wurden.

Bei allen Geschwüren wird die Vernarbung sehr beschleunigt, wenn der Verband, sobald die jauchende Beschaffenheit der Absonderung ein häufiges Wechseln desselben nicht erfordert, so eingerichtet wird, dafs er die Luft möglichst sorgfältig von der Geschwürsfläche abhält. Zu diesem Endzwecke können sorgfältige Einwicklungen des Geschwüres mit dickgestrichenen Pflasterstreifen, Eingiefsen desselben mit Wachs- und Talgmassen, Bleiplatten, geölte Goldschlägerhäutchen etc. dienen. Durch den gänzlichen Abschlufs der Luft wird die Geschwürsfläche in den Zustand einer subcutanen Wunde versetzt, hiermit erhält aber das Plasma, wie bei diesen, geringere Neigung zum eitrigen Zerfall und gröfsere zur Gerinnung und Organisation. Aufserdem tragen die Verbände dazu bei, die Granulationsfläche zu ebnen, die Granulationen dichter an einander zu schliefsen und auch auf diesem Wege die Vernarbung zu beschleunigen.

Zur Beförderung der Vernarbung bedarf es in der Regel, wenn

die Eiterung vollkommen gut ist, keiner besondern Mittel, doch wird man bei vielen Geschwüren bemerken, dafs die Vernarbung, wenn sie auch vorher rasche Fortschritte machte, später still steht, oder dafs gar die Verschwärung wieder um sich greift. — Wenn an diesen Rückschritten nicht allgemeine Ursachen schuld sind und auch in der Form des Geschwüres nicht die Ursache zu suchen ist, so leistet gewöhnlich der oben angedeutete luftdichte Verband, namentlich die Eingiefsungen mit Wachs, die besten Dienste. Aufserdem sind für diese Fälle besonders Adstringentia zum Verbande empfohlen. Häufiges oberflächliches Betupfen mit Höllenstein, Befeuchten der Verbandstücke mit schwachen Höllensteinsolutionen, mit Auflösungen von Zink- und Kupfersalzen, mit Decocten adstringirender Pflanzen, Eichenrinden-, Chinadecoct, mit Salben, denen man Kreosot oder Chlorkalk beigemischt hat. Rust rühmt sehr das Opium in Verbindung mit Höllensteinauflösung (Lap. inf. Unc. $\frac{1}{2}$, solve in Aq. dest. Unc. 6—9. Tinct. Op. simpl. Unc. 1—1$\frac{1}{2}$). Am meisten haben mir Wachseingiefsungen und schwache Höllensteinauflösungen genützt.

Behandlung des entzündlichen Geschwüres.

Die Behandlung des Geschwüres mit vorherrschend entzündlichem Charakter ist im Allgemeinen die einer jeden Entzündung. Da allzuheftige Entzündung bei Geschwüren gewöhnlich nur Folge von Fehlern im Regimen und der Diät sind, so genügt es meistens, diese Fehler zu beseitigen, wenn man also strengere Ruhe beobachten läfst, einen einfachen, reinlichen, nicht reizenden oder drückenden Verband anlegt, die Diät, besonders die Fleischkost, beschränkt, um die Entzündung bis zu dem wünschenswerthen Grade herabzustimmen. Bei heftigerer Entzündung passen zuweilen kalte Umschläge, besonders mit Bleiwasser, häufiger erweichende und narcotische Cataplasmen, Fomentationen und lauwarme Bäder, örtliche und selbst allgemeine Blutentleerungen, Ableitungen auf den Darmkanal durch kühlende Laxanzen. Dem Gliede giebt man wo möglich eine erhöhte Lage, um den Rückflufs des Bluts zu begünstigen. — Gastrische Störungen, welche so häufig die Schuld zu heftiger, besonders erysipelatöser Enzündung tragen, bekämpft man durch Brech- und Abführmittel.

Behandlung des erethischen Geschwüres.

Bei erethischem Charakter des Geschwüres wählt man zum Verbande reizmildernde, Fett-, Wachs- uzd Wallrathsalben, denen man gern narcotische Extracte, Extr. Belladonnae, Cicutae, oder Opium zusetzt, oder läfst narcotische, mit Bleiwasser gekochte Cataplasmen und Fomentationen und lauwarme Bäder gebrauchen. Nicht selten ist auch der innerliche Gebrauch narcotischer Mittel, besonders des Opiums und bei grofser Schwäche in Verbindung mit belebenden und tonisirenden Mitteln, des Camphors, der China, unentbehrlich. — Manche erethische Geschwüre behalten jedoch, trotz der sorgfältigsten allgemeinen und örtlichen schmerzlindernden Behandlung, ihren hohen erethischen Charakter und verlieren ihn erst, wenn die ganze Geshwürsoberfläche durch ein Aetzmittel zerstört und umgestimmt worden ist. Am häufigsten hat man zu diesem Zwecke die ganze Fläche des Geschwüres dick, und im Nothfalle wiederholt, mit rothem Präcipitate bestreut. Wahrscheinlich aber können alle übrigen Aetzmittel zu demselben Zwecke dienen, so mamentlich nachdrückliches Betupfen mit Höllenstein, Bestreuen mit gebranntem Alaun, das Chlorzink, die Sublimatsolutionen u. s. w.

Behandlung der atonischen und asthenischen Geschwüre.

Bei atonischen und torpiden Geschwüren kann die Schwäche allgemein, oder nur örtlich auf das Geschwür und seine Umgebung beschränkt, oder selbst nur scheinbar sein.

Bei allgemeiner Schwäche verordnet man mehr belebende kräftige Diät, Fleisch, Fleischbrühe, Wein, Bier und giebt innerlich die tonica aromatica, den Calamus, die Angelica, Cascarilla, China, für sich, oder mit Aether, Camphor u. dgl.

Oertlich läfst man, wenn die Absonderung des Geschwüres nur spärlich ist, das Geschwür mit balsamischen und Digestivsalben, Ung. Elemi, Digest., basilic. mit Zusatz von peruvianischem Balsam, Camphor, oder kleinen Quantitäten von rothem Präcipitate, verbinden und aromatische Cataplasmen, denen man Brandwein, oder ebenfalls etwas Camphor zusetzt, auflegen, dabei täglich mehrmals, wenn sich die Oertlichkeit dazu eignet, das Geschwür in aromatischen Decocten, von Chamillen, Herb. Scordii, Calamus aromaticus u. dgl. baden.

Wenn dagegen die Geschwürsoberfläche sehr schlaff und die Absonderung sehr reichlich, dünn und jauchend ist, so sind adstringirende, die Secretionen beschränkende Verbandmittel vorzuziehen. Man verbindet mit Charpie, die in adstringirende Decocte, in Dec. quercus, salicis, Nuc. jugland., Chinae, getaucht ist, oder läfst sie mit Auflösungen des Höllensteins, des Lapis divinus befeuchten, oder man wendet Digestivsalben an, denen man Liquamen Myrrhae, Aloë, oder Opiumtinctur zusetzt. Wenn die Absonderung sehr übelriechend wird, so dienen Waschungen mit Chlorkalkauflösung, oder Verbände mit Fettsalben, denen $1/8$ bis $1/4$ Chlorkalk beigemischt ist, das Aufstreuen von frischgebranntem Kohlenpulver, zur Zerstörung des üblen Geruchs. — Dieselben Mittel, deren Anwendung in Salben und Waschwassern hier erwähnt ist, hat man auch, jedoch jedenfalls weniger zweckmäfsig, in mannichfach zusammengesetzten Aufstreupulvern gebraucht. — In vielen Geschwüren, deren Symptome denen wahrhaft atonischer in vielen Beziehungen vollkommen gleichen, deren Grund glatt, ohne Granulationen, unempfindlich, deren Absonderung dünn, wässerig ist, beruht dieses Aussehen nur auf scheinbarer Atonie, in der Wirklichkeit aber auf chronischer Entzündung und Verhärtung des Zellgewebes in dem Geschwürsboden und verschwindet sehr bald, sobald man durch geeignete Mittel die chronische Entzündung des Bodens beseitigt und also die Möglichkeit freier Lebensthätigkeit in ihm herstellt. Diese Fälle sind es, in denen die, schon von Baynton und andern gerühmten, methodischen Druckverbände, selbst die kalten Umschläge und Blutentleerungen, sowie Abführmittel bei anscheinend atonischen Geschwüren sich nützlich zeigen.

Behandlung der callösen Geschwüre.

Dieser Zustand scheinbarer Atonie findet sich auch bei den meisten sogenannten callösen Geschwüren, deren Grund meistentheils in chronischer Entzündung des Zellgewebes, besonders der Geschwürsränder und Erfüllung derselben mit plastischen entzündlichen Exsudaten besteht. Mit der Beseitigung des chronischen Entzündungszustandes schwindet meistens auch der Callus des Grundes und der Ränder des Geschwüres. Die geeignetsten Mittel zur Beseitigung der Callositäten sind die, welche dem chronischen Entzündungszustande entsprechen. Man beseitige defshalb, so weit als möglich, die Ursachen, welche den Reizzustand in dem Geschwüre unterhalten, fremde Körper, irritirende Verbandmittel, Dyskrasien, Unterleibsstockungen u. s. w. Man lasse den erkrankten Theil hoch legen und mit einer nicht zu fest und gleichmäfsig drückenden Rollbinde, oder mit Pflasterstreifen umgeben und wenn nicht besondere Contraindicationen es verbieten, kalte Umschläge machen. Kein Mittel hilft so schnell gegen den callösen Zustand der Geschwürsränder, als diese kalten Umschläge in Verbindung mit einem methodischen Druckverbande, keines beweist aber auch so sicher wie dieses, dafs diese Callositäten nicht auf Atonie, Blutmangel u. s. w., wie gewöhnlich angenommen wird, sondern auf dem gerade entgegengesetzten Zustande, auf Entzündung beruhen. Wenn rheumatische, arthritische Complication, oder Neigung zu Blutflüssen, die kalten Umschläge verbieten, so begnügt man sich entweder mit dem Druckverband und Anempfehlung möglichster Ruhe, oder man läfst statt jener feuchtwarme Cataplasmen auflegen. — Erlaubt die Localität die Anwendung des Druckverbandes nicht, z. B. bei callösen Geschwüren an den Genitalien, so beschränkt sich die Behandlung auf die consequente Anwendung erweichender und narcotischer Umschläge, der grauen Salbe und eines einfachen, nicht reizenden Salbenverbandes.

Dieser Behandlung widerstehen callöse Geschwüre sehr selten und sie führt in der Regel schneller zum Ziele, als die Methoden, bei welchen man den Callus, auf chemischem oder mechanischem Wege, durch verschiedene Aetzmittel, oder das Messer, zu zerstören suchte; es ist freilich sehr leicht, die callösen Ränder durch Aetzen, oder den Schnitt zu zerstören, da aber hiermit ihre Ursache nicht gehoben wird, so bilden sie sich auch in sehr kurzer Zeit von neuem. Der Reiz der Verwundung, oder des Aetzmittels, tragen selbst dazu bei, den chronischen Entzündungszustand zu steigern und eben damit die Ablagerung von neuen plastischen Exsudaten in das Zellgewebe, von neuen Callositäten, zu beschleunigen. Jedenfalls müssen, wenn man die Callositäten durch das Messer oder ein Aetzmittel zerstört hat, nachträglich noch erweichende Umschläge gemacht werden, um durch Eiterung die etwa noch vorhandenen Reste aufzulösen und der Bildung neuer vorzubeugen. Nur die Callositäten, welche bei unterminirten Geschwüren, durch das Aufrollen ihrer Ränder entstehen, verlangen unbedingt den Gebrauch des Messers, oder tief greifender Aetzmittel. Empfohlen sind Aetzpasten von Sublimat und Chlorzink, der Brechweinstein, mit Wasser zu einem Brei angerührt, die Antimonialbutter, das Kali causticum u. s. w.

Behandlung des ödematösen Geschwüres.

Die Behandlung des ödematösen Geschwüres richtet sich nach der Natur und Veranlassung der wassersüchtigen Ausschwitzung. Liegt die Ursache in allgemeiner Schwäche, anämischem und hydrämischem Zustande, so ist ein allgemein stärkendes Verfahren, durch kräftige Diät, tonisirende und belebende Arzneien, China, Eisen, mit Camphor, Naphthen, bei Genufs reiner Luft, an seiner Stelle. Oertlich läfst man das Geschwür mit balsamischen Salben verbinden und trockne aromatische Umschläge von species aromaticae, mit Camphor, oder mit camphorirter oder durchräucherter Wolle, oder Einreibungen von Camphorspiritus u. dgl. machen. Auch wenn das Geschwür sich an einer mit sehr lockerem Zellgewebe versehenen Stelle ausgebildet hat, z. B. dem Hodensacke, sind diese trocknen aromatischen Fomentationen passend. Durch hohe Lage begünstige man den Rückflufs der Säfte und befördere die Resorption derselben, sobald das Geschwür sich etwas gereinigt hat, durch Einwicklungen mit einer einfachen, oder mit Camphor bestrichenen Flanellbinde. Nur im höchsten Nothfalle, wenn die Spannung den äufsersten Grad erreicht hat, darf man sich erlauben, durch Scarificationen einen Theil des ergossenen Wassers zu entleeren. Sollen die Scarificationswunden jedoch nicht selbst wieder in Gefahr kommen zu verschwären, oder brandig zu werden, so darf man sie nur ganz klein, kaum eine bis zwei Linien lang und nicht zu dicht bei einander stehend anbringen. Sie entleeren trotz dem viel Wasser und schliefsen sich, sobald durch den Abflufs desselben die Geschwulst etwas zusammenfällt.

Liegt die Ursache des Oedems in Unterdrückung seröser Ausleerungen, wie bei allgemeinem Anasarca, so müssen jene durch geeignete Arzneien wieder hergestellt werden. Wird endlich die seröse Infiltration durch locale Störungen der venösen Circulation unterhalten, so müssen diejenigen Mittel in Anwendung gesetzt werden, von denen näher bei den varicösen Geschwüren die Rede sein wird.

Behandlung des fauligen und brandigen Geschwüres.

Die Behandlung des fauligen oder brandigen Geschwüres stimmt mit der des Brandes, in den sie übergehen, vollkommen überein. Die nicht brandigen phagedänischen Geschwüre erfordern hauptsächlich kräftige und consequente Behandlung der ihnen zu Grunde liegenden dyskrasischen Verhältnisse und örtlich gewöhnlich Zerstörung ihres Bodens durch Aetzmittel. Meistens wählt man hierzu die leichtern, weniger tief eingreifenden Aetzmittel, den rothen Präcipitat, Sublimatauflösung, Aqua phagedaenica und nur im Nothfalle die kräftigern, namentlich den Arsenik und das Glüheisen.

Behandlung der schwammigen Geschwüre.

Auch bei der Behandlung der schwammigen Geschwüre sind zunächst die allgemeinen und örtlichen Ursachen zu entfernen, da blofse Zerstörung der Fungositäten ihre Wiedererzeugung nicht hindert.

Beruht der fungöse Zustand blofs auf fehlerhafter, zu erhitzender Behandlung, sind die Granulationen zwar über die Ränder erhaben, aber sonst von guter Beschaffenheit, so setzt man den Kranken auf spärliche Diät, giebt ihm ein salinisches Abführmittel und verbindet das Geschwür blofs mit trockener Charpie, das Glied läfst man hoch lagern, und vermeidet alle erhitzenden, feuchten, erschlaffenden Verbandmittel, Cataplasmen, Salben. Bei stärkerem Blutandrange leisten eine etwas fest angezogene Rollbinde, Pflastereinwicklungen und Druck auf das Geschwür vermittelst einer Bleiplatte, gute Dienste.

Werden die Fungositäten durch fremde Körper, oder abgestorbene Theile in der Tiefe der Wunde unterhalten, so bessert sich der Zustand des Geschwüres, sobald als jene entfernt sind, bei ganz einfachem Verbande. Stehen die schwammigen Wucherungen mit allgemeiner Schwäche, hydrämischem Zustande, in Verbindung, so müssen gegen sie dieselben Mittel, wie gegen ödematöse Geschwüre, gebraucht werden. — Wie bei schwammigen Geschwürswucherungen, bei Caries und verschwärenden, bösartigen Geschwülsten verfahren werden mufs, wird geeigneten Ortes näher angegeben werden.

Bestehen die Wucherungen ohne bekannte Ursache fort, so schreitet man zu ihrer Zerstörung vermittelst der Aetzmittel, der Ligatur, oder des Messers. Die Wahl der Aetzmittel richtet sich nach der Tiefe, in welche sie eindringen müssen, um den Schwamm vollständig zu zerstören. Um ganz oberflächliche Wucherungen wegzunehmen, können der Höllenstein, mit dem man die Geschwürsfläche mehr oder weniger kräftig betupft, oder Aufstreupulver von Zucker, gebranntem Alaun, rothem Präcipität genügen. Rust rühmt eine Mischung der beiden letztern. Stärkere Wucherungen zerstört man mit dem Kali causticum, der Canquoin'schen Aetzpaste, dem Sublimat, der Antimonialbutter, dem Liq. Bellostii, den stärkeren Mineralsäuren; Wucherungen, welche mit schmaler Basis aufsitzen, schneidet oder bindet man ab und berührt die blutende Fläche mit einem der genannten Aetzmittel. Das Glüheisen gebraucht man vorzüglich bei sehr schlaffen, oder leicht blutenden, mit breiter Basis aufsitzenden Wucherungen, wenn man den Grund kräftig anregen und umstimmen will, so wie bei Wucherungen in Höhlen, zu welchen man mit flüssigen, oder zerfliefsenden Aetzmitteln nicht ohne Gefahr von Nebenverletzungen gelangen kann. Blutungen aus fungösen Wucherungen stillt man durch Druckverband, oder kräftigere Anwendung der Aetzmittel, besonders auch des Glüheisens, bis zur völligen Zerstörung des Schwammes.

Behandlung des sinuösen Geschwüres.

Das sinuöse Geschwür erfordert zu seiner schnellen Heilung die Zerstörung der verdünnten, blaurothen, abgelösten Ränder. Sind dieselben nur ganz schmal und nicht allzusehr verdünnt, so genügt es manchmal, wenn man sie von dem Rande aus ringsum einkerbt, sie ziehen sich dann zusammen, verdicken sich und gewinnen mehr Leben, so dafs sie sich an den Grund anlegen. Breitere schneidet man am besten mit der Scheere oder dem Messer ab, die Blutung ist dabei nie bedeutend, oder man zerstört sie mit dem Kali causticum. Die zurückbleibende Geschwürsfläche behandelt man ihrem Charakter gemäfs, die Vernarbung beginnt jedoch in der Regel schnell, sobald nur die Ränder bis zu ihrem festsitzenden Theile zerstört sind.

Behandlung des fistulösen Geschwüres.

Bei fistulösen Geschwüren hat man, aufser der Entfernung der Ursachen, zunächst auf Verbesserung ihrer Form zu sehen, durch Erweiterung ihrer äufsern Oeffnung, Spaltung des ganzen Ganges, oder Bildung einer Gegenöffnung an einer geeigneten, abhängigen Stelle.

Zur Erweiterung bedient man sich am besten des Messers, seltener der langsamer und mit mehr Schmerz wirkenden Darmsaiten, des Prefsschwammes. Vermittelst der Erweiterung stellt man die Geschwürsöffnung mit dem Grunde in ein mehr richtiges Verhältnifs, sorgt für freien Abflufs der Secrete und erleichtert die Entfernung fremder Körper. Verläuft die Fistel dicht unter der Oberfläche, so spaltet man sie, wenn nicht die Nothwendigkeit wichtige Gebilde zu schonen entgegensteht, ihrer ganzen Länge nach und verwandelt sie dadurch in ein offenes Geschwür. Die Spaltung geschieht mit dem Messer oder der Ligatur, letztere zieht man bei ängstlichen Kranken und wenn zu gleicher Zeit ein kräftigerer Entzündungsprocefs erregt, oder Blutung sicher vermieden werden sollen, den schneidenden Werkzeugen vor. Gegenöffnungen bildet man zweckmäfsig vermittelst eines geöhrten Troisquarts, oder des Langenbeck'schen Nadeltroisquarts. Um die Flüssigkeit nach der neuen Oeffnung hinzuleiten, zieht man ein Haarseil durch, welches man nach und nach nach dieser Oeffnung hin auszieht. Sobald das Secret der Fistel frei an einer abhängigen Stelle abfliefsen kann, comprimirt man den Fistelgang von seinem Grunde aus vermittelst graduirter Compressen und einer Rollbinde. Membranöse Auskleidungen, Fistelhäute, verschwinden fast immer, sobald der Eiter frei abfliefsen kann und die Fistel einfach cataplasmirt wird; hartnäckigere werden durch Aetzmittel, ätzende Einspritzungen, Aetzsonden, Einspritzungen von Terpentinöl, Camphorspiritus, zerstört und zugleich durch diese Mittel eine lebhaftere Granulationsbildung hervorgerufen.

---

1) Von den varicösen Geschwüren.

Begriffsbestimmung.

Varicöse Ausdehnungen der Venen kommen bei sehr verschiedenen Geschwüren, namentlich auch in der Umgebung bösartiger, verschwärender Geschwülste, Krebse, Markschwämme u. s. w. vor. Die Varices bilden jedoch hier nur eine minder wichtige Erscheinung des spätern Verlaufs der Krankheit und wir sind deshalb nicht berechtigt, die Form des Geschwüres nach ihnen zu benennen. Dagegen kommen sehr häufig Geschwüre vor, welche ihre Entstehung und ihre Fortdauer der vorausgehenden varicösen Ausdehnung der Venen verdanken, diese also bezeichnet man mit Recht und allein, nach ihrer wesentlichen Ursache, als varicöse.

Vorkommen.

Die varicösen Geschwüre kommen, höchst seltene Ausnahmen abgerechnet, nur an den untern Extremitäten, häufiger, wenigstens bei Männern, an der linken, als an der rechten und fast nur in dem Raume zwischen den Knöcheln und den Waden vor. — Dem Wesen nach ganz analoge Geschwüre sind die geschwürigen Hämorrhoiden des Mastdarmes.

Entstehungsweise, Verlauf, Erscheinungen.

Der Entstehung der Geschwüre geht längere, oft sehr lange, oder kürzere Zeit, varicöse Erweiterung der Venen voraus. In der Form der varicösen Erweiterungen bemerkt man leicht eine zweifache Verschiedenheit, die nicht ohne Einfluss auf die Form und den Sitz des Geschwüres ist. In den häufigern Fällen dehnen sich langsam, allmählig und schmerzlos die gröfsern Verzweigungen der Vena Saphena von den Knöcheln an nach aufwärts zu der Wade und häufig über diese hinaus, bis zu dem Schenkel und selbst der Hüfte hin aus. Die Venen selbst bleiben schmerzfrei, wenn auch später die Haut sich entzündet, sie dehnen sich immer mehr zu dicken, gewundenen Strängen aus, die bläulich durch die über ihnen verdünnte Haut hindurchschimmern. — In andern, etwas weniger häufigen Fällen, werden nicht die gröfseren subcutanen, sondern die kleinern, in dem Corium selbst liegenden Zweige, ausgedehnt. Die Ausdehnung erfolgt rascher, unter lebhaftem Schmerzgefühle, das in den erweiterten Venensträngen selbst seinen Sitz zu haben scheint, erreicht jedoch bei weitem nicht den Grad, wie bei der erstern Form. Sie breitet sich auch nicht so weit, wie jene, über den Schenkel aus, sondern bleibt auf den untersten Theil des Unterschenkels, die Umgegend der Knöchel, die seitlichen Ränder des Fufses beschränkt. Diese Varices springen gleich von Anfang an, als 2 — 4 Linien breite, dunkelblau gefärbte, vielfach sich verästelnde Stränge, die zahlreiche kleine halbkugliche Säcke bilden, in welchen die Schmerzen besonders concentrirt sind, über die Haut empor. Zuweilen bildet sich diese Form, unter lebhaften und offenbar entzündlichen Schmerzen, binnen wenigen

Tagen bis zu ihrer gröfsten angegebenen Ausdehnung aus, die sie auch bei längerem Bestehen nicht zu überschreiten pflegt.

Einige Zeit nach der Erweiterung der Venen fangen die Haut und das subcutane Zellgewebe an sich zu infiltriren und schwellen an. Bei der ersten Form der Varices bemerkt man, dafs die Umgegend der Knöchel gegen Abend anschwillt und etwas empfindlich wird. Die Geschwulst ist weich, ödematös, ungefärbt, sehr wenig empfindlich und verschwindet wieder während der Nachtruhe, bei ruhiger horizontaler Lage. Nach und nach aber steigt sie immer höher an dem Schenkel hinauf und verschwindet auch während der Nacht nicht mehr gänzlich, die Gegend der Fufswurzel bleibt jedoch in der Regel von der Geschwulst gänzlich frei. Allmählich wird die Geschwulst härter, nimmt den Fingerdruck nicht mehr an, die Schmerzen werden, besonders nach Anstrengungen, lebhafter, verschwinden aber wieder, wenn der Fufs geschont und anhaltend in horizontale Lage gebracht wird. Die Haut verwächst mit dem Zellgewebe, läfst sich daher nicht mehr verschieben, oder falten, ihre Härte wird manchmal so beträchtlich, dafs man knöcherne Rinnen zu fühlen glaubt, in denen die erweiterten Venen verlaufen. Die Härte verliert sich jedoch immer gegen die Wade hin. Der Umfang des Fufses nimmt beträchtlich zu und ist manchmal um den Knöchel herum, ähnlich wie bei Elephantiasis, wulstförmig über die Fufswurzelgegend herumgelagert und mit dunkel gefärbten Knoten und Schorfen bedeckt.

Bei der varicösen Erweiterung der kleinern Hautvenen erreicht zwar die Geschwulst niemals den Umfang und den Grad von Härte, wie bei der ersten Form, sie ist aber gleich von Anfang an viel schmerzhafter, roth, heifs, gespannt, wie bei einer ödematösen Rose.

Die Farbe der Haut ist, besonders wenn die Geschwulst langsam entsteht, anfangs unverändert, selbst etwas abgeblafst. Später bilden sich, zunächst dicht oberhalb der Knöchel, bräunliche, ecchymotische Flecken, zugleich steigert sich die Entzündung, an einem, oder an mehren Punkten, bis zur Abscefsbildung. Es erhebt sich eine kleine schwärzliche Pustel, welche häufig von dem Kranken aufgekratzt wird, oder von selbst berstet und Eiter mit etwas zersetztem Blute entleert. Von dieser Stelle aus verbreitet sich ein Geschwür, welches nach und nach so weit gehen kann, als die Haut verhärtet ist. Bei der erstern Form der varicösen Ausdehnung verbreiten sich diese Geschwüre jedoch fast nie unterhalb der Knöchel und nach aufwärts fast nie über den Anfang der Waden. Sie bleiben stationär, oder nehmen nur an Tiefe zu, wenn sie den angegebenen Raum erfüllt haben. Bei der zweiten Form der Varices, kommen Geschwüre auch unterhalb der Knöchel an den Seitenrändern des Fufses vor.

Gewöhnlich findet man nur ein Geschwür an einer Extremität, zuweilen aber entstehen deren auch mehre zu gleicher Zeit, oder bald nach einander, die endlich zu einem gröfsern zusammenfliefsen. Ihre Gröfse wechselt von einem sehr kleinen Anfange, bis zu vier bis fünf Zoll in allen Durchmessern. Die Ränder sind scharf, beinahe rechtwinklich abgeschnitten und verhältnifsmäfsig hoch, immer hart und callös. Auch in der Umgebung ist das Zellgewebe immer verhärtet, fast knorplich, dunkel gefärbt, die Haut mit bräunlichen Flecken bedeckt, periodisch rosenartig entzündet. Der Geschwürsgrund besteht aus einer festen, lederartigen Schichte, auf welcher keine eigentlichen Granulationen zu entdecken sind. Die Absonderung ist eine dünne, gewöhnlich sehr foetide Jauche. Blutungen aus dem Geschwüre selbst sind selten, da die erweiterten Venen zu sehr von verdichtetem Zellgewebe umgeben sind, als dafs sie sich leicht nach aufsen öffnen könnten, dagegen kommen zuweilen, besonders bei der acuten Form der Varices, Blutungen aus geborstenen Hautvenen im Anfange vor und die Verschwärung greift von dem kleinen Hautrisse an um sich.

Der Erregungszustand varicöser Geschwüre ist sehr wechselnd; so lange der Kranke sich zu schonen vermag, pflegt die Entzündung sehr mäfsig zu sein. Diätfehler, Erkältungen und namentlich anstrengende Bewegungen steigern sie oft bis zu einem sehr beträchtlichen Grade.

Schon mit der zunehmenden Verdickung der Haut und des Zellgewebes verliert der Fufs seine Beweglichkeit. Bei alten varicösen Geschwüren erstreckt sich die chronische Entzündung immer auch auf die Gelenkbänder und die Knochenhäute, erstere verdicken und verkürzen sich, der Fufs wird daher unbeweglich und häufig wie bei pes equinus gestellt, letztere schwellen an, fliefsen mit dem verhärteten Zellgewebe zusammen und besetzen sich endlich, besonders auf der vorderen Fläche der Tibia, mit zahlreichen Exostosen, welche manchmal so zunehmen, dafs sie sich endlich an der Geschwürsoberfläche als feine Knochenspitzchen durchfühlen lassen.

Sich selbst überlassen bessern und verschlimmern sich varicöse Fufsgeschwüre in vielfachem Wechsel. Sie heilen zuweilen ohne Kunsthülfe zu, brechen aber, wenn der Kranke die Narbe nicht auf die gehörige Weise zu schonen versteht, aufserordentlich leicht wieder auf.

Die varicösen Fufsgeschwüre stehen mit keiner Dyskrasie in wesentlicher Verbindung, sie können bei sonst ganz gesunden Menschen, als rein locale Uebel vorkommen. Bei vielen Kranken sind lange schon vor dem Aufbruch des Geschwüres die Stuhlausleerungen träge, selten und hart, bei vielen lassen sich dabei Störungen in der venösen Circulation des Unterleibes, Hämorrhoidalzustände, Krankheiten und Anschwellungen der Leber, der Milz, sogenannte Fieberkuchen, des Uterinsystemes, oder Neigung zu Blutspeien u. s. w. nachweisen.

Anatomischer Befund bei varicösen Geschwüren.

Die anatomische Untersuchung varicöser Geschwüre ergiebt, aufser der blutig wässerigen, oder plastischen Infiltration der Haut, der Auflockerung und Verdickung der Periostien, vorzugsweise eine beträchtliche Erweiterung sämmtlicher Venen, während die Arterien keine adäquate Ausdehnung, oder Zunahme ihrer Zahl erfahren haben. Zugleich bemerkt man, dafs die an und für sich spärlichen Klappen der Vena saphena, durch die beträchtliche Erweiterung des Lumens, gänzlich verstrichen sind.

Wesentliche Ursachen, locale and allgemeine Disposition.

Dieses Mifsverhältnifs zwischen dem Lumen derjenigen Gefäfse, welche das Blut von der Peripherie zurückführen und der Geräumigkeit derer, welche es zu der Peripherie hinleiten, giebt den Hauptanhaltspunkt zur Erklärung, wie die varicösen Geschwüre zu Stande kommen und zur Wahl einer rationellen Heilmethode.—Aus der veränderten Geräumigkeit der Gefäfse ergiebt sich nämlich, dafs das Blut in den Venen, da sie nicht mehr Blut wie früher erhalten, um so langsamer fliefsen mufs, je mehr sie sich ausgedehnt haben, da eine Flüssigkeit, die aus einer engen Röhre in eine weite übergeht, um so langsamer strömt, je weiter diese ist. In der That ist die Strömung in manchen der sehr erweiterten Venen so langsam, dafs das Blut schon während des Lebens gerinnt. Mit der Erweiterung werden die Venenhäute dünner und permeabler, während zugleich der Druck der dickeren und längeren Blutsäule beträchtlicher wird. Dieser Druck erstreckt sich natürlich über die gröfseren Stämme hinaus, bis zu den kleineren und kleinsten Aesten, die in sie einmünden. Die nächste Folge dieses verstärkten Drucks ist vermehrte Transsudation und verminderte Resorption, daher ödematöse Infiltration des Zellgewebes, zunächst an dem abhängigsten Theil des Gliedes. Die Exsudate bestehen anfangs blofs aus dem Blutwasser mit den Salzen, sind nicht gerinnbar und werden daher leicht wieder, wenn der Rückflufs des venösen Bluts durch horizontale Lage etc. begünstigt wird, in die Gefäfse aufgenommen. Nach und nach aber wird die Exsudation stärker, so dafs sie nicht in kurzer Zeit wieder resorbirt werden können, endlich verlassen auch die plastischen und zuletzt die färbenden Bestandtheile des Blutes die Gefäſswand. Die Geschwulst wird daher fest und von zersetztem Blute bräunlich gefärbt. Die Exsudate, namentlich das zersetzte Blut, wirken selbst als Entzündungsreize, das Zellgewebe wird durch sie in chronische Entzündung versetzt, man findet es daher durchweg wie bei chronischen Entzündungen verändert, verdickt, verhärtet, mit kleinen Blutansammlungen durchsetzt. Diese blutig gefärbten Flecken bezeichnen die Stellen, an welchen die Blutstockung den höchsten Grad erreicht hat, hier steigert sich die Entzündung am höchsten und es bilden sich an ihnen zuerst die kleinen pustulösen Absceſse, von denen die Verschwärung weiterschreitet.

Nach den vorstehenden Angaben beruhen die varicösen Geschwüre zunächst auf Infiltration und chronischer Entzündung des Zellgewebes, welche selbst aus Stockung des Venenblutes und varicöser Erweiterung der Venen hervorgehen. — Hiernach widerlegt sich die vielfach verbreitete Ansicht, daſs diese Geschwüre, oder einzelne ihrer Erscheinungen, z. B. die Callosität der Ränder, mit Atonie in Verbindung stünden, von selbst und es bedarf kaum der weiteren Hinweisung, daſs sie bei gesunden, jungen, kräftigen Menschen eben so häufig vorkommen, als bei alten und schwächern.

Die Vorliebe der varicösen Geschwüre für einen bestimmten Raum an den untern Extremitäten, auf den sie sich auch bei der längsten Dauer beschränken, weist darauf hin, daſs an ihm allein, durch gewisse anatomische Anordnungen, die Bedingungen ihrer Entstehung gegeben sind. Da ihre eigentliche Ursache in Hemmung und Verlangsamung des venösen Rückfluſses, erschwerter Entleerung der venösen Capillarien in ihre Stämme liegt, so müssen die Ursachen solche sein, durch welche der Rückfluſs des Venenblutes an der genannten Stelle erschwert, oder wenigstens nicht in gleicher Weise, wie an andern Stellen des Körpers, begünstigt wird. Diese Ursachen sind: die aufrechte Haltung des Körpers, besonders bei Personen, welche ihre Geschäfte in ruhig stehender Haltung verrichten. Aus dieser Ursache entstehen bei manchen Handwerkern und Künstlern, Bäckern, Schriftsetzern u. s. w. häufig Geschwüre, ohne daſs irgend eine andere nachzuweisen wäre.— Stockungen in dem Unterleib, durch welche die Entleerung der Gefäſse der untern Extremität erschwert wird, habituelle Anfüllung des Mastdarms mit hartem Koth, Leber- und Milzkrankheiten, Hämorrhoidalleiden. Häufig entstehen varicöse Geschwüre der untern Extremitäten nach intermittirenden typhösen Fiebern, in deren Gefolge sich Anschwellungen der Leber und Milz, oder venöse Plethora des Unterleibs ausgebildet haben. Bei Weibern bilden Störungen der

Uterinfunctionen, Stockungen in den Gefäfsen des Uterus, Amennorrhoe, Anschwellungen des Uterus durch Schwangerschaft, oder Polypen, die häufigste Veranlassung.

Zuweilen bilden sich varicöse Ausdehnungen der Venen und die von ihnen abhängigen Geschwüre sehr rasch unter acut-entzündlichen Zufällen aus. Die Venen, besonders die kleinen Hautvenen, schwellen an, werden heifs, gegen Berührungen empfindlich, es bildet sich rasch ein heifses Oedem und eine Blase, die in ein ziemlich schmerzhaftes Geschwür übergeht. Am häufigsten sieht man diesen Zustand nach schweren Wechselfiebern und dem Typhus. Vielleicht entstand hierbei, durch primäre Veränderungen in dem Blute, chronische Phlebitis, durch welche die Elasticität der Venenwand verloren geht, so dafs sie dem Andrange des Blutes nachgiebt und sich zu schmerzhaften varicösen Säcken ausdehnt. — Uebrigens tritt zu jeder anfangs rein mechanischen Ausdehnung der Venenwand später immer chronische Entzündung hinzu, entweder als Product der allzu starken Ausdehnung, oder indem sie von dem entzündeten Zellgewebe auf die Venenhäute durch Contact übergeht.

Als Ursache, wefshalb die varicösen Geschwüre den Raum zwischen den Knöcheln und den Waden fast nie überschreiten, lassen sich zwei Verhältnisse nachweisen, die Abwesenheit der Klappen in der Vena saphena, die hier mit ihnen nur sehr spärlich versorgt ist und der Mangel an Muskelbäuchen in dem genannten Raume. Das Fehlen dieser beiden Hülfsmittel für die Fortbewegung des venösen Blutes, mufs besonders an den untern Extremitäten, an welchen das Blut gegen seine eigene Schwere aufsteigt, den Druck der Flüssigkeitssäule auf die Wand der grofsen Gefäfse und auf die rückwärts liegenden Capillarien sehr fühlbar machen. Weiter aufwärts an den Waden, dienen die abwechselnden Spannungen nnd Erschlaffungen der Muskeln dazu, die gröfseren Gefäfse und die Capillarien zeitweise zu entleeren, es bilden sich daher weniger leicht allzustarke Transsudationen mit ihren Folgen, die Geschwüre gehen daher nicht über den Raum hinaus, an dem die Muskelbäuche anfangen.

Dafs die varicösen Geschwüre, wenigstens bei dem Manne, so viel häufiger an der linken, als an der rechten Extremität vorkommen, erklärt sich hauptsächlich aus der relativen Lage der Vena ilinea zu der gleichnamigen Arterie. Da sich beide Gefäfse kreuzen, so mufs jeder Stofs der Pulswelle sich auch in der Vene bemerklich machen und der entgegengesetzten Richtung des venösen Stromes sich widersetzen. So unbedeutend die Wirkung der einzelnen Stöfse ist, so mufs doch die unzählige Wiederholung derselben eine namhafte Verzögerung bewirken. Wir sehen aus dieser Ursache nicht allein die linke untere Extremität, sondern die ganze linke untere Körperhälfte zu venösen Stockungen mehr geneigt, als die rechte, denn auch im linken Saamenstrange kommen varicöse Ausdehnungen viel häufiger vor, als in dem rechten.—Aufserdem mag zu dieser gröfseren Disposition der linken Extremität etwas beitragen, dafs der Mastdarm bei den meisten Kranken habituell mit hartem Koth gefüllt ist und wohl auf die Venen der linken Beckenhälfte mehr, als auf die der rechten drückt. — Da bei Frauen Anschwellungen des Uterus die gewöhnliche Veranlassung geben, dieser natürlich auf die Venen der beiden Beckenseiten gleich stark drückt, so kommen varicöse Geschwüre bei jenen auch so ziemlich gleich häufig an beiden Extremitäten vor.

Varicöse Geschwüre kommen von der Periode der Mannbarkeit an in jedem Alter vor; sie sind bei ältern Personen nicht häufiger, als bei jüngern. Bei Frauen geben die Schwangerschaft und die Störungen, welche die Cessation der Menses begleiten, häufig Veranlassung zur Entstehung varicöser Geschwüre. Wenn einmal die locale Disposition gegeben ist, so genügen äufserst unbedeutende Veranlassungen, oberflächliche Excoriationen durch Kratzen u. s. w., den Aufbruch des Geschwüres selbst zu beschleunigen. — Zu den varicösen Geschwüren gehören diejenigen, welche man visceral, physconöse, venöse, abdominelle, Hämorrhoidal-, Menstrualgeschwüre zu nennen pflegt. Diese Namen beziehen sich nur auf einzelne Veranlassungen einer und derselben Krankheitsform.

Vorhersage.

Die Vorhersage bei varicösen Fufsgeschwüren ist nicht ungünstig, auch die schlimmsten Formen können durch zweckmäfsige Behandlung häufig sehr leicht geheilt, oder doch sehr wesentlich gebessert und zu einem sehr erträglichen Zustande gebracht werden.— Die Heilung des Geschwüres selbst ist wohl in keinem Falle verboten, wohl aber ist es in manchen Fällen unmöglich, oder nicht rathsam, die varicösen Ausdehnungen zu heben, von denen das Geschwür selbst abhängt; überall nämlich, wo in dem Unterleibe unheilbare Stockungen bestehen, welche durch die Verschliefsung oder Verengerung der erweiterten Venen und die Zurücktreibung des Blutes aus den untern Extremitäten, verschlimmert werden könnten. In diesen Fällen kann auch das Geschwür, wenigstens nicht dauernd geheilt, aber doch sehr beschränkt und wesentlich gebessert werden. — Nach der Heilung der meisten varicösen Geschwüre besteht noch lange Zeit hindurch grofse Neigung zum Wiederaufbruch der Narbe, der nur durch eine sorgfältige und anhaltende Nachbehandlung, welche vorzugsweise die noch fortwirkenden Ursachen ins Auge zu fassen hat, vorgebeugt werden kann.

Behandlung.

Vor allem ist das Verhältnifs, in welchem die Geschwüre mit andern Krankheiten, besonders des Unterleibs stehen, ins Auge zu fassen. — Heilbare Stockungen im Unterleibe behandelt man mit auflösenden Extracten, Extr. graminis, taraxaci, Seifen, Rheum, Calomel, Digestivsalzen in passenden Verbindungen, auflösenden Mineralwassern, ordnet eine leichte, mehr vegetabilische Diät an, empfiehlt Leibesbewegung u. s. w. Bei den so häufig vorkommenden Verstopfungen des untern Theils des Darmcanales, sind Drastica, Aloe mit Gratiola, Seifen, Jalappe, in solchen Dosen, dafs täglich mehrmals breiigte Stuhlausleerungen erfolgen, von vorzüglichem Nutzen. Störungen der Menses und der Uterinalfunctionen überhaupt, müssen ihrer Natur nach behandelt werden. Antidyscrasische Mittel sind bei varicösen Geschwüren zwecklos.

Die locale Behandlung varicöser Geschwüre hat im Allgemeinen folgende Indicationen zu erfüllen:

1) die verlangsamte Circulation in den Venen der untern Extremitäten zu beschleunigen;

2) die chronische Entzündung und Induration des Zellgewebes zu heben;

3) die Vernarbung zu leiten;

4) eine zweckmäfsige Nachkur anzuordnen.

Nachdem die beiden ersten Indicationen erfüllt sind, verbessern sich die Ränder, der Boden und die Absonderung des Geschwüres von selbst, wefshalb man nicht nöthig hat, hierfür etwas besonderes zu thun. Die erste Indication wird erfüllt durch möglichst anhaltende, horizontale Rückenlage, bei welcher die Rückströmung der venösen Blutsäule, unbehindert durch ihre eigene Schwere, erleichtert wird. Viele varicöse Fufsgeschwüre heilen von selbst, wenn der Kranke aus irgend einer Ursache anhaltend zu Bett liegen mufs und alle Kranken fühlen sich wenigstens bei horizontaler Lage des kranken Gliedes sehr erleichtert. — Ruhiges, bewegungsloses Stehen ist nachtheiliger, als Gehen. In schwierigeren Fällen mufs der Kranke im Beginne der Behandlung beständig liegen, in leichtern genügt es, wenn er einen grofsen Theil des Tages liegt, oder wenigstens den kranken Fufs auf einen Stuhl etc. horizontal lagert. Gut ist es, wenn die Ferse des kranken Fufses selbst etwas höher als das Becken, durch untergelegte Kissen, gelagert wird. Erlauben es die Verhältnisse des Kranken nicht, dafs er während der ganzen Behandlung sich ruhig verhalte, so darf er wenigstens nicht eher anhaltendere Bewegungen sich erlauben, als bis die Vernarbung schon eingeleitet und auch dann nur, wenn der Fufs durch einen Druckverband gehörig geschützt ist. Bemerkt man jedoch, dafs die Narbe und der Grund des Geschwüres wieder blutreicher werden, so mufs der Kranke sogleich wieder die horizontale Lage annehmen.

Das zweite Hauptmittel bildet eine methodische Einwicklung von den Zehen bis über die Waden hinaus. Durch sie werden, besonders die äufseren, ausgedehnten, erschlafften Venen comprimirt, das Blut genöthigt mehr die tiefern aufzusuchen und in verengertem Gefäfsraum rascher zu circuliren. Mit der rascheren Strömung des venösen Blutes werden die Entleerung der Capillarien und die Resorption der Ergüsse begünstigt, die Stasis des Blutes, die chronische Entzündung und Verhärtung des Zellgewebes gehoben.

Am geeignetsten dienen zu diesem methodischen Druckverbande Einwicklungen mit Pflasterstreifen nach Baynton. Da nur der methodische Druck und nicht die arzneiliche Zusammensetzung des Pflasters wirkt, so ist es ziemlich gleichgültig, welche Masse man wählt, wenn sie nur hinreichend klebt und bei längerer Anwendung die Haut nicht reizt. Das Emplastrum matris erfüllt diese Bedingungen vollständig, aufserdem können Emplastrum saponatum, diachylon simplex, bei unempfindlicher Haut auch gewöhnliches Heftpflaster u. s. w. benutzt werden. — Man läfst starke Leinwand dick mit einer dieser Massen bestreichen und schneidet Streifen, die bei 1—1½ Zoll Breite, so lang sein müssen, dafs sie das Glied wenigstens 1½ mal umgeben. Den ersten Streifen legt man etwas unterhalb des Geschwüres, wo die Haut nicht mehr geröthet ist, an, mit den folgenden steigt man, in sich kreuzenden Zirkel, oder Hobeltouren aufwärts, bis zur gesunden Haut, so dafs jeder folgende Streifen den vorhergehenden zur Hälfte deckt. Sehr zweckmäfsig ist es, wenn man eine halbe Stunde etwa bevor man mit der Einwicklung beginnt, die Ferse sehr hoch legen läfst, damit die Gefäfse sich möglichst von Blut entleeren. Die ersten Einwicklungen dürfen nicht zu fest sein, wenn sie nicht den Schmerz steigern sollen, die spätern können ziemlich fest angezogen werden. So lange der Umfang des Gliedes rasch abschwillt, mufs man die Einwicklungen täglich erneuern, später ist es besser, mehre Tage jedesmal vorübergehen zu lassen und den Eiter, der zwischen den Streifen durchquillt, nur abzuwaschen. Ganz zuletzt ist es wieder gut, den Verband täglich zu wechseln, damit der scharf gewordene Eiter die zarte Narbe nicht wieder zerstöre. Ueber die Pflastereinwicklung lege man noch eine gewöhnliche Rollbinde, bis über das Knie hinaus.

Sobald die Vernarbung anfängt Fortschritte zu machen, sorge man, durch die Pflastereinwicklungen die Geschwürsränder nicht allzu sehr zusammenzuziehen, um nicht eine verkürzte und eben dadurch zum Wiederaufbruch sehr geneigte Narbe zu erhalten. Entweder läfst man jetzt die cirkelförmigen Pflastereinwicklungen ganz weg und begnügt sich mit dem Druck der Rollbinde, oder man legt die Streifen so an, dafs sich ihre Enden auf der, dem Geschwüre entgegen gesetzten Seite kreuzen, wodurch die Geschwürsränder mehr aus einander gehalten werden und der Geschwürsgrund sich mit Granulationen zu einer breiten Narbe ausfüllen kann.

Die Wirkung der Einwicklungen wird mächtig durch die schon von Baynton so sehr empfohlenen kalten Umschläge, von reinem, oder bei gröfserer Empfindlichkeit, von Bleiwasser, unterstützt. Sie sind um so mehr angezeigt, je callöser, härter und blutiger die Ränder, je schmutziger und reizloser der Geschwürsgrund und je fötider die Absonderungen sind. Die anscheinende Atonie des Geschwüres darf von ihrer Anwendung durchaus nicht abhalten. Nur bei unzweifelhaft erkannter gichtischer und rheumatischer Complication, oder Anlage zu Blutspeien, sind sie nicht passend. Ihre Wirkung beruht unstreitig darauf, dafs sie dazu beitragen, die Blutstockung in den kleinern Gefäfsen zu vermindern, die Wandungen derselben durch Contraction zu verdichten, ihr Lumen zu verengern, eben dadurch aber die Blutströmung in ihnen zu beschleunigen, die Neigung zu allzustarken Exsudationen zu vermindern, die Resorption zu heben. Es ist sehr zu bedauern, dafs aus Vorurtheil, Furcht vor Erkältung, Rosen, oder wegen des Glaubens an Atonie als Grund der Geschwüre, der Gebrauch der kalten Umschläge nicht allgemeiner ist. — Anfangs lasse man, bis das Geschwür sich gereinigt hat, die kalten Umschläge ununterbrochen machen, später genügt es, sie täglich einige Stunden hindurch in Anwendung zu bringen. Sobald man jedoch bemerkt, dafs Grund und Umgebung des Geschwüres sich wieder mehr mit Blut füllen, so müssen die kalten Umschläge sogleich wieder dauernder in Anwendung gebracht werden.

Unter der Anwendung vorstehender Mittel stellen sich das Gleichgewicht zwischen der arteriellen und venösen Blutströmung und der Tonus der Gefäfse wieder her. Die Venen können wieder als resorbirende Gefäfse wirken. Die chronische Entzündung des Zellgewebes und mit ihr die Infiltration und die Verhärtung der Haut verschwinden, an die Stelle der fötiden Jauche tritt guter Eiter, der Geschwürsgrund reinigt sich und bedeckt sich mit Granulationen. Alle diese Verbesserungen werden schon in den ersten 2 bis 3 Tagen erlangt, und von da an geht die Vernarbung, bei sorgfaltiger Behandlung, ungestört weiter. Es ist nie nöthig, den Geschwürsgrund durch balsamische Salben oder Aetzmittel zu reinigen, oder zur Zerstörung der callösen Ränder Caustica, oder das Messer, in Anwendung zu bringen. Alle diese Mittel nützen nur scheinbar im ersten Augenblicke, schaden aber und zwar um so mehr, je reizender sie sind, indem sie den Blutandrang und die chronische Entzündung unterhalten und steigern. Die durch Aetzen beseitigten Callositäten stellen sich daher auch in sehr kurzer Zeit wieder her.

Wenn das Geschwür sich schon vollkommen gereinigt hat, behandelt man es wie jede eiternde Wunde, namentlich kann es zweckmäfsig sein, jetzt an die Stelle der kalten Umschläge feuchtwarme zu setzen. Natürlich müssen jedoch die Einwicklungen wenigstens mit einer Binde ununterbrochen fortgebraucht werden.

Wenn während der Behandlung das Geschwür und seine Umgebung, sowie die erst vor kurzem fest gewordene Narbe, sich dunkelroth mit Blut füllen, gelbe oder bläuliche Blasen auf der neuen Narbe sich erheben, so steht auch jedesmal die Vernarbung still, oder macht Rückschritte, die Granulationen sinken ein und von den geborstenen Blasen aus frifst die Verschwärung aufserordentlich rasch wieder um sich. Zu anhaltender Gebrauch der Extremität, Verstopfung, fehlerhaftes Verhalten überhaupt, sind die gewöhnlichen Veranlassungen dieses Zustandes, durch den Narben oft in einer Nacht wieder zerstört werden, zu deren Herstellung man Wochen gebrauchte. Strenge Beobachtung der horizontalen Lage, etwas fester Druckverband, kalte Umschläge, sind die Mittel, die hier zunächst in Anwendung gebracht werden müssen. Die einzelnen Blasen sticht man an und entleert ihren Inhalt, ohne die Oberhaut wegzunehmen. Bessert sich hierauf der Zustand nicht sogleich, so setze man einige Blutegel in die Nähe, wenn auch die Geschwürsoberfläche vollkommen brandig aussehen sollte.

Mit den vorgenannten Mitteln können alle varicösen Fufsgeschwüre in Zeit von einigen Wochen zur Vernarbung gelangen, oder, wo dieses nicht erlaubt ist, wenigstens zu einem, dem Kranken sehr erträglichen Zustande, auf völlig ungefährliche Weise gebracht werden. Theils um den Heilungsprocefs abzukürzen, theils um die Heilung selbst sicherer zu machen, hat man jedoch noch mehre Methoden erdacht, denen Wirksamkeit, zum Theile wenigstens, nicht abzusprechen ist.

Die Verschliefsung einiger der erweiterten Venen auf operativem Wege, ist schon früher versucht, aber wegen der Gefahren der Phlebitis suppurativa, die mit den ältern Methoden verbunden waren, wieder aufgegeben worden, bis man in der neuern Zeit, nach verbesserten, bei weitem weniger gefährlichen Technicismen, nach Fricke, Velpeau, Davat, Rainaud, Khu, Jobert, Signeroni, die Versuche wieder aufgenommen hat. — Die Wirksamkeit dieser Methode ist nicht zu bezweifeln, und varicöse Geschwüre heilen sehr leicht, ohne weitere Hülfe, wenn nur einige der am meisten erweiterten Venen geschlossen worden sind. Wenn die Entstehung varicöser Geschwüre zunächst darauf beruht, dafs mit der Erweiterung der Venen, bei unveränderter arterieller Blutströmung, die Circulation in den erstern überhaupt und namentlich in den von ihnen abhängigen Capillarien, sehr verlangsamt, hiermit aber zugleich Exsudationen und chronisch entzündliche Zustände veranlafst werden, so mufs mit der Verschliefsung einiger der am meisten erweiterten Venen, nothwendig der abnorme Zustand mehr zur Norm zurückgeführt werden, da mit der Verengerung des Lumens der Venen im Ganzen und im Verhältnifs zum Quantum des Blutes, dieses zur raschern Strömung genöthigt wird. Das Blut sucht mehr die tiefen Venen auf, die oberflächlichen entleeren sich mehr, wie man denn in der That nach Obliteration einer stärkern Vene am Oberschenkel, alsbald die tiefer abwärts liegenden Varices einsinken sieht. Indem die Stockung in den Capillarien sich mehr vermindert, können die Ergüsse leichter resorbirt werden, die dunkle blutige Färbung der Haut hellt sich daher auf, die Ecchymosen verschwinden, die Haut wird weicher, beweglich. Somit verschwinden alle Folgen der chronisch-entzündlichen Degeneration, und, da auf dieser die Verschwärung selbst beruht, so darf es nicht verwundern, dafs auch das Geschwür selbst sich in allen Beziehungen bessert und endlich heilt.

Gewöhnlich genügt die Obliteration eines Hauptstammes und nur wenn die Venen in ganz ungewöhnlich starkem Grade ausgedehnt sind, mufs man nach und nach mehre Stämme zu verschliefsen suchen.

Nicht anwendbar ist die Verschliefsung der Venenstämme durch eine Operation bei den varicösen Geschwüren, bei welchen die Varices selbst sehr schmerzhaft sind, besonders also bei der Form, bei welcher die kleinern, in der Dicke der Cutis selbst verlaufenden Venen, sich rasch und unter Schmerzen ausgedehnt haben, weil bei ihr die einzelnen erweiterten Venen zu klein sind und zu häufig unter einander communiciren, als dafs die Verschliefsung einiger viel helfen könnte. Zugleich ist zu befürchten, weil schon ein gereizter Zustand in den Venen selbst besteht, dafs ein neuer Eingriff die Erregung bis zur suppurativen Entzündung steigern möchte. Auch sind die Geschwüre, welche bei dieser Form von Varices vorkommen, gewöhnlich klein und heilen leicht auch bei den früher genannten Mitteln.

Im Wesentlichen ähnlich wie die Unterbindung der erweiterten

Venen, wirken die Cauterisationen derselben vermittelst des Kali causticum, oder der Wiener Aetzpaste, nach Bonnet und Bérard, oder die Bildung eines hufeisenförmigen Aetzschorfs unterhalb des Geschwüres, nach Marchal. Die Wirkung dieser Methoden beruht auf der Verschliefsung einiger Venen; dieser Zweck wird jedoch auf wenig sichere und mehr schmerzhafte Weise, zugleich bei gröfserer Gefahr der Phlebitis suppurativa erreicht. Eben so sind die Methode von A. Cooper, die erweiterten Venen zweimal in der Woche mit der Lancette anzustechen, etwas Blut austreten zu lassen und dann einen festen Druckverband anzulegen, oder das Verfahren von Melwin, zahlreiche Nadeln durch sie hindurch zu stechen und liegen zu lassen, bis sie durcheitern, zugleich weniger sicher und weniger unschädlich, als die früher beschriebenen Methoden.

Die Uebergiefsungen varicöser Geschwüre mit einer Wachsmasse (gelbes Wachs mit Zusatz von etwas Talg, oder Oel, oder Emplastrum matris), sind wohl zuerst von Fricke gegen veraltete Fufsgeschwüre empfohlen worden und zeigen sich, besonders wenn sich das Geschwür schon gereinigt hat, die Varicositäten fast gänzlich verschwunden sind, bei oberflächlichen und dicht auf dem Knochen liegenden Geschwüren, so wie zur Vollendung der Vernarbung, wenn gegen das Ende der Behandlung ein kleiner Rest des Geschwüres allen obigen Bemühungen hartnäckig widersteht, von ausgezeichneter Wirksamkeit. Ganz unersetzlich sind die Wachseingiefsungen bei den varicösen Geschwüren, auf deren Grund man nackte Knochenspitzchen durchfühlt, denn nur bei ihrem Gebrauche ist es mir gelungen, die Fleischwärzchen rascher, als die den Vernarbungsprocefs hindernden Knochenspitzen wachsen zu machen. Die Wirkung der Wachseingiefsungen beruht wahrscheinlich darauf, dafs sie das Geschwür mit einer homogenen Decke überziehen, dem Luftzutritte gänzlich entziehen und es somit gleichsam zu einer subcutanen Wunde machen. Ihre Wirkung wird durch Kälte horizontale Lage und Einwicklung sehr gefördert. Handelt es sich nur um die Schliefsung kleiner Geschwürsreste, so leisten auch häufiges Betupfen mit Höllenstein, Umschläge mit schwachen Höllensteinauflösungen u. s. w., gute Dienste.

Um die anfangs noch dünne, schwache Narbe zu verstärken, läfst man nach der völligen Schliefsung des Geschwüres einige Zeit hindurch adstringirende Decocte, oder Chlorkalksolutionen, kalt aufschlagen und erlaube dem Kranken nicht eher den unbeschränkten Gebrauch der Extremität, als bis die Narbe vollkommen fest geworden ist. Aber auch dann noch mufs sich der Kranke lange Zeit schonen und wenigstens ein Jahr hindurch den methodischen Druck durch eine Rollbinde, oder einen gut gearbeiteten Schnürstrumpf, fortsetzen. Zugleich darf, wenn Recidive verhütet werden sollen, die Behandlung gegen die etwa noch fortdauernde Ursachen der Varicositäten, gegen Unterleibsstockungen z. B., nicht ausgesetzt werden.

Wenn die völlige Vernarbung eines varicösen Geschwürcs, wegen Complication mit andern Krankheiten, nicht erlaubt ist, beschränke man sich, neben der nothwendigen allgemeinen Behandlung, möglichste Schonung des Fufses und den beständigen Gebrauch eines Schnürstrumpfes zu empfehlen.

Die Amputation, die von manchen ältern und neuern Aerzten bei üblen varicösen Geschwüren vielfach ausgeübt worden ist, entspricht niemals dem Vortheil des Kranken.

---

2) Von den scrophulösen Geschwüren.

Literatur.

Kortum, commentarius de vitio scrofuloso, II. tom. Lemgo 1789 - 90. — Beaumc, Preisschrift über den Satz, welches die vortheilhaftesten Umstände zur Entwickelung des scroph. Uebels sind. Aus dem Franz. Halle 1795. — Carmichael, R. Henning und Goodlad, über die Scrophelkrankheit. Aus dem Engl. frei von Choulant. Leipzig 1818 — Weber, von den Scropheln einer endemischen Krankheit vieler Provinzen Europa's. Salzburg 1793. — Hufeland, über die Natur, Erkenntnifs und Heilart der Scrophelkrankheit. Preisschrift. 3. Aufl. Berlin 1819. — Beaudeloque, études sur les causes, la nature et le traitement de la maladie scrophuleuse. Paris 1834. — Vering, die Scrophelkrankheit. Wien 1829. — Hube, Diss. inaug. de morbo scrophuloso. Berol. 1834. — Wolff, Scrophelbilder nach dem Leben skizzirt. Organ für die gesammte Heilkunde, Bd. I, Hft. 1 etc. — Rösch, über die Scrophelsucht und ihre Behandlung. Haesers Archiv, Bd. II. — Lugol, mémoire sur l'emploi de l'Iode dans les maladies scrophuleuses. Paris 1829.

Begriffsbestimmung der Scropheln und scrophulösen Geschwüre.

Die scrophulösen Geschwüre entstehen aus scrophulösen Entzündungen als Producte der ausgebildeten Scropheldyscrasie.

Die allgemeinen Erscheinungen der Scropheldyscrasie gehen dem Ausbruche der Geschwüre stets voraus und begleiten sie. So häufig die scrophulösen Krankheiten sind, so schwer ist es, mit der Sicherheit, welche der wissenschaftliche Arzt verlangen mufs, die wesentliche Begründung derselben und ihre charakteristischen Eigenschaften anzugeben.

Es ist wohl keinem Zweifel unterworfen, dafs die Scrophel- und Tuberkelkrankheit identisch sind. Man hat sich gewöhnt, die Producte einer und derselben Krankheit mit diesen beiden Namen und mit jedem derselben besonders zu bezeichnen, je nachdem sie in diesem oder jenem Organe gefunden werden, in massenhafter, oder mehr zerstreuter Ablagerungsweise, in früherer oder späterer Lebensepoche vorkommen. In allen übrigen Beziehungen gleichen sich die Producte vollkommen, sie erscheinen nach denselben Veranlassungen, nehmen denselben Verlauf, sie gehen selbst aus einander hervor und es ist daher zweckmäfsig, keine künstliche willkürliche Trennung zu versuchen, wo die Natur keine gebildet hat.

Man sicht die Scrophel- oder Tuberkeldiathese gewöhnlich als das Product einer fehlerhaften Nutrition, fehlerhafter Blutbereitung, abnormer Mischung und Bewegung der Lymphe, überhaupt als eine Krankheit vorzugsweise des lymphatischen Systemes, der Lymphgefäfse und der Drüsen, Stockungen in diesen u. s. w. an. Walther und mit ihm Viele, sehen als das Wesen der Scrophelkrankheit vorherrschende Weifsblütigkeit mit relativem Faserstoffmangel, Präponderanz des Lymphsystemes über das Blutsystem an; anderer, eben so wenig erwiesener Theorien, wie die jemalige Moderichtung sie erzeugte, nicht zu gedenken. Immer sieht man die Fehler in der Mischung der Lymphe als das primäre, die mangelhafte Blutbereitung als das secundäre an.

Keine dieser Behauptungen ist erwiesen, manche von ihnen beruhen auf ganz oberflächlicher und gewifs irriger Annahme. So ist es eine ganz unerwiesene Thatsache, dafs mangelhafte Chylus- und Lymphbereitung der eigentliche Grund der Scrophelkrankheit sei; die Lymphe und der Chylus scrophulöser Kranken ist wohl niemals, in Bezug auf ihr chemisches und physikalisches Verhalten, untersucht worden; die Lymphgefäfse selbst sind, so weit es die Untersuchung erlaubt, wenigstens im Anfange der Krankheit, nicht verändert gefunden worden, selbst in den Anschwellungen der Lymphdrüsen, die nicht bei allen Scrophulösen und in allen Lebensepochen vorkommen, sind die Lymphgefäfse nicht verstopft und die Circulation der Lymphe doch nur bei den äufsersten Graden der Lymphdrüsenanschwellung wirklich gehindert. Die Veränderung in der Säftemischung Scrophulöser wird sehr häufig beobachtet, während kein Zeichen gestörter Verdauung vorausging, oder selbst besteht. Die Scrophelkrankheit kann selbst anerkanntermafsen entstehen, ohne dafs je die Verdauung primär litt, aus erblicher Anlage, aus Störungen der Innervation, der Hautthätigkeit. Der angebliche Faserstoffmangel endlich ist eine völlig unerwiesene, durch direct entgegenstehende Beobachtungen geradezu widerlegte Annahme. Eine eigene Scrophelschärfe, ein Scrophelgift, welches von Vielen angenommen wurde, ist wenigstens in keiner Weise nachgewiesen.

Bei dieser Unsicherheit der herkömmlichen Ansichten über das Wesen der Scrophelkrankheit, müssen wir uns darauf beschränken, die Erscheinungen genau aufzufassen, um deren Beurtheilung und Zurückführung auf ihren Grund, einer spätern Zeit zu überlassen.

Formen der Scrophelkrankheit, Vorkommen in einzelnen Organen und Systemen, allgemeine, örtliche Disposition.

Wie alle Dyskrasien, befällt die Scrophelkrankheit nicht alle Gewebe und Organe mit gleicher Vorliebe. Welche Organe sie befallen wird, richtet sich zum Theile nach der Form der Krankheit, zum Theile nach der Lebensstufe des Kranken; die äufsere Erscheinung und die Folgen derselben sind daher nach obigen Beziehungen sehr verschieden.

In der erstern Beziehung unterscheidet man die erethische und die torpide Form der Krankheit. Erstere befällt vorzugsweise die äufsern Lymphdrüsen, die Knochen und das Lungenparenchym, letztere die Haut unter der Gestalt verschiedenartiger impetigmöser Ausschläge, die Schleimhäute, die Drüsen des Darmkanales, der Augenlider u. s. w., sowie die Knochen.

Wenn auch die scrophulöse Anlage oft ererbt ist, so treten ihre Erscheinungen doch selten gleich nach der Geburt und in dem ersten Lebensjahre hervor, gewöhnlich erst zu Ende desselben und besonders mit dem zweiten bis vierten Jahre und bis zur Pubertät. Mit der Pubertätsentwicklung hört die Krankheit nicht auf, wie gewöhnlich angenommen wird, sie wechselt nur die Organe, in denen sie von jetzt an ihre Ablagerungen mit Vorliebe bildet.

In den ersten Lebensjahren befällt die Scrophelkrankheit vorzugsweise die Schleimhäute und die Drüsen des Nahrungsschlauches, die Leber und Milz; nach dem zweiten bis dritten Jahre äufsert sie sich mehr in den äufsern Lymphdrüsen, den Schleimhäuten der Nase und des Auges, den Knochen, der äufsern Haut; gegen die Pubertätszeit hin und nach derselben, werden die Knochen und das Lungenparenchym der Hauptsitz der Krankheit. Doch können in jeder Lebensepoche alle die genannten Theile und andere befallen werden.

Grofsen Einflufs auf die Entwicklung dieser Formen haben das Temperament und die äufsern Lebensverhältnisse der Kranken. Kinder mit sanguinischem Temperamente, welche in guten äufsern Verhältnissen leben, werden vorzugsweise von der erethischen, lymphatische Kinder armer Eltern, mehr von der torpiden Form befallen.

Erscheinungen des Habitus bei der erethischen Form der Scrophelkrankheit.

Die erethische Form der Scropheldiathese giebt sich zu erkennen durch feine, weifse, elastische, zarte, lebhafte, oft begränzt geröthete Haut, mit schönem Incarnat, mit venösen, durchschimmernden Gefäfsen, blonde, weiche, schlichte Haare, blaue, grofse, sanfte, schön gebaute Augen, sanften Ausdruck des rundlich ovalen Gesichtes, etwas dicke Oberlippe und Nase, schlanken Hals, gracilen Körper, schlanken

Knochenbau, daher zarte Extremitäten, mit geringer Anschwellung der Gelenke, Neigung zu Dystorsionen der Wirbelsäule, engen Brustkorb. Das subcutane Fettzellgewebe ist reichlich vorhanden, die Muskeln dagegen sind dünn, die Kranken daher wenig kräftig, leicht ermüdet. Der Kopf ist grofs, besonders in seinen seitlichen und hinteren Theilen, die Stirn dagegen weniger breit und hoch, der Verstand und die Sinne sind häufig auf Kosten der körperlichen Ausbildung frühzeitig entwickelt und die Empfindlichkeit sehr geweckt. Frühzeitig zeigt sich Neigung zu entzündlichen Affectionen der Schleimhäute, chronischem Nasencatarrh mit beständigem Jucken und Röthe der Nasenflügelränder, Entzündungen der Conjunctiva, Ohrenflufs, Blennorrhöen der Genitalien, Diarrhöen, Neigung zu Lungencatarrhen. Erst nachdem diese Schleimhautaffectionen einige Zeit bestanden haben, pflegen diejenigen Lymphdrüsen anzuschwellen, in welchen sich die von den erkrankten Schleimhautflächen herkommenden Lymphgefäfse sammeln.

Erscheinungen des Habitus bei der torpiden Form.

Bei der torpiden Form finden sich fast entgegengesetzte Charaktere; die Haut ist ohne Incarnat, grau, schmutzig, fleckig, schlaff, gedunsen, ihre Talgdrüsen sind sehr entwickelt; Ausschläge sehr häufig. Die Haare meist straff, grob, von dunkler Farbe, der Kopf grofs, von unangenehmen Formen, viereckig, der Kiefer vorstehend, die Nase platt, negerartig, die Lippen dick, wulstig, die Augenspalten klein, die Augen selbst scheu, ihre Sclerotica bläulich, die Iris häufig von schmutzigem Braun; der Körperbau untersetzt, selbst krüppelhaft, zurückgeblieben, der Hals kurz, die Extremitäten mangelhaft entwickelt, der Bauch dick, aufgetrieben, hart, die Gelenkenden angeschwollen, die Muskeln schlaff und noch unkräftiger, als bei der erethischen Form. Die Geistes- und Sinneskräfte sind wenig entwickelt, oft völlig zurückgeblieben, die Kinder träge, mürrisch und unempfindlich. Nur der Geschlechtstrieb wird, vielleicht wegen Schärfe des Urins und Wurmreiz, früher geweckt, daher Neigung zur Onanie. Auch bei dieser Form walten in der ersten Zeit die Affectionen der Schleimhäute vor, besonders des Nahrungsschlauches, Blennorrhöen des Darmcanales, Wurmleiden, Säurebildung im Magen, daher Heifshunger, besonders nach Amylumhaltigen Nahrungsmitteln, häfslicher Geruch aus dem Munde, Aufgetriebenheit des Leibes, Tympanitis, sodann fortwährend Nasencatarrh, torpide Augenentzündungen. Später erst schwellen die Drüsen an, besonders die des Mesenteriums, die Knochen nehmen häufig Antheil, es bilden sich häufig herpetische Ausschläge u. s. w.

Die Erscheinungen des scrophulösen Habitus und der scrophulösen

Diathese können lange bestehen, oder unter günstigen äufsern Verhältnissen, unter dem Einflusse der körperlichen Entwicklung, wieder verschwinden, ohne dafs es zur vollendeten Ausbildung der Scrophelkrankheit und bestimmter Localleiden kommt. Dagegen ist es aber auch möglich, dafs die wichtigsten scrophulösen Localübel sich bei Personen zeigen, welche niemals die Erscheinungen der scrophulösen Diathese darboten.

Die einzelnen Krankheitsformen der ausgebildeten Scrophulosis sind höchst mannichfaltig; sie bestehen im Allgemeinen in scrophulösen Ablagerungen nach verschiedenen Organen, den Drüsen und Schleimsäcken, auf die Oberfläche von Schleimhäuten, in das Bindegewebe parenchymatöser Organe, in die Knochen und in den weitern Metamorphosen dieser Ablagerungen, Erweichung mit gleichzeitiger Entzündung und Verschwärung des Bodens, in den sie abgesetzt sind; in chronischen Entzündungen und Verschwärungen von Schleim- und Synovialhäuten, Blennorrhöen, sowie in mannichfach gestalteten Hautausschlägen.

Formen der scrophulösen Geschwüre.

Die Formen des scrophulösen Geschwüres sind höchst mannichfaltig. Diese Verschiedenheiten werden, abgesehen von den Eigenthümlichkeiten der Diathese, hauptsächlich durch die primäre Entwicklungsstelle der verschwärenden Entzündung bedingt. Diese kann aber primär auftreten 1) in den Lymphdrüsen, 2) den Schleimhäuten und deren Drüsensäcken, 3) in der oberflächlichen Schichte der Cutis, 4) der Tela adiposa, und 5) den Knochen.

Scrophulöse Drüsengeschwüre.

Die scrophulösen Drüsengeschwüre sind unter allen scrophulösen Geschwüren die häufigsten. Chronische, scrophulöse Anschwellungen und Entzündungen der äufsern Lymphdrüsen gehen ihnen voraus. Am häufigsten werden die Drüsen am Halse, in der Nähe des Unterkiefers, hinter und unter dem Ohre und längst des Sternocleidomastoideus, auf der Parotis, sodann die in der Nähe der Clavicula, sehr selten auch die Axillar- und Inguinaldrüsen befallen. Diesen Drüsenanschwellungen gehen gewöhnlich chronisch entzündliche Blennorrhöen der Augen-, Nasal- und Luftröhrenschleimhaut, oder scrophulöse Kopfausschläge voraus. Es ist daher höchst wahrscheinlich, dafs von diesen scrophulös vereiternden Flächen die Lymphgefäfse erst die Stoffe resorbiren, welche sich in den feinern Lymph-Capillarien der Drüsen und deren Zellgewebe deponiren. Hieraus erklärt sich, warum nur die Drüsen, welche im Bereiche erkrankter Schleimhäute liegen, und nicht die zahlreichen übrigen Lymphdrüsen der Körperoberfläche sich häufiger entzünden und verschwären, sowie warum die Drüsen, welche zunächst an der erkrankten Schleimhautfläche liegen, das Krankheitsproduct also zuerst empfangen, auch zuerst und am bedeutensten anschwellen und am frühesten verschwären. So sieht man bei kleinern Kindern nach häufigen scrophulösen Bronchialcatarrhen, immer zuerst die Bronchialdrüsen, nach Nasen- und Augenentzündungen, die obern Lymphdrüsen des Cervicalstranges anschwellen. Die dicksten angeschwollenen Drüsen findet man immer an dem Halse, an dessen obern Theile, dicht unter dem Winkel des Unterkiefers, dort sind die Drüsen grofs, dicht zusammengedrängt, so dafs sie oft nur eine Geschwulst auszumachen scheinen, nach abwärts verkleinert sich die Geschwulst und die einzelnen kleinern Drüsen sind deutlicher zu unterscheiden. In ähnlicher Weise wie die Halsdrüsen schwellen nach Verdauungsstörungen, bei Kindern, welche unzweckmäfsig ernährt, überfüttert worden sind, die Mesenterial- und Darmdrüsen an und nehmen im Wesentlichen denselben Entwicklungsgang wie die Geschwülste am Halse.

Die scrophulösen Ablagerungen in den Drüsen am Halse bilden sich meistens entzündungslos und sehr langsam aus; die Entzündung tritt äufserst schleichend hinzu, nachdem die Anschwellung schon seit längerer Zeit bestanden hat. Viel seltener ist die Anschwellung gleich von Anfang an mit Entzündungssymptomen verbunden. Fast immer schwellen mehre Drüsen auf beiden Seiten des Halses zugleich an. Die Geschwulst ist umschrieben, hart, höckerig, unempfindlich, nicht heifs, die Farbe und Beweglichkeit der Haut oberhalb derselben sind nicht verändert. Anfangs sind die einzelnen angeschwollenen Drüsen deutlich von einander zu unterscheiden, später können mehre derselben zu einer gröfsern, nunmehr weniger beweglichen Geschwulst zusammenfliefsen. Diese Geschwulst kann Jahre lang ohne weitere Veränderungen, als abwechselnde Vergröfserungen und Verkleinerungen zu erleiden, bestehen, oder auch, wenn die Krankheit sich dauernd bessert, wieder resorbirt werden, ohne vielleicht je entzündet gewesen zu sein. Wenn die allgemeine Diathese jedoch steigt, oder wenn neue Störungen, Erkältungen, hinzukommen, so tritt, meistens äufserst schleichend, ein Entzündungsprocefs in den am stärksten geschwollenen Drüsen auf. Die Geschwulst nimmt zu, sie umgiebt sich mit einer Kapsel von chronisch-entzündetem Zellgewebe und verwächst genauer mit der äufsern Haut, sie wird daher weniger beweglich und etwas schmerzhaft. Die Haut röthet und verdünnt sich; die Röthe ist anfangs hellcarmoisin, später bläulich, violett, immer genau umschrieben; es erheben sich kleine fluctuirende, mit viel Härte umgebene Abscesse. Endlich bricht die Drüse gewöhnlich an mehren Stellen zugleich auf.

Das Geschwür, welches mit dem Aufbruche des Drüsenabscefses entstanden ist, hat abgelöste, schlaffe, unterfressene, eingebogene Ränder, welche in genau umschriebenem Umfange dunkel, selbst bläulichroth, gefärbt sind. In der Umgebung ist die Drüse noch eben so hart, wie vor dem Aufbruche der Geschwulst, der Grund des Geschwürs ist bleich und sehr wenig empfindlich, er besteht zum grofsen Theile aus halb erweichter Tuberkelmasse. In der weitern Umgebung des Geschwüres finden sich noch zahlreiche Drüsen in verschiedenem Stande der Anschwellung und Entzündung. Die Absonderung besteht aus Eiter, dem erweichte Tuberkelmaterie, zuweilen auch Lymphe aus angefressenen Lymphgefäfsen beigemischt ist, er ist daher dünn, flockig wie geronnene Milch, oft wegen seines grofsen Gehaltes an Natronsalzen die Flächen anätzend, über die er fliefst. Reichliche Absonderung des Eiters trägt immer zur Verschlimmerung der allgemeinen dyskrasischen Verhältnisse bei, theils durch Säfteverlust und zunehmende Entkräftung, theils durch Resorption des Eiters, der Verbindung der pyämischen mit der scrophulösen Dyskrasie, wodurch letztere häufig statt des torpiden, den acut-floriden Charakter annimmt und sich rasch über Organe verbreitet, welche vorher noch nicht ergriffen waren.

Die scrophulösen Drüsengeschwüre bestehen oft jahrelang, während sie sich ab und zu verbessern und verschlimmern, zuweilen selbst zuheilen und später wieder aufbrechen. Die Besserungen erfolgen meistens im Winter, bei trockener kalter Witterung, die bedeutendsten Verschlimmerungen im hohen Sommer.

Wenn das scrophulöse Geschwür endlich heilt, so hinterläfst es eine sehr unförmliche, häfsliche, leicht kenntliche Narbe.

Anatomische Untersuchung scrophulöser Geschwülste. Mischungsverhältnisse des Blutes, der Secretionen.

Das Ergebnifs der anatomischen Untersuchung scrophulös angeschwollener Drüsen ist zwar nach dem Stadium, in dem man untersucht verschieden, jedoch finden sich hier, wie auch bei andern scrophulös-tuberculösen Formen, häufig die verschiedenen Stadien neben einander. Die scrophulösen Ablagerungen können in den Lymphdrüsen als kleine, hirsekorngrofse, gräuliche, gelbliche, disseminirte, oder in Gruppen stehende Knötchen vorkommen (tubercula miliaria), gewöhnlicher aber bilden sie gröfsere, unförmliche, graugelbe, speckig-käsige, brüchige Massen, welche von der Drüse wie von einer Kapsel umgeben sind, oder sie setzen sich in ästigen Ausbreitungen zwischen die Drüsensubstanz fort. Die Drüsensubstanz selbst ist nur bei enormen Ablagerungen gänzlich verdrängt, verödet, meistens sind die

Gefäfse noch durchgängig und lassen sich leicht mit Quecksilber injiciren.

Mit dem Uebergange in Erweichung wird die graue, brüchige Tuberkelmaterie gelber, weicher, zuletzt schmierig, während die Umgebung sich zugleich entzündet. Die Erweichung ist die Ursache der peripherischen Entzündung, so lange die Ablagerung nicht erweicht ist, wirkt sie nur durch ihre Masse. Die Erweichung beginnt central, an mehren Punkten zugleich. Die einzelnen Cavernen fliefsen zusammen, oder öffnen sich jede für sich.

Mit den scrophulös-tuberkulösen Ablagerungen in den äufseren Lymphdrüsen findet man bei der Section fast immer gleichzeitig tuberkulöse Ablagerungen in inneren Organen, den Bronchial- und Gekrösdrüsen, den Lungen u. s. w.

Die Uebereinsimmung der scrophulösen und sogenannten tuberkulösen Ablagerungen erlaubt den Schlufs, dafs auch die Mischungsabweichungen des Blutes in diesen beiden, nur künstlich im Systeme getrennten Zuständen dieselben sein werden. Sie sind im Anfange der Krankheit, ehe sich secundäre Entzündungen gebildet haben, die dem Blute den entzündlichen Charakter geben, nur unbedeutend. Bestimmte qualitative Mischungsveränderungen sind nicht nachzuweisen, die Fibrine ist in der normalen Menge vorhanden, scheint selbst Neigung zu haben sich über diese zu erheben. Ihre Zahl hebt sich jedesmal bei den entzündlichen Exacerbationen und den Steigerungen der Krankheit, während der Entwicklungsjahre. Die Menge der Blutkügelchen und der Salze ist von Anfang an etwas vermindert, wie in dem Blute schwächlicher, oder durch Blutverlüste geschwächter Personen. Nach A n d r a l scheint auch die Blutmenge im Ganzen genommen etwas geringer, als bei gesunden Personen. Das Blut ist weniger kohlenstoffreich, daher weniger geneigt zu Pigmentablagerungen. Hiermit stimmt denn auch die äufsere Erscheinung des Kranken. Gehen die scrophulös-tuberkulösen Ablagerungen in Verschwärung über, so sinkt die Zahl der Blutkügelchen noch tiefer, während die Zahl der Fibrine durch den Einflufs der Entzündung sich etwas hebt.

Die S e c r e t i o n e n, besonders die des U r i n e s, weichen in der Scrophelkrankheit immer bedeutend von der Norm ab. So lange die Krankheit nicht mit Fieber complicirt ist, erscheint der Urin der Blutmischung entsprechend, wie bei Anämie, blafs, von geringem specifischem Gewichte, die Harnsäure, harnsaurem Salze und der Harnstoff sind vermindert, der Gehalt an phosphatischen Salzen ist dagegen vermehrt. — Statt der Harnsäure erscheint im Urine oft eine stickstofffreie Säure, die der gesunde Urin nicht enthält, die Oxalursäure. Die Reaction des Urines ist meistens weniger sauer, oft alkalisch; er zersetzt sich schneller als gesunder Urin. Die Behauptung Schönleins, dafs der Urin Scrophulöser vorherrschend sauer durch das Auftreten von Benzoësäure sei, kann nicht auf bestimmten Erfahrungen beruhen.

Eigenschaften der scrophulösen Schleimhautgeschwüre.

Die scrophulösen Schleimhautgeschwüre kommen am häufigsten auf der Bindehaut des Auges und in dem Darmcanale vor. An der ersten Stelle entstehen sie aus vereiterten mubomischen Drüsen, oder aus Phlyctänen, Folgen scrophulöser Augenentzündungen; an der letzteren Stelle entwickeln sie sich aus Verschwärungen der Darm- und Mesenterialdrüsen, ganz in derselben Weise, wie die scrophulösen Drüsengeschwüre am Halse. — In der Rachen- und Nasenhöhle erscheint das scrophulose Schleimhautgeschwür als Ozaena scrofulosa. Bei erethischen Personen mit blühender Gesichtsfarbe, lebhaftem Temperamente, pflegt im Frühjahre die Nasenspitze, die Oberlippe, zuweilen auch der Ohrknorpel anzuschwellen, die Haut wird lebhaft geröthet und es bilden sich auf der glänzenden, gespannten und schmerzhaften Geschwulst oberflächliche Excoriationen, oder Bläschen, welche aufbrechen und breite, zusammenfliefsende, flache, sehr schmerzhafte Geschwüre hinterlassen, die nur wenig klebrige Jauche absondern, welche bald zu festen, rothbraunen Borken vertrocknet. Die entzündeten Ränder sind scharf begränzt, angeschwollen, der Grund des Geschwüres ist nach abgefallener Borke hochroth, glatt, ohne Granulationen. Die Umgegend ist in ziemlicher Entfernung lebhaft geröthet und entzündet. Das Geschwür breitet sich langsam aus und kann zur theilweisen Zerstörung der Nasenknorpel u. s. w. führen.

Eigenschaften des scrophulösen Haut- und Fetthautgeschwüres.

Die scrophulösen Hautgeschwüre entstehen aus impetiginöschen Hautausschlägen, welche bersten und oberflächliche Excoriationen hinterlassen. Diese Geschwüre nehmen daher nur die oberflächliche Schichte der äufseren Haut ein, selten gehen sie durch die ganze Dicke derselben hindurch; ihr Secret ist ein klebriger Eiter, der leicht zu Krusten vertrocknet, unter denen die Secretion eines dünnen, übelriechenden Eiters fortdauert. Die Geschwüre sind flach, von unregelmäfsiger Gestalt, der Grund ist rein, hochroth, glatt, die Ränder sind etwas entzündet und aufgeworfen. Dringt das Geschwür tiefer in die Cutis, so bildet sich rings um dasselbe herum ein lebhaft entzündeter Hof. Die Empfindlichkeit dieser Geschwüre ist bei weitem gröfser, als die der Drüsen- und Fetthautgeschwüre, weil sie nur die oberflächlichste, nervenreiche Schichte der Haut einnehmen. Gewöhnlich sind viele solcher Geschwüre zugleich vorhanden und ihre Erzeugung dauert ununterbrochen fort, so dafs, während einige von ihnen vernarben, fortwährend neue an benachbarten, oder entfernten Stellen entstehen. Sie hinterlassen weniger entstellende, glatte, blafse, unregelmäfsige, zuweilen auch schwielige Narben.

Die Form der scrophulösen Hautgeschwüre ist nicht so charakteristisch, dafs sie ohne Berücksichtigung der übrigen Erscheinungen der Scrophelkrankheit erkannt werden könnten.

Die scrophulösen Fetthautgeschwüre entstehen aus scrophulösen kalten Abscefsen, Lymphabscefsen, über diese, so wie über die scrophulösen Knochengeschwüre, Caries und Gelenkverschwärung, sehe man die betreffenden Abschnitte

Ursachen, allgemeine Disposition.

Disposition zu scrophulösen Krankheiten und insbesondere scrophulösen Geschwüren, findet sich vorzugsweise in der Jugend, etwa von dem zweiten bis dritten Jahre bis nach vollendeter Pubertätsentwicklung. In der frühesten Jugend kommen ausgebildete, scrophulöse Formen selten vor, die Disposition wird zwar von den Eltern auf die Kinder vererbt, man findet aber, sowohl beim Foetus, als bei dem neugeborenen Kinde in dem ersten und selbst dem zweiten Lebensjahre nur höchst selten scrophulöse Ablagerungen und deren Folgen als scrophulöse Geschwüre. Mit der Pubertät erlischt die Disposition nicht, sondern die Krankheit wechselt nur den Namen und die Stellen, nach welchen sie ihre Ablagerungen macht, indem statt der äufseren Haut und der Lymphdrüsen, jetzt vorzugsweise die Lungen, wohl auch noch die Knochen afficirt werden. Kinder, welche in früherer Jugend scrophulös waren, stehen in grofser Gefahr in dem ersten Jünglings- und Mannesalter phthisisch zu werden. Es ist keinem Zweifel unterworfen, dafs die Scrophel- und Tuberkelkrankheit, als erbliches Uebel, von Generation zu Generation sich fortpflanzt. Die Kinder schwächlicher, alter, entnervter, phthisischer, gichtischer, überhaupt kranker Eltern, besonders aber die Kinder, deren Eltern öfter syphilitisch waren und wiederholt mit Mercur behandelt worden sind, werden so häufig scrophulös, dafs man in Bezug auf die letzte Veranlassung die Scropheln häufig als ererbte und degenerirte Syphilis betrachten zu dürfen glaubte. Es steht jedoch dieser Behauptung kein weiterer Beweis zur Seite und sie wird völlig unhaltbar, wenn man bedenkt, dafs die Disposition zu Scropheln bei Kindern überhaupt vorkommt, deren Eltern durch irgend eine Krankheit, oder auch nur den Einflufs des Alters geschwächt sind So häufig auch diese Disposition dem Ausbruche bestimmter Scrophelformen vorausgeht, so können letztere doch auch unter dem Einflusse rein äufserer Verhältnisse sich entwickeln. Die Verhältnisse, welche mit Recht als Gelegenheitsursachen der Scrophelkrankheit angesehen werden dürfen, kommen bei aller Mannichfaltigkeit darin überein, dafs sie nach älterem Ausdrucke schwächend, die körperliche Entwicklung und Blutbereitung hindernd, wirken.

Alle hierher gehörige Verhältnisse wirken bei weitem nachtheiliger, wenn sie den kindlichen Körper in den früheren Stadien seiner Entwicklung, als in dem späteren, schon weiter in der körperlichen Ausbildung vorgeschrittenen Alter treffen. — Hierher gehören fehlerhafte und ungenügende Ernährung, die Ernährung der Säuglinge durch kranke, zu alte, mit Hautausschlägen behaftete Ammen, Auffüttern, wenn es nicht mit der gröfsten Sorgfalt geschieht, Ueberfüttern, besonders mit amylumhaltigen, zur sauren Gährung geneigten Speisen, Brod, Mehl, Klöse u. s. w. Die fast ausschliefsliche Beschränkung auf vegetabilische Kost, Mangel an frischer, reiner, sauerstoffreicher Luft und an Licht, enges Zusammenwohnen in engen, dumpfigen, selten gelüfteten, dunklen Räumen, in Kellerwohnungen, Unreinlichkeit. Die Krankheit ist daher verhältnifsmäfsig selten auf dem platten Lande, häufig dagegen in übervölkerten Städten, bei der ärmeren Klasse, besonders in Fabrikstädten. Zu langer, enger Gefangenschaft verurtheilte Thiere sowohl, als Menschen, werden tuberkulös. Auf hohen Gegenden, auf Bergen und hohen Plateau's ist die Scrophelkrankheit selten, häufig dagegen in engen Thälern, doch kommt sie wieder in eigentlichen Sumpfgegenden wenig vor. Ueberhaupt ist sie in manchen Gegenden eben so häufig, als sie in andern selten ist. Weiterhin gehören unter die Ursachen der Scrophelkrankheit viele Störungen, welche zunächst schwächend und erschöpfend auf das Nervensystem wirken. Zu frühzeitige Richtung der Erziehung auf die geistige Entwicklung, bei gleichzeitiger Vernachlässigung der körperlichen, deprimirende Geisteseindrücke in früher Jugend, Furcht, tyrannische Erziehung und ganz besonders auch frühzeitige Erschöpfung der Nervenkraft durch geschlechtliche Ausschweifungen, Onanie. Aufserordentlich viel kommt auf die Erziehung und Lebensweise an. Kinder mit entschieden scrophulöser Anlage können vollkommen, oder wenigstens vor den schlimmern Folgen der Krankheit bewahrt bleiben, wenn die, vorzüglich auf die körperliche Entwicklung in den ersten Jahren gerichtete Erziehung und Lebensweise, die oben genannten schädlichen Einflüsse zu vermeiden und wohlthätige entgegengesetzte an ihre Stelle zu bringen weifs.

Wo scrophulöse Anlage schon besteht, werden bestimmtere Formen häufig durch den schwächenden Einflufs irgend einer anderen, namentlich fieberhaften Krankheit, zum Ausbruche gebracht. — Sehr häufig treten die ersten scrophulösen Localübel unmittelbar nach dem Ablauf eines heftigen Fiebers, acuter, fieberhafter Exantheme, des Keuchhustens auf, auch chronische Krankheiten können in ähnlicher Weise dahin wirken, die scrophulöse Dyskrasie zu wecken, namentlich Syphilis und Mercurialdyskrasie, so wie äufsere Verletzungen, Entzündungen, häufig dazu dienen die scrophulösen Ablagerungen nach einer bestimmten Stelle hinzulenken.

Nicht zu übersehen und wohl für die Folge nicht ohne practische Anwendung ist, dafs Krebs und alle Krankheiten, welche mit ausgebildeter Venosität des Blutes, mit Vorwiegen der Blutkügelchen verbunden sind, wie Cyanose, Herzfehler, mit der scrophulösen Dyskrasie nicht verträglich zu sein scheinen.

Nach dem jetzigen Stande der Untersuchung ist es nicht möglich, eine hypothesenfreie Ansicht über die wesentliche Ursache der Erscheinungen der Scrophelkrankheit, die Ursachen der scrophulösen Ausscheidungen und Ablagerungen in einzelnen Organen zu geben. — Die nähere Betrachtung der Gelegenheitsursache läfst zwar sehr wohl den Zusammenhang mit den wesentlichsten Veränderungen der Blutmischung, dem Blutmangel, der Abnahme der Blutkügelchen durchblicken, offenbar fehlen aber noch viele Zwischenglieder, welche erst bestimmter erkannt werden müssen, ehe wir gültige Schlüsse auf den Zasammenhang und den innern Mechanismus der scrophulösen Krankheitserscheinungen wagen dürfen.

Vorhersage.

Scrophulöse Uebel führen zwar selten durch sich allein zum Tode, sie werden aber häufig durch die secundären Erkrankungen, welche sie in ihrem Gefolge haben, lebensgefährlich. Sie sind selbst der Heilung auf mehrfachem Wege fähig. Scrophulöse Ablagerungen können wieder resorbirt werden, ohne eine andere Metamorphose, als die allmählige Verflüssigung, die mit der Rückkehr fester Stoffe in das Blut unerläfslich ist, erfahren zu haben, oder sie modificiren sich in einer Weise, dafs sie die Neigung zu erweichen und mit dieser zugleich die Eigenschaft, den Boden, in den sie abgesetzt sind, durch Entzündung und Verschwärung zu zerstören, verlieren. Hierher gehören die Verkreidung und die melanotische Metamorphose vieler scrophulös-tuberkulöser Ablagerungen, besonders in innern Gebilden; die gewöhnlichste Metamorphose ist jedoch die Erweichung. Geschieht die Erweichung sehr allmählig und sind die tuberkulosen Massen nicht sehr reichlich abgesetzt, so leidet oft der Mutterboden nicht viel und kann sich erhalten. Erfolgt dagegen die Erweichung stürmisch und an vielen Orten eines Organes zugleich, so wird mit dem kranken Gebilde auch der Boden zerstört, in den es abgelagert ist. Die Folgen die dieser Zerstörungsprocefs hat, richten sich einmal nach dem Charakter und der Ausdehnung der Verschwärung, wofür die Regeln, die bei Verschwärung und Eiterresorption im Allgemeinen gegeben wurden maasgebend sind, sodann nach der Bedeutung des zerstörten Organes für den Gesammtorganismus. Die scrophulösen Verschwärungen in der äufsern Haut, den Lymphdrüsen, selbst den Knochen, sind hiernach unter allen die mindest gefährlichen, weil durch sie kein zum Leben unentbehrliches Organ zerstört wird. Die Verschwärung eines Organes verschlimmert im Allgemeinen, durch weitere Schwächung der Kräfte und Eiterresorption, die Dyskrasie, es bilden sich daher neue Ablagerungen in um so gröfserem Maasstabe und führen um so rascher zu neuen Verschwärungen, je ausgedehnter die primäre Verschwärung war. Mit der erzwungenen Heilung eines oberflächlichen scrophulösen Geschwüres, befindet sich daher der Kranke nicht immer in besserer, sondern häufig in weit ungünstigerer Lage. An die Stelle der Verschwärung einer äufseren Lymphdrüse, eines Knochens, treten in rascher Folge Verschwärungen in der Lunge u. s. w.

Prognose.

Der Verlauf scrophulöser Uebel ist hiernach langwierig und ihre radicale Heilung unsicher; oft ist die Heilung nur scheinbar, die Krankheit bricht über kurz oder lang wieder an derselben Stelle, oder an einer andern aus. Viele angebliche Heilungen scrophulöser Ablagerungen und Geschwüre bestehen nur in einem Wechsel der ergriffenen Organe.

Von grofsem Einflusse auf die Beurtheilung scrophulöser Geschwüre, sind die äufsern Verhältnisse des Kranken, ob er sich den schädlichen Einflüssen zu entziehen vermag, oder nicht, das Alter in dem er sich befindet, der Grad und die Dauer der Krankheit, die Stellen, welche die Ablagerungen aufgenommen haben. Erbliche, durch deutlich ausgeprägten Habitus bezeichnete, oder über die Pubertätszeit verschleppte Scrophulosis, die sich in vielen Organen äufsert, giebt eine sehr ungünstige Prognose. Doch verdient auch die leichteste scrophulöse Diathese die höchste Beachtung, weil sie durch unbedeutende Veranlassungen, irgend eine Quetschung, einen Fall etc. geweckt werden kann, so dafs tuberkulöse Ablagerungen und Verschwärungen entstehen, wo ohne sie die Verletzung ohne weitere Folge vorübergegangen wäre.

Unter den scrophulösen Geschwüren gestatten die in äufsern

Theilen eine bei weitem günstigere Prognose, als die in innern Organen. — Die Hautgeschwüre heilen im Allgemeinen am leichtesten und schnellsten, schwieriger die Schleimhaut- und Drüsengeschwüre, am schwierigsten die Verschwärungen der Knochen.

Tödtlich werden scrophulöse Krankheitsformen und Geschwüre, durch Phthise, Consumptions- und Vereiterungsfieber, oder durch Atrophie.

Auch wenn die Scrophulosis spurlos verschwunden zu sein scheint, ertheilt sie dennoch Entzündungen und Verschwärungen aus andern Ursachen (syphilitische z. B.), auch wenn diese erst in viel späterer Zeit auftreten, eigenthümliche Hartnäckigkeit und von der gewöhnlichen Erscheinungsweise abweichende Formen.

Behandlung.

Die Behandlung scrophulöser Geschwüre besteht vorzugsweise in der Anordnung zweckmäfsiger, allgemeiner, diätetischer und arzneilicher Mittel gegen die Dyskrasie selbst. Ohne die diätetische Behandlung bleiben alle örtlichen und arzneilichen Hülfsmittel erfolglos, oder werden selbst schädlich. Die Anordnung eines zweckmäfsigen Regimens ist um so wichtiger, je jünger das Individuum ist. Leichtere Formen bedürfen häufig keiner weitern, besonders arzneilichen Beihülfe. Alle Mittel müssen, im Recidive zu verhüten, lange Zeit fortgesetzt werden, auch wenn die Localübel gänzlich verschwunden zu sein scheinen.

Die nächste Sorge sei auf Entfernung der etwa fortwirkenden schädlichen Momente gerichtet. Man verordne daher viel Bewegung in freier, reiner Luft, Landluft (Berg-, Seeluft) und verbiete zu vieles Sitzen, zu frühzeitige und zu anhaltende geistige Beschäftigungen. Die Luft in den Wohn- und besonders den Schlafzimmern sei rein, kühl und nicht durch den Aufenthalt zu vieler Personen mit animalischen Dünsten überladen. Zu kleinen, oder zu sehr geschwächten Kindern, welche sich nicht selbst bewegen können, verschaffe man wenigstens viel passive Bewegung in freier Luft. Die Kranken sollen warm bekleidet sein und sich vor Erkältungen möglichst wahren. Viele scrophulöse Formen werden erst durch Erkältungen zum Ausbruche gebracht. Bei torpidem Zustande der Haut, Hautscropheln, ist Bekleidung in Wolle, unmittelbar auf die Haut, unerläfslich. Man lasse den Kranken täglich über den ganzen Körper mit lauem Wasser, Seifenwasser, bei sehr Schwächlichen mit Wasser und Brandwein waschen, die Haut mit durchräucherten Tüchern frottiren. Bäder gehören zu den wichtigsten Hülfen. Man verordne im Anfange einfache laue Wasserbäder, spater besonders Salzbäder, jod- und bromhaltige

Salzbäder (die Bäder von Kreuznach, Salzhausen, die Adelheitsquelle, Seebäder), nach und nach durch den Zusatz von Salz oder Mutterlauge bis zur deutlichen Wirkung auf die Haut, bis zur nachhaltigen Röthung derselben, oder, so dafs selbst leichte frieselähnliche Ausschläge erscheinen, verstärkt; bei sehr schwächlichen Kindern können auch Bäder von aromatischen und bittern Decocten, bei atrophischen Kindern von Malzabsud, zur Nachkur Eisen- und Stahlbäder nützlich werden.

Säuglinge aus Familien, in welchen die Scrophelkrankheit erblich ist, dürfen weder aufgefüttert, noch von der Mutter selbst, sondern müssen von einer guten Amme gestillt werden. — Wo diese nicht zu beschaffen ist, ist sehr achtsames Auffüttern zweckmäfsiger, als die Ernährung durch die Milch einer phthisischen Mutter. Auch Säuglingen mit scrophulöser Anlage bekommt Fleischbrühe, selbst mit Wasser abgerührtes Eigelb, zwischendurch neben der übrigen Nahrung gereicht, sehr wohl. Für gröfsere Kinder pafst vorzugsweise animalische Diät, die in genügender Quantität und zu streng regelmäfsiger Zeit gereicht werden mufs. Vegetabilische, besonders amylumhaltige Nahrungsmittel, sind zwar nicht gänzlich zu verbieten, aber doch sehr zu beschränken. Bei mehr torpidem Zustande passen erregende Zusätze, Kaffee, Eichelkaffee, öfters etwas Wein, oder gutes Bier, Gewürze. Der Gefräfsigkeit scrophulöser Kinder, welche häufig zu Ueberladungen und durch diese zu den gefährlichen Bauchscropheln führt, ist mit Strenge zu begegnen.

Die diätetische Behandlung der Scropheln ist bei allen Formen so ziemlich dieselbe, zur pharmaceutischen dagegen müssen die Mittel, unter den zahlreichen hierzu vorgeschlagenen, mit viel gröfserer Berücksichtigung des einzelnen Falles ausgewählt werden. Die Tonica, Tonica aromatica und Eisenmittel, der Calamus aromaticus, die Rad. Cascarillae, die China, Folia aurantiorum, Fel tauri, wohl auch die Putamina und Folia nucis jugland, der Eichelkaffee, so wie alle Eisenpräparate in ihrer verschiedenen innerlichen und äufserlichen Anwendungsweise, die natürlichen Eisenwasser entsprechen neben zweckmäfsiger Diät an meisten der Säfteentmischung, wie sie bei fieberlosen Scropheln erkannt worden ist. Sie sind daher auch am allgemeinsten und mit dem gröfsten Nutzen überall da in Anwendung gezogen werden, wo ihnen nicht bestimmte Contraindicationen, Complicationen mit Fieber, Anschwellungen der Mesenterialdrüsen, Verdauungsstörungen, lebhafte Entzündungen entgegenstehen.

Bei besonderer Trägheit des Darmcanals, dickem aufgetriebenem Leibe, Verschleimung, mufs der Darmcanal häufig erst durch Abführmittel für die Tonica vorbereitet werden. Bei der erethischen Form eignet sich meistens das Rheum hierzu am besten, welches jedoch bei torpidern Subjecten oft nicht stark genug wirkt, wo denn Drastica, die Senna und besonders die Jalappe, oder diese in Verbindung mit Calomel, in Anwendung gezogen werden müssen. Doch kann aus naheliegenden Gründen zu anhaltendes Laxiren niemals mit dem Hauptzwecke der Behandlung übereinstimmen, es ist daher am besten, die Abführmittel nur in kleinern Dosen, so dafs sie Stuhlausleerung grade erhalten, oder wenn bei torpiden Entzündungen, der Augen z. B., stärkere Ableitungen auf den Darmcanal nothwendig sind, nur nach gröfsern Zwischenräumen zu reichen und sie mit belebenden Mitteln, bei Säure der Verdauungswege mit Absorbentien, in zweckmäfsige Verbindung zu bringen.

Sobald sich schon bedeutendere Ablagerungen, Drüsenanschwellungen in innern Theilen, tuberkulöse Ablagerungen in der Lunge u. s. w. gebildet haben, müssen die verflüssigenden, auflösenden und resorptionsbefördernden Mittel mit den tonisirenden verbunden werden, die leichter auflösenden bittern Extracte, Rheum, Extr. graminis, taraxaci, fel tauri, in Verbindung mit alkalischen Salzen, Natrum carbonicum, Tartarus tartarisatus, kleinen Dosen Calomel; zugleich macht man spirituöse Einreibungen bei leichtern Anschwellungen der Darm- und Mesenterialdrüsen. Gegen bedeutendere Drüsenanschwellungen und Hautausschläge eignen sich besonders die Mercurial- und Antimonialmittel, die kohlensauren und reinen Alkalien, die natürlichen und künstlichen alkalischen Mineralwässer, das Kissinger, Homburgerwasser, den natürlichen und künstlichen Emser Kesselbrunnen, allein für sich, oder in Verbindung mit scharfen Narcoticis, der Belladonna, Cicuta, Digitalis u. s. w., die Plummer'schen Pulver und Pillen. — Doch sei man mit den Mercurial- und Antimonialmitteln im höchsten Grade vorsichtig, um die Verdauung nicht zu stören und um die Verarmung des Blutes nicht noch zu vermehren und wenn diese Mittel bis zur Erzeugung eines dyskrasischen Zustandes gegeben werden, stürmische Schmelzung der schon vorhandenen Ablagerungen zu veranlassen.

Das Jod, besonders in der Form das Jodkali, welches besonders von Lugol, nach ihm von vielen Andern zum innern Gebrauche bei Scropheln und Tuberkeln als Hauptmittel anempfohlen worden ist, scheint auch nach meinen Erfahrungen nicht diese ausgedehnte Empfehlung zu verdienen. Seine innere Anwendung bleibt häufig ganz wirkungslos und kann bei erethischen Subjecten, mit leicht beweglichem Blutsysteme, bei entzündlichen und fieberhaften Complicationen, Neigung zu Blutspeien u. s. w., leicht schaden. Jedenfalls sollte man innerlich nur das Jodkali, nie die bei weitem gefährlichere Jodtinctur gebrauchen.

Viel wirksamer und sobald er von der Verdauung ertragen wird durchaus unschädlich ist der Leberthran bei allen chronischen scrophulösen Krankheitsformen, besonders aber bei scrophulös-tuberkulösen Ablagerungen in den Drüsen, parenchymatösen Organen und in den Knochen, bei scrophulösen Verschwärungen, scrophulöser Atrophie. Seine Wirkung verdankt er jedenfalls nicht dem, jedenfalls sehr schwachen, Jodgehalte.

Viele angebliche Specifica gegen die Scrophelkrankheit, wie die Baryta muriatica, die Kupfersalmiakauflösung, der Liquor Köchlini, die thierische Kohle, Schwefelleber u. s. w. können, so viel sie auch von Einzelnen gerühmt worden sind, doch nie zur Basis der Behandlung genommen werden.

Scrophulöse Drüsenanschwellungen zertheilen sich oft bei zweckmäfsiger allgemeiner pharmaceutischer und diätetischer Behandlung von selbst. So lange sie von mäfsiger Ausdehnung und entzündungslos sind, enthält man sich am besten jeder örtlichen Behandlung, indem irritirende Einreibungen häufig nur die Vergröfserung der Geschwulst beschleunigen. Bei gänzlich entzündungslosem Zustande kann man ihre Zertheilung unterstützen durch die örtliche Anwendung des Jods und des Leberthrans, zertheilender Harzpflaster, mit Zusatz von Camphor, scharfen Narcoticis, Cicuta, Belladonna, durch stärkeres Frottiren, Einreibungen von Linimentum volatile, Opodeldoc, warme Bedeckung mit Wolle. Werden diese Drüsen schmerzhaft und entzündet, so können einige Blutegel, erweichende Umschläge, Einreibungen von Mercurialsalbe, Bedecken mit Mercurialpflaster den Uebergang in Vereiterung und Verschwärung häufig verhüten. Im Allgemeinen vertragen jedoch scrophulöse Anschwellungen Blutentleerungen und erweichende Mittel, erweichende Umschläge, nicht gut. Scrophulöse Drüsenabscefse öffnet man nicht zu früh, ehe die Härte in der Umgegend geschmolzen ist, jedoch jedenfalls ehe die Hautdecken zu sehr verdünnt sind. Ist der Abscefs zu spät geöffnet worden, so müssen die leblosen, abgelösten Ränder, welche die Heilung sehr erschweren würden, wie bei andern unterminirten Geschwüren mit dem Aetzmittel, oder der Schere abgetragen werden. Auch die scrophulösen, besonders torpiden Drüsengeschwüre, vertragen erschlaffende und fette Mittel schlecht, bessere Dienste leisten Verbände mit balsamischen Salben, Ung. Elemi, basilic., mit Zusatz von rothem Präcipitat, Hufelands Salbe aus Ochsengalle, Camphor und Steinöl; Befeuchten des Verbandes mit Auflösungen des Sublimats, Schwefel- und salzsaurem Zink (2 Drachmen auf 8 Unzen Wasser), die Aqua phagadaenica, die Aqua antimiasmatica, Waschwasser und Bäder von Decocten der Wallnufsblätter, der China, der Eichenrinde. Auch das Jod ist bei torpiden scrophulösen Geschwüren, als Salbe und Tinctur, Waschwasser, zur örtlichen Anwendung sehr empfohlen (Lugols Jodpräparate).

Zur Verhütung häfslicher Narben hat man theils das Abtragen der Geschwürsränder, theils die Zerstörung des Geschwürsgrundes, oder der Narbe, selbst mit dem Messer oder dem Aetzmittel gerathen.

---

3) Von der fressenden Flechte. — Herpes exedens, rodens, Lupus vorax, Noli me tangere.

Literatur.

Roussel, de variis herpetum speciebus, causis, symptomatibus. Lugd 1779. — Blasius, Art. Lupus in Rust. Encyclopaedie. — Dessen klinisch-chirurg. Bemerkung. Halle 1832. — Rayer, traité théorique et pratique des maladies de la peau — Cazenave u. Schedel, Pract. Darstellung der Hautkrankheiten. A. d. Franz. Weimar 1821 — Gerson u. Julius, Magaz. d. ausländ. Literatur der gesammt Heilkunde. 1828. Sept. Octobr. — Lisfranc, revue méd. française et étrangère. Sept. 1827. — Alibert, Beschreibung und Abbild. der Hautkrankheiten. — Paillard, nouv. Bibl. méd. 1826. — Schiess, diss. de Lupo. Hal. 1831. — Wolff, diss. de Lupo. Berol. 1839. — Rust, Helkologie. — Fuchs, Hautkrankheiten. — Albert, Gräfe und Walthers Journal Bd. 17.

Begriffsbestimmung.

Man bezeichnet mit vorstehenden Benennungen eine eigenthümliche, von den tiefern Theilen der Nase und dem Rachen ausgehende Zerstörung, welche gewöhnlich auf scrophulöser Grundlage, seltener auf entarteter Syphilis, oder der Verbindung beider Krankheiten beruht und die Tendenz zu tiefer serpiginöser, oder uceröser Zerstörung zeigt. Ihre weitere Charakteristik ist schwierig, weil sie in verschiedener Weise, als Pustel, Fleck oder granulöse Entartung der Haut und der Schleimhaut auftreten kann. Man hat hiernach mehre Varietäten, oder Formen gebildet, unter denen der Lupus auftritt, die sich jedoch häufig unter einander combiniren, oder in einander übergehen. Biett unterschied einen Lupus superficialis, Lupus vorax und Lupus hypertrophicus. Rayer unterscheidet den Lupus exedens und den Lupus non exedens, serpiginosus. Nach Blasius unterscheidet man zweckmäfsig als Anfangsformen den Lupus pustulosus, maculosus und tuberculosus und als weitere Ausgangsformen den Lupus ulcerosus und hypertrophicus. Fuchs nimmt vier Formen an, den Lupus exedens, die häufigste Form, den Lupus excorticans, Lupus tumidus s. hypertrophicus und den Lupus exuberans, Sycosis scrophulosa. Leicht liefsen sich aufser diesen noch mehre Abtheilungen bilden, wenn man auf die zahlreichen Uebergangsformen zwischen den einzelnen Varietäten und andern syphilitischen, scrophulösen, legrösen Hautkrankheiten Rücksicht nehmen wollte. — So verschieden diese Formen in ihrem ersten Auftreten und in einzelnen ihrer Erscheinungen sind, so kommen sie doch darin überein, dafs die von ihnen ergriffenen Parthien auf ganz eigenthümliche Weise einschrumpfen, sich gleichsam in sich selbst zurückziehen und sich dabei verkleinern. Zuweilen ist dieses Einschrumpfen der einzige Weg, auf dem die Zerstörung fortschreitet, oft verbindet es sich noch mit ulceröser Destruction, so dafs einige Parthien blofs schrumpfen, während andere zugleich verschwären.

Vorkommen.

Die erste Entwicklung des Lupus beginnt in der Regel auf der Schleimhaut im Innern der Nase, in der Nähe der Choanen und der Fauces. Er kann an dieser Stelle lange Zeit bestehen, ehe er äufserlich sichtbar wird, er kann daher, bis dieses geschehen, leicht verkannt werden. Nach und nach verbreitet er sich von seiner Ursprungsstelle über die äufsere Haut des knorpeligen Theils der Nase, die Oberlippe und die Wange, nach innen über Gaumensegel, Zäpfchen, das Gaumengewölbe und wohl auch in einzelnen Fällen über die Schleimhaut der Stimmritze und des Kehlkopfes. Wenn sich auch manchmal die Krankheit über diese Stellen hinaus, über die Wange, die Umgegend des Ohrs verbreitet, oder eine ähnliche Degeneration auch an andern Hautstellen, besonders an den Extremitäten, in der Nähe der Gelenke, an der vordern, oder hintern Fläche des Halses, über den behaarten Theil des Kopfes, den es haarlos macht, die Hand, oder den Fufsrücken primär vorkommt, so besitzt sie doch an allen diesen Punkten, entfernt von der Nase, niemals die ihr sonst eigenthümliche Bösartigkeit und phagedänische Eigenschaft, bleibt vielmehr in der Regel frei von ulcerativer Zerstörung.

Symptome, Vorboten.

Gewöhnlich beginnt die Krankheit auf der Nasenschleimhaut unter den Erscheinungen eines hartnäckigen Stockschnupfens. Die Nase ist etwas geschwollen, roth, besonders sind die Ränder der Nasenflügel etwas verdickt und geröthet. Dieser Schnupfen kann mehre Monate bis zu einem Jahre und länger mit zeitweisem Abgange dicker, bräunlicher Krusten bestehen, ehe bestimmtere Aeufserungen des Lupus, besonders auf der äufsern Haut hinzutreten. Sehr oft sind jedoch jetzt schon einige Erscheinungen wahrnehmbar, welche den kundigen

Arzt auf den herannahenden Feind aufmerksam machen müssen und welche auf der, dem Lupus eigenthümlichen Neigung zu schrumpfen beruhen. Die Gaumenplatte ist ungewöhnlich gewölbt, das Zäpfchen und die Gaumenseegel sind klein, etwas körnig und gegen Berührungen sehr wenig empfindlich; die Nasenspitze fängt an sich herunter und nach der Wurzel zu zurückzuziehen, die Ränder der Nasenflügel werden dick, wulstig, die Oberlippe durch das Zurückziehen der Nase nach und nach etwas breiter, oder die Nasenspitze wird bläulichroth und etwas geschwollen, und bedeckt sich endlich mit einem oberflächlichen bösartigen Geschwüre. Untersucht man jetzt bei einfallendem Lichte die Nasenhöhle, so findet man auf der Schleimhaut die dem Lupus eigenthümlichen Wucherungen, oder selbst schon das Septum narium durchbohrt, ehe äufserlich an der Nase etwas zu sehen ist.

Tuberkulöse Form.

Am häufigsten tritt der Lupus unter der tuberkulösen Form auf. Zuerst an den Nasenrändern, später auf der Haut der Nasenspitze, der Oberlippe, der Wange erscheinen hirsekorngrofse, schwammigweiche, bläulich- oder violettrothe, schmerzlose Knötchen, Granulationen, welche anfangs einzeln stehen, nach und nach zusammenfliefsen und, wo sie sehr dicht stehen, sich über die benachbarte Haut sichtlich erheben, so dafs sie der Parthie ein knolliges Ansehen geben (Lupus non exedens, Rayer. Die hypertrophische Form nach Blasius). Diese Tuberkeln oder Granulationen sind äufserst dünnhäutig und schilfern sich an ihrer Oberfläche beständig kleienartig ab. Zuweilen gehen die einzelnen Granulationen von der Spitze aus in Verschwärung über, gröfsere erweichen von innen aus und bersten. Sie bedecken sich mit dickern oder dünnern, bräunlichen, gelblichen oder schwärzlichen Krusten, welche sich schnell wieder ersetzen, sobald man sie entfernt hat. Eine ganz gleiche tuberkulöse Entartung, wie über die Nasenspitze, verbreitet sich auch über das Zäpfchen und das Gaumenseegel. Von der Nase aus können die Tuberkeln sich über die Wange, die Augenlider, die Stirn, selbst über das ganze Gesicht bis zu den Ohren sich verbreiten und ihm, vorzüglich durch ödematöse teigichte Anschwellung des Unterhautzellgewebes, einen erstaunlichen Umfang und ein wahrhaft entstellendes Aussehen bereiten. Die Geschwulst der Augenlieder wird manchmal so beträchtlich, dafs der Bulbus gänzlich versteckt wird, die Lippen schwellen an, wälzen sich nach aufsen um, so dafs die Schleimhaut sichtbar wird u. s. w.

Pustulöse und ulcerative Form.

Nach der tuberkulösen ist die pustulöse und ulcerative Form die häufigste. Es bilden sich Pusteln wie bei Impetigo oder Porrigo, welche einzeln, oder in Gruppen, auf bläulichrothen, wenig erhabenen Flecken stehen. Im Umfange dieser Pusteln ist die Haut ebenfalls bläulich geröthet, wenig geschwollen und zuweilen mit Tuberkeln besetzt. Während sich fortwährend neue Pusteln erheben, bersten die ältern und bedecken sich mit dicken bräunlichen Borken, welche so festsitzen, dafs sie nicht ohne eine kleine Blutung abgerissen werden können. Die Fläche unter den Krusten ist roth, und mit einer Menge feiner warziger oder filamentöser, kolbiger Auswüchse, Resten der zwischen den Pusteln noch nicht zerstörten Haut bedeckt. Durch diese Auswüchse werden die Krusten so ungewöhnlich fest gehalten. Später werden auch diese Filamente zerstört und man findet alsdann unter den Krusten unregelmäfsige Geschwüre, mit dunkelrothem, glattem, aller Granulationen entbehrendem Grunde, scharf abgeschnittenen, ausgebuchteten Rändern und bläulichrother, geschwollener Umgebung. So oft die Borken auch entfernt werden, erzeugen sie sich immer wieder schnell von neuem. Unter den Borken fressen die Ulcerationen bald mehr in die Breite, bald mehr in die Tiefe. Ein ödematöser, schwach rosenartig gefärbter Hof umgiebt die Krusten.

Maculöse Form.

Der viel seltnere maculöse Lupus (L. excorticans), kommt eben so oft an den Extremitäten, als dem Gesichte und in diesem seltner an der Nase und den Lippen, als an den Wangen, der Stirn, den Ohren, vor. Er entsteht mit bläulichrothen, ganz ebenen, oder nur mit wenig zahlreichen, weichen Tuberkeln besetzten Flecken, welche sich nach und nach vermehren, ausbreiten, unter einander zusammenfliefsen und endlich sehr grofse Strecken einnehmen. Sie ulceriren nicht, schuppen sich aber beständig an ihrer Oberfläche ab Unter der Abschilferung verschwinden die Tuberkel und ihre Stelle wird von weifsen, glänzenden, narbenartigen Furchen durchzogen, deren Oberfläche tiefer als die Haut liegt und die sich mehr und mehr zusammenziehen und schrumpfen.

Verbreitung der Lupusulceration, secundäre Erscheinungen.

Der Lupus zerstört die Theile, über welche er sich verbreitet hat, meistens durch Ulceration, indem entweder unter dem, zu Krusten vertrockneten Pustelinhalte, sich Geschwüre bilden, oder die tuberculösen Wucherungen und Flecken von aufsen nach innen geschwürig angefressen werden. Rings um die Geschwüre herum erzeugen sich fortwährend neue Pusteln oder Tuberkeln, durch welche die Verschwärung weiter verbreitet wird. Die Geschwüre haben bald mehr Neigung in die Fläche, bald mehr in die Tiefe zu fressen. In dem erstern Falle breitet sich häufig von der Nase oder der Lippe aus die

Ulceration nach und nach über den gröfsern Theil des Gesichtes aus. Während die Ulceration an der einen Stelle weiter schreitet, vernarbt sie an andern. Die Narben gleichen den Brandnarben, sie sind dünnhäutig, glatt, glänzend, gespannt, erhaben, bläulich, violettroth, oder weifs, sie exfoliiren sich beständig und brechen häufig von neuem wieder auf, worauf die Zerstörung rasch wieder sich auszubreiten pflegt. Greift die Ulceration mehr in die Tiefe, so werden von der Nasenspitze, seltener von der Lippe aus, bald schneller, binnen wenigen Wochen, bald langsamer, in Monats- und Jahresfrist, die Haut und besonders die Knorpel, seltener auch die dünnern Knochen der Nase, der Vomer, die Muscheln, zerstört.

In beiden Fällen, sowohl der oberflächlichen, als der tiefern Ulceration, schreitet die Zerstörung vor, ohne dafs der Kranke merklichen Schmerz empfindet. Mit der Zerstörung durch Ulceration findet gleichzeitig ein, allen Formen des Lupus eigenthümliches Schrumpfen und Zusammenziehen statt, sowohl in den schon wieder vernarbten, als in den noch mit Geschwüren und Tuberkeln besetzten Stellen. Oft ist dieses Schrumpfen der einzige Weg, auf dem die Zerstörung erfolgt, so dafs die ergriffenen Parthien sich verkleinern, in sich selbst zusammenziehen, ohne dafs man Verjauchung und Zerstörungsproducte nachweisen kann. Bei dem Verschrumpfen bedecken sich die bläulich rothen, glatten, schmerzlosen Hautstellen fortwährend mit kleienartigen Schuppen und liegen, wegen der Verkürzung, glatt gespannt über den festern, knöchernen oder knorplichen Unterlagen. Die Haut und das subcutane Zellgewebe verzehren sich so nach und nach in sich selbst. Mannichfache secundäre Störungen gehen aus diesem Zustande hervor. Die Ränder der Nasenlöcher ziehen sich zusammen, rollen sich nach innen um, verkürzen sich, die Nasenspitze wird dadurch herabgezogen und die Nasenlöcher oft so sehr verengt, dafs kaum noch eine Sonde in sie eingebracht werden kann. Durch das Zurückziehen der Nasenränder scheint bei vielen Kranken die Oberlippe breiter geworden zu sein. Breitet sich der Lupus auf die Wangenhaut aus, so werden die untern Augenlider herabgezogen und schwinden oft gänzlich, es bilden sich Entropiem und Thränenträufeln, zumal wenn die Thränen durch den verengten Nasenkanal verhindert sind abzufliefsen. Die Augenspalte kann zuweilen nicht geschlossen werden, daher Entzündungen, Trübungen und staphylomatöse Entartungen der Hornhaut. Zuweilen beginnt der Lupus an den Mundwinkeln und der Kranke kann wegen der dicken Krusten, welche die Geschwüre bedecken, den Mund nur mit Schwierigkeit öffnen. Mit der spätern Vernarbung wird der Mund beträchtlich verengert. Geht der Lupus nach rückwärts gegen den Rachen, so findet man das Zäpfchen, ohne dafs dasselbe jemals geschwürig gewesen wäre, verkürzt und oft fast gänzlich verschwunden, das Gaumenseegel eingezogen und gespannt. Es scheint selbst, dafs sich die Degeneration zuweilen bis zur Stimmritze ausbreitet, wenigstens spricht die heisere, klanglose Stimme vieler Kranken dafür. Sehr selten erstreckt sich der Lupus von dem Rachen aus nach vorn über die Schleimhaut des harten Gaumens, bis zu dem Zahnfleische, welches er so verkürzt, dafs die Zähne locker werden und ausfallen. Bemerkenswerth ist die Disposition zu Gesichtsrosen bei Kranken, die an Lupus leiden, nach Rayer sollen diese Rosen zuweilen, besonders bei dem tuberkulösen nicht geschwürigen Lupus, günstige Wendungen zur Folge haben, denn einige Tuberkeln schwinden immer, zuweilen selbst alle.

Auch auf der äufsern Haut des Gesichtes und der Extremitäten findet bei dem Lupus häufig ein ähnliches Schwinden und Schrumpfen statt, wie auf den Schleimhautflächen der Nase und des Rachens. Die Haut wird bläulichroth, glatt, glänzend, der Fettkörper verschwindet aus ihr und dem subcutanen Zellgewebe; sie wird daher glatt über den unterliegenden Theilen, den Fascien und Muskeln angezogen, sie ist verkürzt, gespannt, weniger empfindlich und schuppt sich von ihrer Oberfläche beständig kleienartig ab. — Auch bei dieser Form steht der Procefs zeitweise an einzelnen Stellen, die etwas fester, weifser, narbenartig werden, still, während er an andern fortschreitet. Die Verbreitung geschieht bald langsam, so dafs die Degeneration Monate lang auf einer kleinen Stelle beschränkt bleiben kann, bald sehr rasch, so dafs sie binnen kurzem das ganze Gesicht, bis zum Halse und der Stirn einnimmt.

Bei dem syphilitischen Lupus erscheinen an den Nasenflügeln, den Lippen, den Wangen, bläulichrothe schmerzhafte Tuberkeln, welche gewöhnlich in Gruppen von drei bis vier zusammenstehen und von einem umschriebenen, dunkelroth gefärbten Hofe umgeben sind. Ihre Oberhaut schuppt sich beständig ab. Sie bestehen oft sehr lange ohne zu ulceriren. Die Verschwärung beginnt an der Spitze, die sich mit einer dunklen Borke bedeckt, unter der die Zerstörung in der Fläche und in der Tiefe um sich greift. Nach Entfernung der Krusten erscheint ein tiefes, unregelmäfsiges, schankröses, speckiges Geschwür, mit wulstigen harten Rändern, welches sich bald wieder mit neuen Krusten bedeckt. — Seine Zerstörung geht mehr als bei dem scrophulösen Lupus über Wange und Lippe, aber auch über die Nasenflügel und die Nasenbeine.

Diagnose.

Der Lupus kann verwechselt werden mit syphilitischen Geschwüren der Nasenschleimhaut und mit krebsigen Zerstörungen. Erstere gehen immer von den tiefern Theilen der Nase aus, sind häufig mit Verschwärungen des Zäpfchens und der Tonsillen verbunden, greifen vorzugsweise die Knochen, auch die Gaumenknochen, welche beim Lupus immer verschont bleiben an, lassen dagegen die Knorpel unversehrt. Die Verschwärungen zerstören immer zuerst die Schleimhaut und die Knochen, dagegen die äufsere Haut erst, nachdem jene necrotisch geworden sind. Der Lupus pflegt den umgekehrten Gang einzuhalten, zuerst die Knorpel und dann die Knochen anzugreifen, nachdem die Haut zerstört ist. Doch ist dieses Verhalten bei beiden Krankheiten nicht ganz constant, da häufig der scrophulöse Lupus die Knochen schon angegriffen hat, ehe er auf der äufsern Haut zum Vorschein kömmt und da auch der syphilitische Lupus von der äufsern Haut aus verschwärend gegen die Knochen vorschreitet. Den Verschwärungen gehen heftige Schmerzen in den Nasenbeinen voraus und die Geschwüre bedecken sich nicht mit Krusten. Die syphilitischen Knoten der äufsern Haut sind rund, kupferroth, ohne Exfoliation der Oberhaut, sie sind gröfser und mehr vorspringend und haben weniger Neigung zur Ulceration, als die beim Lupus. Bei krebsigen Zerstörungen fehlt das dem Lupus eigenthümliche Schrumpfen, die Degeneration geht gewöhnlich von der äufsern Haut aus, läfst die Schleimhaut primär wenigstens unberührt und kommt in einem Lebensalter vor, in dem der Lupus sehr selten ist. Sie entstehen aus solitären Flecken oder Warzen, die später rissig werden, leicht bluten und sich in sehr unregelmäfsige, von harten Rändern umgebene Geschwüre verwandeln, die sich nicht mit Krusten bedecken. Nie fehlen bei dem Krebse, sobald das Geschwür anfängt um sich zu greifen, lancinirende, heftige Schmerzen, Fieber, und die übrigen Zeichen der allgemeinen Krebsdyskrasie. Die Unterscheidung von Acne rosacea und Sycosis kann keine Schwierigkeit darbieten, da diese nicht zur Zerstörung tendiren.

Dauer, Ausgänge.

Die Dauer des Lupus ist durchaus unbestimmt. Sich selbst überlassen heilt der Lupus höchst selten in der Pubertätszeit, oder dem vollendet entwickelten Mannesalter von selbst und fast nie durch blofse Resorption der Tuberkel, ohne in Narben, Substanzverlüsten, leicht kenntliche Spuren seiner früheren Anwesenheit zu hinterlassen. Gewöhnlich besteht er mit zeitweisen Besserungen, scheinbaren Heilungen und neuen Exacerbationen Jahre lang fort, bis endlich die Parthien zerstört sind, deren Bau Disposition zu seiner Entwicklung gaben. Alsdann erst pflegt dauernde Vernarbung zu erfolgen. Die Zerstörungen schreiten gewöhnlich sehr langsam vor, doch beobachtete man, glücklicherweise nur sehr selten, Fälle, in denen der ganze knorpliche Theil der Nase binnen 14 Tagen zerstört wurde. Die nicht ulcerativen Formen können von der Jugend bis in das späte Alter bestehen. — Durch sich selbst wird der Lupus wohl nie tödtlich. Er bleibt in der Regel während seines ganzen Verlaufes fieberlos, die Kranken können sich, abgesehen von dem Localleiden, einer ziemlich guten Gesundheit erfreuen. Nur wenn der Lupus sich über sehr grofse Flächen, namentlich auch nach rückwärts über den Rachen und die Stimmritze ausbreitet, wenn die Verschwärung sehr ausgedehnt und der Säfteverlust sehr bedeutend ist, tritt zuweilen ein schleichendes Fieber mit colliquativen Symptomen hinzu. Nicht ganz selten verbindet sich der Lupus mit tuberkulösen Leiden der Lungen- und Mesenterialdrüsen, als deren weitere Folgen Hektik, Atrophie, wassersüchtige und colliquative Zufälle, den tödtlichen Ausgang beschleunigen.

Ursachen, allgemeine und locale Disposition, Gelegenheitsursachen.

Der Lupus beruht immer auf dyskrasischer Grundlage. Ob er nach Beseitigung der Dyskrasie, als inveterirtes Localübel noch fortbestehen könne, ist zweifelhaft, ich habe ihn mehrfach, nach blofs allgemeiner Behandlung verschwinden sehen. Die Dyskrasien, welche bei dem Lupus hauptsächlich in Betracht kommen, sind Scrophulosis und allgemeine, inveterirte, entartete Lues, vielleicht auch angeborene Lustseuche.

In Folge der Scrophulosis entsteht der Lupus hauptsächlich bei jüngern Leuten, besonders zur Zeit, in welcher die Pubertätsentwicklung hätte eintreten sollen; häufiger bei Weibern, als bei Männern. Bei den meisten Kranken ist die Pubertätsentwicklung retardirt, Frauen sind in ihrem 15., 20. bis 25. Jahre noch nicht, oder nur selten und spärlich menstruirt gewesen; die Brüste sind wenig entwickelt, der Körperbau bei fast allen unansehnlich und weit hinter der Ausbildung, welcher ihrem wirklichen Alter zukommt, zurückgeblieben. Bei jüngern Kindern kömmt der Lupus zwar vor, nach Blasius jedoch nie vor dem 4. Jahre, jedoch entschieden viel seltner, als in der angegebenen Periode. Alle diese Kranken tragen unverkennbare Spuren des scrophulösen Habitus an sich, doch ist die Scrophelkrankheit selbst selten bei ihnen zur Ausbildung bestimmter äufserer Formen, von Geschwüren, Drüsenanschwellungen u. s. w. gediehen. Die torpide Form scheint mehr als die acute zur Entstehung des Lupus Disposition zu geben, man sieht denselben daher bei Personen der niedern, ärmlich lebenden Volksklasse, auf dem platten Lande und überhaupt unter Verhältnissen, welche die torpide Scrophulosis begünstigen, vorzugsweise häufig entstehen. Erbliche Anlage zum Lupus findet sich zwar keine, doch ist nicht zu übersehen, dafs die Eltern der an dieser Krankheit leidenden Personen in der Regel ebenfalls dyskrasisch, schwindsüchtig und sehr häufig, nach meinen Beobachtungen, mit Krebs behaftet waren, sowie, dafs wenn der Lupus in dem spätern Alter von selbst aufgehört hat, weiter um sich zu greifen, der Krebs in Brustdrüse, Uterus u. s. w. häufig an die Stelle jenes zu treten scheint. Der venerische Lupus gehört mit den tuberkulösen Syphiliden der allgemeinen und veralteten Lues an.

Prognose.

Die tiefe dyskrasische Begründung, so wie die Schwierigkeit, mit Localmitteln sämmtliche vom Lupus eingenommene Stellen zu erreichen, machen die vollständige Heilung desselben zu einer der schwierigsten Aufgaben. Es gelingt häufig, durch äufserliche Mittel die Desorganisationen bis zu einer gewissen Gränze und so weit sie äufserlich sichtbar sind, zurückzutreiben und den Kranken scheinbar zu heilen. Fast immer aber sind dann in der Tiefe der Nasenhöhle Reste zurückgeblieben, zu welchen man mit Localmitteln nicht gelangen kann und von welchen aus das Uebel bald wieder in seinen frühern Zustand sich herstellt.

Häufig macht der Lupus trotz der kräftigsten Behandlung beständig Fortschritte und beendigt seine Zerstörungen nicht eher, als bis mit dem spätern Alter die Disposition aufgehört hat, oder bis der für ihn günstige Boden vollständig zerstört ist. Sehr häufig brechen bei erneuten Recidiven schon vernarbte Stellen wieder auf. Am meisten ist der Wiederaufbruch der Narbe zu fürchten, wenn sie roth, weich, schwammig, dünnhäutig, von einzelnen Tuberkeln oder Pusteln umgeben ist.

Unter den einzelnen Formen ist die tuberkulöse und ihre weitere Ausbildung, die hypertrophische, die hartnäckigste, die ulcerative zerstört zwar rasch, läfst aber doch auch leichter Heilung zu.

Von sehr günstiger Vorbedeutung ist es, wenn bei Frauen die Menses regelmäfsig und in hinreichender Quantität erscheinen, weil sie als Zeichen einer regelmäfsigern und vollständigern körperlichen Entwicklung betrachtet werden müssen. Mit dieser glücklichen Umgestaltung der Constitution und der Vervollständigung der nur retardirten körperlichen Entwicklung heilt der scrophulöse Lupus häufig von selbst, wenn die Kranken das 20. bis 25. Jahr zurückgelegt haben. Doch besteht bei manchen Frauen, trotzdem dafs die Menses regelmäfsig fliefsen, der Lupus ungestört fort. Ob bei dem männlichen Geschlechte blutige Hämorrhoidalausleerungen ähnliche günstige Veränderungen herbeiführen, ist nicht näher bestimmt, auf keinen Fall aber würde der blutigen Ausleerung, sondern nur der Umgestaltung der Constitution, deren Zeichen jene ist, die günstige Wirkung zuzuschreiben sein.

Der syphilitische Lupus gibt immer als Zeichen einer höchst inveterirten Lues eine üble Prognose; er kommt fast nur bei sehr geschwächten, hektischen Personen vor.

Behandlung.

Zur Behandlung des Lupus ist eine grofse Menge von innern und äufsern Mitteln vorgeschlagen worden, von denen aber keines sich eines constanten und sichern Erfolges rühmen kann.

Im Allgemeinen sind gegen den scrophulösen Lupus sämmtliche diätetische und arzneiliche Vorschriften, wie bei Scrophulosis, einzuhalten. Der Kranke mufs sich viel in freier Luft bewegen, sich täglich mit kaltem Wasser, Salzwasser, über den ganzen Körper waschen und mit genügender, vorwaltend animalischer Kost, versehen werden. Bäder, besonders auch salz- und jodinehaltige Mineralbäder, die Bäder von Kreuznach und Salzhausen, Seebäder, die Schwefelbäder, sind wie alle Mittel, welche die Hautthätigkeit befördern, von vorzüglichem Nutzen. Bei nur mangelhaft, oder gar nicht menstruirten Frauen, soll man dem Rathe der meisten Autoren zufolge, Mittel anwenden, um die Menses hervorzurufen. Die gewöhnlich hier angewendeten Emenagoga helfen meistens nicht allein nichts, sondern können sogar leicht schaden, denn der Mangel des Monatsflusses beruht nicht auf einer localen Krankheit der Geschlechtstheile, sondern auf unvollkommner Entwicklung des Körpers, und es ist nicht die periodische Blutausleerung, welche hilft, sondern diese selbst nur Zeichen der veränderten Körperconstitution. Die periodisch an die Schamtheile angesetzten Blutegel, die innerlichen Emenagoga helfen also nichts, so lange die Evolution des Körpers nicht weiter vorgeschritten ist und können durch erzwungenen, vorzeitigen Blutverlust, Ueberreizung der Nerven, Störung der Verdauung, leicht nachtheilig werden.

Zum innern Gebrauche hat man, speciell gegen den scrophulösen Lupus, eine grofse Reihe von Mitteln als specifisch gerühmt. Die Cicuta in grofsen Dosen, den Baryt und den salzsauren Kalk, das Oleum animale Dippelii zu 5 bis 6 Gtt. und steigend bis zu 20 bis 30 Gtt., die Cantharidentinctur, das Manganoxyd zu $^1/_2$ bis 5 Gr. in Verbindung mit Jaceathee (Kugler), das Ferrum carbonicum zu 1 Scrup. dreimal täglich, das rothe Quecksilberpräcipitat, den Leberthran, das Zittmann'sche Decoct, und, offenbar wegen der vermeinten Analogie zwischen Lupus und Krebs, auch den Arsenic. — Keines dieser Mittel hat jedoch den Anpreisungen Einzelner entsprochen. In unsern Tagen sind es besonders die Jodpräparate und Jodmetallverbindungen, welche am meisten gerühmt wurden und welchen auch unzweifelhaft einige radicale Heilungen, selbst wenn äufsere Mittel nicht gleichzeitig in Anwendung kamen, zu verdanken sind. Man hat fast alle Jodpräparate versucht, das reine Jod, häufiger das Jodkali, sodann Jodschwefel und Jodeisen. Den meisten Nutzen hat man aber von dem Jodquecksilber, besonders dem doppelten Jodquecksilber beobachtet. Es ist mir durch dieses Mittel mehrmals gelungen, schlimme Fälle von Lupus, die mehrmals schon recidivirt und vielfachen Heilversuchen widerstanden hatten, ohne Beihülfe äufserer Mittel, dauernd zu heilen. Man beginnt mit $1/_{12}$ Gran, zweimal täglich, steigend bis zu $1/_5$ Gran. Von günstiger Vorbedeutung ist es, wenn nach längerem Gebrauche (1 bis 2 monatlichem) dieses Mittels, die Tuberkel schmerzhaft werden und ein leichtes Fieber sich einstellt. Ist nach ein- bis zweimonatlichem Gebrauche des Mittels noch kein Erfolg eingetreten, oder stellen sich Schmerzen im Magen und Darmkanal ein, so mufs man den Gebrauch aussetzen, um nach einiger Zeit von neuem zu beginnen.

Aeufserlich hat man gegen den Lupus theils umstimmende, theils zerstörende Aetzmittel in grofser Zahl versucht. Der Lupus kann wahrscheinlich durch alle Aetzmittel von der äufsern Haut vertrieben werden, er wird aber selten oder nie durch dieselben radical geheilt, da auf der Schleimhaut der Nase stets Reste zurückbleiben, die nicht erreicht und zerstört werden können, und von denen das Uebel wieder hervorwuchert. Für sich allein angewendet, leisten sie auf keinen Fall dauernde Hülfe, da sie die allgemeine Disposition fortbestehen lassen; einzelne Tuberkel können jedoch mit Vortheil durch Aetzmittel zerstört und ihrer Verbreitung auf weitere Hautstellen Schranken gesetzt werden; wollte man geschwürige und sehr ausgedehnte Flächen cauterisiren, so müfste man vorher die Schorfe losweichen und die Stelle selbst nur nach und nach, parthienweise, angreifen. Speciell gerühmt aber sind die ätzenden Quecksilberpräparate, der rothe Präcipitat, der Sublimat, das Unguent. corrosiv. Graefii. (Hydrarg. m. corr. 2 Drach. Aq. dest., Gummi mimos. ana 1 Scrup) Pasten mit Tartarus stibiatus, der Liquor Bellostii, Schwefelsäure, der Höllenstein, spanische Fliegenpflaster (Rust), die Antimonialbutter, das Kali causticum, Zincum muriaticum (Hanke), der Arsenic in der Form des Cosmi'schen oder Hellmund'schen Mittels, oder nach Dupuytren in Verbindung mit Calomel (95 bis 99 Theile auf 5 bis 1 Theile arseniger Säure), mit Gummischleim oder Speichel zu einer Salbe gemacht, oder als Pulver aufgestreut, selbst das Glüheisen. — Selten genügt eine Cauterisation, um eine gute, zur festen Vernarbung geschickte

Wundfläche zu bilden, oft mufs sie zwanzig- und mehrmale wiederholt werden, bis der günstige Erfolg endlich erzielt ist. Gegen den Lupus syphiliicus wird vorzugsweise der Liquor Bellostii als Aetzmittel empfohlen.

Bei weitem mehr Vertrauen als die Aetzmittel verdienen selbst in veralteten Fällen die gelind umstimmenden und unter diesen ganz besonders die Jodquecksilber- und Jodschwefelverbindungen, welche letztere nach Biett noch wirksamer sein soll, als die ersteren. (Sulph. Jod. 1 Scrup. Axung. porc. 1 Unc.). Die Bepinselungen mit reiner Jodtinctur, Jodeisen, als Bad oder Waschwasser, Räucherungen von Jodschwefel. Am meisten hat sich das einfache und doppelte Jodquecksilber erprobt. Letzteres darf als ein heftiges Aetzmittel nur mit Vorsicht und mit viel Fett vermischt gebraucht werden. Kräftiger als die chemisch reinen Präparate wirkt nach Blasius, womit meine Erfahrungen übereinstimmen, eine Salbe aus 10 Gr. bis 1 Scrup. Jod auf ½ Unc. Ung. hydrarg. ciner. Es bildet sich hierbei sowohl einfach als doppelt Jodquecksilber und letzteres in um so gröfserer Quantität, je länger die Salbe aufbewahrt wird. Diese Salben läfst man sanft, mehrmals täglich, in die vom Lupus befallenen Stellen einreiben und bringt sie auch, vermittelst Charpie Bourdonnets möglichst tief in die Nase ein. Sie müssen, wenn sie wirksam sein sollen, ein gelindes Brennen in der Haut erregen. Entsteht ein Erysipelas, so schwinden nicht allein die Tuberkeln, welche mit der Salbe bedeckt worden sind, sondern häufig auch solche, die auf entfernten Hautstellen stehen. Bei längern unvorsichtigem Gebrauche können sie Speichelflufs veranlassen, dem man durch rechtzeitiges Aussetzen des Gebrauches vorzubeugen hat. — Erst wenn die Narbe fest ist und ein durchaus unverdächtiges Aussehen angenommen hat, dürfen die Einreibungen gänzlich ausgesetzt werden. Auf geschwürige Stellen dürfen nur sehr schwache Salben aufgelegt werden, wenn das Geschwür nicht durch die Entzündung verschlimmert werden soll.

Aufser den Jodpräparaten sind zum örtlichen Gebrauche noch empfohlen worden: die Chlorpräparate, der Chlorkalk und das Chlornatron (Lisfranc), das Oleum Cajeput., Oleum animale Dippelii, Kay's Liniment aus Ung. mercuriale, 1½ Unc., Camphor. 1 Drach., Spirit. terebinth. 1½ Drach., Axung. porc. ½ Unc.

Bei dem syphilitischen Lupus helfen methodische Mercurialkuren, da der Körper gewöhnlich schon mit Quecksilber übersättigt ist, oder die Krankheit auf einer mit Scropheln gemischter Dyskrasie, wobei Mercurialien gewöhnlich mehr schaden als nützen, beruht, selten auf dauernde Weise. Doch sind der Sublimat, der rothe Präcipitat in der Berg'schen Formel, die Quecksilbereinreibungen, die grofse Schmierkur, gebraucht worden. Letztere in Verbindung mit der Hungerkur, sowie das Zittmann'sche Decoct, rühmt besonders Blasius. Will man Quecksilber gegen den syphilitischen Lupus gebrauchen, so ist es häufig nothwendig eine roborirende Vorbereitungscur, Holztränke, vorauszuschicken. Bessere Dienste als das Quecksilber leisten aber, besonders bei sehr herunter gekommenen Personen, die meistens schon viel Quecksilber genommen haben, die Jodpräparate, das Jodkali und das Jodquecksilber. Albers will auch den innern Gebrauch des Arseniks bei syphilitischem Lupus wirksam gesehen haben.

Zeigen die Nasenlöcher grofse Neigung sich zu verengern, so mufs man Prefsschwamm, Charpiewiecken, oder umwickelte Federkiele in sie einführen. Gänzliche Verschliefsung der Nasenlöcher, Verengerungen des Mundes, Ectropien, die Verstümmelungen der Nase und des Gesichtes, können nur durch autoplastische Operationen, nachdem die Dyskrasie gänzlich gehoben und die Narbe möglichst fest geworden ist, beseitigt werden.

---

4) Von dem Scorbute und den scorbutischen Geschwüren, Ulcus scorbuticum.

Literatur.

R. Mead, on the scurvy. Lond. 1749. — Hulme, libellus de natura, causa et curatione scorbuti. Lond. 1768. — Dav. Macbride, an historical account of a new method of treating the scurvy of sea. 1767. — Lind, Abhandlung vom Scharbock. Aus dem Engl. von Pezold. 1775. A treatise on the scurvy. Edinb. 1752. — Rouppe, Abhandlung vom Scorbut. Herausgegeben von Schlegel. Gotha 1775. — Milman, inquiry into the source, from whence the symptoms of the scurvy and of putrid fevers arise. Lond. 1782. Uebersetzt von Lindemann. Berlin 1795. — Hoffmann, vom Scorbut. Münster 1782. — H. Bacheracht, praktische Abhandlnng über den Scharbock. Petersburg 1786. — Protter, neue Bemerkungen über den Scorbut. Aus dem Engl. von Michaelis. Leipzig 1787. — Blanc, Beobachtungen über die Krankheiten der Seeleute. Aus dem Engl. Marburg 1788. — Marsovsky, Diss. de Scorbuto. Stollii dissert. ad morb. chron. spect. Vol 1. — Thomson, an essay on the scurvy. Lond. 1790. — Schraud, Nachricht vom Scharbock in Ungarn. Pesth 1804. — Mac-Carthy, Diss. inaug. dist. Scorbuti theoriam. Vindob. 1822. — H Millioz, essai sur le scorbut, qui a régné à Alexandrie en Egypte. Paris 1803. — Balme, observations et réflexions sur le scorbut, d'après celui qui a régné parmi les troupes françaises formant la garnison d'Alexandrie etc. Montpellier 1803. Traité historique et pratique du scorbut chez l'homme et les animaux. Lyon 1819. —

Untersuchungen des Bluts beim Scorbut.

Andral. Essai d'hematologie pathologique p 126. — James, Gaz. med. 1838. — Ancell, Lectures of physiology and pathologie of the blood. The Lancet 1840. — Henderson, The Lancet, 1840. — Simon, med. Chemie. Bd. 2.

Begriffsbestimmung.

Die scorbutischen Geschwüre sind Symptome der allgemeinen scorbutischen Dyskrasie.

Der vollendete Scorbut ist selbst zur See, mehr noch im Binnenlande, eine seltene Krankheit geworden, so dafs Geschwüre, die auf ausgebildeter scorbutischer Dyskrasie beruhen, zu den gröfsten Seltenheiten gehören und nur unter aufsergewöhnlichen, sie begünstigenden Umständen vorkommen. Häufig dagegen findet man Hinneigung zur scorbutischen Zersetzung, Diathesis scorbutica und Geschwüre, welche unter dem Einflusse dieser Diathese stehen.

Die wesentlichen Eigenschaften des Scorbutes beruhen auf einer eigenthümlichen Veränderung der Blutmischung, deren hervorstechender Charakter in sehr ausgeprägter Alkalescenz und beträchtlicher Verminderung der Fibrine besteht, während die Zahl der Blutkügelchen entweder unverändert geblieben ist, oder sich selbst über die Mittelzahl erhoben hat. Vermöge dieser Veränderung verliert das Blut zum grofsen Theil die Fähigkeit die Ernährung der einzelnen Gebilde zu vermitteln, so wie erregend und belebend auf das Nervensystem zu wirken, zugleich zeigt es auf der andern Seite grofse Neigung in den gröbern Capillarien zu stocken und mit seinen einzelnen Bestandtheilen die Gefäfswand zu verlassen. Die sehr farbestoffreichen Blutkügelchen lösen sich leicht in dem dünnflüssigen Serum auf und extravasiren mit demselben. Auf diese Hauptveränderungen lassen sich die Erscheinungen des Scorbuts, als secundäre Folgen, zurückführen und aus ihnen erklären.

Die scorbutischen Geschwüre entstehen entweder ohne weitere äufsere Veranlassungen, als unmittelbare Folge der Dyskrasie, oder diese bemächtigt sich irgend einer oberflächlichen Verletzung, irgend eines anderen Geschwüres, einer eiternden Fläche und drückt derselben ihren Charakter auf.

Allgemeine Erscheinungen des Scorbutes.

Die allgemeinen Erscheinungen des Scorbutes gehen denen der scorbutischen Verschwärung immer voraus. Sie sind besonders nach dem Grade, oder nach dem vorwaltenden Leiden des einen oder des andern Organes, mannichfach verschieden. Die Unterscheidungen, welche man jedoch gemacht hat, als Land- und Seescorbut, Scorbut der Säufer, beziehen sich nicht auf wesentliche Differenzen, sondern nur auf gradweise Unterschiede. Auch die Vertheilung der Erscheinungen des Scorbutes in mehre Stadien ist nicht der Natur entnommen, da dieselben durch keine bestimmte Veränderungen begränzt werden, die Erscheinungen in einander übergehen und nur ein allmähliges Vor- oder Rückschreiten der Krankheit zu bemerken ist.

Der weniger belebende und ernährende Einflufs des Blutes macht sich mit dem Beginne der Krankheit zunächst durch allgemeine Unlust zu körperlicher und geistiger Beschäftigung, mit stets zunehmender, endlich fast unüberwindlicher Neigung zum Schlafe, leichter Ermüdung und Schwerathmigkeit nach geringen Anstrengungen, Kraftlosigkeit, Schwere und Steifigkeit in den Gliedern kenntlich. Mit der zunehmenden Krankheit wird die Muskelschwäche aufserordentlich, so dafs der Kranke schon nach leichten Anstrengungen in Ohnmacht verfällt. Der Kranke magert sehr ab, seine Haut wird trocken, hart, schlaff, oder ödematös gespannt, kleienartig, bleich, kühl, das Gesicht gedunsen, bleich. Die Lippen sind bläulich livid, die Augen liegen tief in der Orbita und nehmen einen trüben, traurigen, erloschenen Ausdruck an, die Conjunctiva wird mit dicken, mit dunkelm, Blute gefüllten Gefäfsen durchzogen, die Sclerotica gelblich gefärbt; die Augenlidränder sind von einem bläulichen Ringe umgeben, ihre Drüsen sondern reichlich klebrigen Schleim ab. Nur im Anfange ist der Appetit unverändert, oder selbst vermehrt, der Geschmack pappig, später verliert der Kranke alle Efslust, er hat selbst unüberwindlichen Widerwillen gegen Fleischspeisen, dagegen grofses Verlangen nach frischen Gemüsen, säuerlichen Früchten und Getränken. Das Zahnfleisch fängt nach und nach an sich aufzulockern und sich von den Zähnen abzulösen, die Zähne werden daher locker und fallen aus, oder werden cariös (Stomacace scorbutica); es wird dick, wulstig, an dem Zahnrande von einem blauen Saume umgeben, locker und blutet sehr leicht. Oft findet man jetzt schon an dem hintern Theile der Kinnlade, an den Backzähnen kleine, unreine, violettrothe, schwammige Geschwüre. Die Zähne und die Zunge sind schwärzlich, schleimig belegt und der Geruch aus dem Munde höchst foetid. Der Kranke ist kurzathmig, der Athem schwer, mühsam, die ausgeathmete Luft übelriechend, der Auswurf schleimig, blutig, der Puls leer, langsam, schwach, nicht fieberhaft. An den untern Extremitäten, zunächst an der Knöchelgegend, dann aber auch über die ganze Extremität, dem Rücken, dem Bauche, seltener jetzt schon an andern Körperstellen, dem Gesichte u. s. w. erscheinen bleifarbene, röthliche, nicht über die Haut erhabene, kleine, runde, flohstichähnliche Flecken, Purpura, Petechia scorbutica. Es sind kleine Blutergüsse in die Haut und deren Haarbälge, sie breiten sich aus, werden dunkler, bläulich; der dunklere ursprüngliche Fleck umgiebt sich mit einem begränzten hellern Hofe und verwandelt sich, indem er gröfser wird, mit benachbarten zusammenfliefst, in umfänglichere Flecken und Streifen, Vibex, Macula, von unbestimmter Gestalt. Diese Blutflecken stehen meistens gruppenweise zusammen und die Haut ist an ihnen härter als sonst. Oft entstehen auch jetzt in der Haut und dem subcutanen Zellgewebe gröſsere, härtliche Knoten, den Knoten bei der Acne rosacea ähnlich, oder die untere Extremität, später auch die obere, schwillt von der Peripherie gegen den Rumpf hin hart, ödematös an.

Als Bezeichnung des höheren Grades, den die Krankheit erreicht hat, treten heftige Schmerzen in den Muskeln und in den Knochen auf. Sie sind anfangs herumziehend, den rheumatischen ähnlich und setzen sich später hauptsächlich in den Wadenmuskeln und dem Kniegelenke, der Brust und der Lendengegend fest. — Die Muskeln werden hart, geschwollen, steif, gespannt, so daſs die Gelenke nicht mehr gestreckt werden können, das Kniegelenk schwillt an und wird von sehr heftigen, tief in dem Innern des Knochen sitzenden, gegen Morgen exacerbirenden Schmerzen durchzogen. Das cachektische, bleigraue Aussehen des Kranken wird jetzt immer auffallender und seine Kraftlosigkeit so groſs, daſs er fast zu jeder Bewegung unfähig wird. Der Athem wird immer beschwerlicher, bis zum Ersticken, der Puls kleiner, schwächer, der Urin trübe, jumentös, braun gefärbt, durch aufgelöstes Blut alkalisch, höchst übelriechend, er bedeckt sich, kaum nachdem er gelassen ist, mit einem schillernden, fettähnlichen Häutchen von Trippelphosphatkrystallen. Das Blut verläſst nun an allen Punkten die Gefäſswand, auf der äuſsern Haut, als blutige Geschwürsabsonderung, in der Form von Blutungen aus den scorbutischen Flecken, selbst als blutig gefärbte Schweiſse; auf den Schleimhäuten als Blutungen aus dem Zahnfleisch, Blutspeien, Bluthusten, blutige Diarrhöen, blutiger Urin. Die Blutflecken nehmen rasch zu und bedecken ganze Gliedmaſsen, denen sie ein marmorartiges, geflecktes Aussehen geben. Die Haut wird kühl, ödematös, mit klebrigen, kalten Schweiſsen bedeckt, der Puls unfühlbar, die Stuhlverstopfung geht in profuse, wässerig-blutige, höchst übelriechende Diarrhöen über. Bisweilen erstreckt sich bei dem höchsten Grade der Krankheit die oben erwähnte Steifigkeit auch auf die Muskeln des Rumpfes, besonders des Thorax, worauf die Dyspnöe äuſserst heftig wird und der Tod bei kalter Haut und äuſserst kleinem langsamen Pulse erfolgt. Oder es treten noch kurz vor dem Tode zerflieſsender Brand der untern Extremitäten, copiöse Blutungen, Lähmung des Gehirnes im Gefolge seröser Ergüsse, blutiges Lungenödem u. s. w. auf, die den unglücklichen Ausgang beschleunigen. Endlich wird der Kranke betäubt und unterliegt der vollkommenen Erschöpfung der Kräfte. Oft ist vorher noch an vielen Stellen feuchter, zerflieſsender Brand, Decubitus, ausgebrochen, den man in einzelnen Fällen mit groſser Schnelligkeit ganze Gliedmaſsen überziehen sah. Aufser zufälligen Complicationen mit andern Krankheiten, die durch den Scorbut immer eine schlimmere Wendung erhalten, verbinden sich mit demselben, als ihm eigenthümliche und immer höchst unglückliche Ereignisse, passive, hypostatische Entzündungen, besonders in blutreichen Organen, den Lungen, der Leber, aber auch in den Augen, den Schleimhäuten, Angina, Enteritis, Gastritis scorbutica, den Schleimhautüberzügen der Geschlechts- und Urinwerkzeuge etc.

Geschwüre, Vorkommen derselben.

Die Geschwüre, welche im Verlaufe des Scorbutes auftreten, kommen primär in der äufsern Haut, den Schleimhäuten, in seltenen Fällen auch in den Knochen vor. — Ihrer Entstehung gehen blutige Extravasate und der Zerfall des ausgetretenen Blutes voraus.

Scorbutische Hautgeschwüre.

Das scorbutische Hautgeschwür kommt am häufigsten an den untern Extremitäten, besonders dem Unterschenkel bis zum Kniegelenke, in sehr extremen Fällen auch an der ganzen Körperoberfläche vor. Blutaustretungen in die Haut und insbesondere in die Haarwurzeln und die Bildung harter, entzündlicher, dunkel gefärbter Knoten der Haut und des subcutanen Zellgewebes, gehen ihnen voraus. Die anfangs zerstreuten Blutaustretungen fliefsen immer mehr zusammen, die Haut wird immer stärker mit aufgelöstem und zersetztem Blute erfüllt, endlich erhebt sich die Epidermis zu einer dunkeln blutigen Blase, die, nachdem sie geborsten ist, das Geschwür hinterläfst. Oder es verwandeln sich unter dem Einflusse der allgemeinen scorbutischen Diathese, oberflächliche Excoriationen, Wunden, wieder aufgebrochene Narben, in scorbutische Geschwüre.

Die reinen scorbutischen Geschwüre haben, anfangs wenigstens, eine rundliche Form, später wird ihr Umfang durch das Zusammenfliefsen benachbarter unregelmäfsiger. Ihr Grund ist gewöhnlich hügelförmig über die Ränder erhoben, höckerig, von schmutzigem, bläulichem Roth, aufgelockert, schwammig, leicht blutend, mit schwammigen, leicht blutenden, wuchernden Granulationen bedeckt, die rasch in die Höhe schiefsen, aber eben so rasch wieder zerstört werden. Oft gleicht der Grund des Geschwüres einem lockeren, dunkeln Blutgerinsel. Die Ränder sind, wie bei allen Geschwüren, welche von innen nach aufsen durchbrechen, aufgeworfen, abgelöst, unterfressen, scharf abgeschnitten, dunkel bläulich oder bleifarben, mit einem blauen Saume umgeben, welk, gedunsen. In der Umgegend ist die Haut ödematös geschwollen, blutig, fleckig, infiltrirt, man bemerkt in ihr dieselben Petechieen, Blutflecken, Ecchymosen und knotige Verhärtungen des Zellgewebes, welche der Entstehung des Geschwüres vorausgingen. Varices, mit welchen die Blutunterlaufungen verwechselt werden könnten, kommen nicht vor. Die Geschwürsabsonderung ist häufig fast nur aufgelöstes Blut, oder dünne, grüngelbe, aashaft riechende Jauche. Auf der Höhe der Krankheit sind ihr äufserst wenige Eiterkügelchen beigemischt.

Die scorbutischen Hautgeschwüre verbreiten sich mehr in die Fläche, als in die Tiefe, doch können sie tiefer greifend selbst die naheliegenden Knochen durch Caries und Necrose zerstören. Sie haben grofse Neigung, in vollkommenen Brand überzugehen. Besserung und Heilung dieser Geschwüre erfolgt nicht eher, als bis das Allgemeinleiden gehoben ist. Dann verschwinden zuerst die blutigen Striemen und Flecken in der Umgebung und die ödematöse Erfüllung der Haut, welche eine bessere Farbe annimmt. Die Geschwürsränder sinken ein, oder werden theilweise abgestofsen, an die Stelle der schwammigen Wucherungen treten festere, weniger leicht blutende, weniger dunkle Granulationen. Die Vernarbung beginnt häufig von der Mitte des Geschwüres mit einzelnen überhäuteten Stellen, die endlich unter sich und mit den Rändern zusammenfliefsen. Die Narbe ist daher, da sie nicht durch Annäherung der Ränder gebildet worden ist, ziemlich ausgedehnt, erhaben, glatt, glänzend, dünnhäutig und da in ihr die Haarwurzeln gänzlich zerstört sind, für immer haarlos. Sie behält sehr lange die dunkle blaue Farbe und grofse Neigung wieder aufzubrechen Ueberhaupt stellt sich die vollkommene Gesundheit nur sehr langsam wieder her, wenn auch die Veranlassungen der Krankheit gänzlich gehoben sind, da das in seinen wesentlichsten Bestandtheilen verarmte Blut, dieselben nur langsam wieder zu ersetzen vermag.

Scorbutische Schleimhautgeschwüre.

Das scorbutische Schleimhautgeschwür kommt am häufigsten im Munde, am Zahnfleische, den Wangen, oder der Zunge vor. An diesen Stellen erscheint es schon sehr frühzeitig und bei den geringern Graden des Scorbutes, der scorbutischen Diathese, bei den höhern Graden erscheint es auch an andern Stellen, den dicken und dünnen Gedärmen, dem Magen, überhaupt auf allen Schleimhäuten. — Mit seiner höheren Ausbildung geht es in den scorbutischen Lippenbrand, die Noma über. — Es entsteht wie das scorbutische Hautgeschwür aus ecchymotischer Erfüllung des Zellgewebes, hier des submucösen Zellgewebes. Das Zahnfleisch wird roth, bläulich, aufgelockert, es löst sich von den Zähnen ab.

Das scorbutische Knochengeschwür.

Das scorbutische Knochengeschwür entsteht häufig aus Haut- und Schleimhautgeschwüren, wenn dieselben in der Nähe von Knochen entstanden sind und tiefer greifen. Doch kommen, freilich nur bei den höchsten Graden der Krankheit, auch Geschwüre vor, welche primär in dem Centraltheil der Knochen, besonders den Gelenkköpfen der Tibia, den Wirbelbeinen, Beckenknochen, dem Brustbeine, den Hand- und Fufswurzelknochen, dem Sternum entstehen. Heftige, tiefsitzende, bis in das Innerste der Knochen gehende Schmerzen, welche gleich den syphilitischen des Nachts exacerbiren, gehen voraus. Knochengeschwüre aus andern Ursachen nehmen natürlich im Verlaufe des Scorbutes dessen Charakter an.

Ergebnisse der Leichenuntersuchung.

Die Leichenöffnung der am Scorbute verstorbenen Personen, weist aller Orten, besonders in den Organen, welche dem Baue ihrer Capillarien nach bestimmt sind viel Blut in sich aufzunehmen, auf Dünnflüssigkeit und Zersetzung des Butes und deren Folgen hin. — Das Blut bildet keine, oder doch keine feste, cohärente, sondern nur eine dünne, schleimige, grünliche Faserhaut. Der Blutkuchen ist gewöhnlich grofs, sehr dunkel gefärbt, weich, sehr wenig zusammenhängend; oft ist die Neigung zur Gerinnung so gering, dafs sich gar keine Kuchen, sondern nur einzelne, weiche Gerinsel bilden, die in dem röthlich gefärbten Serum schwimmen. Die Masse des Blutwassers ist verhältnifsmäfsig grofs, die Blutkügelchen lösen sich leicht in demselben auf, färben es, oder bilden einen röthlichkörnigen Bodensatz.— Unter den einzelnen Blutbestandtheilen hat die Fibrine am constantesten und bemerklichsten abgenommen, die Zahl der Blutkügelchen ist zuweilen unverändert geblieben, zuweilen im Verhältnifs zur Fibrine vermehrt, in den äufsersten Graden der Krankheit haben auch sie sich vermindert. Die Alkalescenz des Blutes scheint immer erhöht zu sein. James fand das Blutserum Scorbutischer von ausgezeichnet starker, alkalischer Reaction. Andral fand in einem ausgebildeten Falle von Scorbut die Verhältnifszahlen der Fibrine 1,6, der Blutkügelchen 119, der festen Bestandtheile des Serums 86. Bei einer zweiten Untersuchung des Blutes desselben Kranken fanden sich eben so viel an Fibrine, jedoch nur 111 an Kügelchen und 86 an festen Bestandtheilen des Serums, von diesen kamen 70 auf das Albumin und 9 auf die übrigen organischen Bestandtheile. Denis, der das Blut Scorbutischer auf den Gehalt an Salzen untersuchte, fand es dem Typhöser ähnlich, doch enthielt es kein Ammoniak. Tausend Theile enthielten 7 Theile feuerbeständige, lösliche, neutrale Salze und 1 Theil Natron, während (nach Denis) das gesunde Blut nur 6 Theile der ersten und 1 Theil Natron enthält.

In der Leiche wird das Blut nicht geronnen gefunden; alle Gefäſse der venösen Seite sind strotzend mit nicht geronnenem Blute gefüllt, alle Blutdrüsen, Leber, Milz, die Lungen sind hypostatisch erfüllt. Die Gefäſse der Arachnoidea, der Scheimhäute sind geröthet, injicirt. An vielen Stellen der Schleimhäute, des Magen- und Darmcanals und der Urinwerkzeuge findet man die groſsen Capillarien mit Blut injicirt, ähnlich wie bei Entzündungen, oder ecchymotische Flecken, brandige, schwarz erweichte Stellen. Die Milz wurde meist weiſs, äuſserlich von grauweiſslicher Farbe, erweicht, die Leber bläſser und brüchiger, als gewöhnlich, gefunden. Das gesammte Zellgewebe ist blutig-serös infiltrirt, blutiges Wasser in den serösen Höhlen ergossen. Diese Durchdringung des ganzen Körpers mit Flüssigkeiten und zerfallenen Blutbestandtheilen ist offenbar die Ursache der schnellen Fäulniſs der Leichen. Wenn die Krankheit nicht zu rasch zum Tode geführt hat, so sind alle Gewebe mürbe, besonders auch die Diaphysen der Knochen brüchig, die Epiphysen mit sanguinolentem Mark durchdrungen und so weich, daſs sie sich zwischen den Fingern zerdrücken lassen, die Knorpel abgelöst, das Periosteum nur locker anhängend, die Muskeln leicht zu zerreiſsen, besonders die Beugemuskeln des Unterschenkels, welche man manchmal in eine Art blutigen Brei aufgelöst gefunden hat. Frische Knochenbrüche heilen nicht, so lange höhere Grade des Scorbutes bestehen, seit längerer Zeit geheilte Brüche können selbst durch den Scorbut wieder getrennt werden.

Verlauf, Dauer.

Eine nähere Bestimmung über die Dauer des Scorbutes kann nicht gegeben werden, zuweilen tödtet er in sehr kurzer Zeit, wenn die Ursachen sehr energisch und sehr anhaltend eingewirkt hatten und die Krankheit mit einer vorher schon zerrütteten Gesundheit zusammentrifft, unter entgegengesetzten Verhältnissen können seine Erscheinungen sich jahrelang hinziehen und auf einzelne Stellen, z. B. die Mundschleimhaut, beschränkt bleiben.

Ursachen.

Der Scorbut kommt in jedem Lebensalter und bei jedem Geschlechte, jedoch vorzugsweise bei Männern in der mittlern und spätern Lebenszeit vor. — Disposition geben alle Krankheiten, durch welche die Kräfte in höherem Grade geschwächt und die Gerinnbarkeit des Blutes vermindert wird, wie starke, oder wiederholte Blutverlüste, die höheren Grade aller Dyskrasien, besonders der Lustseuche und der Mercurialdyskrasie, Durchfälle, deprimirende Gemüthsaffecte u. s. w.

Die Gelegenheitsursachen wirken gröfstentheils durch die Beschaffenheit der respirirten Luft oder die Nahrung, indem sie die Bildung der höher oxydirten gerinnbaren Bestandtheile des Blutes hindern, oder wieder zerstören und in nicht gerinnbare Verbindungen verwandeln.

In dieser Weise wirken klimatische Verhältnisse, kalte und zugleich feuchte Luft. In den gemäfsigten und wärmern Klimaten, Binnenländern, ist der Scorbut bei weitem seltener, als in kalten, feuchten, nebeligen Küsten- und Sumpfgegenden. In feuchten und kalten Sumpfgegenden, sumpfigen, eingeschlossenen Thälern, ist der Scorbut auch in dem Binnenlande nicht selten und erscheint vorzugsweise in der kältern und feuchtern Jahreszeit, im Nachwinter und im Herbste, ausnahmsweise auch in feuchten Sommern. — Die Häufigkeit des Seescorbuts in früherer Zeit ist zum grofsen Theile weniger der Beschaffenheit der Nahrung, als geringer Sorge für Luftwechsel und dem verderblichen Einflusse des faulenden Kielwassers zuzuschreiben. Eben so sieht man Scorbut entstehen in feuchten, engen, selten gelüfteten Wohnungen, Kellerwohnungen, Gefängnissen, Casematten. In hohem Grade wird die Luft nachtheilig, wenn sie nicht allein arm an Sauerstoff und feucht, sondern auch mit Emanationen faulender thierischer Stoffe durchschwängert ist, wie in überfüllten, schlecht gelüfteten Kriegsspitälern u. s. w. — Wichtige Veranlassungen liegen in der Beschaffenheit der Nahrung. Schon der Mangel an Nahrung ist im Stande, einen dem Scorbut ganz ähnlichen Zustand herbeizuführen, mehr ist dieses noch der Fall, wenn die Nahrungsmittel zugleich verdorben sind, wie faulende Fleischspeisen, faulendes Wasser, so wie, wenn nicht die nöthige Abwechslung in dem Genufs von Speisen statt finden kann, wenn die Ernährung ausschliefslich mit Mehl- oder Fleischspeisen geschieht. In Mangeljahren, in Zeiten der Hungersnoth, in belagerten Festungen, finden sich am meisten die genannten Verhältnisse vereinigt, hier ist es daher auch, wo der Scorbut, besonders bei der ärmern Klasse, die ärgsten Verheerungen anrichtet. Dafs auch der allzureichliche und anhaltende Genufs alkalischer

Salze und von Speisen, die mit denselben bereitet sind, gesalzenem Fleisch, mächtig zur Erzeugung des Scorbutes beitrage, erleidet vielfacher Erfahrung gemäfs, trotz der dagegen geltend gemachten Beobachtung (Rochoux), dafs die Lascars, die nie Fleisch geniefsen, doch an Scorbut leiden können, keinen Zweifel, da ja die fehlerhafte Ernährung nicht die alleinige Ursache der Krankheit ist. Eine der übelsten Formen des Scorbutes bemerkt man bei Brandweinsäufern; der übermäfsige Genufs des Brandweins mufs also wenigstens mit unter die disponirenden Veranlassungen gerechnet werden.

Jede der genannten Veranlassungen kann zwar für sich allein den Scorbut erzeugen, gewöhnlich wirken aber mehre derselben zusammen, wie Nahrungsmangel und der Genufs verdorbener Nahrung etc.

Erklärung der Erscheinungen.

So mannichfaltig die genannten Ursachen auch in ihrer nächsten Wirkung sind, so kommen sie doch in ihrer Endwirkung darin überein, den Zustand des Blutes herbeizuführen, der oben angegeben worden ist und der als die Grundlage der ganzen Krankheit und insbesondere auch der scorbutischen Geschwüre zu betrachten ist. Der Mangel der Fibrine erscheint immer als die Hauptsache. Er wird herbeigeführt entweder durch directe Entziehung, bei Blutverlüsten, schwächenden Krankheiten, durch ungenügende Blutbereitung bei Nahrungsmangel, durch mangelnde Oxydation des Blutes, bei Respiration in unreiner, sauerstoffarmer Luft, oder, indem die Fibrine Verbindungen eingeht, in denen sie ihre Gerinnbarkeit einbüfst, bei dem allzureichlichen Uebergange alkalischer Salze in das Blut, wahrscheinlich auch bei Respiration in einer Atmosphäre, die durch faulende Thierreste verdorben ist. Der Scorbut schliefst sich hinsichtlich dieser Ursachen an manche typhöse, pyämische Krankheiten, die Blutfleckenkrankheit u. s. w. an, die Manche, nicht ganz mit Unrecht, als acute Formen des Scorbutes betrachtet haben. Ganz gleiche Zufälle wie bei dem Scorbute können hervorgerufen werden, wenn Thieren defibrinirtes Blut, alkalische Salze, kohlensaures Natron, oder nur Wasser in die Adern gebracht werden (Magendie). Durch den Mangel an Fibrine verliert das Blut einen grofsen Theil seiner ernährenden Kräfte und seiner belebenden, nervenerregenden Eigenschaften, daher der Kraftmangel, der Trübsinn, die kraftlose Respiration, der schwache Puls, die Abmagerung, die Schlafsucht. Der Mangel an körperlicher und geistiger Thätigkeit, die mangelhafte Respiration und Innervation wirken ihrerseits wieder nachtheilig auf die gesammte Ernahrung zurück. Zu gleicher Zeit zeigt das defibrinirte Blut die gröfste Neigung, schon in den gröfsern Capillarien zu stocken und mit seinen einzelnen Bestandtheilen den Gefäfsraum zu verlassen, in allzustarkem Maase in das benachbarte Parenchym zu extravasiren. Hieraus erklären sich die Neigung zu wassersüchtigen und blutigen Ausschwitzungen, zu Blutungen aus zarthäutigen Oberflächen, so wie die Verschwärungen. Die übermäfsigen serösen und serös-blutigen Infiltrationen rauben den Geweben einestheils alle Widerstandsfähigkeit, während sie zugleich durch ihre Masse, oder durch ihren zerfallenen Zustand, als Entzündungsreize wirken. Die Geschwüre finden sich daher immer an den Stellen, an welchen die blutigen Infiltrationen den höchsten Grad erreicht haben. Mit dem Aufbruche der Haut sieht man den Geschwürsboden wie ein Schwamm mit aufgelöstem Blute durchdrungen. Diejenigen Gebilde, welche dem Extravasate des Blutes den geringsten Widerstand entgegensetzen, die lockeren Schleimhäute, die abhängigsten Stellen des Körpers, sind auch der früheste Sitz der scorbutischen Geschwüre.

Vorhersage.

Die Prognose scorbutischer Geschwüre richtet sich zunächst nach der Möglichkeit die Grundkrankheit zu heben, den Kranken der Wirkung der veranlassenden Momente zu entziehen und in günstigere zu bringen, so wie nach dem Grade, den die Krankheit selbst erlangt hat. Die geringern Grade sind unter nicht allzuungünstigen äufsern Verhältnissen leicht heilbar, mit dem Verschwinden der Grundkrankheit bessern sich auch alsbald die Geschwüre und vernarben leicht. Doch bleibt, auch wenn der Kranke völlig genesen scheint, immer beträchtliche Neigung zu Recidiven zurück, da die normale Mischung des Blutes sich nur langsam wieder herstellt. In den höhern Graden, wenn der Scorbut in den Knochen sich entwickelt hat, Colliquationszufälle hinzugetreten sind, ist auch unter den günstigsten äufsern Verhältnissen oft alle Hülfe vergebens. — Schwerere Fälle des Scorbutes hinterlassen, wenn sie auch sonst glücklich geheilt sind, oft Nachkrankheiten für die ganze übrige Lebensdauer. Die Geschwüre werden leicht habituell, nachdem sie ihren scorbutischen Charakter verloren haben, Steifigkeit in den Gelenken, chronische, ziehende Schmerzen in den Knochen, Neigung zu Knochenbrüchen, Digestionsstörungen, bleiben längere Zeit zurück.

Behandlung.

Die Behandlung der scorbutischen Geschwüre ist die des Scorbutes, indem die Localmittel grade bei ihnen nur sehr geringen Einflufs auf die Verbesserung derselben äufsern. Sie geht darauf hin, alle die Verhältnisse zu entfernen, welche die Plasticität des Blutes verminderten und solche herbeizuführen, unter deren Einflufs der Fibrinegehalt wieder gehoben werden kann. Die nächste Sorge geht demnach dahin, die noch fortwirkenden, veranlassenden Momente zu entfernen, den Kranken in reine, bewegte Luft zu bringen, ihm, wenn es seine Kräfte noch erlauben, Bewegung und leichte körperliche Anstrengungen in freier Luft zu empfehlen, oder wo er das Zimmer nicht verlassen kann, die Atmosphäre in demselben durch häufiges Lüften, Verdampfung von Essig, Chlorgas, möglichst zu reinigen. Zur Nahrung gebe man ihm Fleisch von frisch geschlachteten Thieren, Fleischbrühe, Milch, Ey, frische, oder eingemachte säuerliche und scharfe Kräuter, frisches Gemüse, in Essig eingemachte Vegetabilien, Salat, besonders von scharfen und solchen Pflanzen, deren Blätter viel Saft enthalten, Kresse, Löffelkraut, Bachbunge, Sauerampfer, mit Meerettig, Senf, Zwiebeln, Knoblauch, säuerliches Obst, wie es die Jahreszeit und die Verhältnisse erlauben, in saure Gährung übergegangene Pflanzenstoffe, wie Sauerkraut, saure Rüben u. dgl. Zum Getränke reines frisches Wasser, wo dieses nicht vollkommen gut zu haben ist mit Zusatz von Säuren, besonders Pflanzensäuren, welche sich noch nützlicher als die Mineralsäuren erweisen, Essig, Citronen-, Apfelsinensaft, Weinsteinsäure, Schwefelsäure, Limonade, Selzerwasser, durch Kohle gereinigtes Wasser, Theerwasser. Sehr nützlich sowohl zum prophylactisch-diätetischen, als auch zum therapeutischen Gebrauche, sind säuerliche, bittere, alkoholisirte Getränke, Rheinwein mit Zucker, herbe Rothweine, bitteres, gut gegohrenes Bier, Malztrank mit Citronsäure, Honig mit Säuren, Meth, Punsch, Alaun- und Weinsteinmolken, die Verbindung von 4 Unzen frisch ausgeprefsten Saftes der Cochlearia auf ein Pfund Milch, Sauermilch, Buttermilch. — Wie viel Aufheiterung des Gemüthes im Scorbut vermag, hat unter Andern B l a n e beobachtet, der den Scorbut nach gewonnenen Seetreffen auf Schiffen verschwinden sah. — In leichtern Fällen reichen die voranstehenden diätetischen Mittel zur Behandlung des Scorbutes häufig hin, in schwereren verbindet man mit ihnen den Gebrauch tonischer, tonisch - aromatisch belebender, scharfer Mittel, der Mineralsäuren, der Nervina. Namentlich gehören hierher : frisch ausgeprefste, bittere und bitter - scharfe Kräutersäfte, von Trifolium fibrinum, Fumaria, Cochlearia, Nasturtium, in Verbindung mit vegetabilischen und Mineralsäuren, die Conserva und die Tinctura Cochleariae, Absynthii, der Calamus aromaticus, Cortex aurant., Rad. Zingiberis, die Rad. Valerianae, Angelic., Cascarillae, Turiones pini, Betulae albae, die rein bitteren Mittel, Quassia, Gentiana, das Extract. catechu in ihren verschiedenen Formen und Anwendungsweisen. Der Gebrauch der China und des Eisens ist meistens wegen der Verdauungsschwäche vorerst verboten.

Zugleich läfst man den Kranken sich öfter mit kaltem Wasser, in Stahlwasser, mit Essig und Wasser, Essig, Wasser und Brandwein, über den ganzen Körper und besonders an den Stellen, welche mit Blutflecken bedeckt sind, waschen.

Treten entzündliche Zufälle in der Brust, der Leber u. s. w. hinzu, so können der Dringlichkeit der Zufälle wegen, der Oppression z. B., zuweilen Blutentleerungen, jedoch nur mit der gröfsten Vorsicht, gemacht werden. Oertliche Blutentleerungen verdienen hier immer den Vorzug vor den allgemeinen. Innerlich gebe man neben den antiscorbutischen Mitteln den Brechweinstein in grofsen Dosen und bei starker Verschleimung der Bronchien die Senega.

Auf die scorbutischen Haut- und Knochengeschwüre bringt man im Allgemeinen dieselben Mittel, welche man auch innerlich anwendet; namentlich adstringirende kalte Fomente, aus Decocten der China, Tormentilla, Ratanhia, Sabina, mit Zusatz von Weingeist, Spirit. Cochleariae, Tr. Myrrhae, Holzessig, vegetabilischen und Mineralsäuren, Alaun, man belegt sie mit Citronscheiben, oder umgiebt das ganze Glied mit einer Binde, die man häufig mit adstringirenden, aromatischen, spirituösen Decocten, mit Säuren befeuchtet. Auch gährende Cataplasmen sind vielfach empfohlen.

Bei scorbutischen Mundgeschwüren gebraucht man adstringirende und saure Gurgelwässer und Pinselsäfte, von adstringirenden Decocten mit Zusatz von Salz oder Schwefelsäure, Alaun, Thedens Schufswasser, Spirit. Cochleariae, Tr. Myrrhae, Alaun mit Honig, den Chlorkalk (Solut. calc. chlorin. Unc. ½. Aq. font. mel rosat. ana Drachm. 6, Collut. antiscorbut. van Mons.)

Stärkere Blutungen aus dem Zahnfleische, oder aus irgend einer andern Stelle, sind immer gefährlich, sie müssen sobald als möglich durch Styptica, durch Aufdrücken von Charpie, die in Säuren, Alaunauflösung, Thedens Schufswasser getaucht ist, im Nothfalle durch das Glüheisen, gestillt werden. — Gehen die scorbutischen Geschwüre in völligen Brand über, so können keine anderen Mittel, als die schon angegebenen, die man nur möglichst sorgfältig und vollständig in Anwendung bringt, gebraucht werden.

Gegen die heftigen Knochenschmerzen und Muskelsteifigkeit haben warme Umschläge von aromatischen und antiscorbutischen Kräutern sich noch am meisten nützlich erwiesen.

Die gesammte diätetische und pharmaceutische Behandlung mufs, auch wenn die Geschwüre geschlossen sind, um Recidive zu verhüten, eine längere Zeit noch fortgesetzt werden. Namentlich finden jetzt, wenn sich die Verdauungskräfte genugsam gehoben haben, China und Eisen Anwendung. Wenn der Scorbut mit irgend einer andern Krankheit, z. B. mit Syphilis complicirt auftritt, so ist es Regel, jenen zuerst zu beseitigen.

---

5) Von den Gichtgeschwüren, Ulcus arthriticum.

Literatur.

Grant, Beobachtungen über chronische Krankheiten Bd. I. von der Gicht. — Sydenham, Abhandl. v. Podagra, übers. mit Anmerk. v. Niedenheber. — Trampel, Beobachtungen und Erfahrungen. Bd I. über die Gicht. Lemgo. — Rowley, Abhandlung über die regelmäfsige, unregelmäfsige, atonische u laufende Gicht. A. d. Engl. Breslau 1794. — Cadet de Veaux et Gondinet, annales de la société de méd. pratique de Montpellier — C. Scudamore, a treatise on the nature and treatment of gout. Aus d. Engl. Ueber die Natur und Heilung der Gicht. Hesse. — C. Scudamore, a further examination of the principles of the treatment of gout. London 1832. — J. v. Vering, Heilart der Gicht. Lond. 1832. — Wattmann, über die Erkenntnifs der Gicht aus ihren Producten. Oestr. Jahrb. 1843.

Begriffsbestimmung.

Die gichtischen Geschwüre sind Producte und Begleiter der Arthritis. Nur die Geschwüre sind als arthritische anzuerkennen, denen die Vorboten der Gicht und unverkennbar arthritische Entzündungen vorausgingen, oder welche fortwährend von den Erscheinungen der Gicht begleitet sind. Die wahren Gichtgeschwüre sind wie die Gicht selbst selten. Die Sucht, aus der blofsen Autopsie die Diagnose der Geschwüre zu stellen, hat jedoch häufig dahin geführt, Geschwüre als gichtische zu bezeichnen, welche mit diesen nichts als einige Eigenschaften der äufsern Form gemein haben. Namentlich mufsten die varicösen und mit ihnen die sogenannten physconösen, Visceral- und Hämorrhoidalgeschwüre, sich sehr häufig, und zum Nachtheile der Kranken, als gichtische behandeln lassen. Durch die Lehre der Rust'schen Schule, dafs das Geschwür das einzige Symptom der Gicht sein könne, ist die Neigung fast in allen, mit varicösem Zustand der Venen der untern Extremitäten, oder mit Hämorrhoidalzustand verbundenen Geschwüren, gichtische zu sehen, bei den Aerzten sehr gefördert worden. Nur in dieser Weise konnte **Rust** von der Gicht und den gichtischen Geschwüren behaupten, sie gehörten zu den häufigsten Krankheitszuständen. — Die Gicht ist eine tief eingreifende

Krankheit der chylopoetischen und Secretionsorgane, deren scharfe Gränze jedoch schwer zu ziehen ist und an welche sich eine Menge Störungen dieser Systeme, als Theile und untergeordnete, verwandte Krankheiten anreihen, so namentlich allgemeine Venosität, Stockungen in dem Unterleibe, Hämorrhoidalzustand, Störung der Urinsecretion, der Darmausleerungen u. s. w. — Diese und andere zum Gesammtbilde der Gicht gehörigen Störungen können auch für sich bestehen, constituiren aber dann noch nicht den Begriff der Gicht, und Geschwüre, welche gleichzeitig mit ihnen vorkommen, verdienen nicht den Namen von arthritischen.

Vorboten.

Die wahre Gicht kann sich nur langsam aus der fortdauernden Einwirkung ihrer Ursachen hervorbilden. Diese Ursachen erzeugen zunächst Störungen der Verdauung, der Gallenbereitung und der Assimilation, Blutanhäufungen im Unterleibe, so wie Störungen der Secretionen, besonders des Darmkanales, der Nieren und der Haut. Diese Störungen bilden die Vorboten der Gicht, welche dem vollen Ausbruche dieser Krankheit oft Jahre lang vorausgehen.

Allgemeine Erscheinungen der Gicht.

Die Verdauung der Kranken wird nach und nach geschwächt, der Appetit fehlt häufig ganz, seltner artet er in Heifshunger aus, die Zunge ist schleimig, weifs, oder gallig belegt, der Geschmack fade oder bitter. Die Kranken leiden an Magensäure, Sodbrennen, Flatulenz und aufgetriebenem Unterleibe, saurem Aufstofsen, Ekel, Schleim- und Galleerbrechen. Während der Umfang des Unterleibes immer zunimmt, werden die Extremitäten schwächer und magern ab, wenn sie nicht ödematös geschwollen sind. Das Gesicht wird gedunsen, roth, oder erdfahl, die Sclerotica gelblich und die Conjunctiva mit dicken blauen Adern durchzogen. — Die Stuhlausleerungen sind gewöhnlich angehalten, trocken, von Zeit zu Zeit aber erscheinen plötzlich dünnflüssige, mit Kolik verbundene Stuhlausleerungen. — Der Blutumlauf in dem Unterleibe ist gestört, es bilden sich Stockungen in der Pfortoder und den Hämorrhoidalvenen aus, krankhafte Reizbarkeit des Unterleibsnervensystems, Hypochondrie und Hysterie, die sich zuweilen selbst bis zu Krämpfen steigern.

Die Urinsecretion ist während der Vorboten der Gicht sehr sparsam, der Urin ist trübe, schleimig, saturirt, reich an Harnsäure und Harnstoff, er riecht sauer und verursacht, wenn er gelassen wird, ein brennendes Gefühl, welches namentlich kurz vor den Gichtparoxismen sich zuweilen bis zur Strangurie steigert. Viele Kranken leiden an

Schmerzen in der Nierengegend, zeitweisem Abgange gröfserer Concremente aus den Harnwerkzeugen, an Schleimflüssen aus den Geschlechtstheilen; die Haut ist fast immer trocken.

Längere Zeit vor den eigentlichen Gichtanfällen erscheinen schon flüchtige Schmerzen an verschiedenen Stellen des Körpers, flüchtige Stiche in den Extremitäten, den Gelenken, periodische Schmerzen im Kopfe, besonders längs der Nähte, halbseitige Kopfschmerzen, Zahnschmerzen, Hüftweh, Magenkrämpfe, Koliken; oder es bilden sich Ausschläge psorischer und herpetischer Art, besonders um die Gelenke herum, Schleimflüsse, Augenentzündungen u. s. w.

Symptome der regelmäfsigen Gichtanfälle.

Die oben genannten Zufälle können Jahre lang dauern, ohne dafs es je zu regelmäfsigen Gichtanfällen kommt, oder es gelingt den Kräften der Natur, besonders bei jüngern und noch kräftigen Personen, durch stärkere Ausscheidungen das Mischungsverhältnifs in den Säften so weit zu erhalten, dafs pathologische Ausscheidungen an ungeeigneten Orten nicht erfolgen.

Als solche, gleichsam kritische Ausscheidungen erscheinen am häufigsten periodische Blutungen aus den Venen des Mastdarmes, Hämorrhoidalblutungen und verstärkte Ausscheidungen von Harnsäure und Harnsäureverbindungen durch den Urin, die mit diesen oft in Form von Gries und kleinen Concrementen abgehen, oder zu gröfsern Steinen anwachsen.

Wenn jedoch die natürlichen, oder künstlich geschaffenen Secretionsorgane nicht mehr genügen, so bildet die Dyskrasie, aus Ursachen, welche uns nicht bekannt sind, Ablagerungen in den fibrösen und serösen Häuten, besonders dem fibrösen Gelenkapparate, welche in kritische Entzündungen ausgehen. Erscheinen diese gichtischen Entzündungen regelmäfsig in bestimmten Perioden und an bestimmten Stellen, besonders einzelnen Gelenken, so bezeichnet man sie als regelmäfsige, erscheinen sie jedoch bald da bald dort, in sehr verschiedenen Organen und zu unregelmäfsigen Zeiten, als anomale Gicht. Gewöhnlich gehen die regelmäfsigen Gichtanfälle den anomalen voraus, die letztern erscheinen erst, wenn der Kranke im spätern Alter und bei zunehmender Krankheit mehr geschwächt worden ist. Doch kann auch der umgekehrte Gang statt finden, dafs die anomalen Gichtanfälle früher als die regelmäfsigen erscheinen, diese zuletzt wieder mit anomalen endigen. Die einzelnen Entzündungen selbst nehmen entweder den acuten, oder den chronischen Verlauf, worauf gleichfalls der Kräftezustand und das Alter des Kranken den gröfsten Einflufs haben.

Kurz vor einem Paroxismus der acuten regelmäfsigen Gicht pflegen die Vorboten zu verschwinden und der Kranke sich eine kurze Zeit eines ungewohnten Wohlseins zu erfreuen. Der Appetit bessert sich und der Urin wird hell, ohne Schleimwolke und Sediment gelassen. Plötzlich aber, gewöhnlich des Nachts, wird unter einem heftigen Fieberanfalle, gewöhnlich zuerst die Gegend der Zehen, des Ballen der grofsen Zehe, häufiger die des linken, als des rechten Fufses, oder die Knöchelgegend, von einer heftigen, erysipelatösen Entzündung befallen. — Die Schmerzen sind bei dem ersten Anfalle äufserst heftig, brennend, klopfend, anhaltend, remittirend und lassen nicht die geringste Berührung zu. Bei ältern, torpiden Personen, die schon an öftern Gichtanfällen gelitten haben, pflegen die Schmerzen gelinder zu sein, so dafs der Kranke oft nicht ganz am Gehen gehindert ist.

Ueber die Umgegend des erkrankten Gelenkes verbreitet sich eine gelbliche, diffuse, saturirte Röthe und ödematöse Geschwulst; mit der Zunahme derselben lassen die Schmerzen gewöhnlich etwas nach. — Die locale Entzündung wird von einem heftigen entzündlich-gastrischen Fieber, mit schnellem, hartem Pulse, grofser Unruhe, Aufregung, Empfindlichkeit gegen Luftwechsel, brennender Hitze mit abwechselnden Frostschauern begleitet; die Zunge ist belegt, der Kranke klagt über Uebelsein und galliges Erbrechen, der Urin ist roth und feurig.

Sich selbst überlassen endet die Entzündung, bei jüngern Personen und gutem Verhalten, um den 7. bis 14. Tag, unter kritischen Ausleerungen durch die Haut und die Nieren, seltener durch kritische Stuhlausleerungen, oder Hautausschläge, der Schweifs wird sehr reichlich abgesondert, riecht sauer und hinterläfst zuweilen beim Vertrocknen ein weifses Pulver, harnsaures Natron, in der Wäsche. Auch der Urin enthält Harnsäure und harnsaure Verbindungen in äufserst reichlichen Quantitäten.

Die einzelnen Gichtanfälle sind offenbar kritischer Natur, denn der Kranke befindet sich, wenn die Krise vollständig war, längere oder kürzere Zeit in erwünschtem Wohlsein. Dauern jedoch die Ursachen fort, so kehren die Anfälle wieder, anfangs bei noch kräftigen Personen erst in Jahresfrist, selbst noch später, und von neuem an der zuerst ergriffenen Stelle, dann aber, wenn die Kräfte durch das Alter, oder die Lebensweise anfangen geschwächt zu werden, in immer kürzern Zwischenräumen, zuletzt fast wöchentlich. Dabei rücken die Entzündungen von der äufsersten Peripherie des Körpers den Centraltheilen immer näher, neue Gelenke werden unter neuen Fieberanfällen ergriffen, zuletzt auch die Organe im Innern des Körpers.

Bei geschwächten Personen verläuft die Gicht, entweder vom Anfang an, oder als Folge der acuten Anfälle, mehr chronisch schleichend, indem sie, ohne eigentliche Paroxismen und Krisen zu bilden, unter Remissionen und Exacerbationen, fast das ganze Jahr hindurch dauert und höchstens im Sommer den Kranken frei läfst. Sie beschränkt dann ihre Anfälle nicht auf einzelne und die ursprünglich afficirten, vom Rumpfe entfernten Gelenke, sondern geht leicht über diese hinaus zu den, dem Rumpfe nähern, oder befällt innere Theile und bildet ihre Ablagerungen und Entzündungen in den serösen und fibrösen Gebilden der Eingeweide, oder befällt die Schleimhäute und bildet chronische gichtische Entzündungen des Herzbeutels, der Pleura, Brustwassersucht, Asthma, Koliken, Magenkrämpfe, Entzündungen und Trübungen des Auges u. s. w.

Folgen der Gichtanfälle.

Wenn die Gichtanfälle häufig wiederkehren, aber die localen Krisen der einzelnen Gelenkentzündungen nicht vollständig erfolgen, so bleiben leicht Nachkrankheiten zurück, unter denen Verdickung und Steifigkeit der Bänder, Contracturen und Anchylosen, ödematöse und feste plastische Infiltrationen des Zellgewebes und der Haut, Verknöcherung und Exostosenbildung in der Nähe der Gelenke und in diesen selbst, Concremente aus harnsaurem Natron, die sogenannten Gichtknoten, so wie Vereiterungen und Verschwärungen, die wichtigsten sind.

Gichtgeschwüre.

Die gichtischen Geschwüre sind Folge der acuten oder chronischen arthritischen Gelenkentzündungen, denn auch bei arthritischen Kranken gehen nicht alle Wunden und Geschwüre, sondern nur die, denen gichtische Entzündungen vorausgingen, in Geschwüre von bestimmtem specifischem Charakter aus.

Die gichtischen Geschwüre kommen daher auch fast nur in der Nähe der Gelenke vor, am häufigsten an dem Knöchelgelenke, seltener am Knie, an der Insertion des Ligamentum patellare, noch seltener, und fast nur bei pastösen Frauen höherer Stände, an den Fingerspitzen. Sowohl in ihrer Entstehungsweise, als in ihrer spätern Form, bieten sie nicht immer dieselben Eigenschaften dar.

Viele von ihnen entstehen aus pustulösen Hautausschlägen, Blasen oder kleinen Abscessen, welche nach ihrem Aufbrechen sich in hartnäckige, dem Witterungswechsel sehr unterworfene Geschwüre verwandeln. Ihre Form ist anfangs rund, später breiten sie sich unregelmäfsig und mehr in die Fläche, als in die Tiefe aus. Die Ränder sind wulstig, erhaben, callös, gewöhnlich blafs, wenig empfindlich, während der Entzündungsperiode schmerzhaft und braunroth gefärbt, der Grund ist vertieft, eingezogen, ungleich, höckerig, mit den tiefer gelegenen fibrösen Fascien verwachsen, anfangs speckig, später braunroth, glatt, ohne alle Granulationen. Die Geschwürsabsonderung ist oft sehr reichlich, besonders wenn die normalen Secretionen der Haut und der Nieren gestört sind, dabei dünnflüssig, wie schaumiger Speichel, sie enthält wenig Eiterkügelchen, dagegen viel Salze, besonders harnsaures Natron und Kalk, die in den Verbandstücken zu einem weifslichen, durch chemische Reagentien leicht erkennbaren Pulver vertrocknen. Sind dagegen die normalen Secretionen in vollständiger Thätigkeit, so sondert das Geschwür sehr wenig ab. Die Schärfe dieser Salze macht die Umgegend wund. Die Umgegend ist aufgetrieben, ödematös, infiltrirt oder verhärtet, braunroth gefärbt, von varicösen Venen durchzogen. Der Erregungszustand des Geschwüres und seiner Umgebung ist sehr wechselnd und steht in genauem Zusammenhange mit dem Stande der Secretionen und des Allgemeinbefindens.

Gewöhnlich sind diese Geschwüre wenig empfindlich, torpid, periodenweise aber wird, sowohl das Geschwür selbst, als seine Umgebung, nachdem Zeichen gestörter Verdauung, fehlerhafter Urin und Hautsecretion, während einiger Tage vorausgingen, heftig entzündet, trocken; es bleibt mehre Tage in diesem Zustande, bis unter reichlicher Abscheidung der genannten Secretionen die Krise sich einstellt und das Geschwür in seinen frühern chronischen Zustand zurückkehrt. Der Einflufs nafskalter Witterung, der Wechsel der Jahreszeiten und Diätfehler haben gewöhnlich diese Steigerung der Entzündung zur Folge.

Manche Geschwüre in der Nähe der Fufswurzel, der Knie- und der Fingergelenke u. s. w. entstehen durch Vereiterung des Zellgewebes rings um die Gichtknoten herum. Der Eingang zu diesen Geschwüren ist oft sehr klein, die Haut ringsum abgelöst, verdünnt, von dem Concremente in die Höhe gehoben. In der Tiefe des Geschwüres sieht oder fühlt man mit der Sonde das oft sehr beträchtliche, weifsgraue, steinharte Concrement. Die Absonderung ist dünner Eiter, dem kleine, weifse, zu Brei aufgelöste Theile des Concrementes, oder gröfsere Stücke desselben, beigemengt sind. — Sobald das Concrement durch die Eiterung oder durch Kunst entfernt ist, heilt das Geschwür in der Regel ziemlich leicht.

In der Nähe des Kniegelenkes entstehen Gichtgeschwüre, ohne dafs ein Anfall von Podogra vorausgegangen ist. Unter lebhaften Schmerzen erhebt sich eine heifse, hochrothe, begränzte Entzündungsgeschwulst, gerade dem Ansatzpunkte des Ligamentum patellare gegenüber, die sich binnen 8 bis 10 Tagen in einen Abscefs verwandelt. Mit dem Aufbruche desselben bildet sich ein breites, flaches Geschwür, mit unterminirten, nach aufsen umgebogenen Rändern, weifsgrauem speckigem Grunde, von dem dünne, citrongelbe, geruchlose, scharfe, fressende Jauche abgesondert wird. Bei zweckmäfsiger Behandlung reinigt sich dieses Geschwür und heilt mit einer verhältnifsmäfsig sehr kleinen, fest mit der Scheide des Kniescheibenbandes verwachsenen, daher eingezogenen Narbe.

An den Fingerspitzen entstehen arthritische Geschwüre aus kleinen juckenden, mit weifslichem, dünnem Eiter gefüllten Bläschen. Unter der abgelösten Epidermis frifst der Eiter weiter um sich, auch nachdem die Blase schon geborsten ist und löst so nach und nach die Oberhaut an dem ganzen ersten Phalanx ab.

Die Narbe aller gichtischen Geschwüre ist immer dünn, leicht zerreifsbar, sie schmerzt bei Witterungswechsel und bricht leicht wieder auf.

Rückwirkung der Geschwüre auf das Allgemeinbefinden.

Wenig dyskrasische Geschwüre stehen mit dem Allgemeinbefinden in so genauer Wechselwirkung, als die gichtischen. Sie tragen häufig zum relativen Wohlbefinden des Kranken wesentlich bei. Ihre Secretion dient dazu, die geschwächte, oder absolut ungenügende Thätigkeit der normalen Absonderungsorgane zu unterstützen und das Uebermaas verbrauchter stickstoffreicher Stoffe aus dem Körper zu entfernen. Wird daher die Absonderung des Geschwüres unterdrückt, das Geschwür geheilt, ehe die normalen Secretionsorgane genügen die verbrauchten Stoffe aus dem Blute zu entfernen, so können die übelsten Folgen entstehen, indem die Natur sich andere Auswege sucht und häufig Abscheidungen in innern Gebilden, auf serösen und fibrösen Flächen und mit diesen schnell in Exsudation übergehende, häufig tödtliche Entzündungen bildet. Wird dagegen die Absonderung des Geschwüres regelmäfsig unterhalten, so kann, auch wenn die Secretion, namentlich der Nieren, durchaus ungenügend sein sollte, doch das Wohlbefinden im erwünschten Grade erhalten werden.

Disposition, Gelegenheitsursache, wesentliche Begründung der Gicht.

Ueber das Wesen der Gicht und den Mechanismus ihrer Erscheinungen geben uns die ältern Schriftsteller vielfache Hypothesen, die jedoch dem neuern Stande der Wissenschaft nicht mehr genügen können; aus neuerer Zeit liegen keine unmittelbare Untersuchungen über die Abweichungen der Säftemischung bei dieser Krankheit, die uns über das Wesen derselben Aufschlufs geben könnten, vor, woran gewifs die Seltenheit des Vorkommens der wahren Gicht die Schuld trägt. Wir vermögen daher nur aus den entfernten Ursachen, aus einzelnen ihrer Erscheinungen, der Secretionen u. s. w., auf den Zustand der Säfte zurückzuschliefsen. Hiernach scheint die Gicht wesentlich mit einer dauernden Ueberladung der Säfte, mit verbrauchten, stickstoffreichen Stoffen, und Salzen, besonders Kalk- und Natronsalzen, in Verbindung zu stehen. Diese Ueberladung kann, wie die Betrachtung der Gelegenheitsursachen lehrt, auf doppeltem Wege zu Stande kommen, durch absolut, oder im Verhältnifs zum Verbrauche, übermäfsige Zufuhr stickstoffreicher Nahrung, oder durch ungenügende Ausleerung der in der Metamorphose verbrauchten Stoffe. Gewöhnlich bildet sich die Krankheit auf beiden Wegen zugleich heran. In ersterer Beziehung ist daher besonders übermäfsig reichliche Ernährung, Fleischnahrung, bei verhindertem Verbrauche, bei Mangel an körperlicher Bewegung, sitzender Lebensweise, bei Personen, die fast ausschliefslich sich geistiger Arbeiten hingeben, zu beschuldigen. Mit dieser übermäfsigen Aufnahme von Nahrung wird in der Regel auch ein mifsbräuchlicher Genufs von Reizmitteln, Gewürzen, Schärfen, spirituösen Getränken verbunden, wodurch die Verdauungsorgane nach und nach überreizt und geschwächt und zur Säurebildung in den ersten Wegen, zu übermäfsiger Blutanhäufung in dem Unterleibe der Grund gelegt wird. Die zweite Hauptquelle der Gicht, die absolut, oder relativ zu der Masse des Aufgenommenen zu geringe Thätigkeit der Secretionsorgane, bezieht sich besonders auf die Nieren und die äufsere Haut. Vorzugsweise aber auf die erstere, als fast ausschliefslich bestimmt, stickstoffreiche Excretionsstoffe, in der Gestalt von Harnsäure und Harnstoff, aus dem Körper zu entfernen. Die Schwäche dieser Organe wird herbeigeführt durch den mifsbräuchlichen Genufs von Reizmitteln, von starken, besonders von mit Alkohol versetzten Weinen, Liquören, welche die Nieren reizen, ohne ihnen viel Flüssigkeit zuzuführen, durch starke Gewürze, Ueberreizung der Harn- und Geschlechtstheile, durch geschlechtliche Ausschweifungen. Meistens kommt die Gicht erst in der zweiten Hälfte des Lebens, in der der Mensch weniger aufgelegt zu körperlichen Bewegungen wird, dagegen mehr Hinneigung zu den Freuden der Tafel zu finden pflegt, bei Reichen, häufiger bei Männern, als bei Frauen, weil letztere seltener im Essen und Trinken ausschweifen und in der Menstrualausleerung einen Ausweg für das Uebermaas ihrer Säfte haben und besonders in den Ländern vor, in denen Fleischnahrung und sehr starke Getränke sehr reichlich genossen zu werden pflegen. Doch entsteht die Gicht auch unter ganz entgegengesetzten Verhältnissen bei sehr armen, schlecht bekleideten, in feuchten, kalten Wohnungen lebenden Menschen, die sich häufigen Erkältungen aussetzen müssen. Mangelnde Hautcultur, Unterdrückung der Hautausdünstung von Hautausschlägen und der übermäfsige Genufs des Brandweins, dem Leute aus dieser Menschenklasse so häufig ergeben sind, scheinen hier die Veranlassungen zu geben (Arthritis rheumatica, Arthritis pauperum).

Die Disposition zur Gicht ist häufig angeboren und in manchen Familien erblich. Die hartnäckigsten Formen entstehen da, wo angeborene Disposition mit den früher genannten, in der Lebensweise begründeten Gelegenheitsursachen zusammentrifft. Männer mit ererbter gichtischer Disposition zeichnen sich durch kräftige Muskulatur, rauhe, haarige Haut, grofsen Kopf, lange Gliedmafsen und sanguinisch-cholerisches Temperament aus.

Ueber die Mischung des Blutes bei der Gicht ist uns wenig aus unmittelbaren Untersuchungen bekannt, wir schliefsen aus der Neigung zu Entzündungen, sowie zur Bildung von Harnsäuren und Kalkniederschlägen im Schweifse und im Urine, auf entzündliche Disposition und auf Ueberladung mit Harnstoff, Harnsäure und Kalksalzen. Da die normalen Secretionsorgane nicht ausreichen, um das richtige Mischungsverhältnifs des Blutes zu erhalten, so sucht sich die Natur Hülfsorgane. Sie wählt hierzu, wie gewöhnlich, die Schleim- und serösen Häute, so wie die fibrösen Ausbreitungen. Die Ablagerungen und Entzündungen erscheinen gleichsam als Krisen für die Krankheit im Ganzen; der Kranke fühlt sich daher, wenn er einen Paroxismus glücklich überstanden hat, wohler als vorher, bis, bei fortdauernder Ursache, der frühere Zustand der Säftemasse sich wieder ausgebildet hat und eine neue Entladung nothwendig geworden ist. Je unthätiger die Secretionsorgane mit dem zunehmenden Alter und steigender Schwäche werden, und je weniger ausgiebig die einzelnen kritischen Entladungen sind, desto häufigere Wiederholungen derselben werden nothwendig. Vor dem Anfalle enthält der Harn wenig Harnsäure und die Haut ist trocken; nach demselben findet reichliche Ausscheidung dieser Stoffe auf allen Wegen statt. So lange nur die Schleimhäute krankhaft thätig sind, liegt weniger Gefahr vor, weil ihre nach aufsen gewendete Lage und ihre Natur als Secretionsorgane geeignet ist, fremde Stoffe aus dem Körper zu entfernen. Die Folgen sind wohl sehr lästige, aber doch nur seltener gefährliche Blennorrhöen, deren Bedeutung für das Leben nach der vorzugsweise ergriffenen Region sehr verschieden ist (Asthma humidum, Diarrhöen, Verschleimungen u. s. w.). Viel bedeutender sind die Folgen, wenn die serösen und fibrösen Membranen den Boden für die gichtischen Ablagerungen geben, weil dieselben überhaupt nicht geeignet sind, Ausscheidungen aus dem Blute zu vermitteln und weil so leicht die von ihnen überkleideten edlen Organe in den Kreis der Erkrankung hineingezogen werden.

Vorhersage.

Die Veranlassungen zur Gicht bringen die Krankheit erst nach sehr langdauernder und ununterbrochener Einwirkung zu Stande; schon aus diesem Grunde ist es begreiflich, dafs sie ein tief wurzelndes, schwer zu beseitigendes Uebel sein müsse; hieran reiht sich die Schwierigkeit, die Ursachen zu beseitigen, besonders wo erbliche Anlage, die hier von so grofsem Gewichte ist, den Grund gelegt hat, dafs das Alter, in welchem die Krankheit sich erst vollständig auszubilden pflegt, zu Heilungsprocessen, die eine Veränderung der Constitution und Lebensweise voraussetzen, nicht geeignet ist, dafs eine Aenderung der bisherigen nachtheiligen Lebensweise, der äufsern Verhältnisse wegen, bei den meisten Kranken entweder gar nicht möglich ist, oder ihren Neigungen und Gewohnheiten allzu sehr widerspricht, als dafs der Arzt in dieser Beziehung von ihnen unterstützt zu werden erwarten dürfte. Vollständige Heilung der Gicht im Allgemeinen wird daher fast nie erlangt. Wir beschränken uns darauf, den Krankheitsprocefs möglichst in Schranken zu halten, ihn zu lenken, seine Ablagerungen auf innere edle Organe zu verhüten, die einzelnen Anfälle ihrer Natur nach zu bekämpfen und ihre Krisen zu begünstigen. Je älter und je mehr eingewurzelt demnach die Dyskrasie ist, je mehr die Verdauung und Secretionsorgane geschwächt sind, je unregelmäfsiger der Verlauf, desto unsicherer wird die Hülfe. Regelmäfsige Gichtanfälle bedrohen, bei zweckmäfsigem Verhalten, nicht leicht das Leben, bei unregelmäfsigem Verlaufe wird die Krankheit leicht durch Versetzung auf innere Gebilde tödlich, auch wenn die einzelnen Anfälle selbst weniger stürmisch verlaufen sollten. Tödlich wird die Gicht durch Entzündungen, besonders metastatische, innerer edler Organe, durch wassersüchtige Ausschwitzungen in serösen Höhlen, so wie durch die Folgen chronischer Degenerationen einzelner wichtiger Theile, z. B. der Herzklappen.

Die gichtischen Geschwüre werden nie an und für sich lebensgefährlich, im Gegentheile sind sie dem Kranken in sehr vielen Fällen, so lange die allgemeine Disposition fortdauert, aus Gründen, die aus dem Frühern hervorgehen, von Nutzen. Versuche zu ihrer Verschliefsung widersprechen daher unter diesen Bedingungen den Grundsätzen eines verständigen Verfahrens. Sie bessern und verschlimmern sich nach dem Stande des Allgemeinbefindens und der Secretionen. Unter den einzelnen Formen sind jedoch nur die an der Knöchelgegend vorkommenden schwer zu heilen. Geschwüre, welche durch den Reiz fester Concremente entstanden sind, heilen leicht, sobald durch Vereiterung oder die Kunst das Concrement vollständig entfernt ist. Die Concremente selbst widerstehen jedoch, wegen ihrer Schwerlöslichkeit, hartnäckig allen Versuchen zur Resorption und müssen herauseitern, oder durch mechanische Hülfsmittel entfernt werden. Auch die Geschwüre an dem Ligamentum patellare und an den Fingerspitzen heilen meistens ohne Schwierigkeit, doch bilden die letzteren gewöhnlich alsbald, entweder an demselben, oder an den andern Fingern, Recidive.

Behandlung der Gicht im Allgemeinen.

Die Behandlung der Gicht theilt sich in

1) die Behandlung der Krankheit im Allgemeinen,

2) des einzelnen Paroxismus,

3) der einzelnen Erscheinungen der anomalen Gicht und namentlich der Geschwüre.

Die Behandlung der Gicht im Allgemeinen beruht auf Entfernung der noch fortdauernden Ursachen und auf Regulirung der Verdauung und der Secretionen, der zwei Quellen, aus denen die Krankheit vorzugsweise hervorgeht.

Vor allem sind die Diät und die Lebensweise zu ordnen. Bei den meisten Kranken ist Beschränkung der Nahrung, besonders der Fleischnahrung, der geistigen Getränke, des Kaffeegenusses, zumal wo, wie fast immer, Unterleibsplethora besteht, unerläfslich. Sehr starke und junge, saure Weine, Liquörweine, sind ganz zu verbieten, und höchstens leichte, abgelagerte süfse Weine zu erlauben; geeignete Mineralwasser, Säuerlinge, oder gewöhnliches Brunnenwasser geben das beste Getränk. Nur bei sehr ärmlich lebenden und von Kräften gekommenen Kranken kann eine reichlichere Nahrung, selbst reichlichere Fleischkost den Verhältnissen entsprechen. Der Kranke mache sich möglichst viel Bewegung, suche durch warme Bekleidung, Wolle auf die blofse Haut, die Hautausdünstung zu befördern und Erkältungen zu vermeiden und enthalte sich jeder Ausschweifung in Speise und Trank, so wie in geschlechtlicher Beziehung.

Eigentliche Specifica gegen die Gicht giebt es nicht. Die Arzneimittel müssen dem jedesmaligen Stande der Kräfte, der Verdauung, der Secretionen u. s. w, entsprechend gewählt werden. Bei sehr plethorischen kräftigen Personen mit entzündlicher Anlage, giebt man, zur Verminderung der Plasticität des Blutes, kühlende schweifs- und urintreibende Mittel, den Tartarus emeticus, das Kali sulphuricum, Natrum sulphuricum, selbst das Nitrum, die reinen und kohlensauren Alkalien und die alkalischen Mineralwasser, Kissingen, Homburg, Marienbad und besonders Wiesbadener und Karlsbader Wasser. Später, wenn diese Mittel hinreichend gewirkt haben, geht man zu den verdauungsstärkenden Mitteln über.

Bei torpiden, ältern Personen und veralteter Gicht wählt man statt der kühlenden, salinischen, die mehr belebenden, aufregenden und scharfen secretionsbefördernden Mittel. Eine grofse Menge derselben sind in verschiedenen Compositionen als Specifica gegen die Gicht gerühmt worden. Hierher gehören das Aconit, das Vinum seminum Colchici, die secretionsbefördernden Tisanen, das Decoctum Zittmanni, die Gummi Resinae, besonders das Guajac, die Schwefel- und die Antimonialpräparate, der Camphor, das Opium. Zur Unterstützung der Hautthätigkeit empfehlen sich besonders warme Bäder, kalte werden von Gichtkranken schlecht vertragen, warme Salz- und Schwefelbäder, Dampfbäder, russische Bäder, die Mineralbäder zu Wiesbaden, Teplitz, Baden-Baden, Gastein, warme Schwefelquellen.

Zur Hebung der Verdauung gebe man, mit Rücksicht auf den Kräftezustand, bei kräftigeren und an Unterleibsstockungen leidenden Personen die leichtern, auflösenden, bittern Mittel, die auflösenden bittern Extracte, von Rheum, Taraxacum, Card. benedict., Gentiana, Trifolium fibrinum, auch die, mit Unrecht mehr als die genannten auflösenden Bitterkeiten gerühmte Quassia; bei sehr geschwächten Kranken die stärkern Tonica, Calamus aromaticus, selbst China und Eisen, eisenhaltige Mineralwasser.

Behandlung der einzelnen Paroxismen.

Die periodischen acuten Gichtanfälle der Gelenke sind nach den, für die kritischen Entzündungen im Allgemeinen geltenden Regeln zu behandeln. Ohne Versuche zu machen sie zu unterdrücken, oder ihren Verlauf abzukürzen, welche nur alsbaldige Recidive, oder Versetzung nach innern Gebilden zur Folge haben würden, beschränkt man sich, den entzündeten Theil durch warme trockene Bedeckung mit Flanell, Kammwolle, weichem Pelzwerk, Wachstaffet, die man erst mit nachlassender Entzündung und mehr atonischem Zustande mit Bernstein, oder Camphor durchräuchert, einzuhüllen. Locale entzündungswidrige Mittel, Blutegel, kalte Umschläge, feuchtwarme Cataplasmen, dürfen nur ausnahmsweise, bei Entzündungsanfällen, die in jeder Beziehung excessiv sind, mit der gröfsten Vorsicht, in Anwendung kommen, um den Anfall einigermafsen zu mäfsigen, nie aber um ihn zu unterdrücken; denn je heftiger der Anfall und je vollständiger die darauf folgende Krisis sind, desto länger pflegt auch der Kranke von neuen Anfällen befreit zu bleiben. Aufserdem setzt unvorsichtiges Eingreifen in den einzelnen Anfall den Kranken der Gefahr der Versetzung nach innern Gebilden aus und läfst für die spätern einen mehr chronischen, irregulären Verlauf fürchten. Wenn, bei alten, atonischen Kranken und veraltetem Uebel, die Anfälle schwach sind und wenig Neigung zeigen sich zu entscheiden, so sind selbst belebende, besonders die Hautsecretion befördernde Mittel, warmer Thee mit Spirit. Mindereri, Pulvis Doweri, Tinctura Colchici, selbst Camphor, für sich, oder in Verbindung mit Opium, erforderlich, um die Kräfte zur Vollendung der Krise zu unterstützen. Wenn, wie gewöhnlich, gastrische Zufälle bestehen, so giebt man dem Kranken leichte Abführmittel, abführende Salze in Digestivdose, Kali aceticum, mit Rheum und befördert die Hautthätigkeit durch reichliches Trinken von schweifstreibendem Thee und durch warme Bäder.

Behandlung der Gichtgeschwüre.

Manche gichtische Geschwüre heilen sehr leicht und ohne weitern Nachtheil für das Allgemeinbefinden, während andere, als wohlthätige Ableitungen, durchaus nicht geheilt werden dürfen.

In die erste Reihe gehören die Geschwüre an den Fingerspitzen, welche gewöhnlich leicht vernarben, wenn man die abgelöste Oberhaut vollständig wegnimmt und die Fläche mit Charpie, oder einer einfachen Salbe verbindet; die Geschwüre unter der Kniescheibe, so wie diejenigen, welche durch Vereiterung des Zellgewebes um Gichtconcremente herum entstehen. Die Ausstofsung des Concrementes kann durch den vorsichtigen Gebrauch erweichender Cataplasmen, deren Erkältung sorgfältig vermieden werden mufs, befördert werden. Nach der vollständigen Entfernung des Knotens schliefst sich das Geschwür meistens sehr schnell.

Zu den nicht heilbaren Geschwüren gehören fast alle, welche in der Nähe der Gelenke, besonders in der Nähe des Knöchelgelenkes entstehen, die schwieligen, callösen Geschwüre bei veralteter Gicht, alle sehr reichlich absondernden Geschwüre, bei mangelhafter Thätigkeit der Secretionsorgane. — Nur wenn mehre dieser Geschwüre zugleich bestehen, kann es erlaubt sein, diejenigen unter ihnen, welche durch ihren Sitz dem Kranken die meisten Beschwerden machen, zu schliefsen, während man die übrigen sorgfältig offen erhält. — Diese bedecke man mit trockner, weicher Charpie und umhülle das Glied mit einer Flanellbinde, erwärmten Kräuterkissen, oder weichem Pelzwerk. Diese einfachen Verbandmittel, so wie möglichst andauernde Beobachtung horizontaler Lage des Gliedes, erleichtern mehr als künstliche Pflasterverbände, die bei ächten Gichtgeschwüren selten ganz gut vertragen werden, vielmehr gern Entzündung der Haut und schmerzhafte Bläschenausschläge erregen und viel zu allgemein bei gichtischen Geschwüren empfohlen worden sind. Doch werden feuchte Umschläge, Cataplasmen, noch weniger vertragen, weſshalb man, bei besondern Fehlern der Form und des Erregungszustandes, immerhin den trockenen Pflasterverbänden vor den feuchten Umschlägen den Vorzug giebt. Bei sehr schmerzhaften Geschwüren passen Verbände mit narcotischen Pflastermassen, Empl. de Cicuta, Mercuriale, mit Zusatz von Belladonnaextract. u. dgl., bei weniger schmerzhaften läſst man das Geschwür mit einfachen, möglichst wenig irritirenden Pflastern, Emplastrum matris, bei torpidem Charakter mit Harzpflastern, Diachylon composit. de galbano crocat., ammoniac., foetidum und ähnlichen, bedecken. Zur Schmelzung der callösen Ränder dienen die Baynton'schen Einwicklungen. Wenn die Absonderung des Geschwüres stockt und dieses selbst nur wenig entzündet ist, so sucht man sie durch Salben, denen man irgend ein Reizmittel, am besten etwas rothen Präcipitat, beigemischt hat, zu vermehren und giebt dem Kranken zwischendurch eine Laxanz.

Wenn das Geschwür unvorsichtigerweise zu früh geschlossen wurde, so muſs es durch Blasenpflaster, oder das Kali causticum, alsbald wieder hergestellt werden. Heftigen entzündlichen Zufällen in innern edlen Organen, die durch das Zurücktreten der äuſseren Gichtentzündung, oder die voreilige Vernarbung eines Gichtgeschwüres entstanden sind, begegnet man zunächst, wenn die Kräfte des Kranken nicht allzusehr gesunken sind, durch allgemeine und örtliche Blutentleerungen, Ableitungen auf die äuſsere Haut und sobald die Heftigkeit der Entzündung etwas nachgelassen hat, durch belebende Diaphoretica, besonders den Camphor in Verbindung mit Opium.

Schmerzlose Verdickungen des Zellgewebes, welche nach chronischen gichtischen Entzündungen zurückbleiben, erfordern Bäder, alkalische Mineralbäder, Schwefelbäder, Einreibungen von Linimentum volatile, Ol. Terebinth. Gegen gichtische Contracturen versucht man dieselben Mittel und allmählige Extension.

---

6) Von den Ausschlagsgeschwüren, den impetiginösen, herpetischen und Krätzgeschwüren — Ulcus impetiginosum, herpeticum, scabiosum.

Literatur.

Willan, Description and treatment of cutaneous diseases. London 1798. — Alibert, Description des maladies de la peau. Paris 1806 – 12. Clinique de l'hôpital St. Louis. Paris 1833. — Bateman, a practical synopsis of cutaneous diseases. London 1813. — Rayer, traité complet et pratique des maladies de la peau. Paris 1826. — Cazenave et Schédél, abrégé pratique des maladies de la peau. Paris 1828. — Riecke, Handbuch über die Krankheiten der Haut. Stuttgart 1839. — Veiel, Ansichten über Flechten im Allgemeinen. Casper's Wochenschrift für die gesammte Heilkunde. May 1842.

Allgemeine Begriffsbestimmung.

Die meisten chronischen Hautausschläge, namentlich aber die vesiculösen und pustulösen, viel weniger auch die squamösen und tuberculösen Formen derselben, haben Neigung in Verschwärung überzugehen. Nach dem Biett'schen Systeme sind es die Gattungen Eczema, Herpes, Scabies, Rupia, Ecthyma, Impetigo, Porrigo, so wie Lepra, Radesyse und die tuberculöse Syphilide, welche am häufigsten in Verschwärung übergehen. Man könnte daher eben so viele einzelne Geschwürsformen, als es solche verschwärende Ausschläge giebt, bilden. Am besten überläfst man jedoch diese speciellere Darstellung der innern Medicin und der Lehre von den Hautkrankheiten. Hier sollen demnach nur die allgemeinern, oder den impetiginösen Geschwüren insgesammt zukommenden Eigenschaften und die allgemeinsten Regeln der Behandlung zusammengestellt werden.

Vorkommen, Erscheinungen.

Die impetiginösen Geschwüre kommen gewöhnlich nur auf der äufsern Haut vor. In veralteten, tief eingewurzelten Fällen gehen sie aber auch auf die Schleimhäute über, oder entwickeln sich gleichzeitig auf diesen. Viele von ihnen entstehen, wie die Ausschläge, aus denen sie hervorgehen, nur an bestimmten Hautstellen, wie bei dem Kopfgrinde, dem Mentagra, der Crusta serpiginosa; andere, wie die eigentlich herpetischen Geschwüre, können an allen Hautstellen vorkommen. — Sie stehen gewöhnlich nicht vereinzelt, sondern viele zusammen auf einer Hautstelle, die noch mit Pusteln, Blasen oder Borken besetzt ist, aus denen man die Form des ursprünglichen Ausschlages zu erkennen vermag. Indem viele kleinere, nahe zusammenstehende Verschwärungen zusammenfliefsen, nehmen sie meistens weit ausgedehnte, unregelmäfsig gestaltete Flächen ein, die sich hauptsächlich nur in die Breite ausdehnen, ohne in die tiefern Schichten der Cutis einzudringen. Nur nach grofser Vernachlässigung, oder wenn Complicationen mit veralteten Dyskrasien, den Charakter der Krankheit wesentlich geändert haben, geben sie diese, in der der oberflächlichen Hautschichte angehörigen Entwicklungsstelle der Hautausschläge begründete Eigenthümlichkeit auf, dringen mehr in die Tiefe und verschonen selbst die Knochen nicht mehr. Andere Geschwüre scheinen durch Auflockerung der Umgebung, Anschwellung der Ränder, oder des subcutanen Zellgewebes, tiefer zu greifen, als es wirklich der Fall ist. — Die Ränder des Geschwüres sind meistens wenig erhaben, kaum markirt, manche, wie die aus Abscessen entstandenen sogenannten Krätzgeschwüre, haben jedoch auch scharfkantige, selbst unterminirte Hautränder. Die Absonderung ist ein dicklicher, honigartiger, klebriger, eigenthümlich süfslich, ekelhaft riechender Eiter, der wegen seines starken Albumengehaltes leicht zu gelblichen, braunen Krusten vertrocknet, die den Geschwürsgrund und die Umgegend bedecken. Zuweilen ist die Absonderung scharf, die Nachbarschaft anätzend. In der Absonderung vieler impetiginöser Geschwüre findet man pflanzliche Bildungen, Epiphyten, in grofsen Massen, bei manchen, Kopfgrind, Mentagra u. s. w., besteht der bei weitem gröfste Theil des flüssigen und des zu Krusten vertrockneten Eiters, aus diesen confervenähnlichen Bildungen. — Die meisten impetiginösen Geschwüre zeichnen sich durch ein höchst lästiges Jucken und Brennen aus, welche durch den Genufs erhitzender Speisen und Getränke, in der Bettwärme, durch neue Erkältungen gesteigert werden. Von Zeit zu Zeit brechen neue Ausschläge aus, welche, während oft einige der ersten Geschwüre heilen, in frische Verschwärungen übergehen.

Verlauf und Dauer

Die Dauer der impetiginösen Geschwüre ist bei den einzelnen Formen und Ursachen derselben sehr verschieden. Manche, nach schnell vorübergegangener, leicht zu beseitigender Ursache, heilen sehr leicht, während andere hartnäckig Jahre lang jeder Behandlung Trotz bieten.

Diagnose.

Die specielle Diagnose ergiebt sich aus der Kenntnifs der vorhergehenden, oder in der Umgebung des Geschwüres noch fortbestehenden Ausschläge. Schwieriger und ungleich wichtiger ist häufig die Feststellung der dem Ganzen zu Grunde liegenden, oft sehr versteckten, oder gemischten Dyskrasie, da bei fast allen Dyskrasien Ausschläge vorkommen können, die der äufsern Form nach fast vollkommen untereinander übereinstimmen. Nur die umsichtigste Benutzung aller anamnestischen Verhältnisse kann zum gewünschten Ziele führen.

Ursachen.

Die nächste Ursache der impetiginösen Geschwüre ist in specifischen Hautentzündungen, die sich zunächst in der Form verschiedenartiger Ausschläge darstellen, zu suchen. Die Hautausschläge beruhen entweder, und zwar die meisten von ihnen, auf dyskrasischen Blutmischungen und sind als fortwährende Ausscheidungen aus dem Blute, zu welchen die Natur hier vorzugsweise die äufsere Haut, oder auch die Schleimhäute gewählt hat, zu betrachten. Andere Ausschläge sind Producte kritischer Bestrebungen nach Fiebern, acuten Rheumatismen, die wenigsten sind aus durchaus selbstständigen Erkrankungen der Haut und der derselben angehörigen Organe, der Talg- und Schweifsdrüsen, der Haarbälge hervorgegangen. — Die verschiedenartigsten Dyskrasien können Hautausschläge und durch diese Geschwüre veranlassen, welche der Form nach sich sehr ähnlich sind, wefshalb die Bestimmung dieser sehr geringen, die Feststellung der Dyskrasie selbst aber, sehr bedeutenden praktischen Werth hat. Am häufigsten kommen bei Scropheln, Gicht, Syphilis, Mercurialdyskrasie, so wie bei vielen, uns nicht näher bekannten Entmischungszuständen des Blutes, die man häufig unter dem Namen der herpetischen Dyskrasie zusammenfafst, Ausschlagsgeschwüre vor. Gewöhnlich wirken jedoch aufser der Dyskrasie noch verschiedene Ursachen, die theils in der Constitution des Kranken, theils in den Aufsenverhältnissen liegen, mit ein, welche den Uebergang des Exanthems in Verschwärung herbeiführen helfen. Dahin gehören schwammige, gedunsene, venose Körperbeschaffenheit, Neigung zu Unterleibsstockungen, Hämorrhoidalanlage, mangelhafte Thätigkeit der Secretionsorgane, besonders der Nieren und der Haut, daher sind Ausschlagsgeschwüre häufig bei alten Leuten, bei denen die Thätigkeit beider Organe abgenommen hat, ferner bei Personen, bei welchen die Functionen des Hautorganes geschwächt wurde durch mangelnde Sorgfalt, Schmutz, unreinliche und zugleich zu warme Bekleidung, mit Wolle, Pelzwerk, durch Einreibungen, durch welche einerseits der Trieb der Säfte nach der Haut vermehrt, andererseits durch fortwährende Beschmutzung mit Salben, Mercurialsalben, durch Schmierseife u. dgl. die Absonderung gehemmt wird. Man sieht daher häufig impetiginöse Geschwüre nach Inunctionskuren, nach der Behandlung der Kratze u. s. w. entstehen, besonders bei armern Personen, welche die nöthige Reinlichkeit durch Wechsel der beschmutzten Wäsche, durch Waschen und Baden versäumen, bei manchen Handwerkern, deren Geschäft eine fortdauernde Beschmutzung der Haut, besonders mit scharfen, reizenden Stoffen mit sich bringt, bei Arbeitern in chemischen Fabriken, Seifensiedern, aber auch bei Bäckern, Schneidern, Wollearbeitern u. s. w. Die wärmere Jahreszeit und wärmere Klimate begünstigen, wie alle Verhältnisse, die den Trieb nach der äufsern Haut vermehren, erhitzende Nahrung, Vollsaftigkeit, Unterdrückung gewohnter und nothwendiger Blutausleerungen, reizende Bader, die Entstehung von impetiginösen Ausschlägen und Geschwüren.

Manche impetiginöse Geschwüre sind gleich den Ausschlägen, aus denen sie entstanden sind, ansteckend oder entstehen, durch Boden-

und klimatische Verhältnisse begünstigt, in bestimmten Localitäten als endemische Krankheiten.

Sehr häufig werden durch das Auftreten impetiginöser Geschwüre Allgemeinleiden, Fieber, Rheumatismen, oder andere bedeutende Localübel gebessert. Die Geschwüre erscheinen demnach hier als Krisen. Ablagerungen in innern Organen, dem Gehirn, der Lunge, dem Unterleibe, wassersüchtige Ausschwitzungen, chronische Catarrhe und asthmatische Zufälle, Nervenübel mannichfacher Form, fehlerhafte Absonderungen der Unterleibsorgane und deren Folgen, werden durch das Auftreten impetiginöser Geschwüre, die demnach als höchst wohlthätige Ableitungen sorgfältig unterhalten werden müssen, gebessert und gehoben.

Vorhersage.

Die Prognose richtet sich zunächst nach der gröfsern oder geringern Leichtigkeit, die Veranlassungen zu entfernen. Die günstigste Prognose geben daher die Geschwüre, welche aus rein localer Ursache, die ungünstigste diejenigen, welche aus tief eingewurzelten, entarteten, dyskrasischen Processen hervorgegangen sind. Erbliche und veraltete Ausschläge gewinnen oft einen hohen Grad von Selbstständigkeit, der jedem Versuch der Behandlung hartnäckig trotzt. Auch bei sehr bejahrten Kranken scheitern häufig die bestgeleiteten Heilversuche und der Ausschlag erscheint als ein nothwendiges Uebel, besonders wenn es nicht gelingt, die Secretionen wesentlich zu bethätigen. Bei jüngern schwindet oft mit den Entwicklungsjahren der Ausschlag von selbst. Nehmen die Ausschlagsgeschwüre einen sehr grofsen Theil der Hautoberfläche ein, so wird die Hautausdünstung immer in hohem Grade gestört, die Ernährung leidet, es erfolgen leicht Ablagerungen in inneren Organen, Geschwülste und Verhärtungen, wassersüchtige Ausschwitzungen, hektisches Fieber. Lebensgefahr entsteht bei impetiginösen Ausschlägen und Geschwüren durch die Fortdauer und Zunahme der ursächlichen Dyskrasie, durch hektisches Fieber, oder durch heftige entzündliche und Nervenzufälle, Ablagerungen in edlen Organen, welche auf das plötzliche Zurücktreten des Ausschlages folgen können.

Behandlung.

Die Behandlung erfordert zunächst Entfernung der Ursachen, besonders Beseitigung der Dyskrasie, durch eine zweckmäfsige allgemeine Behandlung; Stockungen im Unterleibe heile man durch auflösende Salze, Extracte und strenge Regulirung der Diät. Bei den meisten Kranken, und insbesondere wenn grofse Vollsaftigkeit besteht, bei kräftigen jungen Subjecten, während der Entwicklungsjahre, ist es zweckmäſsig, die Nahrung, und insbesondere die Fleischkost, zu beschränken, Gewürze, geistige Getränke, so wie Fische, Krebse, Hülsenfrüchte, sehr fette, gesalzene, scharfe Nahrungsmittel, ganz zu verbieten, dagegen mehr vegetabilische Substanzen genieſsen zu lassen. Nur bei sehr geschwächten, cachektischen Personen, ist eine kräftigere Fleischkost, bei mäſsiger Bewegung in freier Luft, Aufenthalt in gesunden, lichten und gelüfteten Räumen, anzuordnen. Verdauungsstörungen, Ueberladungen des Magens sind strenge zu vermeiden. Sorgfältige Rücksicht erfordert der Stand der Secretionen, besonders des Darmkanales, der Haut und der Nieren, welche man schon durch Diät und Regimen, Reinlichkeit der Bekleidung, Waschungen, Bäder, einfache warme Wasser- oder Seifenbäder, besonders aber auch Mineralbäder, Salz- und Schwefelbäder, Seebäder, zn fördern suchen muſs.

Zur innern Behandlung verwendet man auſser den Mitteln, welche durch die Dyskrasie gefordert werden, im allgemeinen alle secretionsbefördernden, umstimmenden Arzneien, besonders den Schwefel, die Mercurialien und Antimonialien und ihre Verbindungen, die Zusammensetzungen aus Schwefel, Antimon und Neutralsalzen, in mannichfacher, der Besonderheit des einzelnen Falles entsprechender Auswahl, sodann die secretionsbefördernden Tränke, aus Jacea, Carex arenaria, Radix Chinae, Sarsaparillae, die Stipites Dulcamarae, Lignum Sassafras, das Zittmann'sche Decoct. — Sehr veraltete Formen erfordern oft eine tief eingreifende, kräftig umstimmende Behandlung, die methodische Anwendung des Mercurs, besonders des Sublimats, in Verbindung mit Entziehungskur und der Anwendung von Holztränken, oder wo der Mercur sich unwirksam zeigt, das Jod und das Jodquecksilber.

Sehr heftige, juckende Schmerzen können durch Verbände mit milden Fettsalben, mit Zusätzen von narcotischen Extracten, süſsem Rahm, durch erweichende und narkotische Cataplasmen, laue, schleimige Bäder aus Kleienabsad, Milch u. dgl. gemildert werden. Häufig ist an der gröſsern Schmerzhaftigkeit nur unzweckmäſsiges Verhalten des Kranken, zu erhitzende Diät schuld und das heftige Jucken läſst nach, sobald die Nahrung mehr beschränkt, statt Fleisch mehr vegetabilische Kost gegeben wird, der Kranke reichlich Wasser trinkt, die Darmsecretion durch leichte Laxanzen angeregt wird.

Zur Austrocknung und Unterdrückung des Ausschlages dürfen Localmittel überhaupt nur mit der gröſsten Vorsicht, oder nur dann, wenn man sich überzeugt hat, daſs derselbe auf rein örtlichen Veranlassungen beruht, oder wenn das Allgemeinleiden gründlich gehoben ist, in Anwendung gebracht werden. Der Vorsicht halber schickt man jedoch immer die allgemeine Behandlung voraus und versäumt nicht passende Ableitungen anzubringen.

Die Zahl der gegen herpetische Geschwüre empfohlenen Salben, Waschwasser, Pulver ist aufserordentlich grofs. Die Wahl des Mittels richtet sich nach der Reizempfänglichkeit der Haut und der Beschaffenheit des primären Ausschlages. Empfohlen sind der Schwefel als natürliches, oder künstliches Schwefelbad, als Salbe, in Verbindung mit Seife, Sublimat; verschiedene Quecksilberpräparate, der Sublimat als Waschwasser, Pinselsaft, oder in verschiedenen, oft unnöthig und unzweckmäfsig zusammengesetzten Verbindungen (Lotio antipsorica aus 3 Unzen Schwefel, 1 Unze Salmiak, mit 5 Pfund Kalkwasser bis auf 3 Pfund eingekocht, mit Zusatz von 3½ Dr. Sublimat); die Aqua phagedaenica nigra, Calomel, rother und weifser Präcipitat als Aufstreupulver, oder in Salbenform; Salben von Blei, Zink, Graphit, schwächere Auflösungen des Höllensteins, die Säuren, besonders die Salpetersäure, als Unguentum oxygenatum. Man empfiehlt ferner Abkochungen vielfacher, theils scharfer, theils adstringirender Vegetabilien, besonders bei reizlosen, erschlafften, unempfindlichen Geschwüren, mit sehr dünner, jauchender Absonderung. Namentlich Abkochungen der Jacea, Dulcamara, Conii maculati, Sabinae, Enulae, Hellebori, Nicotianae, Quercus, Catechu, Rad. tormentillae etc.

Sehr hartnäckige Ausschläge und Geschwüre können häufig nur geheilt werden, wenn man an ihrer Stelle künstlich eine lebhafte Entzündung erregt, oder den Geschwürsboden bis in die tieferen Schichten der Cutis zerstört. Man bedient sich dazu der Blasenpflaster, des Höllensteins, mit dem man die Geschwürsfläche kräftig betupft, der kräftigen Anwendung des Sublimats, im Nothfalle auch des Arseniks, als Cosmisches Pulver, oder in der von Dupuytren vorgeschlagenen Verbindung (93 bis 97 Theile Calomel, 7 bis 3 Theile Arsenik), der Canquoin'schen Aetzpaste.

---

7) Von der Syphilis und den syphilitischen Geschwüren. Lues venerea, Ulcus venereum.

Literatur.

Hacker, Literatur der syphilitischen Krankheiten vom Jahr 1794—1829, neueste Literatur der syphilitischen Krankheiten. Leipz. 1839. — J. Rosenbaum, Geschichte der Lustseuche. Halle 1839. — Simon, Versuch einer kritischen Geschichte der verschiedenartigen, besonders unreinen Behaftungen der Geschlechtstheile. 1830—31. — Astruc, de morbis venereis libri novem. Venet. 1760. — J. Hunter, von der venerischen Krankheit. Aus dem Engl. Leipzig 1787. — Louvrier, nosographisch-therapeutische Darstellung syphilitischer Krankheitsformen etc. 2. Aufl. Wien 1819. — Carmichael, Beobachtungen über die

Zufälle und specifischen Unterschiede der venerischen Krankheiten, nebst einer Anleitung zu einer wirksamen Fortsetzung der gegenwärtig eingeleiteten Untersuchung über den Gebrauch und Mifsbrauch des Quecksilbers bei der Behandlung dieser Krankheit. A. d. Engl. von Kuhn. — Delpech, considerations sur les maladies vénériennes. Chirurgie clinique de Montpellier. Paris et Monp. 1823—24. Cullérier, über die Lustseuche, ihre Zufälle und Heilmittel, mit Zusätzen von J. Kl. Renard. Mainz 1822. — Devergie, Clinique de la maladie syphilitique, avec Atlas. Paris 1826. — Bonorden, die Syphilis, pathologisch, diagnostisch und therapeutisch dargestellt. Berlin 1834. — Vering, syphilitische Therapie. Wien 1826. — Ricord, Beobachtungen über Syphilis und Tripper. Aus dem Franz. von Eisenmann. Traite pratique des maladies vénériennes. Paris 1838. Klinische Abbildungen aus der Krankenanstalt für Syphilitische in Paris, von P. Ricord, bearb. von J. Gottschalk. — Ricord, quelques considérations sur le bubon et son traitement. Bullet. gener. de therapeutique. T. 24. — Bulletin de l'académie royale de méd. T. VII. — L. Championnière, recherches pratiques sur la thérapeutique de la Syphilis. Ouvrage fondé sur des observations recueillies dans le service et sous les yeux de M. Cullérier. Paris 1836. — Clinical lectures on venereal diseases by R. Carmichael, recorded by S. Gordon. Dublin 1842. — Handschuch, die syphilitischen Krankheitsformen und ihre Heilung. München 1831. — Wallace, a treatise on the venereal disease and its varieties. London 1833. Darstellung des Verlaufs und der Behandlung der primären und constitutionellen venerischen Krankheit und ihrer Varietäten. Behrend's Bibliothek von Vorlesungen. Leipzig 1842. — Judd, a practical treatise on urethritis and syphilis. — Desruelles, traité pratique des maladies vénériennes comprenant l'examen des théories et des méthodes de traitement qui ont été adoptées dans ces maladies et principalement la méthode thérapeutique, employée à l'hôpital militaire du Val de Grace. Paris 1836. — Colles, practical observations on the venereal disease and on the use of mercury. London and Dublin 1837. — P. Baumes, précis théorique et pratique sur les maladies vénériennes. Lyon 1840. — Mayo, a treatise on syphilis. Lond. 1841. — Behrend, Syphilidologie. — Dieterich, die Krankheitsfamilie Syphilis. 2. Bd. Landsh. 1842. Donné, recherches microscopiques sur la nature des mucus et de la matière des divers écoulements des organes génito urinaires chez l'homme et la femme, description des nouveaux animalcules decouverts dans quelques-uns de ce fluide; observation sur un nouveau méthode de traitement de la blennorrhagie Par 1837. Neumann, über syphilitische Ausschläge. Gräfe und Walther's Journ. Bd. 20. Die Werke von Alibert, Rayer, Cazenave u. Schedel und Fuchs über Krankheiten der Haut. — Albers, über Erkenntnifs und Kur der syphilitischen Hautkrankheiten. Bonn 1832. — Humbert, manuel pratique des maladies de la peau appellées syphilides, d'après les leçons cliniques de Mr. Biett. Paris 1833. Hawkins, über syphilitische Schmerzen und Knochenkrankheiten. Neue Samml. auserlesener Abhandl. Bd. X. Lond. med and surg. Journ. 1827. — Bonorden, Bemerkungen über die Entstehung syphilitischer Knochenkrankheiten. Vereinszeit. 4835. — Simon, einige Worte über syphilitische Knochenkrankheiten und Mercurialkrankheit. Ebenda.

Behandlung der Syphilis ohne Quecksilber; englische Kur.

Ferguson, med.-chir. transactions. Vol. IV. — Rose, ibid. Vol. VIII. — Guthrie, ibid. — Hennen, Grundsätze der Militärchirurgie. Weimar 1822. Hill, Edinb. medical and surgical Journal 1822. — Alcock, medical repository. Rust's Mag. Vol. XIV. — Todd, Dublin hospital reports. Vol. II. — Krüger, Darstellung der jetzt in England üblichen Behandlung venerischer und syphilitischer Krankheiten ohne Mercur. Horn's Archiv 1822. — Hufeland, Bemerkungen über die neue englische Methode, die Syphilis ohne Merkur zu behandeln. Hufel. Journ. 1822. — Becker, über die Behandlung der Syphilis ohne Quecksilber. Horn's Archiv. — Oppenheim, die Behandlung der Lustseuche ohne Quecksilber, oder die nicht mercuriellen Mittel und Methoden zur Heilung der Lustseuche. Hamburg 1827. — Fricke, Annalen der chirurgischen Abtheilung des allgemeinen Krankenhauses in Hamburg, Bd. I. Hamburg 1828. — Wilhelm, klinische Chirurgie. München 1830.

Ueber den Gebrauch des Jods und des Chlorzinks bei der Syphilis.

Wallace, Judd, l. c. — Tyrrel, über den Gebrauch der Jodine in der Lustseuche. Hamb. Mag. von Gerson und Julius, 1835. — Evers, über Anwendung des Kali hydrojod. gegen secundäre Lustseuche. Med. Vereinsz. in Pr. 1836. Staberoh, Casper's Wochenschrift 1838. — Hacker, Summarium. Bd. VII. Hft. 7. Bultock, Edinb. med. and surg. Journ. 1837 — Asmus, Rust's Magazin. — Dieterich, Gräfe und Walther's Journ. Bd. 29 — Mojsisowicz, Darstellung einer sichern und schnellen Heilmethode der Syphilis durch Jodpäparate. Wien 1845. — Hanke, Chlorzink als Heilmittel gegen Syphilis, chronische Exantheme und Ulcerationen. Breslau 1841.

Ueber das Decoctum Zittmanni u. A.

Chelius, über die Anwendung des Zittmannschen Decocts im Vergleich mit andern gegen inveterirte Lustseuche und andere Krankheiten empfohlene Behandlungsweisen. Heidelberger kl. Annalen, Bd. I. Hft. 1. — Theden, neue Bemerkungen und Erfahrungen zur Bereicherung der V. A. Berlin 1795. — Hacker, Heidelb. kl. Annalen. Rust's Mag. Bd. 39. 47. — Habel, über die Heilkraft des Zittmann'schen Decocts, in den med. Jahrb. des östreich. Staates. Neue Folge. Bd. 9. — Martius, einige Bemerkungen über das Dec. Zittm. Heidelb. med. Ann. Bd. 9. — Behre, practische Bemerkungen und Beobachtungen über die Anwendung des Dec. Zittm. Hecker's Annalen 1834. — Wiggers, Holscher's Annalen, Bd. IV. — Siedenburg, bestätigte Heilkräfte des Graphits und der Sassaparilla, sowie Bemerkungen über die Zusammensetzung des Dec. Z. Horn's Archiv 1835. — Tott, allg. med. Zeit. 1834.

Begriffsbestimmung.

Die Syphilis ist eine dem Menschen eigenthümliche, ansteckende Krankheit, welche sich vorzugsweise in specifischen Entzündungen, Verschwärungen und Wucherungen auf der äufsern Haut, den Schleim- und fibrösen Häuten, den Lymphdrüsen äufsert und bei längerer Dauer in eine allgemeine Dyskrasie ausgeht.

Die Syphilis verbreitet sich, obwohl die Möglichkeit der spontanen Entstehung nicht geradezu geleugnet werden kann, nur durch ein fixes Contagium, oder durch erbliche Uebertragung von den Eltern auf ihre Kinder.

Empfänglichkeit für die Aufnahme des Giftes findet sich fast bei allen Menschen. Die einmalige Ansteckung schützt nicht vor spätern.

Träger des Contagiums ist der Eiter von syphilitischen Geschwüren, Blennorrhöen, so wie die seröse Flüssigkeit, welche von der Oberfläche condylomatöser Wucherungen abgeschieden wird. — Der contagiöse Eiter syphilitischer Geschwüre zeichnet sich durch keine constanten und charakteristischen Eigenschaften vor dem nicht syphilitischen Eiter aus. Er enthält häufig, besonders von primären Geschwüren entnommen, eine klebrige, albuminöse Substanz beigemischt, die sich jedoch auch in nicht syphilitischem Eiter und nicht in jedem syphilitischen Eiter findet. Verschiedene Infusorien, Tricomonas, Vibrio, die in mehren syphilitischen Eitersorten gefunden wurden, sind wohl nur Producte der beginnenden Zersetzung und nicht die Träger des Contagiums, da sie dem ansteckenden Eiter häufig fehlen, oder in dem Eiter vorkommen, der nicht mehr ansteckend ist. Werden die Vibrionen getödtet, so behält der Eiter nichts desto weniger seine ansteckende Kraft.—Die höchste Contagiosität besitzt der Eiter frischer, primärer, syphilitischer Affectionen, die noch durch keinerlei örtliche oder allgemeine Behandlung modificirt worden sind. Schon mit der Länge des Bestandes verlieren selbst primäre, syphilitische Geschwüre von der Fähigkeit, sich durch Ansteckung fortpflanzen zu lassen. Der Eiter eines in der Heilung begriffenen, oder durch örtliche oder allgemeine Behandlung schon wesentlich modificirten, eines zufällig, oder durch die Behandlung in Brand versetzten Chankers, hört auf ansteckend zu sein. Desgleichen stecken die Absonderungen secundärer Geschwüre und Wucherungen in der Regel nicht an. Es ist jedoch zu bemerken, dafs sich die Ansicht über die nicht contagiöse Beschaffenheit dieser Absonderungen hauptsächlich nur auf die Resultate der Impfversuche mit denselben stützt und dafs es nicht an Beispielen zufälliger Ansteckungen, ja endemischer Verbreitung der Syphilis durch dieselbe fehlt. (Endemische Verbreitung der Syphilis in Lithauen.)

Wie bei andern contagiösen Krankheiten, hat die Menge des Ansteckungsstoffes keinen Einflufs auf die Intensität der syphilitischen Ansteckung; der syphilitische Eiter verliert daher auch durch Vermischung mit andern Flüssigkeiten, Speichel, Harn, Schleim, wenn sie nicht aufserordentlich bedeutend ist, nichts von seiner ansteckenden Kraft.

Die Frage, ob es mehre syphilitische Gifte gebe, oder ob ein und dasselbe Contagium bei verschiedenen Individuen die verschiedenen Formen der Syphilis hervorrufen könne, ist noch nicht entschieden. Wahrscheinlich ist jedoch, dafs je nach der Eigenthümlichkeit des Individuums, der vorwaltenden Richtung der Lebensthätigkeit des einen oder des andern Organes, so wie der Einverleibungsstelle des Giftes, bald die eine, bald die andere primäre sowohl als secundäre Form aus einer und derselben Quelle der Ansteckung hervorgehen kann.

Das Contagium kann von allen nur mit einem Epithelium, oder feiner zarter Epidermis versehenen, oder verwundeten Hautstellen aufgenommen werden. Je zarter, weniger abgehärtet die Haut ist, desto leichter nimmt sie das Gift auf, daher jugendliche, blonde, zarthäutige Personen, Frauen und Kinder leichter angesteckt werden, als ältere Personen mit festerer Haut. Derbere Hautstellen nehmen das Gift nur auf, wenn es mit denselben in innigern und längerdauernden Contact kömmt, oder sein Eingehen durch stärkeres Reiben, Excoriationen, Verwundungen begünstigt wird. Am leichtesten nehmen die

Schleimhäute, jedoch unter diesen nicht alle gleich leicht, das Gift auf. Am geeignetsten dazu ist der Schleimhautüberzug der Geschlechtstheile, am wenigsten, wie es scheint, der der Nase.—Von der äufsern Haut aus geht die Ansteckung gewöhnlich durch die dünnhäutigeren Stellen, welche an die Schleimhäute angränzen, die Haut des Hodensackes, des Präputiums, der Schaamlippen, der Brustwarze, die innere Fläche der Schenkel, den Umfang des Afters, die Augenlider.

Die gewöhnliche Weise der Ansteckung ist durch den Beischlaf; andere Ansteckungsarten, durch Küssen, Aussaugen der Brustwarzen, Säugen, Berührungen zarthäutiger Körperstellen mit Händen, an denen das syphilitische Gift haftet, oder die selbst geschwürig sind, den gemeinschaftlichen Gebrauch von Geschirren, Instrumenten, kommen zwar unzweifelhaft vor, sind jedoch viel seltener, als sie zur Täuschung von den Kranken angegeben werden.

Die syphilitische Dyskrasie wird, wie andere Dyskrasieen, sowohl von dem Vater als der Mutter auf die Kinder vererbt, Syphilis hereditaria, wenn die Erzeuger, oder nur der eine von ihnen, besonders die Mutter, im Augenblicke der Zeugung an derselben litten. Es ist jedoch zur Vererbung nicht nothwendig, dafs der Vater oder die Mutter von primären Formen an den Geschlechtstheilen selbst afficirt waren und die Krankheit dem Gatten durch Contagium mittheilten. Als Syphilis congenita erscheint die Krankheit, wenn das Kind bei der Geburt, bei dem Durchgange durch die kranken Genitalien der Mutter, angesteckt wird.

Die Zeit, welche zwischen der Ansteckung und dem Ausbruche der ersten Erscheinungen verläuft, wechselt bei verschiedenen Personen und läfst sich nicht mit Bestimmtheit angeben. Sie übersteigt jedoch selten 8—14 Tage und ist häufig viel kürzer. Die Angaben über wochen- oder monatelange Dauer des Incubationsstadiums beruhen meistens auf absichtlicher Täuschung. Nach absichtlichen Impfungen verändert sich die Impfwunde schon an dem zweiten bis dritten Tage.

Verlauf im Allgemeinen, primäre, secundäre, tertiäre Syphilis.

Die Folgen der syphilitischen Ansteckung erscheinen entweder an der Ansteckungsstelle selbst und unmittelbar nach der Ansteckung, primäre Syphilis, oder später und an Punkten, die von dem Contagium nicht unmittelbar berührt worden sind, secundäre Syphilis.

Die Erscheinungen der primären Syphilis sind Geschwüre, Chanker, Ulcus syphiliticum, hypertrophische Wucherungen, Condylome und eitrige Absonderungen der Schleimhäute, virulente Blennorrhöen; die der secundären Syphilis bestehen in Lymphgefäfs- und Drüsenentzündungen, Bubonen, exanthematischen und ulcerativen Entzündungen der Schleimhäute, Geschwüren im Halse, der Nase, der äufsern Haut, secundären Chankern, hypertrophischen Wucherungen in der Nähe der Schleimhäute, Condylomen, Feigwarzen, Entzündungen der fibrösen Häute, Knochenhäute, mit ihren Folgen in Wulstungen, Tophi, Gummata, Exostosen, Necrosen und Caries der Knochen, Entzündungen der Iris, Flecken, pustulöse und tuberkulöse Hautausschläge, Lues universalis.

Man hat (Ricord) in der neuern Zeit den Versuch gemacht, die Erscheinungen der secundären Syphilis in zwei Gruppen, als secundäre und tertiäre Syphilis, zu theilen. Nach dieser Eintheilung würden die Drüsenanschwellungen, die secundären Schleimhautchanker und die Feigwarzen zur secundären, die Hautausschläge, Knochenhaut- und Knochenentzündungen zur tertiären Syphilis gehören. Diese Eintheilung, die allerdings das für sich hat, dafs die Erscheinungen in der Regel in der angegebenen Reihe auf einander folgen, läfst sich jedoch nicht ganz consequent durchführen, da nicht selten die Erscheinungen, welche man zur secundären Reihe rechnet, übergangen werden, oder später als die, der tertiären Reihe angehörigen, erscheinen.

Verlauf des primären syphilitischen Geschwüres.

Wird das Contagium von der unverletzten Haut aufgenommen, so fängt sie 2—8 Tage nach zufälliger Infection an sich zu röthen, zu jucken und schmerzhaft zu werden. In Folge dieses Reizes stellen sich bei Männern häufige Erectionen ein. Die Röthe ist dunkel, bläulich, umschrieben. Auf der gerötheten Hautstelle erhebt sich ein kleines, hartes Knötchen, oder ein hirsekorngrofses, wasserhelles, mit einer eiweifsstoffigen Flüssigkeit gefülltes Bläschen, Crystallina, welches in der Regel von dem Kranken aufgekratzt wird, oder platzt und sich in ein Geschwür verwandelt.

Die Eigenschaften des Geschwüres (primärer Chanker), welches nach dem Aufbrechen der Crystallina, oder des harten Knötchens entsteht, sind nicht so charakteristisch, dafs sie durch die blofse Autopsie von Geschwüren aus andern Veranlassungen mit vollkommener Sicherheit unterschieden werden könnten.—Aufserdem sind die Form, das äufsere Ansehen, der Verlauf des Geschwüres, so wie seine Rückwirkung auf den Organismus, mannichfachen Verschiedenheiten unterworfen, welche theils von der Intensität der Ansteckung, der Constitution des Kranken, dem Sitze, dem Einflusse derjenigen Gewebe, welche den Boden des Geschwüres bilden, der Lebensweise und Behandlung, etwa vorhandenen Complicationen mit andern Krankheiten, dem Klima und der Jahreszeit abhängen.

Die allgemeinen Eigenschaften, die man dem syphilitischen Geschwüre zuschreibt, erleiden daher viele Ausnahmen und Modificationen, die als Varietäten des Chankers beschrieben worden sind. Als Hauptvarietäten, die jedoch vielfach in einander übergehen und von denen sich leicht noch weitere trennen liefsen, können folgende aufgestellt werden.

Einfacher Chanker.

Nach dem Aufbruche der Crystallina findet man ein kleines, wenig empfindliches Geschwür von der Gröfse eines Stecknadelkopfes, welches bald rascher, bald langsamer, bald mehr in die Tiefe, bald mehr in die Breite, sich auszudehnen strebt. Die Form dieses Geschwüres ist in der Regel ziemlich kreisrund, doch kommen aus spaltförmige und später, durch die Localität, oder das Zusammenfliefsen mehrer etc. bedingt, Geschwüre von unregelmäfsiger Form vor. Die Ränder sind scharfkantig, rechtwinkelig abgeschnitten, mit einem begränzten, blauröthlichen, entzündeten Saume umgeben, der Grund ist mit einem gelben, speckigen Eiter bedeckt, der sich nur schwierig abwischen läfst, ohne Granulationen, die Secretion ist ein eigenthümlicher gelber und im Verhältnifs zur Gröfse des Geschwüres reichlicher Eiter.

Das einfache syphilitische Geschwür breitet, sich selbst überlassen, sich in der Regel fortwährend in die Tiefe und die Breite aus, zuweilen stätig, zuweilen indem es von Zeit zu Zeit Stillstände macht, selbst besser zu werden scheint, dann aber nach einiger Zeit wieder aufbricht. Doch sind der Fortbestand und die Vergröfserung, auch wenn keine Specifica antisyphilitica gebraucht worden sind, keine charakteristische Eigenschaften des syphilitischen Geschwüres, durch deren Feststellung die Diagnose gesichert werden könnte, da auch andere Geschwüre dieselben Eigenschaften haben und auch das syphilitische Geschwür häufig, bei Beobachtung von Reinlichkeit, der Anwendung irritirender und ätzender Localmittel, wozu auch der Reiz rauher Charpie, die Reibung an rauhen Kleidungsstücken, groben Hemden gehören, oder gänzlich von selbst, vernarbt.

Aufserdem hat die Diagnose aus der Beobachtung des Verlaufes wenig Werth, da sie von dem Praktiker zur Feststellung seines Urtheiles und seines Kurplanes nicht abgewartet werden kann. Immerhin heilen aber syphilitische Geschwüre, wenn sie nicht mit zweckdienlichen innern oder äufsern Mitteln, namentlich Mercurialien, behandelt werden, viel langsamer, als die meisten andern Geschwüre, deren Form den syphilitischen Charakter simuliren kann, so dafs die Diagnose ex juvantibus hier immer noch ihren Werth hat.

Hat der Arzt Gelegenheit gehabt, den Entwickelungsgang von

der Bildung des rothen Fleckes und der Crystallina an bis zur Geschwürsbildung zu verfolgen, so können über die Diagnose nur wenig Zweifel obwalten, da nur Herpes und Porrigo praeputialis einen ähnlichen Verlauf nehmen. Bei dem syphilitischen Geschwüre aber bildet sich in der Regel nur eine Crystallina, bei dem Herpes mehrere, die bei der erstern auf einem begränzten, bei der zweiten auf einem unregelmäfsig ausgebreiteten, diffusen rothen Fleck stehen. — Doch können auch mehre syphilitische Crystallinae zu gleicher Zeit sich bilden. Die syphilitischen Geschwüre, welche nach dem Bersten der Crystallina entstehen, sind anfangs wenigstens regelmäfsig rundlich, einzeln, oder in grofsen Zwischenräumen stehend, wenig schmerzhaft, speckig und streben in die Tiefe zu dringen; die herpetischen sind aschfarben, weifslich, juckend, von unregelmäfsiger Form, zahlreich, in Gruppen stehend und haben nur sehr wenig Neigung in die Tiefe zu greifen. Doch ist die Diagnose nicht immer sicher. Der Herpes praeputialis heilt bei gehöriger Reinlichkeit binnen wenigen Tagen, der Mercurialgebrauch begünstigt eher seine Wiederholung, als die Heilung.

Der Inhalt der syphilitischen Crystallina besteht aus einer ganz wasserhellen, später trüblichen, albuminösen Flüssigkeit, in der sich eben so wenig wie in dem syphilitischen Eiter, obgleich sie unstreitig die Träger des Contagiums sind und deshalb besondere Eigenthümlichkeiten haben müssen, die sie von andern Flüssigkeiten unterscheiden, doch keine so constante Eigenthümlichkeiten nachweisen lassen, durch die sie sich von andern albuminösen Flüssigkeiten und Eitersorten mit Sicherheit unterscheiden liefsen. Auch die Eigenthümlichkeiten der Form, der Farbe, des Verlaufes syphilitischer Geschwüre sind nicht immer so charakteristisch, dafs sich auf sie stets eine Diagnose gründen liefse, wie sie der Praktiker zur augenblicklichen Feststellung der Diagnose verlangen mufs, namentlich können die Charaktere, die gewöhnlich als pathognomonisch angegeben werden, der speckige Grund, die scharf abgeschnittenen, mit einem kupferrothen Saume umgebenen Ränder u. s. w. bei primären Geschwüren, auch wenn sie noch keine Veränderung durch die Behandlung erlitten haben, fehlen und sind überhaupt nach der Individualität des Kranken, dem Sitze des Geschwüres, vielfachen Modificationen unterworfen.

Impfung mit syphilitischem Eiter.

Ricord hat daher zuerst wieder die schon von John Hunter geübte Inoculation des Eiters eines verdächtigen Geschwüres benutzt, um die ansteckende syphilitische Natur desselben in Zweifelfällen herauszustellen. Fricke, Kluge, Hacker, Alquié, Blandin, Mayo,

Lange, **Wallace** und viele Andere haben diese Versuche wiederholt und ihrem wesentlichen Ergebnisse nach bestätigt. Die Impfung geschieht wie bei der Inoculation der Blattern; bei Geschwüren am Penis nur an der innern Fläche der Schenkel, bei Geschwüren an der obern Körperhälfte am Oberarme, nicht an beiden Stellen zugleich, damit, wenn die Ansteckung sich auf die Drüsen ausbreiten sollte, nicht Bubonen an beiden Körperhälften und nirgends entstehen, als wo sie auch das primäre Geschwür hätte zur Folge haben können. War der Impfstoff von einem syphilitischen Geschwüre, welches noch durch Arzneien unverändert und in dem Stadium der fortschreitenden Ulceration sich befand, entnommen, so röthet sich in den ersten beiden Tagen die Impfstelle, schwillt am dritten an und hat das Ansehen einer kleinen, mit einem rothen Hofe umgebenen Papel, am dritten und vierten bildet sich ein wasserhelles Bläschen mit nabelförmig eingedrückter Spitze, der Inhalt wird eiterähnlich, der rothe Hof zieht sich zusammen, die tiefern Schichten der Haut nehmen Antheil, sie werden durch den Erguſs plastischer Lymphe etwas verhärtet, elastisch. Vom sechsten Tage an vertrocknet die Pustel zu einer konischen Borke mit abgestumpfter Spitze, unter der sich ein syphilitisches, häufig fressendes, kreisrundes Geschwür, mit aufgeworfenen, scharf abgeschnittenen, harten, abgelösten, kupferrothen Rändern, speckigem Grunde, welches durch die ganze Dicke der Haut dringt, ausgebildet hat. Dieses Geschwür, soll zur Sicherung vor secundärer Infection und Bubonen, vor dem fünften Tage mit Höllenstein zerstört werden (**Ricord**). Die Heilung dieses Impfgeschwüres erfordert häufig viel längere Zeit, als die des primären, von dem das Contagium entnommen ist. War der Eiter nicht contagiös, so heilt der Impfstich entweder ohne Weiteres, oder es bildet sich eine nicht eingedrückte Pustel, welche zu einer braunen Borke vertrocknet, unter der die Haut am sechsten bis achten Tage schon vernarbt ist.

Der diagnostische Werth dieser Impfversuche ist, da die Impfung natürlich nur bei solchen Personen gewagt werden darf, von denen man als höchst wahrscheinlich voraussetzt, daſs sie inficirt sind, bei denen es also schon aus diesem Grunde zweifelhaft bleiben muſs, ob der Erfolg des Versuches von der Contagiosität des Impfstoffes, oder von dem, in dem Körper verbreiteten Gifte abhängt, im Allgemeinen sehr unbedeutend, da der Arzt weiterhin meistens aus andern Gründen die Natur des Geschwüres wird bestimmen können und deshalb nicht nöthig hat, seinen Kranken von Neuem den Gefahren einer allgemeinen Infection auszusetzen und die Zahl der Localsymptome durch ein hartnäckiges Geschwür zu vermehren, da auſserdem die Impfung selbst bei anerkannt syphilitischen Geschwüren häufig mifslingt, so dafs es sehr gefährlich wäre, dem Nichterfolg allzuviel zu vertrauen.—Nach Ricord, mifslingt die Impfung stets bei allen secundären syphilitischen Affectionen, so wie auch bei primären Geschwüren, wenn dieselben schon unter dem Einflusse einer allgemeinen, oder örtlichen Behandlung stehen, so wie bei veralteten Geschwüren, selbst schon nach dem zehnten bis vierzehnten Tage des Bestandes, wenn dieselben auch keiner Behandlung unterworfen waren. Geschwüre, die durch Impfung sich nicht mehr vervielfältigen lassen, können nichts desto weniger zufällig ansteckend werden. Wurde das Gift auf eine Wunde, oder ein nicht syphilitisches Geschwür übertragen, so ist die nächste Folge neue Zunahme der Entzündung, die Secretion stockt, der Grund verhärtet und bedeckt sich mit gelbem, speckigem, fest anhängendem, syphilitischem Eiter, die Ränder werfen sich auf und wälzen sich nach aufsen um, die Schmerzhaftigkeit nimmt zu und die Verschwärung greift in der Regel rasch, sowohl in die Tiefe, als die Fläche um sich.

Der einfache Chanker heilt gewöhnlich ohne Substanzersatz, seine Narbe bleibt daher vertieft, von der Gröfse und Form des Geschwüres und dadurch lange kenntlich.

Oberflächlicher Chanker.

1. Das oberflächliche syphilitische Geschwür, die syphilitische Excoriation. — Es hat grofse Aehnlichkeit mit den Geschwüren, welche bei Herpes praeputii, einfachen mechanischen Versetzungen, Mangel an Reinlichkeit, durch scharf gewordenes Schmegma, Balanitis, so wie durch die Fortsetzung der gonorrhoischen Entzündung auf der Schleimhaut der Eichel vorkommen. Die Unterscheidung ist häufig aus der Form des Geschwüres allein nicht zu entnehmen, sondern nur aus dem ganzen Gange der Krankheit. Gewöhnlich ist Herpes praeputii schon oftmals dagewesen und jedesmal bald ohne weitere Folge wieder verschwunden. Doch wird auch der oberflächliche Chanker sehr leicht und schnell, wenn auch nicht ganz so rasch, als das Geschwür bei dem Herpes praeputialis, durch Localmittel zur Vernarbung gebracht. — Der oberflächliche Chanker ist selten solitär, gewöhnlich sind mehre vorhanden. Ihr gewöhnlicher Sitz ist an der Eichel und der innern Fläche des Praeputiums, in der Nähe der Corona und des Frenulums, oder an der vorderen Mündung der Harnröhre und der Vorhaut; bei dem Weibe an den innern Flächen der kleinen Schamlippen und dem Gebärmutterhalse. Aehnliche Geschwüre können bei ungewöhnlicher Ansteckung auch an den Mundlippen, der Nase vorkommen. — Die oberflächlichen Chanker entstehen aus oberflächlichen Excoriationen oder Flecken, seltener aus

der Crystallina; die Geschwüre aus letzterer haben mehr Neigung sich zu vertiefen; die Flecken oder Bläschen verwandeln sich schnell in Geschwüre von unregelmäfsiger Form, die das Aussehen haben, als ob eine Stelle der Schleimhaut mit Höllenstein bestrichen worden wäre. Der Grund dringt kaum tiefer als durch die Epidermis, oder das Epithelium, die Ränder sind scharf abgeschnitten, durch einen feinen, weifsen Saum, das losgelöste Oberhäutchen, bezeichnet, anfangs von einer diffusen, später, mit der beginnenden Vernarbung, mehr begränzten Röthe umgeben. Die Absonderung ist, besonders in der Umgebung des Geschwüres, reichlich, catarrhalisch, schleimig-eitrig, die Empfindlichkeit gering, selten eigentlicher Schmerz, gewöhnlich nur lästiges Jucken. Die oberflächlichen Chanker kommen gewöhnlich nur bei Personen von sonst günstigem Befinden vor, sie heilen schnell, wenn die Vernarbung einmal begonnen hat. Bubonen und allgemeine Infection sind zwar nach ihnen nicht häufig, der Kranke ist jedoch nicht sicher, wenn auch die Vernarbung noch so schnell erfolgte.

Hypertrophischer Chanker.

2. Das erhabene, hypertrophische syphilitische Geschwür, Ulcus elevatum. — Die Form dieser Geschwüre ist gewöhnlich ziemlich regelmäfsig kreisrund, ihr Grund bildet einen flach abgerundeten Hügel, dessen Mitte der äufsern Haut gleich, oder selbst um einige Linien höher steht als diese, er ist gewöhnlich schmutzigdunkelroth gefärbt, oder gelblich-speckig und sondert eine Menge dünnen, wässerigen Eiter ab. Diese Geschwüre stehen selten einzeln, gewöhnlich sind deren mehrere, oft sehr viele vorhanden, oder sie verbinden sich mit andern syphilitischen Affectionen, Condylomen, Trippern u. s. w. Ihr Sitz ist auf der äufsern Haut, besonders da, wo diese in die Schleimhäute übergeht, am häufigsten an dem Hodensacke, der innern Fläche der Schenkel in der Nähe des Hodensackes, an der äufsern Platte des Praeputiums, den grofsen Schamlippen, dem Mons veneris, aber auch an den Brüsten u. s. w. Sie sind bei weitem hartnäckiger, als die syphilitischen Excoriationen und die einfachen syphilitischen Geschwüre und führen häufig zur allgemeinen Lues. Die Narbe ist anfangs über die Haut erhaben und härtlich, gleicht sich aber später mit der benachbarten Haut aus und wird weich wie diese. So lange als dieses noch nicht geschehen ist, ist allgemeine Infection zu befürchten.

Indurirter Chanker.

3. Das callöse syphilitische Geschwür, der ndurirte, Hunter'sche Chanker. — Es gleicht am meisten dem einfachen syphilitischen Geschwüre, so wie Verschwärungen, welche durch Cau-

terisationen an den Genitalien entstanden sind. Es kommt meistens nur solitär vor, seine Gröfse ist selten sehr beträchtlich, die Form gewöhnlich ziemlich regelmäfsig kreis- oder ovalrund. Die Ränder sind bald scharf abgeschnitten, bald abgerundet, allmählig in den Boden übergehend, der Grund weniger speckig, als bei andern syphilitischen Geschwüren. Der Boden oder die Ränder, bald beide zugleich, fühlen sich, wenn man sie von der Seite her zusammendrückt, in scharf umschriebenem Umfange, knorpelhart an. Diese Härte unterscheidet sich wesentlich von der Härte, die man bei entzündeten Chankern mit ödematöser Umgebung findet. Die indurirte Stelle enthält weniger Blut als im Normalzustande und wird bei geringem Drucke blafs. Die Absonderung ist im Verhältnifs zur Gröfse gering, die Empfindlichkeit mäfsig. Jedes syphilitische Geschwür kann sich in einen indurirten Chanker verwandeln, jedoch nicht vor dem fünften Tage seines Bestehens. Der gewöhnliche Sitz ist auf der Eichel, der Corona glandis, seltener auch an der inneren Vorhautplatte, der Vorhautmündung, den Schamlippen, dem Damme. Der Verlauf ist langsam, die Narbe bleibt lange vertieft, hart, erst wenn alle Härte aus dieser verschwunden ist, was oft erst sehr spät gelingt, ist die Gefahr der allgemeinen Lues beseitigt. Sobald ein Chanker indurirt, darf man annehmen, wenn sich auch nicht leicht Bubonen bilden, dafs das Contagium nicht mehr örtlich sei.

Der phagedänische Chanker.

4. Der phagedänische, diphtheritische Chanker. — Diese Geschwüre kommen bei ausgemergelten, cachektischen, scorbutischen, chronischen Hautkrankheiten unterworfenen Subjecten, Säufern, bei fehlerhafter Behandlung, zu reichlichem, unzweckmäfsigem Mercurialgebrauche, wenn der Kranke versäumt, das nöthige Regimen einzuhalten, sich der Kälte und Feuchtigkeit aussetzt, sich fortwährend Ausschweifungen und Diätfehlern überläfst, am häufigsten an der inneren Platte des Praeputiums, dem Frenulum, den kleinen Schamlippen und dem Introitus vaginae, häufiger im Winter und in kalten Klimaten, als im Sommer und in warmen Ländern vor. Sie haben den phagedänischen Charakter entweder gleich von Anfang an, oder einfache Geschwüre nehmen ihn erst im Verlaufe der Krankheit aus den angegebenen Ursachen an. Ihre Form ist unregelmäfsig, sie breiten sich bald mehr in die Fläche, bald mehr in die Tiefe aus und veranlassen, indem sie sich vertiefen und die Corpora cavernosa oder die Urethra anfressen, das Praeputium durchbohren, gefährliche Blutungen, Urinfisteln, häfsliche Verunstaltungen und Verwachsungen des Praeputiums und der Eichel. Ihr Grund ist schmutzig graugrün-

lich, die Ränder sind abgelöst, blauroth, sägeförmig angenagt. Wenn ein einfacher Chanker phagedänisch wird, so verliert sich die umschriebene Härte seiner Umgebung und geht in eine diffuse, lividgefärbte, ödematöse Geschwulst über. Die Absonderung ist sehr reichlich, bald rein eiterig, bald jauchend.

Bei manchen phagedänischen Chankern ist die Empfindlichkeit sehr gering, bei andern, besonders solchen, welche unter dem Praeputium sitzen und mit entzündlicher Phymose verbunden sind, bestehen ziemlich heftige, reine Entzündungsschmerzen, andere, bei nervösen Personen, sind aufserordentlich schmerzhaft, ohne dafs der Grad der Entzündung der Heftigkeit der Schmerzen entspräche. Die Röthe der Umgebung ist bei diesen irritabeln Chankern gering, rosenartig und verschwindet leicht unter dem Fingerdrucke, der Grund ist häufig fast rein, der Rand scharfkantig, oder gezackt, die Umgebung wenig indurirt, der Schmerz aber, besonders des Nachts, äufserst heftig, schlafraubend. Sobald ein Chanker anfängt phagedänisch zu werden, nimmt der Kranke ein mehr cachektisches Aussehen an und es tritt ein Fieber auf, welches in gröfserem oder geringerem Maase den Charakter eines einfachen, oder mit Erethismus verbundenen Eiterungs- und pyämischen Fiebers hat.—Sehr frühzeitig entstehen Bubonen und andere Erscheinungen der secundären Lues. Die Heilung erfolgt langsam, mit Hinterlassung einer häfslichen, vertieften Narbe. Manche Chanker vernarben an der einen Seite, während sie an der andern weiter greifen (serpiginöse Chanker). Der phagedänische Chanker, besonders die erethische Modification desselben, ist unter allen Varietäten des primären syphilitischen Geschwüres die seltenste.

Der brandige Chanker

5. Der **brandige Chanker** entsteht aus denselben Ursachen wie der phagedänische, aus dem er häufig hervorgeht, oder durch Vernachläfsigung, zweckwidrige Behandlung erysipelatöser Entzündungen, welche zu Chankern an der Vorhaut und den Schamlippen hinzutraten, Einklemmung des Präputiums bei entzündlichen Phymosen. Denn wie durch diese Entzündungen, auch bei nicht syphilitischen Personen, durch Versäumnifs der rechtzeitigen Behandlung, besonders der Brech- und Purgirmittel, der trockenen Wärme, die ganze Vorhaut binnen einer Nacht brandig werden kann, so ist dieses bei cachektischen Personen, syphilitischen Säufern, in noch höherem Maase der Fall. Die Entzündung, welche den Brand begleitet, ist häufig sehr mäfsig und die Ursache der Gangraena offenbar nicht in ihr, sondern in Eigenthümlichkeiten der Infection, oder in der Constitution des Kranken zu suchen, bald ist sie sehr heftig erysipelatös, bald hat sie den

erethischen Charakter und ist mit den Erscheinungen des allgemeinen Erethismus verbunden. Die localen Erscheinungen sind die des feuchten Brandes; der Brand beginnt bald mehr von den Rändern, bald mehr von dem Grunde des Geschwüres, die sich mit schwarzen, oder bräunlichen, feuchten Schorfen bedecken, die bald langsamer, bald rascher fortschreiten, der Umfang des Geschwüres ist zuweilen nur mäfsig entzündet, verhärtet, zuweilen von einer diffusen, heftig entzündeten, ödematösen Geschwulst umgeben. Die brandige Zerstörung verbreitet sich hauptsächlich über die weichern Theile der Genitalien, besonders des Präputiums, oder die Schamlippen, den Hodensack, seltener auch auf die festern, die Eichel z. B. selbst. — Durch den Brand wird der locale syphilitische Charakter des Geschwüres häufig getilgt, es bleibt daher, nachdem die Gangrän sich abgestofsen hat, eine gutartig granulirende Fläche zurück, die rasch zur Vernarbung schreitet, wobei der Substanzverlust oft überraschend schnell und reichlich ersetzt wird. Später aber können die Symptome der allgemeinen Lues ausbrechen, besonders wenn das Geschwür vor dem Eintritte des Brandes schon einige Zeit bestanden hatte.

Complicationen der Syphilis mit andern Dyskrasien.

Durch die Verbindung der Syphilis mit andern Dyskrasien entstehen Modificationen der Form und des Verlaufes, welche für die Diagnose und die Behandlung von der gröfsten Wichtigkeit sind. Besonders wichtig sind in dieser Beziehung die Verbindungen mit Scropheln, Impetigo, Scorbut, Mercurialdyskrasie und Rheumatismus.

Complicationen mit Scropheln.

Ohne dafs die Scrophulosis der Form des Chankers sehr bestimmte, von den gewöhnlichen abweichende Charaktere aufdrückte, an welchen man diese Complication durch die Autopsie sicher zu erkennen vermöchte, erschwert sie doch die Heilung aufserordentlich, secundäre Zufälle, besonders Bubonen, sind häufig und sehr hartnäckig, Recidive nach langen Jahren scheinbarer Heilung nicht selten, Nachkrankheiten, Lungenphthisen, Knochenkrankheiten, Hautausschläge gemischten Charakters, besonders wenn von dem Mercur ohne die nöthigen Cautelen zu reichlicher Gebrauch gemacht wurde, eben so häufig als verderblich. Bei erethischen Personen sind die Geschwüre häufig mit zu lebhafter Entzündung und deren Folgen, bei der torpiden mit Verhärtungen verbunden, bei beiden werden die Geschwüre gern phagedänisch. Nicht blofs die ausgebildete und noch florirende Scrophulosis, sondern auch die scrophulöse Diathese und ihre Spuren, bei Personen, die schon längst von ihr befreit schienen, äufsern diesen nachtheiligen Einflufs auf den Chanker.

Complicationen mit Scorbut.

Die Verbindung der scorbutischen Diathese mit der Syphilis führt zur Phagedäna und Brand des Chankers. Die Geschwüre sind mit bläulich gefärbten, ödematösen Rändern umgeben, sondern blutigen, stinkenden Eiter ab, ihr Grund schillert ins Bläuliche. Fungöse Auswüchse, Condylome, kommen selten vor, Bubonen gehen leicht in zerfliefsenden Brand über. Die Besonderheit der Veranlassung ergiebt sich aus der Kenntnifs der Lebensweise des Kranken und den allgemeinen Erscheinungen des Scorbuts. Aehnliche Erscheinungen wie die scorbutische Diathese, bedingt die Verbindung der Syphilis mit den höhern Graden der Mercurialkrankheit. Bei der Darstellung der Mercurialgeschwüre wird hiervon näher die Rede sein.

Complicationen mit Impetigo.

Der mit Impetigo verbundene Chanker strebt sich vorzugsweise nach der Fläche zu auszubreiten, seine Ränder sind wenig erhaben, sein Grund flach, muldenförmig ausgehöhlt, in der Mitte gelblich, speckig, nach der Peripherie hin rothbraun, körnig. Die Absonderung ist eine dünne, wässerige Lymphe. Gewöhnlich sind mehre Chanker zugleich vorhanden, doch kommen auch vertiefte und Hunter'sche Chanker bei herpetischen Personen vor. Die secundären Formen neigen zu borkenartigen Hautausschlägen.

Complicationen mit Rheumatismus.

Der Einflufs von Erkältungen äufsert sich auf die primären Formen der Syphilis hauptsächlich dadurch, dafs er ihren Verlauf verzögert, ihre Formen hartnäckiger und leicht zerstörender macht, besonders wenn er sich noch mit den Wirkungen der Hydrargyrose verbindet. Bedeutender ist noch die Wirkung auf die secundären Formen, die durch allgemeine und locale Erkältungen häufig erst geweckt, zum Ausbruche gebracht und nach bestimmten Stellen, besonders den Knochenhäuten, der Schleimhaut des Rachens, der Iris hingelenkt werden.

Complicationen mit gastrischen Störungen bedingen häufig rosenartige Verbreitung der Entzündung, grofse Neigung zur Phagedaena und zum Brande, besonders bei gleichzeitigem Fortgebrauch des Mercurs und Vernachlässigung der ausleerenden Mittel.

Varietäten des Chankers nach seinem Sitze.

Wie es sich von selbst versteht, hat der Sitz des Geschwüres grofsen Einflufs auf seine Form. Geschwüre in der äufsern Haut, dem cavernösen Theile des Penis, der Eichel, werden häufig vertieft oder callös; Chanker der Schenkelfläche, der äufsern Haut des Penis, des Scrotums, entstehen häufig als kleine Abscesse oder Furunkel, die aufbrechen, sich in runde, mit braunen Krusten bedeckte Geschwüre verwandeln, dünnen Eiter absondern. Geschwüre am Vorhautrande sind rissig, bluten häufig und bedecken sich ebenfalls gern mit zu Krusten vertrocknetem Eiter. In der Harnröhre kommen Geschwüre am häufigsten ganz in der Nähe der äufsern Mündung, so dafs man sie leicht sehen kann, aber auch weiter nach rückwärts, selbst bis in die Blase vor Der Ausflufs aus der Harnröhre ist geringer als beim Tripper, und erscheint oft nur, wenn man die geschwürige Stelle zusammendrückt, häufig blutig, jauchig, es ist Schmerz an einer bestimmten Stelle, beim Drucke und beim Uriniren, vorhanden. Sie verhärten häufig und lassen sich dann leicht durchfühlen, wenn man die Harnröhre von vorn nach hinten comprimirt. Sie werden zuweilen phagedänisch und bringen fürchterliche, selbst tödliche Zerstörungen hervor, aufserdem erscheinen sie immer, durch die Verengerungen der Harnröhre, die ihre Narbe hinterläfst, durch die leicht möglichen Perforationen und Urinfisteln, als bedeutende Uebel. Nach Ricord ist nur der mit Harnröhrenchanker verbundene Tripper virulent, d. h. fähig, durch Impfung neue Chanker zu erzeugen und die Erscheinungen der secundären Lues hervorzurufen, welchem Ausspruch, wenigstens als allgemein gültige Regel, mit Recht vielfach widersprochen worden ist.

Geschwüre an dem Gebärmutterhalse sind nicht selten, jedoch schwer von den ebenfalls häufigen, nicht virulenten Ulcerationen dieser Stelle zu unterscheiden; sie unterhalten eitrig-sanguinolente, ansteckende Ausflüsse, deren wahre Natur, bei der Abwesenheit aller weitern subjectiven Erscheinungen, wegen mangelhafter Untersuchung, ohne Anwendung des Speculums, häufig verkannt wird. — Die abfliefsende Jauche bewirkt häufig durch Selbstansteckung Chanker an den Schamlippen und an dem After. Die syphilitischen Gebärmuttergeschwüre erscheinen gewöhnlich als einfache Chanker mit allen charakteristischen Eigenschaften derselben, als einfache oberflächliche Excoriationen, oder streng begränzte Geschwüre mit wallförmigem Rande, intensiv rother Areola, speckigem Grunde; bei längerer Dauer und Vernachlässigung gehen sie häufig in hypertrophische Chanker mit fungösen und oft sehr hartnäckigen, condylomatösen Wucherungen über. Indurirte Chanker scheinen an dem Gebärmutterhalse, vielleicht wegen der geschützten Lage, nicht vorzukommen. Dagegen werden die Muttermundchanker zuweilen phagedänisch, zerstören selbst die ganze Vaginalportion und veranlassen bedeutende Blutungen, die auch sonst, besonders beim Einführen des Mutterspiegels, leicht entstehen; Fluor albus, vaginalis und uterinus fehlen nie; Schmerz ist in der Regel nicht vorhanden. Von den Excoriationen und Geschwüren, welche bei Vaginitis und scharfem weifsen Flufs vorkommen, unterscheiden sich die Gebärmutterchanker durch ihre gröfsere Hartnäckigkeit, ihre strengere Begränzung auf eine kleinere Stelle, häufig auf die obere Muttermundlippe, während die nicht virulenten Excoriationen eine gröfsere Fläche, besonders an der untern Muttermundlippe, einzunehmen pflegen, über welche der scharfe Schleim vorzugsweise fliefst, den circumscript rothen Saum, ihr unreines speckiges Aussehen.

Verlauf des syphilitischen Geschwüres.

Wie lange der Chanker örtlich bleibt und welche locale und allgemeine Erscheinungen die allgemeine Infection bezeichnen, ist uns unbekannt. Ricord nimmt an, dafs er bis vor Ablauf des fünften Tages local sei und durch Localmittel, ohne dafs secundäre Zufälle zu befürchten wären, zerstört werden könne. Die Erscheinungen, welche als Zeichen des Uebergangs des Giftes in die Säftemasse häufig angegeben wurden, wie leise Fieberregungen, Verhärtung des Chankergrundes, bleibende Härte und Empfindlichkeit der Narbe, Infection der Lymphgefäfse und Drüsen, fehlen oft, ohne dafs defswegen die allgemeine Infection ausbleibt. — Der Verlauf des einfachen syphilitischen Geschwüres ist immer chronisch; es vergröfsert sich nach dem Aufbrechen der Crystallina in den ersten 2 bis 3 Tagen etwas, sein Grund wird etwas härter und es bleibt dann einige Zeit unverändert stehen. Später fängt es wieder an zu wachsen und nimmt in den nächsten Wochen einen Durchmesser von $\frac{1}{2}$, selten bis zu 1 Zoll an. Nach Ablauf dieses Zeitraumes, der bei verschiedenen Kranken von 2 bis 6 Wochen dauert, sinken die Ränder des Geschwüres etwas ein, sein Grund reinigt sich mehr, es kommen einzelne Granulationen zum Vorschein, die Absonderung wird geringer und das Geschwür verliert häufig das eigenthümliche syphilitische Gepräge. Um diese Zeit pflegen die ersten secundären Erscheinungen aufzutreten, wonach das primäre Geschwür selbst wieder sich vergröfsert, speckiger wird, aber auch in einzelnen Fällen stehen bleiben, oder selbst vernarben kann, wenn auch weder örtliche oder allgemeine Mittel gegen dasselbe angewendet worden sind. — Man hat hiernach zwei Stadien unterschieden, ein Stadium der ulcerativen Progression und ein zweites der Reinigung, nur in dem ersten Stadium läfst sich der Chanker durch Impfung vervielfältigen. Bei zweckmäfsiger Kunsthülfe schreitet die Reinigung fort, der Grund verliert sein speckiges Aussehen völlig und über häutet sich oft überraschend schnell.

Von diesem regelmäfsigen Verlaufe kommen jedoch zahlreiche

Abweichungen vor, welche durch die Constitution des Kranken, sein Verhalten, Kurversuche u. s. w. bedingt werden.

Das Geschwür kann in den ersten Tagen seines Bestehens radical geheilt werden, wenn sein Boden durch eine neue heftige Entzündung, tiefgreifenden Brand und Verschwärung, gleichgültig ob diese aus innern oder äufsern Ursachen entstehen, zerstört wird. Wenn seit dem Auftreten des Geschwüres schon einige Tage vergangen sind, so kann immer noch das Geschwür durch jene Einflüsse zur Vernarbung gebracht werden, der Kranke bleibt aber den Gefahren der allgemeinen Lues ausgesetzt. Die ersten Erscheinungen der allgemeinen Lues zeigen sich gewöhnlich 6 bis 8 Wochen nach der örtlichen Affection. Gewöhnlich bilden Anschwellungen der Leistendrüsen den Uebergang zu denselben. Doch können Bubonen gänzlich fehlen, oder ebenfalls geheilt werden und die Folgen der allgemeinen Lues erst viel später, nach Jahren erfolgen. Mit dem Auftreten der secundären Symptome heilen die primären, die bis dahin noch fortbestanden, häufig von selbst.

Locale Complicationen des syphilitischen Geschwüres.

Sehr häufig wird der regelmäfsige Verlauf des Chankers durch Erscheinungen getrübt, welche noch nicht zu den Symptomen der allgemeinen Lues gehören. Hierher gehören : lebhaftere Entzündungen des Bodens, oder der Umgebung, Folgen fehlerhafter Behandlung, des Mifsbrauchs reizender Wasch- und Aetzmittel, unzweckmäfsiger, zu reizender Diät, fehlerhaften Verhaltens, rheumatischer, gichtischer Störungen u. s. w.

Wenn der Chanker auf lockerm, lamellösem Boden sitzt, an dem Praeputium. dem Hodensacke, den grofsen und kleinen Schamlippen, so werden diese Entzündungen leicht erysipelatös und verbinden sich mit ödematöser Infiltration. Schon der Reiz des Geschwüres selbst, zumal wenn mehre zugleich vorhanden sind, kann, besonders bei erethischen, schlaffen Personen, diese erysipelatösen Entzündungen und ödematösen Infiltrationen zur Folge haben, gewöhnlich aber haben aufser dem Reize des Geschwüres auch eine oder die andere der oben angeführten Nebenstörungen eingewirkt. Erreicht die ödematöse Infiltration einen sehr hohen Grad, so bildet sich Spannung und Einklemmung aus, die zum Brande der infiltrirten Parthien führen kann.— An der Vorhaut gestalten sich diese entzündlichen Infiltrationen zur Phimose und, wenn die Vorhaut über die Eichel zurückgezogen war, zur Paraphimose. Mit diesen heftigen Entzündungszufällen verbinden sich immer Fieber und consensuelle Anschwellungen der benachbarten Drüsen, des Hodens, der Leistendrüsen.

Von der syphilitischen Drüsengeschwulst, dem Bubo.

Der gewöhnlichen Reihenfolge nach sind Anschwellungen und Entzündungen der Lymphdrüsen, Bubonen (secundärer, symptomatischer, virulenter Bubo, Bubo venereus) die ersten secundären Zufälle. Gewöhnlich schwellen nur die Drüsen an, zu welchen die Lymphgefäfse, die von der ulcerirten Stelle herkommen, zunächst hingehen, bei Chankern an den Geschlechtstheilen, den Schenkeln und dem After also die Lymphdrüsen in der Weiche, bei Chankern an den Brüsten und den Fingern die Achseldrüsen, bei Geschwüren an den Lippen und im Rachen die Drüsen am Halse und unter der Kinnlade. Es ist daher wohl keinem Zweifel unterworfen, dafs diese Drüsenanschwellungen entstehen, indem die Lymphgefäfse, deren angeschwollene und schmerzhafte Stränge man zuweilen durch die Haut fühlen kann, in dem Geschwüre das Contagium aufsaugen und in ihre capilläre Vertheilung in den nächsten Drüsen deponiren. Nicht jeder Bubo jedoch, der bei syphilitischen Geschwüren angetroffen wird, ist virulent, da namentlich bei sehr gereizten, entzündeten Geschwüren, bei Complicationen mit acuten Trippern u. s. w. auch nicht contagiöse Entzündungsproducte von den Lymphgefäfsen aufgenommen und in den nächsten Drüsen deponirt werden können (sympathischer, einfach entzündlicher, Reitzbubo, Bubo insons).

Nicht jedesmal gehen die Bubonen den übrigen Erscheinungen der secundären Syphilis voraus, nicht selten fehlen sogar Bubonen gänzlich. Das syphilitische Gift kann daher entweder durch die Drüsen hindurch gehen, ohne in ihnen angehalten zu werden, oder vielleicht auch wird es in manchen Fällen vorzugsweise von den Venen aufgenommen und über die Säftemasse verbreitet, wofür, wenn auch keine directen Beweise, doch Analogien mit der Resorption anderer fixer Contagien durch die Venen sprechen. Ob es möglich ist, dafs das Gift an der Infectionsstelle aufgesaugt und in den Drüsen deponirt werden kann, ehe es jene zur Entzündung und Verschwärung angeregt hat (primärer Bubo, idiopathischer Bubo, Bubon d'emblée), ist vielfach behauptet und vielfach bestritten worden, besonders von Ricord durch seine Erfahrung, dafs sich der Eiter des sogenannten primären Bubo nicht mit Erfolg impfen lasse. Ricord sieht diese sogenannten primären Bubonen als einfach entzündliche an. Gewifs ist es, dafs nicht ganz selten Bubonen und später die übrigen Erscheinungen der secundären Syphilis bei Personen entstehen, die nie einen Chanker gehabt zu haben behaupten. Wenn es auch möglich ist, dafs der Chanker wegen seiner Kleinheit, oder versteckten Lage, in der Harnröhre, an dem After, den Falten der Vaginalschleimhaut z. B., übersehen, oder frühzeitig durch starkes Reiben z. B. geheilt worden sein kann, wie die Gegner der primären Bubonen zur Erklärung derselben behaupten, so ist es doch für die grofse Zahl der Fälle, in denen Bubonen ohne vorhergehende Geschwüre wahrgenommen wurden, nicht sehr wahrscheinlich und defswegen anzunehmen, dafs das syphilitische Gift zuweilen die Säftemasse inficiren könne, ohne vorher die Oberfläche, von der es aufgenommen wurde, zu entzünden.

Verlauf des virulenten Bubo.

Der virulente Bubo entsteht in der Regel bei noch offenem Geschwüre, oder bei noch fliefsendem Tripper, selten vor dem 10ten bis 14ten Tage. Bubonen, welche früher, bei sehr schmerzhaften Trippern oder Chankern erscheinen, sind häufig nur einfach entzündlich, nicht virulent, sie können es aber im Verlaufe der Krankheit werden. Je später der Bubo auftritt und je geringer die entzündliche Irritation der primären Affection und des Bubo selbst ist, desto sicherer ist dieser virulent. Sie können noch nach Monaten und selbst nachdem das primäre Geschwür schon vernarbt ist, erscheinen. Gewöhnlich wirkten aufser dem Reiz des Geschwüres noch andere Ursachen mit ein, Erkältungen, körperliche Anstrengungen, durch anhaltendes Gehen, Reiten, Aufregungen durch Speisen und Getränke, geschlechtliche Ausschweifungen, voreiliges und wiederholtes Aetzen des Chankers u. s. w. Bei Kranken, welche sich gleich von Anfang an ruhig verhalten und zweckmäfsig behandelt werden, entstehen selten Bubonen.

Bubonen kommen bei allen Formen syphilitischer Geschwüre vor, bei kleinen sollen sie häufiger, als bei ausgebreiteten sein, callöse Beschaffenheit des Geschwürsgrundes und der Umgegend ihre Entstehung hindern.

Gewöhnlich schwellen zunächst nur die Drüsen der einen Seite an, derjenigen, an welcher sich das Geschwür befindet, später, oft erst, nachdem die ersten schon längst vereitert sind, auch die der andern Seite, oder beide zugleich, doch sollen die Drüsen in der linken Leiste (wie auch der linke Hoden bei Tripper etc.) häufiger als die der rechten leiden; bei Chankern in der Mittellinie des Körpers, z. B. auf dem Bändchen, entstehen Bubonen auf beiden Seiten. Gewöhnlich schwellen die oberflächlichen, auf der Fascie gelegenen Drüsen und von diesen nur eine, oder wenige, seltener die tiefern Drüsen und von diesen meist viele an. Die Anschwellung zahlreicher, distincter, oberflächlicher und tiefer Drüsen, weist entweder auf Complication, besonders mit Scropheln hin, oder ist nach Ricord schon das Symptom allgemeiner Lues. Der Kranke empfindet, oft nach leisen Fieberregungen, einen ziehenden, spannenden Schmerz in der Weiche, der durch Druck und starkes Anziehen der Schenkel vermehrt wird und defshalb das Gehen hindert. Man fühlt jetzt häufig einen Strang entzündeter und geschwollener Lymphgefäfse von den Geschlechtstheilen nach den Inguinaldrüsen sich hinziehen. Ein bis zwei Tage später findet man die Drüse bis zu der Gröfse einer Haselnufs angeschwollen, unter der Haut verschieblich und auf äufseren Druck jetzt noch nicht sehr schmerzhaft. Oder es schwellen zwar mehre, dicht bei einander liegende Drüsen an, drängen sich jedoch bald so zusammen, dafs sie sich wie eine einzige anfühlen. Der Bubo kann in diesem Zustande stehen bleiben und wieder verschwinden, während nach einiger Zeit die weiteren Erscheinungen der secundären Syphilis sich einstellen, oder aber die Drüsenentzündung schreitet vor und kann nun in Verhärtung, in Eiterung und Verschwärung, oder Brand ausgehen.

Der bei weitem häufigste Ausgang des virulenten und oberflächlichen Bubo, besonders nach oberflächlichen und phagedänischen Chankern, ist in Vereiterung; nach verhärteten Chankern vereitern Bubonen seltener und später. — Der Uebergang in Eiterung erfolgt bald rasch binnen wenigen Tagen (activer Bubo), bald vergehen Wochen und selbst Monate, bis der Eiter endlich durchbricht (indolenter Bubo). Die Anschwellungen der tiefern Drüsenschichte, die einfach entzündlichen Bubonen, so wie die vielfachen Drüsenanschwellungen in der Leiste bei Scrophulösen und bei allgemeiner Syphilis, vereitern viel seltener. Mit dem Uebergange in Eiterung nehmen bei dem activen Bubo die Entzündungssymptome rasch an Heftigkeit zu und verbinden sich mit einem, ihrem Grade entsprechenden, entzündlichen Fieber. Das Zellgewebe rings um die Drüse nimmt an der Entzündung Antheil, die Drüse verschmilzt durch diese entzündete Zellgewebskapsel mit den benachbarten Häuten und hört daher auf verschieblich zu sein. Sie bildet eine rundliche, selten längliche, sehr gespannte Geschwulst, deren Druck auf die Schenkelgefäfse und Nerven Taubheit in der untern Extremität veranlafst. Die Haut wird roth, heifs und so schmerzhaft, dafs der Kranke nicht mehr aufgerichtet stehen kann. Endlich zeigt sich Fluctuation an einem Punkte auf der Mitte der Geschwulst, doch bricht sie, wenn der Bubo nicht geöffnet wird, erst spät auf, nachdem die Hautdecke sehr verdünnt und abgelöst ist. Zuweilen entstehen vorher Eitersenkungen unter die Fascien des Schenkels, in die Bauchhöhle, den Hodensack, oder die Geschwulst bleibt in weitem Umfange hart, fluctuirt nur an einer kleinen Stelle, aus der aber, wenn man sie öffnet, aufserordentlich viel Eiter sich entleert. Der Rand der Oeffnung bedeckt sich mit gelber, speckiger

Masse, ähnlich wie man sie auf dem primären Geschwüre sieht; er zieht sich nach und nach immer mehr zurück. Die Abscefshöhle verwandelt sich in ein Geschwür, welches in vergröfsertem Maasstabe das Ansehen eines primären Chankers darbietet. Die Röthe zieht sich mehr zusammen und umgiebt als ein dunkelrother Saum den Geschwürsrand, die Ränder sind abgelöst, werden zum Theile aufgesaugt, zum Theile rollen sie sich nach innen um, der Grund ist hart, höckerig, unrein, er besteht aus den Resten der vereiterten Drüse, die man als einen rundlichen rothen Körper in der Tiefe des Geschwüres liegen sieht. Die Reinigung der Wunde und ihre Ausfüllung mit Granulationen erfolgt wie bei dem primären Geschwüre, jedoch jedenfalls langsamer wie bei diesem. Die Absonderung besteht aus einem dünnen, bei cachektischen Subjecten jauchigen Eiter. Doch stehen frisch aufgebrochene Bubonen zunächst nur mit dem Zellgewebe um die Drüse herum in Verbindung, erst später pflegt die Drüse selbst sich zu öffnen.

Bei dem indolenten Bubo, der häufig bei Scrophulösen und bei Personen vorkommt, die durch die frühere Behandlung, besonders durch unzweckmäfsige Mercurialbehandlung, geschwächt sind, ist der Gang zur Vereiterung viel träger, so dafs bis zu dem spontanen Durchbruche des Eiters Monate vergehen können. Gewöhnlich werden hier mehre Drüsen und das Zellgewebe in grofsem Umfange ergriffen. Der Eiter gelangt langsam zur Haut, die livid oder dunkel purpurroth gefärbt, weithin abgelöst und so desorganisirt wird, dafs sie später in mehren Lappen abstirbt. Endlich bricht der immer dünne, seröse, oder blutige Eiter an mehren Stellen durch. Eben so träge, wie die Bildung des Eiters, verläuft die fortschreitende Zerstörung und der endliche Heilungsprocefs.

Zertheilung erfolgt selten, wenn der virulente Bubo sich selbst überlassen wird, gelingt aber häufig, ehe die Eiterung begonnen hat, bei richtigem Verhalten und zweckmäfsiger Behandlung, später ist es selten möglich, die Suppuration aufzuhalten. Je rascher sich die Entzündung in der Drüse entwickelt, besonders bei jugendlichen plethorischen Personen, desto weniger darf man auf Zertheilung hoffen.

Der Uebergang in Brand kann bei Bubonen aus denselben Ursachen, wie bei dem primären Chanker erfolgen, die Zerstörungen, die hieraus hervorgehen, sind oft sehr bedeutend und können sich weit über die Schenkelfläche, den Hodensack, die Bauchdecken erstrecken, oder selbst in die Bauchhöhle eindringen. Die Erscheinungen sind dieselben, wie bei dem Brande überhaupt. Wenn der Brand sich abstöfst, so bleibt eine gutartig eiternde Fläche zurück. Häufig erschöpft sich die syphilitische Infection in dem Brande und um so eher, je zerstörender derselbe war, so dafs nach Abstofsung des Brandes sowohl die Wunde ohne Weiteres heilt, als auch secundäre Erscheinungen nicht nachfolgen. Bubonen nach phagedänischen Geschwüren werden gewöhnlich ebenfalls phagedänisch, doch kommen auch nach einfachen Geschwüren brandige Bubonen vor, wenn sich mittlerweile die Constitution geändert hat

Lebensgefährlich werden Bubonen selten, wenn nicht durch Brand, Eitersenkung und brandige Erosion der Schenkelgefäfse. — War die Geschwürsöffnung grofs, so bleibt die Narbe für immer durch ihre dunklere bräunliche Farbe, Verkürzung und Vertiefung kenntlich, sehr feine Oeffnungen schliefsen sich zuweilen, ohne sichtbare Spuren zu hinterlassen.

Diagnose des Bubo.

Verwechslungen des syphilitischen Bubo können vorzugsweise vorkommen mit nicht virulenten Drüsenanschwellungen, bei einfacher Reizung der Genitalien, Erkältungen, bei Scrophulösen. Ehe die Drüse in Vereiterung übergegangen ist, besteht in der Form und dem Auftreten der Anschwellung selbst kein so bestimmtes Kennzeichen, dafs aus ihm allein, ohne die Anamnese zu Hülfe zu ziehen, die virulente, oder nichtvirulente Entstehung des Bubo, sicher entschieden werden könnte.

Dafs syphilitische Bubonen entschiedenere Neigung zur Vereiterung haben, als nichtvirulente, ist zwar im Allgemeinen richtig, hilft jedoch wenig zur Diagnose, weil der mögliche Ausgang einer Krankheit überhaupt zur augenblicklichen Entscheidung nicht benutzt werden kann und weil häufig virulente Bubonen nicht, oder erst sehr spät vereitern, während Eiterung auch bei nichtvirulenten möglich ist. Der virulente Bubo ergreift in der Regel nur eine der oberflächlichen, in der Richtung des Leistenbandes liegenden Drüsen, bei nichtvirulenten Bubonen sind öfters mehre, oberflächliche und tiefere Drüsen, auf beiden Seiten angeschwollen; dafs jedoch hiervon Ausnahmen vorkommen, ist schon oben bemerkt worden. Scrophulöse Bubonen und sogenannte Wachsdrüsen sind in der Leiste bei Erwachsenen und wenn keine scrophulösen Vereiterungen an den untern Extremitäten bestehen, überhaupt selten, noch seltener sind sie isolirt, denn meistens sind viele Drüsen, sowohl in der Leiste, als an dem Halse, angeschwollen. — Die meisten nicht virulenten Bubonen, besonders die scrophulösen, bleiben viel länger, oder für immer frei von Entzündung, deren Erscheinungen daher fehlen, oder schwächer als bei der venerischen Leistenbeule ausgeprägt sind, namentlich der Schmerz, der oft ganz fehlt und die Röthe, die fast nie so saturirt, blau oder kupferroth wird, wie bei dieser, besonders bei ihrem Uebergange in Vereiterung.

Sobald der Bubo aufgebrochen ist, bietet er gewöhnlich in der umschriebenen, dunkeln, kupferfarbenen Röthe, dem speckigen Grunde, hinreichende Merkmale zu seiner Erkennung. Ricord hat auch hier die Impfung mit dem Secrete des aufgebrochenen Bubo hinzugefügt, gegen welche jedoch alle die Gründe gelten, welche gegen die Impfungen bei primären Chankern angeführt worden sind. Aufserdem besitzt nur der Eiter, welcher aus der Drüse selbst und nicht auch der, welcher aus dem vereiternden Zellgewebe in der Umgebung der Drüse entnommen ist und nur während der ersten Tage nach dem Aufbruche des Drüsenabscefses, die Eigenschaft, durch Impfung das Contagium zu verbreiten.

Hautwucherungen, Condylome.

Syphilitische, hypertrophische Wucherungen der Haut und der Schleimhäute, Feigwarzen, Condylome, kommen sowohl als Symptome der primären, wie der secundären Lues vor. Man kennt zwei Formen derselben, die spitzen und die breiten Condylome.

Von den spitzen Condylomen, Verrucae venereae, Condylomata accuminata, Mariscae, Végétations syphilitiques.

Die spitzen Condylome sind häufiger Producte der primären Ansteckung, als der secundäre Lues. Sie erscheinen fast niemals allein, als alleinige Folge der Ansteckung, sondern fast immer mit andern syphilitischen Formen, Chankern, besonders häufig aber mit syphilitischen Blennorrhöen. Gewöhnlich erscheinen sie erst, nachdem diese Formen schon einige Zeit lang bestanden haben.

Sitz der primären, spitzen Condylome.

Der häufigste Sitz des primären, spitzen Condyloms ist, bei dem Manne, in der Nähe des Frenulums, an der Corona glandis, dem innern Blatte und dem Rande der Vorhaut; bei Weibern, an der innern Fläche der grofsen und kleinen Schamlippe und dem Eingange der Scheide. Seltener kommen sie auch an andern Stellen vor, in den tiefern Parthien der Vagina, dem Gebärmuttermunde, der Harnröhre. Nicht selten entstehen sie, wie Fricke und Hauck gezeigt haben, in Schleimbeuteln der Vaginalschleimhaut und den Folliculis sebaceis der äufsern Haut, in der Nähe der Genitalien und der innern Fläche der Schenkel. Sie können, in der Höhle dieser Schleimsäcke verborgen, sich der Untersuchung leicht entziehen.

Sitz der secundären Condylome.

Die secundären spitzen Condylome kommen ebenfalls häufig an den Geschlechtstheilen und dem After vor. Man hat sie aber aufserdem an dem Munde, den Lippen, den Tonsillen, der Zunge, dem Kehldeckel, an den Augenliedern, dem Rande der Iris, an der Brustwarze und in der Achselhöhle gesehen.

Entwicklungsgang und Erscheinungen der Condylome.

Gewöhnlich entwickeln sich die spitzen Condylome gruppenweise in gröfserer Anzahl auf den genannten Hautstellen. Ohne die geringste schmerzhafte, oder nur unangenehme Empfindung, wird die Haut rauh, körnig, es erheben sich eine Menge, dem blofsen Auge kaum erkennbare, kleine rundliche fast durchsichtige, äufserst zarte Knötchen, welche röthlichweifs von Farbe und etwas härter als die Haut sind, auf der sie stehen. Nach und nach erheben sich dieselben über die Haut, breiten sich über ihrer schmalen Basis aus und spalten sich in mehre Spitzen. In der Nähe derer, welche zuerst entstanden sind, erheben sich nach und nach immer neue, welche denselben Entwicklungsgang nehmen, mit den ersten zusammenfliefsen und so nach und nach ziemlich grofse, blumenkohlähnliche Wucherungen darstellen, deren Gröfse endlich so beträchtlich werden kann, dafs z. B. bei Weibern die Scheide gänzlich verschlossen, die Glans penis mit faustgrofsen Geschwülsten besetzt wird. Diejenigen, welche von Schleimhäuten ausgehen, erreichen eine beträchtlichere Gröfse, bleiben aber zarthäutiger, röthlicher als die, welche von der äufsern Haut sich erheben; letztere sind von weifserer Farbe, härter, halb durchsichtig, wie hornartig. Die Schleimhautcondylome sondern von ihrer Oberfläche, besonders aus den Zwischenräumen der Risse und Spalten, eine ziemlich beträchtliche Menge einer dünnen, süfslich riechenden, eiweifsstoffigen Flüssigkeit ab, der nur wenige Eiterkügelchen beigemischt sind. Bei weitem spärlicher ist die Absonderung der Condylome, welche auf trockener Haut stehen. — Sie selbst sind wenig empfindlich, gröfsere Empfindlichkeit zeigt der Boden, auf dem sie wurzeln.

Subcutane Condylome.

In den Schleimhäuten und den Folliculis sebaceis der äufsern Haut kommen spitze Condylome vorzüglich bei Weibern vor, besonders jüngern mit zarter feiner Haut. In den Schleimbeuteln findet man sie besonders am Introitus vaginae und der innern Fläche der Schamlippen, in den Folliculis sebaceis an der ganzen innern Fläche der Schenkel bis zum Knie herab, der äufsern Seite der Schamlippen, dem Mons veneris, der Haut der Unterbauchgegend, der äufsern Haut des Penis, des Scrotums. Sie bleiben lange sehr klein und in der Höhle des Schleimsackes verborgen, so dafs sie leicht übersehen werden können. Sie kommen nur bei Personen vor, welche an blennorrhoischen Ausflüssen gelitten haben und scheinen weniger das Product secundärer Syphilis, als unmittelbarer Uebertragung des Contagiums durch den blennorrhoischen Ausflufs auf die zarte feine Haut der Schleimbälge zu sein. Häufig sieht man gleichzeitig spitze Condylome auf der äufsern und der Schleimhaut der Genitalien und des Afters. Neben Chankern allein kommen sie nicht vor. Die Condylome der Schleimhautbälge werden, so lange sie noch klein sind, erst sichtbar, wenn man den Balg seitlich zusammendrückt, worauf das Condylom aus der Eingangsöffnung, die oft so erweitert ist, dafs man leicht mit einer Sonde in sie eingehen kann, hervortritt. Sie sind klein, von derber, fester Textur, bluten nicht leicht und sitzen gewöhnlich mit breiterer Basis auf. — Aehnlich verhalten sich die Condylome der Schleimbälge der äufsern Haut. Sie stehen gewöhnlich, auch wenn sie mehrfach vorhanden sind, einzeln, nie gruppenweise zusammen. Sie dehnen nach und nach den Schleimbalg zu einem über die Haut erhabenen Knötchen von der Gröfse eines Hirsekorns bis zu 2''' Höhe und gleicher Breite an der Basis aus. Nach oben gehen diese in eine kleine Fläche über, welche etwas schmäler als die Basis ist. Mitten auf derselben, oder etwas seitlich, bemerkt man eine kleine, vertiefte, schwärzliche Grube, die Oeffnung des Hautbalges. Im übrigen ist ihre Oberfläche glatt, glänzend und nicht von der übrigen Haut verschieden. Drückt man diese Knötchen zusammen, so entleert sich zuerst das etwas consistente Schmegma, worauf, indem die Oeffnung zu dem Talgsacke seitlich einreifst, das kleine spitze Condylom hervorspringt. Es sitzt dasselbe nur auf dem Boden des Balges fest, ist klein, gewöhnlich aus mehren Läppchen zusammengesetzt und blutet leicht. Auch bei längerm Bestehen überschreiten sie eine Gröfse von 2''' im Durchmesser nicht leicht.

Resultate der anatomischen Untersuchung spitzer Condylome.

Alle spitzen Condylome dringen ziemlich tief in das Gewebe der Cutis ein. Sie bestehen, wie die meisten hypertrophischen Wucherungen, aus Zellen und Fasern, welche sich chemisch und mikroscopisch wie unvollendeter Zellstoff verhalten. Ihre Oberfläche besteht nach Simon aus mehrfachen Schichten von Epithelialzellen, von denen die oberflächlichen abgeglättet und verhornt, die tiefern kleiner und rundlich sind. Das Innere besteht aus einem scheinbar homogenen Gewebe, welches sich unter dem Mikroscope in cylindrische Zellgewebsfasern, zwischen welchen rundliche Zellenkerne und nach der Oberfläche hin ovale, spindelförmige Zellen liegen, auflöst. Aufserdem enthalten die Condylome zahlreiche Haargefäfse, die Blutung ist daher, wenn man sie abschneidet, ohne ihren Grund zu zerstören, verhältnifsmäfsig reichlich. Elastische Fasern an der Basis des Condyloms gehören wohl eigentlich dem Boden an, auf dem sie sitzen. Durch Kochen erhält man Pyine, wie aus der Haut des Foetus und dem Eiter.

Verlauf und Ausgänge.

Werden spitze Condylome sich selbst überlassen, so vermehren sie sich der Zahl nach, breiten sich nach und nach über neue, vorher nicht von ihnen besetzte Flächen aus, vergröfsern sich bis zu einem gewissen Umfange, den sie aber endlich nicht überschreiten. Sie besitzen eine sehr bedeutende Vegetationskraft; nach oberflächlichen Zerstörungen durch das Messer, oder durch Aetzmittel, welche nicht in die tiefern Schichten der Haut zu dringen vermögen, wuchern sie bald und nur um so üppiger wieder hervor. Nur durch tiefergreifende Zerstörung ihrer in die Cutis eindringenden Wurzeln, können sie dauernd beseitigt werden. Bei Weibern weichen sie manchmal dem rückbildenden Processe während des Wochenbettes, ohne später wieder zu erscheinen. Die Meinung, dafs ihre Rückbildung dem Lochialblute zu verdanken wäre und dafs auch die Menstruation einen ähnlichen Einflufs haben könne, ist irrig. Manche kräftige, austrocknende Mittel, besonders Blei, Jod und Alaun, bringen ebenfalls ein Verschrumpfen derselben hervor; das Condylom zieht sich zusammen, welkt und fällt endlich mit seiner Wurzel aus, worauf anfänglich eine kleine Grube mit scharfen, rechtwinklich abgeschnittenen Rändern zurückbleibt, die jedoch später sich ausgleicht, ohne eine sichtbare Narbe zu hinterlassen.

Ursachen, Contagiosität, secundäre Folgen.

Die spitzen Condylome vervielfältigen sich durch das Secret ihrer Oberfläche, das Blut, das aus zufälligen Verwundungen fliefst, so wie durch den eitrigen Schleim virulenter Tripper, doch kommen sie auch mit Chankern vor. Ihre Ansteckungsfähigkeit scheint jedoch geringer zu sein, als die anderer syphilitischer Affectionen. Die Impfversuche, welche Ricord anstellte, mifslangen. Wallace sah immer nur die exanthematischen, nie die pustulösen Formen, als secundäre Folgen entstehen. Zwei bis drei Wochen nach der Inoculation zeigten sich umschriebene Flecken, aus welchen Schuppen, dann Krusten und zuletzt condylomatöse Wucherungen entstanden. Aehnliche Resultate erhielt Skae, der Pusteln und aus diesen Geschwüre entstehen sah, aus denen condylomatöse Wucherungen hervorschossen. Sie bleiben sehr lange local, die secundären allgemeinen Folgen erscheinen oft erst nach Jahren und ohne dafs Bubonen als Mittelglieder zwischen den primären und secundären Affectionen aufgetreten wären. Sie bestehen hauptsächlich aus oberflächlichen, exanthematischen Entzündungen im Halse, Heiserkeit, Schrunden am After und andern dünnhäutigen Stellen, Hautausschlägen.

Von den breiten Condylomen, Feigwarzen, Condyloma latum. Schleimknoten, Papules muceuses.

Die breiten Condylome sind chronisch entzündliche Wucherungen der oberflächlichen Schichte des Coriums und der Schleimhäute, die meistens als secundäre Erscheinung nach Chankern und Blennorrhöen, seltener auch als primäre Affectionen, häufig gleichzeitig mit Hautausschlägen, besonders papulösen und oberflächlichen Anginen vorkommen. Gewöhnlich sieht man sie einige Wochen bis ein halbes Jahr, selten später nach der primären Affection auftreten.

Ihre Entwicklungsstelle ist die Cutis, da wo dieselbe an die Schleimhaut angränzt, auf der Schleimhaut kommen sie zwar vor, jedoch in modificirter Form. Am häufigsten sieht man sie im Umfange des Afters, dem Hodensacke und der äufsern Haut des Gliedes, dem äufseren behaarten Theile der grofsen Schamlippen, der innern Fläche der Schenkel. Seltener hat man sie auch an dem äufseren Gehörgange, am Nabel, bei Fettleibigen in der Achselhöhle, zwischen den Zehen, gesehen. Auf den Schleimhäuten kommen sie vor, an der Gebärmutter und in der Scheide, im Rachen, an der Zunge, im Kehlkopfe und in der Harnröhre bei beiden Geschlechtern.

Unter heftigem Jucken bilden sich an den genannten Stellen dunkelrothe, umschriebene Flecken, von welchen aus die Haut sich im Verlaufe mehrerer Wochen zu flachen, 1 bis 3''' hohen, härtlichen Wucherungen, von rundlicher oder ovaler Form erhebt. Sie sitzen immer mit breiter Basis auf, ihre Oberfläche ist abgeflacht, uneben, ihre Farbe nach der Stelle, wo sie vorkommen, heller oder dunkler bräunlich, oder grauroth; sie sind dunkler, wenn sie auf stark pigmentirter Haut, dem Afterrande z. B. stehen, heller an den Schenkeln u. s. w. — Gewöhnlich stehen mehre Condylome gruppenweise zusammen; durch Selbstansteckung der benachbarten Haut breiten sie sich immer mehr aus und können nach und nach sehr grofse Flächen, den gröfsten Theil z. B. der Hinterbacken, der Schamlefzen und der innern Seite des Schenkels einnehmen. Sie stehen dann sehr dicht gedrängt zusammen, begränzen und formen sich gegenseitig, oder nach den benachbarten Hautstellen, von denen sie eingeengt werden. Zwischen den einzelnen Wucherungen verlaufen spaltförmige Einschnitte und schrundenartige Geschwüre, von denen besonders die in der Nähe der Schleimhäute ziemlich viel einer eckelhaft süfslich riechenden, eiweifsstoffigen Flüssigkeit, absondern. Die Condylome, welche entfernter von den Schleimhäuten stehen, sondern bei weitem weniger ab. Das Secret der Condylome ist ansteckend, obwohl die Impfung mit demselben nicht anschlägt, durch Selbstansteckung erregt es neue Condylome und Excoriationen an den Stellen, welche es berührt, daher man gewöhnlich an dem After und an den Schamlippen die Feigwarzen sich grade gegenüber sitzen sieht.

Zuweilen verschwären breite Condylome von ihrer Spitze aus und verwandeln sich in tiefe, kraterförmig ausgehöhlte, chankröse Geschwüre. Am häufigsten geschieht dieses an den Stellen, wo sie durch Reibung, scharfe Ausflüsse, gereizt werden, besonders am After. — Auf der Zunge erscheinen die Condylome, besonders an dem Rande und der untern Fläche, als kleine graue, aphthenähnliche, flache Wucherungen, welche sich wiederholt mit graulichen Schuppen bedecken. — Manche sogenannte granulöse Entzündungen des Gebärmutterhalses und der Scheide lassen sich auf Condylome zurückführen. Sie sind immer mit Blennorrhagie verbunden. — Der innere Bau der breiten Condylome zeigt dieselben Formelemente, wie der der spitzen.

Wenn breite Condylome anfangen zu heilen, so vermindert sich zunächst die Secretion ihrer Oberfläche, ihre Epidermis wird derber und trocken, sie sinken zugleich ein und verwandeln sich wieder in bräunliche Flecken, welche nach und nach abblafsen und völlig verschwinden. Ihre Vegetationskraft ist viel geringer, als die der spitzen Warzen, sie weichen gewöhnlich leicht der allgemeinen Behandlung, oder der örtlichen Anwendung leichterer, austrocknender Mittel; sehr selten bedarf man zu ihrer Entfernung der Aetzmittel, oder des Messers.

Verwechslungen können besonders mit Hämorrhoidalknoten vorkommen. Die Unterscheidung von den Hämorrhoidalknoten, welche als mit Blut gefüllte Säcke auftreten, ist leicht, denn diese erstrecken sich mit einem schmälern Anhange, der varicösen Vene, deutlich bis unter die Schleimhaut des Mastdarmes, während die Condylome sich vor dem Afterrande begränzen, jene sind zugleich von dunklerer Färbung, ganz glatter Oberfläche und mit stechenden, brennenden Schmerzen verbunden. Sie vergröfsern und verkleinern sich je nach dem stärkern oder mindern Blutandrange, während die Condylome nur einer beständigen Vergröfserung, aber keiner mit dieser abwechselnden Verkleinerung unterworfen sind. Schwieriger ist die

Unterscheidung von leeren Hämorrhoidalknoten, bloſsen Wulstungen der Schleimhaut und kann häufig nur durch die sorgfältigste Benutzung der anamnestischen Verhältnisse geliefert werden.

Secundäre Lues.

Wenn das syphilitische Gift in der primären Affection nicht getilgt wird und sich über die Lymphdrüsen hinaus verbreitet, so tritt, nach dem Chanker, gewöhnlich 6 - 8 Wochen nach der Ansteckung, nach dem Condylom und dem Tripper, oder wenn das Gift in dem Primärleiden nur unvollständig getilgt war, auch viel später, oft erst nach mehren Jahren, eine Reihe von Erscheinungen in den Schleimhäuten, entfernt von den Geschlechtstheilen, der äuſsern Haut, den fibrösen Häuten und den Knochen auf, welche das Bestehen der allgemeinen Lues, Lues universalis, unzweifelhaft machen.

Secundäre Schleimhautentzündungen und Chanker.

Unter diesen eröffnen gewöhnlich Entzündungen und später Verschwärungen in der Rachen- und Nasenschleimhaut, so wie ganz ähnliche Erscheinungen am After, Angina syphilitica und secundäre Chanker, die Reihe.

Sitz der secundären, syphilitischen Angina.

Der gewöhnliche Sitz der secundären Halsentzündung sind die Tonsillen, der hängende Gaumen, das Zäpfchen, an seiner vordern, oder hintern Fläche. Von diesen Stellen breitet sie sich später über die Wand des Gaumens, bis zur Stimmritze und manchmal selbst bis zur Trachea, die Nasenhöhle, zuweilen auch über die innere Fläche der Wangen, den Mundwinkel, die Zunge und die Nasenflügel aus.

Erscheinungen der syphilitischen Angina

Die syphilitischen Halsentzündungen beginnen gewöhnlich mit äuſserst gelinden, einer rheumatischen Angina ähnlichen Erscheinungen. In der That geben häufig Erkältungen den letzten Anstoſs zum Ausbruche derselben. Die ersten Anfangssymptome treten so unmerklich auf, daſs sie den Kranken kaum belästigen, sie verschwinden häufig bei warmem Verhalten und kehren nach einiger Zeit wieder, bis sie sich mehr und mehr fixiren. Der Kranke versäumt daher häufig bei ihrem ersten Auftreten, alsogleich Hülfe zu suchen.

Sowohl in dem ersten Auftreten, als in dem spätern Verlaufe der Angina syphilitica bieten sich einige Verschiedenheiten dar, welche, wenn auch nicht durchaus constant, mit der Form der primären Affection in Verbindung gebracht werden können. Nach oberflächlichen Chankern, Condylomen und

Trippern, pflegen auch oberflächliche Entzündungen und Geschwüre, nach fressenden Chankern papulöse und pustulöse Entzündungen und fressende Geschwüre im Halse und in der Nase aufzutreten.

Die Röthe ist nie gleichmäfsig, sondern immer in einzelnen, ziemlich umschriebenen, rundlichen Flecken verbreitet, gewöhnlich auf den Tonsillen, die so wie das Zäpfchen etwas geschwollen sind, am stärksten; sie ist dunkel kupferroth, von einzelnen, dicken, bündelförmigen Gefäfsen durchzogen. Die Schleimhaut ist an den gerötheten Stellen zuweilen nur etwas aufgelockert, zuweilen bemerkt man aber auch, dafs weifse Placken mitten auf den rothen Flecken liegen, wie wenn dieselben mit Höllenstein überstrichen worden wären, die bei näherer Betrachtung unter der Loupe aus einer Anhäufung sehr kleiner Bläschen bestehen, die nach etwa sieben Tagen absterben, einen oberflächlichen Schorf bilden, sich neu erzeugen; oder es erscheinen selbst gröfsere Papeln und Pusteln. Das Schmerzgefühl ist äufserst gering, namentlich auch beim Schlucken, jedenfalls viel geringer, als bei andern Formen der Angina. Nur sehr empfindliche Personen klagen über eigentlichen Schmerz, die meisten nur über lästige Rauhigkeit, Druck und Trockenheit im Halse, die durch lautes und anhaltendes Sprechen vermehrt werden, die Kranken räuspern sich beständig, trinken häufig, ohne erleichtert zu werden. Die Stimme ist verändert, etwas rauh. Schreitet die Entzündung weiter, so verbreitet sie sich vorzüglich über die Nase, den Gaumen und die Stimmritze, die Mündung der Tuba Eustachii. Die Nase wird trocken, in der Gegend der Tuba Eustachii verstopft, die Kranken versuchen häufig die Luft durch die Nase zu treiben, was ihnen immer weniger gelingt. Die Schleimhaut der Nase wird empfindlicher, selbst als die des Rachens und sondert bald eine gröfsere Quantität, anfangs glasartigen, später citrigen Schleims ab, Ozaena benigna. Die Stimme wird noch mehr verändert, Nasenton, und, wenn auch die Schleimhaut der Stimmritze ergriffen wird, klanglos. Die Augen fangen an zu thränen, das Gehör leidet, Ohrensausen, Schwerhörigkeit, durch Verstopfung der Schleimhaut der Tuba Eustachii. — Fieber besteht selten, nur bei sehr reizbaren Kranken im ersten Auftreten der Entzündung, oder bei Complicationen, mit Rheumatismus z. B.

Verlauf und Ausgänge, Heilung.

Sich selbst überlassen, verschwinden syphilitische Schleimhautentzündungen sehr selten und nie auf längere Zeit, sie schreiten vielmehr stets vor, breiten sich aus über neue, vorher nicht ergriffene Stellen, des Rachens, der Stimmritze, der Nase, oder erscheinen in ähnlicher Form an entfernten Punkten des Körpers, besonders früh an dem Afterrande, dem Warzenhofe, zwischen den Fingern und Zehen, oder dem Nagelrande, an dem Nabel, der Zunge, dem Winkel der Lippen, der innern Fläche der Wangen und andern zarthäutigen Stellen, besonders an den Verbindungen der äufsern Haut mit den Schleimhäuten. An allen diesen Punkten zeigen die secundären syphilitischen Entzündungen denselben Charakter, wie im Rachen, sie sind immer fleckenförmig verbreitet, genau begränzt, wenig schmerzhaft, dunkel geröthet und bald einfach maculös, bald papulös und pustulös. An dem After verbinden sie sich häufig mit condylomatösen Wucherungen, so wie im Allgemeinen mit syphilitischen Hautausschlägen, Corona veneris und fleckenförmigen, sich kleienartig abschilfernden, bald sehr blafsen, bald dunklern Ausschlägen am Rücken, den Schultern etc.

Der Verlauf der maculösen Entzündung im Halse ist immer sehr chronisch. Die Flecken können Monate lang ziemlich unverändert bleiben. Sie bedecken sich nach einiger Zeit mit einer weifslichen Schichte abgestofsenen Epitheliums, die sich von Zeit zu Zeit wieder abstöfst und eine dunkelroth gefärbte, rauhe Scheimhautstelle sehen läfst. Allmählig breiten sich diese Flecken aus und vermehren sich durch den Ausbruch neuer auf andern Hautstellen.

Einen ähnlichen Verlauf nehmen die papulösen und pustulösen Entzündungen der Fauces. Sie verbreiten sich durch excentrische Vergröfserung der ursprünglich ergriffenen Hautfläche und durch neue Ausbrüche an andern Stellen, namentlich sieht man bei der papulösen Form neue Ausbrüche an den Mundwinkeln, den Rändern der Zunge, der innern Fläche der Wange und an dem Afterrande entstehen. Die Bläschen schrumpfen zusammen und verwandeln sich in flechtenartige, weifse, in dem Munde feuchte, an den Lippen und an dem After mehr trockne, wenig schmerzhafte, weifsgraue Flecken, welche das Ansehen haben, als ob diese Stellen stark mit Höllenstein bestrichen worden wären.

Wenn die syphilitische Angina zur Genesung geführt wird, so sieht man die weifsen flechtenartigen Flecken sich nach und nach verdünnen, so dafs der rothe Grund durch die weifse Schichte durchzuschimmern anfängt. Die Flecken selbst ziehen sich zusammen, werden mehr begränzt, die einzelnen daher deutlicher von einander getrennt, die bündelförmigen Gefäfse in der Umgegend gehen zurück, der Fleck selbst blafst ab und verschwindet bald in dem Verlauf von wenigen Tagen, bald zeigt er sich hartnäckiger und bedarf zu seiner völligen Auflösung mehrerer Wochen. Zugleich vermindert sich das drückende Gefühl, die Rauhigkeit und Trockenheit im Halse, so wie die reichliche Schleimsecretion.

Uebergang in Verschwärung.

Wird die syphilitische Halsentzündung zu spät, oder unzweckmäfsig behandelt, so geht sie in Ulceration über. Dieser Uebergang erfolgt nicht bei allen Varietäten gleich früh; am frühesten bei der pustulösen. Es läfst sich hierbei ein gewisser Zusammenhang mit der Form der primären Affection nachweisen. Nach phagedänischen Chankern entstehen pustulöse Halsentzündungen, welche rasch in zerstörende Ulceration übergehen, während nach oberflächlichen Chankern, virulenten Trippern und Condylomen, die oberflächlichen maculösen Formen der Angina mit langsamen Verlaufe und geringer Neigung zur Ulceration aufzutreten pflegen. Mit dem Beginne der Ulceration sieht man die weifsen Flecken von der Mitte aus dicker werden, der weifse Ueberzug zerfällt in eine gelbe, speckige Masse und der Fleck verwandelt sich in ein oberflächliches, speckiges Geschwür. — Die flechtenartigen weifsen Schorfe, welche nach der papulösen Entzündung zurückbleiben, haben ziemlich wenig Neigung, sich in Geschwüre zu verwandeln, doch werden sie endlich auch rissig und verwandeln sich in schrundenartige, juckende, mit weifsen Schorfen bedeckte Geschwüre. Bei der pustulösen Form bersten die einzelnen Pusteln und verwandeln sich sogleich in tiefgreifende Geschwüre von exquisit syphilitischem Charakter.

Niemals verschwären alle entzündeten Stellen der Fauces zu gleicher Zeit, sondern in derselben Reihenfolge ungefähr, in welcher die einzelnen Stellen sich rötheten. Man sieht daher die ersten Geschwüre in der Regel auf den Tonsillen, dem Gaumensegel und dem Zäpfchen, später erscheinen sie in der Nase, der hintern Wand des Gaumens, an dem Kehl- und Schlundkopfe.

Nur die Geschwüre an dem vordern Theile der Nase, den Nasenflügeln, wo sie übrigens seltener vorkommen, können durch das Gesicht erkannt werden. Sie sind oberflächlich, schrundenförmig und schmerzen beim seitlichen Drucke auf die Nase. Häufiger sind Geschwüre auf den Muscheln und dem knöchernen Theile der Nase überhaupt; man erkennt sie an der fortdauernden Verstopfung, dem Schmerz an einem bestimmten Punkte der Nase und dem reichlichen, eiterig-blutigen, und, wenn die Nasenknochen selbst angegriffen werden, höchst fötiden Ausflusse. Schreitet die Verschwärung ungestört fort, so erfolgen zuletzt höchst bedeutende, ja lebensgefährliche Zerstörungen in der Rachen- und Nasenhöhle. Der hängende Gaumen und das Zäpfchen werden durchbohrt, ja zuletzt völlig zerstört. Geschwüre auf der Rückseite dieser Gebilde färben die vordere Fläche dunkelroth ehe sie durchfressen. Man mufs das Zäpfchen mit einem Spatel umwenden, um sie zu Gesicht zu bekommen. Mit der Verschwärung des hängenden Gaumens verändert sich die Stimme auf eine durchaus charakteristische Weise. — In den Tonsillen greifen die Geschwüre besonders in die Tiefe, ihre Ränder werden hart, nach aufsen umgewälzt und die Vertiefung des Geschwüres durch die Geschwulst der Tonsillen noch auffallender. Der Grund ist mit einer dicken, speckigen Lage bedeckt. Greifen die Verschwärungen auch auf den Schlund- und Kehlkopf, so stellt sich trockner Husten ein und die Stimme wird ungewöhnlich rauh und klanglos, Raucedo syphilitica. — Indem die Geschwüre von allen genannten Stellen endlich zusammenfliefsen, bilden sich zuletzt Verschwärungen von äufserst beträchtlicher Ausdehnung, an denen nun auch, in Folge der Jaucheresorption, das Allgemeinbefinden durch remittirendes, hektisches Fieber, cachektisches Aussehen, Abmagerung, Störung der Verdauung, eiterige Ausscheidungen auf den Schleimhäuten der Blase und der Bronchien, trüben Urin, hektischen Husten, Phthisis pulmonum und trachealis, Theil nimmt. — Zu gleicher Theil erscheinen unter der Haut des seitlichen und hintern Theiles des Halses Drüsenanschwellungen, Halsbubonen, welche jedoch nur selten sich entzünden und vereitern.

Wenn die Geschwüre sich mehr vertiefen und mit den Knochenhäuten der Nase, der Wirbelkörper und der Gaumenbeine in Berührung kommen, so werden die Schmerzen beträchtlicher, der Eiter reichlicher und von schlechterer Beschaffenheit. Die Knochen werden rauh, sehr schmerzhaft und mit fungösen, sehr empfindlichen Granulationen besetzt. Eine breite, wulstige Geschwürsfläche in den Weichtheilen umgiebt das Knochengeschwür. Endlich werden die Knochen theils durch Caries, theils durch Necrose zerstört. Zuerst gewöhnlich die Muscheln und der Vomer, später sinken auch die Nasenbeine selbst ein, die Gaumenplatte wird durchbohrt, die Wirbelkörper oft sehr tief angefressen.

Die Reinigung und Heilung secundärer Chanker erfolgt in derselben Weise, wie bei dem primären Geschwüre. Weder in den Weichtheilen, noch in den Knochen wird der Substanzverlust ersetzt. Lücken in den Knochen runden sich nur ab und bleiben entweder als Perforationen, oder überziehen sich nur mit einer häutigen Decke. Das Einsinken des Nasenrückens wird durch das spätere Schrumpfen der innern Narbe noch vermehrt, wenn der Chanker schon geheilt ist. Nur in den extremsten Fällen, die nur bei gänzlicher Vernachlässigung, oder bei Complicationen mit andern Dyskrasien möglich sind, wird auch der knorpliche und häutige Theil der Nase zerstört. Als Folge der Geschwürsnarben in dem Schlunde können Verengerungen desselben zurückbleiben.

Secundärer Chanker am After.

Am After bleiben die secundären Chanker gewöhnlich spaltförmig, mit scharfen Rändern und greifen selten in die Tiefe, wenn es jedoch ausnahmsweise geschieht, so entstehen heftige Schmerzen bei der Stuhlausleerung und Tenesmus, die den Kranken veranlassen, den Koth so lange als möglich zurückzuhalten; zuweilen weit verbreitete Zerstörungen des Zellgewebes um das Rectum und Mastdarmfisteln.

Secundärer Chanker der äufsern Haut.

Die secundären Chanker der äufsern Haut entstehen aus Abscessen des Unterhautzellgewebes, entzündeten Hauttalgsäcken, oder aus verschwärenden, syphilitischen, maculösen, papulösen, vesiculösen, pustulösen und tuberculösen Hautausschlägen. Sie kommen an allen Stellen der äufsern Haut vor, auch an den äufsern Geschlechtstheilen, am häufigsten aber im Gesichte, an der Stirne, der Brust, dem Rücken und den untern Extremitäten. Ihre Form wechselt nach der Entstehungsweise. Die Geschwüre, welche aus maculösen und papulösen Ausschlägen entstehen, bleiben meistens oberflächliche Erosionen, während diejenigen, welche ihren Ursprung aus Zellgewebsabscessen, vereiternden Talgbälgen, pustulösen und tuberculösen Ausschlägen nehmen, mehr Neigung zeigen in die Tiefe zu dringen. Gehen fleckenförmige Ausschläge in Verschwärung über, so entzünden sie sich stärker und bedecken sich in ihrer Mitte mit einer bräunlichen Schuppe, unter der sich Eiter ansammelt und die Verschwärung um sich greift. Ebenso vertrocknet der Inhalt papulöser und vesiculöser Ausschläge zu Krusten, unter denen sich oberflächliche Geschwüre ausbilden. Pustulöse Ausschläge bersten und hinterlassen offene Geschwüre, tuberculöse Knoten erweichen, vereitern und verwandeln sich in tiefgreifende, trichterförmige Geschwüre, welche durch die ganze Dicke der Cutis dringen. — Die Form der secundären Hautchanker ist gewöhnlich rund, oder länglich, ihre Gröfse wechselt von geringem Anfange bis zu einem Durchmesser von mehren Zollen, oder wenn viele dichtstehende Geschwüre zusammenfliefsen, zu einer Eiterfläche, welche das ganze Gesicht, oder ganze Gliedmafsen bedeckt. Die Ränder sind bei den tiefern Hautgeschwüren scharfkantig, wie abgebissen, buchtig, oft unterminirt, sie rollen sich gern nach aufsen um; der Grund ist bald mit einer dicken Specklage bedeckt, bald röthlich, bräunlich, glänzend, mit einzelnen Narbeninseln in der Mitte. Die Absonderung ist meistens sehr reichlich, rein eitrig, oder jauchend. Die Empfindlichkeit ist sehr verschieden, manche Geschwüre sind sehr schmerzhaft, andere verursachen kaum eine lästige Empfindung.

Zu den secundären Geschwüren der äufsern Haut gehören auch

die syphititische Onychia (s. diese) und die bei sehr veralteter Syphilis vorkommenden Risse und Schrunden auf der Hand- und Fufssohle.

Syphilitische Geschwüre der äufsern Haut haben das Eigenthümliche, dafs sie oft an der einen Seite heilen, während sie andere, bis dahin gesunde Hautparthien, anfressen und sich dabei häufig in regelmäfsigen, geschlängelten, oder kreisförmigen Linien, durch welche gesunde Hautstellen eingeschlossen werden, über grofse Strecken nach und nach verbreiten. — Die Vernarbung der Hautchanker geschieht, nachdem sich das Geschwür gereinigt und mit Granulationen gefüllt hat, in der Regel von der Mitte aus nach den Rändern zu, durch Inselbildung.

Complicationen.

Unter den Complicationen sind besonders die mit Hydrargyrose, Rheumatismus, Catarrh und Scropheln zu bemerken. Von der erstern wird bei den Mercurialgeschwüren näher die Rede sein. Rheumatismus und Catarrh wirken besonders auf den Verlauf, den sie beschleunigen, während Scropheln, wie bei allen syphilitischen Affectionen, auch die Rachen- und Hautgeschwüre torpider und hartnäckiger machen.

Diagnose.

Verwechslungen sind besonders zwischen der syphilitischen und der catarrhalischen, rheumatischen und mercuriellen Angina möglich. Von den beiden erstern unterscheidet sich die syphilitische Angina durch ihr schleichendes und meist fieberloses Auftreten, die fleckenförmige Verbreitung, das allmählige langsame Fortschreiten, die Tendenz zur Verschwärung, den Mangel an Husten, Schnupfen, Expectoration, Eingenommenheit des Kopfes, Reifsen in den Gliedern, Steifigkeit des Halses, Kopfschmerz, so wie durch die Kenntnifs der vorausgegangenen primären Affection. Complicationen mit Rheumatismus und Catarrh erschweren die Diagnose; die syphilitische Form bleibt zurück, wenn Diaphoretica die rheumatische Complication gehoben haben. Ueber den Unterschied von mercurieller Angina und Rachengeschwüren, siehe unter Mercurialgeschwüren.

Syphilitische Hautausschläge, Syphiliden, im Allgemeinen.

Auf der äufsern Haut äufsert sich die Syphilis in der Gestalt verschiedenartiger Exantheme, die man unter dem gemeinschaftlichen Namen S y p h i l i d e n zusammenstellt. Die äufsere Form dieser Exantheme weicht nicht wesentlich von der anderer chronischer Hautausschläge ab; die Syphilis vermag vielmehr auf der Haut alle Formen anzunehmen, unter welchen chronische Ausschläge überhaupt erscheinen.

Die Syphiliden sind immer Symptome der allgemeinen Lues, und Begleiter anderer secundärer syphilitischer Erscheinungen. Vorwaltende Disposition zu syphilitischen Hautausschlägen besitzen Personen mit zartem Hautorgane, Weiber, Kinder, Neugeborene. Als mitwirkende Ursachen erscheinen alle Verhältnisse, welche den Trieb nach der Haut vermehren; Wärme, daher die Syphiliden in warmen Klimaten viel häufiger sind, als in kalten; schweifstreibende Arzneien, das Wochenbett; Complicationen mit Impetigo, Lepra und besonders mit der Mercurialkrankheit. Ob die einzelnen Formen der primären Syphilis auch bestimmte Varietäten der Syphiliden erzeugen und ob diese mit andern bestimmten Formen der secundären Syphilis in den Schleimhäuten und den Knochen zusammentreffen, ist zwar vielfach behauptet worden, aber schon um defswillen nicht wahrscheinlich, weil die einzelnen Formen häufig aus einander hervorgehen und offenbar nur Modificationen und Steigerungen eines und desselben Uebels sind. An trockneren Hautstellen nehmen häufig, bei einem und demselben Kranken, die Syphiliden die maculöse und papulöse, an feuchtern und gefäfsreichen, stärker transpirirenden, die pustulöse und tuberculöse Form an; an den erstern Stellen sind die Borken dünn und trocken, an den letztern dick und feuchter.

So mannichfach auch die einzelnen Formen sind, unter denen die Syphiliden auftreten, so bestehen doch einige Eigenthümlichkeiten, die den meisten derselben zukommen und die als charakteristisch betrachtet werden können.

Sie entstehen alle aus heller oder dunkler gefärbten Flecken, welche entschiedene Neigung zeigen, die Kreisform einzuhalten und aus welchen erst die übrigen Formen, als Schuppen, Papeln, Bläschen, Blasen, Pusteln und Tuberkeln, aufschiefsen; beim Verschwinden gehen sie wieder in jene kupferrothe Flecken zurück. Die Farbe dieser syphilitischen Ausschläge wechselt zwar sehr, fast immer aber ist es doch ein dunkles, schmutziges Roth, das sie auszeichnet; die Kupferfarbe ist nicht gerade charakteristisch, da sie häufig fehlt und auch bei nicht syphilitischen Ausschlägen vorkommt. Manche sind so blafs, dafs es Mühe kostet sie zu entdecken und der geringste Druck hinreicht, um sie verschwinden zu machen, andere sind dunkel kupferbraun, feuerroth, oder grünlichroth. Diese schmutzige Röthe bleibt auch längere Zeit an der Narbe, wenn der Ausschlag eigentlich schon geheilt ist. Oberflächliche Ausschläge bedecken sich fortwährend mit kleienartig abgestorbenen Schüppchen der Epidermis, tiefere mit gelbbraunen, grünlichen, oder grauweifsen Schuppen und Borken, die sich von Zeit zu Zeit abstofsen und kupferrothe Flecken, oder Geschwüre hinterlassen. Die Keimstelle der Syphiliden ist die gefäfsreiche, oberflächliche Schichte der Cutis und besonders des Gesichtes, die Gegend der Schläfen und der Rand des behaarten Theiles der Stirn, die Kopfhaut, der obere Theil des Rückens, der Schultern und der Brust, weniger auch die Haut der Extremitäten und des Bauches. Andere wuchern in den Hautdrüschen und den Haarbälgen, wenige von dem Unterhautzellgewebe hervor. Wo sie an behaarten Stellen vorkommen, bringen sie die Haare zum Ausfallen. Syphilitische Ausschläge sind fix und haben wenig Neigung zum Zurücktreten. Dem Ausbruche des Syphilids gehen, wenn derselbe rasch erfolgt, wie andern Ausschlägen, häufig allgemeine und fieberhafte Zufälle, Mattigkeit, gastrischer Beleg der Zunge, Gliederreifsen, leichte Entzündungen der Mandeln u. s. w. voraus, und lassen wieder nach, sobald der Ausbruch vollendet ist. Die Verbreitung geschieht nach und nach, so dafs zuerst der Lieblingssitz dieser oder jener Form und nach und nach auch andere Regionen befallen werden. Sehr häufig schreitet das Exanthem der Continuität nach vor, so dafs sich die Flecken und Pusteln etc. zu Gruppen an einanderreihen und dabei nach und nach regelmäfsig gestaltete, eigenthümliche Schlangen- und Kreislinien beschreiben. Häufiger springt das Exanthem, von der Stirne z. B. auf den Nacken, indem es die zwischenliegende Haut frei läfst. Selten geschieht der Ausbruch mit einemmale über den ganzen Körper. Durch den successiven Ausbruch an verschiedenen Körperstellen wird der Verlauf sehr chronisch. — Sehr selten wird eine Form des Syphilids allein angetroffen, gewöhnlich combiniren sich mehre derselben, so dafs z. B. neben Flecken zugleich Papeln oder Pusteln vorkommen. Manche Beobachter sehen diese Combination verschiedener Formen selbst als etwas charakteristisches für die syphilitischen Ausschläge an. Aufserdem gehen die einzelnen Varietäten vielfach in einander über. Aus den einfachern und oberflächlichern Formen entwickeln sich nach und nach die combinirtern und tiefer greifenden; ihre letzte Ausbildung ist immer die Ulceration. Die Beschaffenheit der Constitution ist hierbei von grofsem Einflusse; bei Personen, deren Constitution ohnedem zur Ulceration neigt, bei scorbutischen, scrophulösen, tuberkulösen, lymphatischen, sehr geschwächten, durch unzweckmäfsigen Mercurialgebrauch, durch Noth, feuchte Wohnung sehr herunter gekommenen Kranken, gehen die Syphiliden leicht in Ulceration über. Sehr häufig bilden die Syphiliden die einzige Erscheinung der Krankheit, öfter combiniren sie sich mit Knochenleiden, seltener auch mit Entzündungen und Verschwärungen der Schleimhäute.

Maculöse Form des syphilitischen Exanthems.

Syphilitische Flecken, Maculae syphiliticae, Ephelis syphilitica, verlaufen theils acut, als flüchtiger Ausschlag, theils chronisch, als bleibendes Exanthem. Das flüchtige Exanthem erscheint unter leichten Fieberregungen nach dem virulenten Tripper, dem Chanker und als Vorläufer anderer Syphiliden, bei sehr warmem Verhalten, nach dem Gebrauche von Mitteln, welche den Trieb nach der Haut vermehren, Balsamicis, Ptisanen u. s. w. In sehr kurzer Zeit wird der ganze Körper mit blafsen, kupferrothen, dicht gedrängten, schmerzlosen, Flecken bedeckt, die nach einigen Tagen von der Mitte aus abblassen und ohne Abschilferung wieder verschwinden, häufig aber wiederholt von neuem ausbrechen. — Das Exanthem steht manchmal nur von einem Tage zum andern, manchmal acht bis vierzehn Tage, bis zwei Monate.

Die chronischen Flecken kommen besonders an der vordern und hintern Fläche der Brust, der Stirne, seltener an den übrigen Theilen des Rumpfes und den Extremitäten vor. Es bilden sich langsam gelbrothe, oder rothbraune, hellere oder dunklere, rundliche, kaum über die Haut erhabene Flecken, die bei leichtem Drucke schnell verschwinden. Die Gröfse der Flecken wechselt von der einer Linse bis zu der eines Thalers; die hellere Farbe wird später dunkler und verschwindet alsdann langsam unter dem Fingerdrucke. Sie sind wenig empfindlich und jucken nur bei Erhitzung. Sie können Jahre lang ziemlich unverändert bestehen, während sie sich nur von Zeit zu Zeit abschilfern, vergröfsern, nach und nach vermehren, zusammenfliefsen, sich über verschiedene Regionen des Körpers verbreiten. Mit der Heilung werden sie von der Mitte aus bläfser, gelblich und verschwinden endlich, ohne Spuren zu hinterlassen.

Sehr häufig findet man gleichzeitig eine ähnliche Eruption an den Mandeln, den Gaumenbögen, durch welche der Kranke oft kaum belästigt, oder die Stimme nur wenig verändert, das Schlucken etwas erschwert wird.

Durch die Anamnese und die begleitenden Symptome unterscheidet sich das syphilitische Fleckenexanthem von dem nicht syphilitischen. — Schwieriger ist es von dem Erythem zu unterscheiden, welches nach dem Gebrauche resinöser Mittel, des Copaivabalsams z. B. entsteht, weil hier die Anamnese uns im Stiche läfst. Dieses Erythem unterscheidet sich jedoch von dem syphilitischen durch seine geringere Dauer, da es, wenn das Mittel ausgesetzt wird, schon in 8 bis 10 Tagen verschwindet, durch das stärkere Jucken in der Haut, welches bei dem syphilitischen fast gänzlich fehlt, durch seine Verbreitung über den ganzen Körper, namentlich auch die Hand- und Fufssohle, den Hand- und Fufsrücken, die Knie, die Ohren, an welchen Stellen das Jucken gerade am stärksten ist, während das Syphilid diese Theile frei läfst.

Squamöse Form des syphilitischen Exanthems.

Das Schuppensyphilid, Squamae syphiliticae, Psoriasis, Lepra syphilitica. Es entsteht 6 bis 8 Wochen nach der Heilung des primären Chankers, besonders häufig an dem Kopfe, den Gelenken und in der Hand- und Fufssohle. Runde, kupferrothe, etwas über die Haut erhabene Flecken, bedecken sich entweder über ihre ganze Oberfläche, oder mehr nur an ihren Rändern mit spröden, trocknen, hellen oder dunklen, anfangs dünnern, später dickern, aus mehren Schichten zusammengesetzten Schuppen. Die Schuppen sind dünner und glätter, als bei der gemeinen Psoriasis und kommen nicht vorwaltend am Knie und dem Ellenbogen vor, wie bei dieser. Sie breiten sich häufig kreisförmig, excentrisch aus, oder stellen sich in Gruppen zusammen, so dafs wulstige, kupferrothe, mit dunkeln Schuppen bedeckte Ringe entstehen, deren Centrum flach bleibt und vernarbt. Häufig ulcerirt die Fläche unter den Schuppen, die Ulceration breitet sich gleichfalls gern excentrisch aus und hinterläfst häfsliche, ringförmige Narben. An den Hand- und Fufssohlen kommen ebenfalls dunkelrothe oder gelbe Flecken von 3 bis 4 Linien Durchmesser vor, die sich mit dunklen, bräunlichen, sehr brüchigen Schuppen bedecken. Zwischen den Sprüngen dieser Schuppen erscheint die Haut roth, glänzend und oft so schmerzhaft, dafs das Gehen u. s. w. unmöglich wird. Aehnliche Risse bilden sich zwischen den Zehen und an der Nagelwurzel. Die Nägel werden krank und fallen aus, die Schuppen fallen häufig ab, ersetzen sich aber stets durch neue; sie stehen zuweilen vereinzelt, zuweilen ist der ganze Körper dicht gedrängt mit ihnen besät. Beim Verschwinden hinterläfst jede Schuppe eine bräunliche, oder vertiefte, mifsfarbige Stelle, die nur langsam die natürliche Hautfarbe annimmt.

Papulöse Form des syphilitischen Exanthems.

Syphilitische Knötchen, Papulae syphiliticae, Lichen syphil., erscheinen gleich den Flecken theils als acuter, theils als chronischer Ausschlag. Bei dem acuten Papelsyphilid brechen nach gastrischen Erscheinungen, Gliederreifsen und Fieber, zuerst an dem Kopfe, dann aber auch über den ganzen Körper, kleine, nicht juckende, kupferfarbene Knötchen aus, welche in kleinen, runden oder ovalen Gruppen, so dicht beisammen stehen, dafs nur bei genauer Betrachtung die einzelne Papel sichtbar wird. Jede Papel und jede Gruppe ist, im Umfange mehrerer Linien, von einem kupterrothen Hofe umgeben; Gesicht und Stirn können, bei raschem Ausbruche des Exanthems, etwas geschwollen sein. Nach 6 bis 8 Tagen schilfern sich die Papeln ab und verschwinden mit Hinterlassung schmutziggelber Flecken.

Das chronische Papelsyphilid erscheint langsam, allmählig, fieberlos, zuerst am behaarten Kopftheil und verbreitet sich von da über den ganzen Körper, besonders über den Nacken und die Schultergegend. Die Papeln sind bräunlich, von der Gröfse eines Frieselbläschens, bis zu der einer Linse, umschrieben, hervorragend. Die einzelnen Papeln sind von keinem Entzündungshofe umgeben; beim Druck werden sie blässer, verschwinden aber nicht; sie stehen einzeln, bedecken sich später mit trocknen, bräunlichen, fest anhängenden Schuppen, die sich wiederholt abstofsen, bis sich die Papel endlich in gelblichgraue Flecken verwandelt. Zuweilen stellen sich diese Papeln zu rundlichen Gruppen zusammen, die sich excentrisch ausbreiten, während die Mitte heilt. Lichen syphil. circumscriptus. Die einzeln stehenden umgeben immer die Mündung eines Haarbalges und haben das Haar in ihrer Mitte. Das Papelsyphilid ist immer Begleiter anderer syphilitischer Erscheinungen; sein Verlauf ist chronisch, doch ist es weniger hartnäckig, als das Schuppensyphilid. Zuweilen ulcerirt das chronische Papelsyphilid, das Knötchen verschwärt von der Spitze aus, die sich mit bräunlichen Krusten bedeckt, während die Basis einsinkt. Das Lichen circumscriptus ulcerirt von der Mitte und hinterläfst grofse, bläuliche, später weifsgraue Narben. Mit den Papeln kommen am häufigsten gleichzeitig breite Condylome vor.

Vesiculöse Form des syphilitischen Exanthems.

Syphilitische Bläschen, Vesiculae syphil., Bläschensyphilid, Eczema syphil. Es ist sehr selten und besteht aus kleinern und gröfsern trüben Bläschen, welche von einem kupferfarbenen Hofe umgeben sind. Zuweilen gruppiren sie sich zu Ringen oder Schlangenlinien. Die Bläschen bersten und bedecken sich mit braunen Krusten, unter denen sich zuweilen oberflächliche Ulcerationen ausbilden. Der Ausschlag juckt nicht; die Extremitäten und der Rücken sind der gewöhnlichere Sitz dieser Eruption; der Verlauf immer sehr chronisch.

Eben so ist das Blasensyphilid, Pemphigus syphil., sehr selten. Dunkle, gelbliche Blasen, von kupferrothem Hofe umgeben, verwandeln sich in Excoriationen und Krustengeschwüre. Man sah sie neben andern syphilitischen Ausschlägen, Flecken und Bläschen.

Pustulöse Form des syphilitischen Exanthems.

Syphilitische Pusteln, Pustelsyphilid, Pustula, Ecthyma, Acne, Impetigo syphil. Sie kommen unter allen Formen der Syphiliden am häufigsten vor. Sie brechen am häufigsten im Gesichte, an der Stirne, sodann an dem Rumpfe, später über den ganzen Körper, einige Monate nach dem primären Geschwüre aus. Dem Ausbruche gehen zuweilen Fieber, gastrische Zufälle und Gliederreifsen voran. Die Pusteln stehen bald einzeln, bald zu Gruppen vereinigt, auf verhärtetem

Grunde, von einem anfangs hellen, später kupferrothen Hofe umgeben; sie sind linsengrofs, einige Linien über die Haut erhaben, anfangs etwas zugespitzt, später, wenn sie sich mit Eiter füllen, abgeplattet, von trüber, gelber Flüssigkeit erfüllt. Sie vertrocknen, ohne zu bersten, zu braunen Borken, die von einem dunkelrothen Hofe umgeben sind. Unter ihnen bilden sich kleine, runde Geschwüre, welche in braune, etwas vertiefte Narben übergehen, die später in der Mitte mattweifs werden. Bei cachektischen Personen confluiren diese Pusteln zu thalergrofsen Geschwüren, besonders im Gesichte und bedecken sich mit dicken, dunklen Krusten. — Die einzelnen Pustelgruppen zeigen oft Neigung, sich kettenförmig an einander zu reihen. Sehr gewöhnlich erfolgen mehre Pustelausbrüche nach einander, besonders haben die Narben, so lange sie roth und empfindlich bleiben, Neigung neue Eruptionen zu bilden.

Tuberkulöse Form des syphilitischen Exanthems.

Syphilitische Knoten, Tubercula syphil., Tuberkelsyphilid, Syphil. tuberculosa. Sie entstehen entweder in der Haut selbst, oberflächliche Hauttuberkel, oder in dem Unterhautzellgewebe, subcutane Tuberkel.

Oberflächliche Hauttuberkel.

Die oberflächlichen Hauttuberkel kommen an verschiedenen Stellen des Körpers vor, besonders häufig in dem Gesichte, der Stirn, der Nasengegend, dem Kinn und Halse, später auch, und oft in grofser Anzahl, über den ganzen Körper verbreitet. Sie sind immer Symptome einer tief eingewurzelten, veralteten Syphilis und erscheinen häufig gleichzeitig mit Knochenleiden, selten früher als $^1/_2$ Jahr, oft erst viele Jahre nach der primären Affection. Die Tuberkel stehen bald einzeln, Tub. disseminata, bald in Gruppen, zu Ringen oder Schlangenlinien vereinigt, Tub. conferta, serpiginosa. — Die Gröfse der Tuberkel wechselt von der einer Erbse bis zu der einer starken Haselnufs, oder eines Taubeneis. Bei manchen dieser Tuberkel ist die Farbe der Haut nicht verändert, andere sind anfangs hell gefärbt und werden später dunkel, oder kupferroth; ihre Gestalt ist halb kugelig, oval, oder birnförmig, platt, manche sind weich, selbst mit breiigtem Inhalte, andere von ziemlicher Consistenz, anfangs glatt, bedecken sie sich später mit Schuppen und Krusten, die von Zeit zu Zeit abfallen und sich wieder ersetzen. Sie sind unempfindlich, oder doch erst schmerzhaft, wenn sie zu ulceriren anfangen. Manche verschwinden durch Resorption und hinterlassen schmutzigweifse, vertiefte Narben, andere werden bald schmerzhaft, erweichen sich von der Spitze aus und ulceriren. Die Geschwüre bedecken sich mit dicken Krusten, vergröfsern sich durch die Verschwärung neuer Tuberkel in ihrem

Umfange, mit denen sie zusammenfliefsen, greifen tiefer durch die ganze Dicke der Haut und zerstören so nach und nach Lippen, Nase, Wangen u. s. w. (s. Lupus syphil.) Ricord giebt als eigenthümlichen Ausgang an, dafs der syphilitische Tuberkel auch fibrös werden, in eine feste, strahlige Hervorragung, ein Keloid, übergehen könne (?). An dem Rumpfe und den Giedern reihen sich die Verschwärungen häufig in Kreis- und Schlangenlinien an einander. An den Narben brechen sehr leicht Recidive aus. Der Verlauf ist immer chronisch, doch gelingt es jetzt ziemlich leicht, diese, früher fast für unheilbar gehaltenen Formen, zur Heilung zu bringen. Sich selbst überlassen bleiben sie oft Jahre lang unverändert, indem sie nur der Zahl nach sich vermehren. — Auch auf den Schleimhäuten kommen syphilitische Tuberkel vor, besonders auf der Schleimhaut der Mund- und Nasenhöhle, der Zunge, des Gaumens und des Rachens, den Mandeln, den Luftwegen, der Scheide und der Gebärmutter. Durch die ulceröse Erweichung derselben können die Nasenscheidewand, der Gaumen und die Tonsillen zerstört werden.

Subcutane und submucöse syphilitische Tuberkel.

Die subcutanen und submucösen Tuberkel kommen besonders an den untern Extremitäten als bewegliche, rundliche, einzelne, seltener in Gruppen vereinigte, zahlreiche, erbsengrofse, schmerzlose Geschwülste vor. Sie entstehen ohne Vorboten, oft erst viele Jahre nach dem primären Leiden. Sie sind anfangs klein und beweglich, später werden sie gröfser und adhäriren mit der äufsern Haut oder der Schleimhaut. Die Haut färbt sich über ihnen dunkelkupferfarben, entzündet und verdünnt sich, verschwärt, es entleert sich dünner, blutiger Eiter, die Haut wird in ihrer ganzen Dicke durch ein chankröses Geschwür, mit reichlicher Absonderung, speckigem Grunde, scharf abgeschnittenen, losgelösten Rändern durchbohrt, welches häufig sehr in die Tiefe frifst und, in der Nähe der Knochen, selbst diese durch Caries angreift. Die erweichten syphilitischen Zellgewebstuberkel stellen den sogenannten syphilitischen Furunkel und Anthrax dar. — Im submucösen Zellgewebe kommen Tuberkel an der Zunge, dem Gaumen, dem Gebärmutterhalse vor. Sie entstehen schleichend, ihre plötzliche Erweichung und Ulceration bedingt oft unerwartete und beträchtliche Zerstörungen.

Syphilitische Affectionen der fibrösen Häute.

Wenn die constitutionelle Syphilis in ihren frühern Erscheinungen nicht gründlich gehoben wird, so verbreitet sie sich häufig über das System der fibrösen Häute, in welchem sie gewöhnlich chronische, selten auch acut verlaufende, hartnäckige Entzündungen bildet. Am häufigsten werden die Knochenhäute befallen, seltener auch die Gelenkbänder, der fibröse Ueberzug des Hodens und der Corpora cavernosa, die fibrösen und zelligen Muskelscheiden, die fibrösen Häute des Auges, die Sclerotica und die Iris, das Perichondrium, der Kehlkopfknorpel, die fibrösen Scheiden der Nerven.

Syphilitische Affectionen der Knochenhäute, Dolores osteocopi.

In dem Knochensysteme äufsert sich die Syphilis unter der Form von intermittirenden Schmerzen, von Periostitis und Ostitis und den Folgen derselben.

Die Knochenschmerzen, Dolores osteocopi, sind nicht immer mit deutlichen, entzündlichen Veränderungen in dem Knochen und seinen Häuten verbunden. Sie müssen demnach, für diese Fälle, als reine Neuralgien angesehen werden. Sonst begleiten sie auch die Periostitis und Ostitis syphilitica, der sie oft vorausgehen.

Sie kommen nicht an allen Knochen und nicht überall gleich häufig vor. Ihr gewöhnlicher Sitz sind die festen, von wenig Weichtheilen, nur von Haut bedeckten Knochen, dieselben, welche auch der gewöhnliche Sitz der syphilitischen Periostitis werden.

Am häufigsten befallen sie den festen Röhrentheil der Tibia und die Schädelknochen, das Stirnbein und die Seitenwandbeine, besonders die Stelle, wo sich diese Knochen unter einander verbinden, das Hinterhauptbein, die Knochen der Nasenhöhle, seltener auch das Schlüsselbein und Sternum, noch seltener Radius und Ulna, die Knochen des Metatarsus und Metacarpus, die Rippen, die Wirbel, die Fibula u. s. w. — Sie sind anfangs geringfügig, herumschweifend, den rheumatischen ähnlich, gelinder, mit langen Zwischenräumen vollständiger Ruhe intermittirend. Sehr oft werden sie erst durch Erkältungen, mechanische Verletzungen, Mifsbrauch geistiger Getränke hervorgerufen, oder auf bestimmte Stellen hingelenkt. Nach und nach werden sie heftiger, bohrend, dröhnend, wie, wenn die Knochen gebrochen würden und zu einem der quälendsten Symptome der allgemeinen Lues. Wenn sie auch jetzt noch die Stelle wechseln, so nehmen sie doch immer wieder bestimmte, früher schon von ihnen befallene Punkte ein. Anfangs beobachten sie noch vollständige Intermissionen; die Paroxysmen treten gewöhnlich in der ersten Hälfte der Nacht, gegen Mitternacht ein und dauern bis gegen Morgen. Doch ist die Exacerbation nicht immer an dieselbe Zeit gebunden und der Schmerz nicht immer von derselben bohrenden Beschaffenheit. Durch Wärme, die Bettwärme, wird der Schmerz gesteigert, durch Kälte, das kalte Bad, oder wenn das unbedeckte Glied der kalten Nachtluft ausgesetzt wird, gemildert. Oft folgt auf den heftigsten schmerzhaften Anfall gänzlicher Nachlafs. In dieser Weise können die Schmerzen Monate und Jahre lang anhalten. Durch die Heftigkeit des Schmerzes wird der Kranke zuletzt schlaflos, seine Verdauung leidet, die Kräfte schwinden bis zu gänzlichem Marasmus. Zuweilen aber auch verschwinden die Schmerzen wieder, oder werden durch eine zweckmäfsige Behandlung gehoben, oder gehen in Periostitis und Ostitis mit ihren Folgen über.

Die Dolores osteocopi sind häufig das einzige Symptom der Lues und erscheinen nicht selten erst Jahre lang nach der primären Affection, ohne von den übrigen Erscheinungen der secundären Lues eingeleitet worden zu sein. In südlichen Klimaten, wo Hautausschläge häufiger sind, geht die Richtung der Syphilis weniger nach den fibrösen Häuten; Hautausschläge und Knochenschmerzen treffen daher nicht häufig zusammen. Mercurialbehandlungen, die man häufig als die alleinige Ursache der syphilitischen Knochenkrankheiten überhaupt und der Dolores osteocopi insbesondere beschuldigt hat, haben nur in so fern Antheil, als sie, besonders wenn sie schlecht geleitet wurden, zu Erkältungen und durch diese zu dem Ausbruche der syphilitischen Entzündungen Veranlassung geben. Für sich allein bedingt auch der unzweckmäfsigste Gebrauch des Mercurs niemals Knochenschmerzen und Knochenentzündungen, die den syphilitischen ähnlich sind. — Sie kamen vor, auch ehe der Mercur als Heilmittel gegen die Syphilis in Gebrauch gekommen war.

Syphilitische Periostitis und Ostitis.

Die syphilitischen Knochenentzündungen kommen an denselben Stellen, wo auch die Dolores osteocopi vor, aufserdem auch nicht ganz selten an den Gesichtsknochen, besonders dem Oberkiefer und den kleinern Nasenknochen, den Wänden der Orbita, den Rippen.— Seltener und wohl nur bei Complicationen mit Scropheln und Rheumatismus, oder wenn sie von den Weichtheilen auf die Knochen sich überpflanzen, erscheinen sie auch an den Gelenkenden und den Wirbelkörpern. Das äufsere Periosteum wird viel häufiger entzündet, als die Markhaut, die Entzündungen beider können in einander übergehen und ziehen natürlich bei längerm Bestande auch das Knochengewebe mit in den Kreis der Erkrankung. Die Entzündungen verlaufen gewöhnlich chronisch, selten acut. Die chronischen Entzündungen werden von den Knochenschmerzen angezeigt und begleitet. Die nächste Folge ist Auflockerung und Ergufs coagulabler Lymphe unter dieselbe und auf den Knochen, Bildung flach erhabener, umschriebener, halb fester Geschwülste, von der Gröfse einer Haselnufs bis zu der eines Hühnereis, Gummata. Diese Geschwülste sind häufig wenig schmerzhaft und die Haut über denselben kaum wärmer, als an andern Stellen, beweglich, nicht geröthet. In andern Fällen aber auch wird der Schmerz mit der Ausbildung der Geschwulst sehr gesteigert, anhaltend, die Stelle gegen Druck sehr empfindlich. Offenbar ist die Spannung des Periosteums durch den Ergufs die Ursache dieser Steigerung der Empfindlichkeit, denn sie läfst augenblicklich nach, sobald die Geschwulst gespalten worden ist. Unter der Fortdauer der Entzündung können diese Knoten härter werden (Tophi), oder völlig verknöchern (Exostosis syphilitica), oder sie werden der Sitz verschwärender Entzündungen, durch welche die Knochen entblöfst und später cariös und necrotisch werden. Es bilden sich alsdann chankröse, sehr empfindliche Geschwüre, in deren Umgebung die Haut fest mit der Unterlage verwachsen und in umschriebenem Umfange kupferroth gefärbt ist. In der Tiefe fühlt man den rauhen Knochen. Heilen diese Geschwüre, so stofsen sich gewöhnlich einige Knochenstücke necrotisch ab. Weichere Knochen werden cariös, härtere necrotisch; doch hat die syphilitische Knochenentzündung im Allgemeinen Neigung zur Sclerotisirung der Knochen und hiermit zur Necrose. Mit der Verschwärung steigert sich die Consumption der Kräfte. Selten werden die Producte syphilitischer Knochenentzündungen vollkommen wieder resorbirt. (Siehe die Abschnitte über Caries, Necrose und Exostosis).

Seltener nimmt die Periostitis syphilitica acuten Verlauf und endet mit einem weit verbreiteten Pseudoerysipelas, Caries und Necrose der Knochen.

Die Entzündung der innern Knochenhäute, der diploetischen und Marksubstanz, kommt bei der Syphilis seltener vor, als die des äufsern Periosteums. Die Schmerzen sind stärker, tiefer sitzend, bohrend, auf eine begränztere Stelle beschränkt. Der gewöhnliche Sitz sind die Röhrenknochen, besonders die Tibia, sodann die Gesichts- und Schädelknochen, unter diesen besonders häufig das Stirnbein. Der Knochen schwillt auf, die Anschwellung geht oft mehr nach innen, als nach aufsen, z. B. am Schädel. Die Auftreibung ist rauh, weniger genau, als bei der Periostitis externa umschrieben, nie weich, sondern von Anfang an knochenhart. Mit der Zunahme der Geschwulst steigern sich die Schmerzen bis zu einer fürchterlichen Höhe, anfangs intermittirend, werden sie später anhaltend. Die Geschwulst des Knochens besteht nach aufsen aus einer compacten Schichte, welche eine weichere Substanz in sich schliefst. Später tritt Periostitis und Ulceration hinzu. Oder der Knochen wird mit dem Nachlasse der Entzündung sclerotisirt und bleibt für immer dick und wulstig. — Nach dem Sitze haben diese Exostosen bald gröfsere (z. B. auf der innern Schädelfläche), bald geringere Bedeutung. Auch sie gehen später gern in Necrotisirung über, deren Zustandekommen durch die Entartung und Verhärtung des Knochengewebes vorbereitet wurde. — Zuweilen werden auch die Knochen, besonders bei Complicationen mit Mercurialismus, weich und brüchig, syphilitische Osteoporosis. Sehr häufig combiniren sich die syphilitischen Knochenkrankheiten mit Mercurialismus (siehe den betr. Abschnitt) und Rheumatismus. Bei der Complication mit Rheumatismus beschränken sich die Schmerzen nicht allein auf die aufgelockerten Stellen des Periosteums, sondern verbreiten sich über den ganzen Knochen, die Gelenkbänder, oder springen auch auf andere fibröse und seröse Gebilde über. Sie beschleunigt den Verlauf und bereitet acute Ausgänge in Verschwärung und Abscefsbildung vor.

Syphilitische Knochenkrankheiten sind immer Beweis eines sehr bedeutenden Grades des Allgemeinleidens, die Kranken sehen blafs und cachektisch aus, die Vegetation liegt darnieder, das Nervensystem ist angegriffen, allgemeine Mifsstimmung, fieberhafte Erscheinungen mit hektischem Charakter pflegen nicht zu fehlen.

Syphilitische Affectionen der Muskelscheiden und Aponeurosen.

Auch in den Muskelscheiden, den Aponeurosen und Sehnen kommen chronische Entzündungen und Degenerationen nur bei tief eingewurzelter Syphilis vor. Am häufigsten leiden die Beugemuskeln der obern und untern Extremitäten, des Vorderarms und des Unterschenkels. Tief sitzende, bohrende, intermittirende Schmerzen, den osteocopischen ähnlich, bezeichnen den Beginn der Krankheit, der Kranke verliert dabei den Willenseinflufs über die Muskeln, die kraftlos und mager werden und sich immer mehr contrahiren. Diese langsam zunehmende Contraction entsteht durch das Schrumpfen eines entzündlich plastischen Ergusses zwischen den Muskelscheiden und zwischen den Muskelfasern, welche von dem Exsudate immer mehr verdrängt werden.

Der Verlauf dieser syphilitischen Muskelcontraction ist langsam; nur im Anfange ist vollständige Heilung möglich, später, wenn einmal die Muskeln völlig contrahirt und atrophisch geworden sind, gelingt es höchstens, den ferneren Fortschritten Einhalt zu thun.

In andern Fällen bilden sich unter Schmerzen, besonders beim Drucke, auf den Muskelsehnen und in dem Muskelkörper Knoten von der Gröfse einer Erbse, bis zu der einer Wallnufs, Ganglia. Gewöhnlich sind sie vollkommen umschrieben, discret, oft kommen nur einzelne, oft auch mehre zugleich vor. Schmerzen verursachen sie, sobald die Entwicklung vollendet ist, keine, die Haut bleibt unverändert, beweglich, nicht geröthet. Die Bewegungsfähigkeit des Muskels wird, besonders wo mehre Ganglien in einem derselben sitzen, sehr beeinträchtigt, der Muskel contrahirt. — In dem spätern Verlaufe werden diese Knoten immer härter. In diesem Zustande können sie lange Zeit unverändert verharren, oder sie werden wieder aufgesaugt, nachdem sie vorher sich wieder erweichten. Häufiger zerfliefsen diese Tuberkel in eine eitrig-käsige, blutige Masse, brechen auf und hinterlassen breite, leicht blutende Geschwüre.

Syphilitische Hodengeschwulst.

Den Hoden befällt die Lues universalis unter der Form der syphilitischen Hodengeschwulst, Periorchitis syphilitica. Der Sitz dieser Krankheit ist der fibröse Ueberzug des Hodens und die Fortsätze, welche von demselben in die Substanz des Hodens selbst eingehen. Der Samenstrang bleibt immer frei. Sie entsteht selten vor Ablauf eines halben Jahres nach der primären Affection, oft viel später, nach vielen Jahren, so dafs der Kranke nicht geneigt ist, sie mit seinem frühern Uebel in Verbindung zu bringen. Meistens leidet nur ein Hoden, am häufigsten der linke. Bohrende Schmerzen in der Lendengegend derselben Seite, die sich bei Nacht und in der Bettwärme vermehren, gehen zuweilen voraus, meistens aber entwickelt sich die Geschwulst ohne Schmerz und ohne Fieber. Der Hoden schwillt ganz allmählich an, bis zu dem zwei- bis dreifachen seiner normalen Gröfse, wird hart und höckerig, gegen Druck nicht sehr empfindlich, die Geschwulst beginnt in dem Hoden selbst und läfst Nebenhoden und das Vas deferens frei. Erst später flacht sich der Nebenhoden gegen die Geschwulst des Hodens ab, so dafs er nicht mehr deutlich gefühlt werden kann, ohne jedoch an der Anschwellung Theil zu nehmen. Manchmal besteht gleichzeitig Wassererguſs zwischen den Scheidenhäuten, Hydrocele.

Zertheilung, Atrophie, Verhärtung, Ossification sind die gewöhnlichen Ausgänge. Die Krankheit macht oft mehrfache Recidive.

Syphilitische Affection der Corpora cavernosa.

Auch in den fibrösen Ueberzügen und Scheidewänden der schwammigen Körper, des Penis, bilden sich im Gefolge der allgemeinen Lues chronische Ablagerungen und Verhärtungen, in Gestalt kleiner, schmerzloser Knötchen, welche nach und nach sich vergröfsern und die spongiöse Substanz verdrängen. Bei den Erectionen erigirt sich daher der verhärtete Theil des Gliedes nicht und der Penis nimmt eine fehlerhafte Richtung an, nach oben, oder der Seite, je nach dem Sitze der Verhärtung. Der Verlauf dieses Uebels ist langsam, nur im ersten Beginnen läfst es sich vollständig beseitigen.

Syphilitische Affection der Perichondrien, Gelenkbänder und Synovialhäute.

Die fibrösen Ueberzüge der Knorpel, besonders der Nase und des Kehlkopfes, werden selten primär ergriffen, häufiger wenn Entzündungen der Schleimhäute, bei zunehmender Ausbreitung in die Fläche und tiefer greifenden Verschwärungen, endlich auch mit ihnen zusammentreffen. An dem Kehlkopfe entstehen hieraus Verknöcherungen, cariöse und necrotische Zerstörungen der Knorpel und Phthisis laryngea.

Die Gelenkbänder und Synovialhäute erkranken bei der Syphilis wohl nur, wenn Complicationen mit Rheuma und Scropheln bestehen. Die Folgen sind weifse Gelenkgeschwülste, welche grofse Neigung zu fressenden Verschwärungen zeigen. — Die Fistelöffnungen nehmen den eigenthümlich syphilitischen Charakter an.

Syphilis der Neugebornen, ererbte Lues.

Die constitutionelle Syphilis kann von den Eltern, sowohl von dem Vater, als von der Mutter, auf die Frucht beim Zeugungsacte, oder von der Mutter während der Schwangerschaft übertragen werden, aufserdem können die Kinder von einer syphilitisch kranken Mutter bei dem Durchgange durch die Geschlechtstheile inficirt werden, was jedoch seltener, als man erwarten sollte, geschieht, wahrscheinlich, weil das Kind durch den Ueberzug mit Schmegma ziemlich geschützt ist. — Die constitutionelle Syphilis vererbt sich wie andere Dyskrasien. Auch wenn die äufserlich sichtbaren Zeichen der Dyskrasie bei den Eltern durch eine Behandlung zurückgetrieben sind, kann sie sich doch auf die später gezeugten Kinder vererben. Ist die Dyskrasie bei der Mutter noch in voller Kraft, so wird die Frucht in der Regel todt geboren, oft in einem Zeitraume, sehr nahe vor dem normalen Ende der Schwangerschaft, gewöhnlich gegen den 6. bis 7. Monat. Kinder venerischer Väter pflegen zwar reif zur Welt zu kommen, bieten aber bald die unverkennbaren Zeichen der Dyskrasie dar. Leiden beide Eltern an constitutioneller Syphilis, so wird höchst selten ein Kind lebend geboren. Man bemerkt jedoch sehr oft, dafs die ersten Kinder von Eltern, die früher syphilitisch waren, zu früh geboren werden, oder bald nach der Geburt sterben und dafs die spätern reif und lebenskräftiger zur Welt kommen, oder vollkommen gesund bleiben, offenbar, weil die Spuren der frühern Dyskrasie bei den Eltern sich mehr und mehr verlieren. Zuweilen auch werden zwischendurch von solchen Eltern ganz gesunde Kinder geboren, deren Vorgänger und Nachfolger offenbar mit hereditärer

Lues behaftet sind. Nährt die syphilitische Mutter das Kind selbst, so stirbt es meist vor Ende des ersten Jahres, oder wird später durch Rhachitis verkrüppelt, bekommt es eine gesunde Amme, so kann es bis auf einen gewissen Grad scrophulöser Diathese geheilt werden.

Zuweilen bringen die Kinder die Zeichen der venerischen Krankheit mit auf die Welt. Todtgeborene Kinder fand man mit geschwürigen Ausschlägen bedeckt. Lebendgeborene sind schwach, kaum lebensfähig, atrophisch, ihre Haut ist welk, schlaff, ihre Züge greisenhaft. Sie sterben oft schon wenige Stunden nach der Geburt. Besonders um den Anus und die Geschlechtstheile herum, über den Glutäen und am After, ist die Haut mit kupferrothen Flecken bedeckt, wie marmorirt, excoriirt, die Hinterbacken, die Füfse, die Weichen und die Haut am Nabel bedecken sich mit Schuppen und Krusten, der ganze Körper überzieht sich mit lividen Flecken, die sich am Halse abblättern, an dem übrigen Körper feucht erhalten. — Bisweilen werden auch Kinder mit pustulösen Ausschlägen geboren. Manchmal ist, aufser der Abmagerung und dem greisenhaften Gesichte, Verstopfung der Nase, die dem Kinde das Saugen erschwert, das einzige verdächtige Symptom.

Oft aber auch kommt das Kind wohlgestaltet, gut genährt und anscheinend vollkommen gesund zur Welt und die kupferfarbenen Flecken, oder kleine Blattern, Hitzblattern ähnlich, erscheinen erst einige Tage oder Wochen nach der Geburt, zunächst um die Genitalien, den After und in der Leistengegend, später überziehen sie den ganzen Körper, besonders den Rücken und die untern Extremitäten. Seltener kommen die kupferrothen Flecken früher an dem Halse und im Rachen, als an dem After, wo sie jedoch jedenfalls ebenfalls bald sichtbar werden, später erscheinen auf den Flecken grofse Pusteln, welche schnell eitern, bersten und sich in Krusten verwandeln. Stets nimmt die Syphilis Neugeborener im weitern Verlaufe die exanthematische Form, namentlich als Krusten- und Schuppenexanthem, selten als warzige Auswüchse und Wucherungen an. Die Blattern verwandeln sich in Geschwüre; auch unter den Krusten können sich Verschwärungen der äufsern Haut ausbilden; Knochenleiden und Zerstörungen der Schleimhäute fehlen bei der Syphilis der Neugeborenen. Die Hautflecken verbreiten sich von der ersten Ausbruchsstelle gewöhnlich nach und nach über den ganzen Körper und bedecken sich mit häfslichen, feuchten, näfsenden, gelben oder schwarzen Schuppen. Auch auf der Schleimhaut des Rachens, der Zunge und in den Mundwinkeln erscheinen weifsliche, aphthöse Ausschläge und Geschwüre, die Stimme wird eigenthümlich heifser, rauh, wimmernd, die Mundwinkel bluten beim Schreien; aus der Nase fliefst ein scharfer dünner Schleim, der die Flächen anätzt, die er berührt. Zeitweise wird die Nase durch Krusten verstopft und dadurch das Athmen noch mehr erschwert, so dafs die Kinder jeden Augenblick aufwachen. In allen Hautfalten entstehen schmerzhafte Risse und geschwürige Schrunden, der Kopf bedeckt sich mit geschwürigen Ausschlägen, die Drüsen am Halse, in der Leiste und oft über den ganzen Körper schwellen an, sie verschwären zwar häufig in ähnlicher Weise, wie bei Scrophulösen, jedenfalls erst im letzten Stadium der Krankheit, gehen aber nicht, wie Bubonen nach primären Chankern, vorher in acute Entzündung über. Dabei magern die Kinder immer mehr ab, werden immer schwächer, hinfälliger und sterben endlich, wenn nicht zweckmäfsige und energische Hülfe geleistet wird, in völligem Marasmus. Die wenigsten Kinder mit ererbter Lues erleben das Ende des ersten Jahres.

Werden die Kinder bei grofser Sorgfalt am Leben erhalten, so erreichen doch nur wenige, scrophulös, oder durch Rhachitis verkrüppelt, ein höheres Alter. Ueberhaupt ist etwas Wahres an der Aeufserung Hufelands, dafs sich die ererbte Lues häufig nur in der Form hartnäckiger Scrophulosis äufsere.

Vorhersage bei der Syphilis im Allgemeinen.

Aus der Darstellung der Syphilis und ihrer einzelnen Erscheinungen ergeben sich schon im Allgemeinen die Hauptpunkte, durch welche die Prognose bestimmt wird. Sie ist im Allgemeinen, bei guten äufsern Verhältnissen und zweckmäfsigem Verhalten des Kranken, nicht ungünstig. Sehr selten sieht man jetzt noch die fürchterlichen Zerstörungen, welche uns die ältern Schriftsteller und selbst noch die Beobachter zu Anfang dieses Jahrhunderts beschrieben haben, theils weil die Syphilis im Verlauf der Zeit überhaupt milder, theils auch, weil die Behandlung eine zweckmäfsigere geworden ist, mehr in der Wahl der Mittel zu individualisiren, die Mittel den einzelnen Formen der Krankheit, den Constitutionen der Kranken, den Complicationen anzupassen versteht. Doch lassen unsere Kenntnisse über die relative Stellung der einzelnen Mittel und ihrer Präparate zu den Formen und Modificationen der Krankheit, noch sehr vieles zu wünschen übrig. Auch die Entdeckung werthvoller neuer Mittel, namentlich die Einführung des Jod's, hat viel dazu beigetragen, die Prognose günstiger zu gestalten.

Primäre Formen der Lues werden zuweilen durch die Naturhülfe allein dauernd beseitigt, secundäre Formen weichen, wenigstens in unserm Klima, nie den Heilbestrebungen der Natur und erfordern immer eine allgemeine kräftige Behandlung. Tödlich wird die Syphilis durch ihre unmittelbaren Folgen selten, häufig aber bereitet sie ein sieches und frühzeitiges Alter. Tödlich kann die Lues werden durch Hectik, bei ausgebreiteten Vereiterungen und Verschwärungen und schmerzhaften Knochenkrankheiten, so wie durch Phthisis laryngea, wenn Geschwüre sich bis auf den Kehlkopf erstrecken. Offenbar combinirt sich in diesen Fällen eine pyämische Entmischung des Blutes mit der syphilitischen Dyskrasie; durch Entzündungen der Gehirnhäute, wenn syphilitische Necrose und Caries durch die ganze Dicke der Schädelknochen dringt; durch Marasmus und Nervenerschöpfung, bei den mannichfachen Nervenkrankheiten, welche Folge veralteter Lues sein können.

Doch sind diese unheilbaren und tödlichen Fälle glücklicherweise selten und eben sowohl Folge fehlerhafter Behandlung, oder vielmehr Mifshandlung, unzweckmäfsigen Verhaltens, als der natürlichen Hartnäckigkeit und Intensität der Krankheit selbst und ihrer Complicationen. Doch giebt es leider unglückliche Constitutionen, an denen auch die bestgeleiteten Kurversuche scheitern. Jede Complication mit irgend einer andern Krankheit, namentlich mit einer andern Dyskrasie, trübt die Prognose, sie machen den Verlauf der Krankheit hartnäckiger, anomal, sie erschweren die Behandlung und machen oft den Gebrauch der wirksamsten Antisyphilitica gradezu unmöglich, besonders sind in dieser Beziehung Scropheln, Gicht, Scorbut, Mercurialismus und Impetigo zu fürchten. — In vielen veralteten, schwer heilbaren Fällen degenerirter Lues, treffen mehre dieser Dyskrasien zusammen. Günstiger gestaltet sich die Prognose bei frischen Erkrankungen, die ihre Wirkungen erst auf wenige Organe erstreckt haben; bei Personen von sonst gesunder Constitution.

Bei jüngern Kranken verlaufen zwar die syphilitischen Krankheitsformen rascher, lassen aber auch eine kräftigere Einwirkung zu, als bei Alten und Abgelebten.

Sehr schwankend wird die Prognose durch die Betrachtung, dafs wir kein zuverläfsiges Kennzeichen besitzen, durch welches wir die völlige Tilgung der Dyskrasie mit Sicherheit zu bestimmen vermögen. Die Localformen verschwinden häufig, ohne dafs die Syphilis getilgt ist; allgemeine Krisen fehlen meistens, oder sind nur Arzneisymptome, wie Mercurialspeichelflufs, Jodausschlag, welche zwar häufig als sichere Kennzeichen der vollendeten Heilung hingestellt worden sind, diese Sicherheit aber durchaus nicht gewähren. Die Syphilis kann durch allgemeine Behandlung so geschwächt werden, dafs sie viele Jahre, ohne sich zu äufsern, in dem Körper schlummert, bis sie allmählig, oder durch irgend eine andere Veranlassung, Erkältung, mechanische Verletzungen, Erkrankungen anderer Art, plötzlich wieder geweckt wird und oft in unverkennbar syphilitischen Formen, oft aber auch in so modificirten Aeufserungen wieder auftritt, dafs die wahre tiefere Begründung derselben nur bei grofser Achtsamkeit und Erfahrung erkannt werden kann. Leider geschieht es sogar nicht selten, dafs die Lues nie wieder bei einem Kranken in ihr eigenthümlichen Formen auftritt, jedoch jeder spätern Erkrankung ein eigenthümliches Gepräge und gröfsere Hartnäckigkeit verleiht, oder ihre verborgene, schleichende Wirkung auf die Nachkommenschaft und die Frauen scheinbar gesunder Väter und Gatten überträgt. Wie lange der Zeitraum dauert, während welcher die scheinbar geheilte Syphilis nach unvollständigen Heilungen in dem Körper schlummern kann, ist nicht mit Zuverlässigkeit zu bestimmen. Eine Periode von zehn und selbst mehr Jahren scheinbar guter Gesundheit, giebt noch keine Sicherheit vor spätern Recidiven.

Sehr veraltete syphilitische Geschwüre können unter ähnlichen Verhältnissen, wie chronisch entzündliche Indurationen, in Krebs ausarten. — Am meisten sind dieser Ausartung Geschwüre, welche durch scharfe Ausflüsse, Koth, Urin, beständig gereizt werden, unterworfen.

In Bezug auf die einzelnen Formen sind, mit Rücksicht auf das, was sich aus der Darstellung des Verlaufes von selbst ergiebt, hauptsächlich noch folgende prognostische Momente zu bemerken.

Von den einzelnen primären Chankerformen geben der oberflächliche und der einfache Chanker die beste Prognose, sie heilen in drei bis vier Wochen; hartnäckiger sind der callöse und erhabene Chanker und haben häufiger allgemeine Lues zur Folge, welche jedoch auch bei jenen nicht immer ausbleibt. Brandige Chanker hinterlassen zwar häufig Spuren ausgebreiteter Zerstörung, mit der Abstofsung des Brandigen ist aber auch sehr häufig die Dyskrasie völlig getilgt. Die ungünstigste Prognose geben manche phagedänische und serpiginöse Chanker.

Secundäre Chanker geben im Allgemeinen keine ungünstigere Aussicht anf Heilung, als primäre, im Gegentheile, sie vernarben oft schneller als diese, auch wenn die primäre Lues nur unvollständig durch Quecksilber geheilt worden ist und der Kranke noch unter der Einwirkung dieses Mittels steht, erfolgt die Vernarbung oft aufserordentlich leicht und rasch durch die Anwendung des Jod's. Viel hängt bei ihnen von der Stelle ab, wo sie sich zeigen und dem Grade der Zerstörung, die schon ihre Folge war, da sie ohne Substanzersatz heilen und Defecte in dem Rachen, der Nase, also unausgefüllt bleiben.

Der syphilitische Bubo verzögert immer die Heilung, ohne

jedoch die Gefahr der secundären Lues wesentlich zu vergröfsern. Geht der Bubo in Vereiterung, oder gar in Brand über, so scheidet sich das Gift nicht selten aus, ohne dafs allgemeine Lues folgt; häufiger entstehen Recidive, wenn der Bubo wieder resorbirt wird ohne zu eitern. Brandige Bubonen können durch Ueberpflanzung der Entzündung auf das Bauchfell, oder indem sie die Schenkelgefäfse öffnen, direct lebensgefährlich werden.—Die Anschwellung zahlreicher Drüsen in den Leisten weist, wenn sie nicht mit Scropheln zusammenhängt, auf allgemeine Lues hin. Bubonen an andern Stellen als in der Leiste, sind selten von grofser Bedeutung. Verhärtungen, welche nach völliger Tilgung der Lues zurückbleiben, sind oft sehr schwer zu heben. Der Uebergang der verhärteten Drüsen in Markschwamm ist wohl nie directe Folge der Syphilis, sondern wird durch dieselbe, wenn er wirklich mit ihr in Verbindung steht, nur wie durch jede andere schwächende Krankheit begünstigt, oder wie durch andere entzündliche Reactionen nach einer bestimmten Stelle hingelenkt und in seinem Verlaufe beschleunigt, wenn einmal die Disposition zu demselben überhaupt in dem Körper besteht.

Die leichtern oberflächlichen Formen der Syphiliden geben im Allgemeinen keine ungünstigere Prognose, als die secundären Chanker und selbst die tiefern derselben, besonders die tuberkulösen Formen, haben durch das Jod viel von der Hartnäckigkeit verloren, mit der sie früher, ehe man dieses Mittel und seine Verbindungen kannte, den Heilversuchen zu widerstehen pflegten. Immerhin gehören sie auch jetzt noch zu den üblern Formen der Lues und werden, besonders die subcutanen und submucösen Tuberkel, leicht durch ihre rasche und unerwartete Schmelzung, durch Zerstörung des Bodens, auf dem sie sitzen, gefährlich.

Aehnliches gilt von den syphilitischen Erkrankungen der fibrösen Häute, insbesondere der Knochenhäute. Auch für diese hat das Jod und seine Verbindungen neue wichtige Heilwege eröffnet, auf welchen viele Fälle leicht gehoben werden, die andern Mitteln mit der gröfsten Hartnäckigkeit widerstanden. Nichts desto weniger aber ist bei diesen Formen, als Ausdruck einer tief eingewurzelten und oft entarteten, vielfach complicirten Lues, die Prognose im Ganzen genommen wenig günstig.

Allgemeine Regeln der Behandlung der Syphilis.

Die Beobachtung älterer und neuerer Zeit hat gelehrt, dafs die Bestrebungen der Natur fast nie allein ausreichen, um die Wirkungen des syphilitischen Giftes in dem Körper zu tilgen, dafs jedoch die Kunst verschiedene Mittel besitzt, um sowohl bei primären, als bei secundären Affectionen zu diesem Ziele zu gelangen. Die meisten dieser Mittel wirken hauptsächlich, indem sie die Secretionen befördern und die vegetative Thätigkeit beschränken, oder sie wirken doch am kräftigsten, wenn sie in Verbindung mit andern Mitteln gereicht werden, denen diese Wirkungen hauptsächlich zustehen. Aufser dieser Beförderung der Ausscheidungen, durch welche das Gift wieder aus dem Körper entfernt werden soll, so wie der Beschränkung der vegetativen Thätigkeit, durch welche die Antisyphilitica der Neigung der Syphilis, Wucherungen zu bilden, entgegen treten, besitzen viele von ihnen und gerade die wirksamsten, offenbar noch andere, der Dyskrasie direct entgegenstehende, entgiftende Eigenschaften, deren besondere Wirkungsweise uns aber schon um defswillen nicht bekannt sein kann, weil das Wesen der syphilitischen Dyskrasie selbst noch völlig unerforscht ist. Wir wenden diese Specifica daher nur nach Regeln an, die durch langjährige Erfahrung empirisch festgestellt worden sind. So verschiedenartig nun auch die Behandlung nach der Beschaffenheit der Affection, der Individualität, dem gewählten Mittel u. s. w. sich gestalten mufs, so gelten doch einige allgemeine Regeln für die Behandlung im Allgemeinen, welche nur selten und nur in besondern Fällen, Ausnahmen erleiden dürfen.

Kein syphilitisches Leiden, auch nicht das leichteste und oberflächlichste, sollte durch blofse Localmittel behandelt werden. Wenn es auch erwiesen ist, dafs viele, sowohl primäre als secundäre Aeufserungen der Syphilis, sich durch Localmittel entfernen lassen, so geben diese doch niemals die wünschenswerthe Sicherung gegen Recidive und, in so fern es sich um die Behandlung einer primären Affection handelt, vor Verhütung der allgemeinen Lues. Die Ansicht, dafs die Wirkungen des syphilitischen Contagiums eine gewisse Zeit auf die Ansteckungsstelle beschränkt bleiben, hat schon in älterer und in neuerer Zeit, besonders wieder durch die Empfehlungen Ricord's, zu der jetzt sogenannten Abortivmethode, d. h. zur Zerstörung des syphilitischen Giftes und seiner nächsten Folgen an der Ansteckungsstelle, durch Caustica, geführt.

Ricord, der von der Ansicht ausgeht, dafs die Syphilis sich primär immer nur durch einen Chanker äufsern könne, will diese Methode also besonders gegen diesen in Anwendung gebracht wissen, wenn er vor Ablauf des fünften Tages, von der Entstehung der Crystallina an gerechnet, zur Behandlung komme, weil man bis zu dieser Periode darauf rechnen könne, dafs das Gift noch nicht über den Körper verbreitet sei. Zerstöre man vor Beendigung dieser Frist die Crystallina, oder den frisch entstandenen Chanker, so habe man so wenig ein örtliches Recidiv, als die allgemeine Lues zu befürchten. Alle nicht ganz oberflächlich wirkenden Aetzmittel können hierzu benutzt werden, da es nur auf eine hinreichend tief greifende Zerstörung und nicht auf eine specifische Verschiedenheit der Wirkung ankommt. Am häufigsten hat man sich aber, sowohl in früherer, als auch in neuerer Zeit, nach Ricord's Empfehlung, des Höllensteins zu diesem Zwecke, seltener auch anderer Cauterien, der Wiener Aetzpaste, des Glüheisens, der Säuren, des Liquor Bellostii, der Sublimatlösung, des Chlorzinks, oder der Ausschneidung bedient. Wenn auch nicht geleugnet werden kann, dafs es zuweilen durch eine sehr frühzeitige Cauterisation gelingt, die örtliche Aeufserung der syphilitischen Ansteckung (nicht allein der Chanker, sondern auch die übrigen Primäraffectionen müfsten sich auf diese Weise behandeln lassen) schnell zur Heilung zu bringen, ohne dafs später Recidive, namentlich die Erscheinungen der allgemeinen Lues auftreten, so ist doch der Ausspruch Ricord's viel zu unbedingt hingestellt und es würde sehr gefährlich sein, wenn man ihm allgemeine Folge geben wollte. Abgesehen davon, dafs, wenn nicht nach absichtlicher Inoculation, die Dauer der Ansteckung selten mit Zuverlässigkeit zu bestimmen ist, dafs selbst der Kranke die Zeit, seit welcher das Gift zuerst seine Wirkung äufserte, nicht genau zu bestimmen vermag, da er und noch weniger der Arzt, die Crystallina selten zu sehen bekommt, dafs Chanker überhaupt selten so früh zur Behandlung kommen, möchte es auch sonst sehr mifslich sein, den Zeitpunkt, in welchem das Gift in die Säftemasse übergeht, nach Tagen und Stunden bestimmen zu wollen, da hierauf die Individualität, das Alter und die Constitution des Kranken, der Zustand der localen Erregung an der Infectionsstelle und zur Zeit der Ansteckung, vielleicht auch die Beschaffenheit des Giftes selbst, gewifs vielfache Modificationen bedingen, da weiterhin der sogenannte Bubon d'emblée beweist, dafs das Gift in den Körper übergehen kann, ohne dafs an der Infectionsstelle selbst die geringste Veränderung statt findet. Aufserdem beweisen mannichfache trübe Erfahrungen, dafs selbst nach absichtlichen Impfungen mit Chankergift, Cauterisationen vor dem vorgesetzten Termine nicht immer im Stande waren, die Entstehung von Bubonen und andern secundären Affectionen zu verhindern. Dabei ist zu befürchten, dafs wenigstens durch wiederholte Cauterisationen der Chanker indurire und Bubonen begünstigt würden, was freilich von Ricord geleugnet wird, der die frühzeitige Cauterisation als das sicherste Vorbauungsmittel gegen syphilitische Bubonen bezeichnet. — Wenn daher auch die frühzeitige Cauterisation primärer Chanker nicht gradezu verworfen werden darf, weil, wenn es gelingt, das Geschwür rasch zur Vernarbung zu bringen, damit auch ein Heerd der fortdauernden Selbstansteckung vernichtet wird, so ist sich doch auf die locale Behandlung allein nie zu verlassen, diese vielmehr immer mit einer allgemeinen zu verbinden. Manche Aerzte fürchten sich, die Vernarbung des Chankers durch Localmittel zu beschleunigen, weil sie mit demselben den Maasstab für die Dauer der allgemeinen Behandlung zu verlieren glauben. Da aber auch dann, wenn das Geschwür auf eine rein innere Behandlung sich geschlossen hat, der Kranke vor einem Recidive nicht sicher ist, überhaupt kein Zeichen die völlige Tilgung der Dyskrasie mit Zuverlässigkeit angiebt, so darf man sich auch nicht fürchten, die primäre Affection so schnell zu zerstören, als es möglich ist.

Die Sicherung vor Recidiven besteht daher nicht darin, wie die Localsymptome entfernt werden, sondern dafs die allgemeine Kur methodisch und mit Beobachtung aller Cautelen durchgeführt wird. Auch hierbei kömmt es häufig nicht darauf an, welches Mittel man wählt, sondern wie man es gebraucht. — Die allgemeine Kur mufs über die Zeit, in welcher das letzte Localsymptom verschwand, fortgeführt werden; wie lange? läfst sich im Allgemeinen nicht bestimmen, häufig noch etwa halb so lange, als zur Tilgung der Localsymptome nothwendig war, und, wenigstens bei vielen antisyphilitischen Mitteln, bis zum deutlichen Auftreten bestimmter Arzneisymptome und kritischer Ausscheidungen.

Jede antisyphilitische Kur erfordert eine genaue, der Individualität des Kranken und des Krankheitsprocesses angepafste Wahl der Mittel. Viele fehlen, indem sie bei jeder syphilitischen Krankheit, unbesorgt um Complicationen, die Constitution des Kranken, den Charakter der localen Reaction, sogleich zu den specifischen Mitteln, oder zu einem Lieblingspräparate greifen. Viele syphilitische Uebel erfordern erst eine Vorbereitungskur, um örtliche und allgemeine Complicationen, oder selbst die Nachwehen früherer unmethodischer Behandlungen zu beseitigen, ehe zu den eigentlichen Specificis gegriffen werden darf. — Auch nach Beendigung der Kur ist ein sorgfältig geordnetes Regimen eine längere Zeit hindurch einzuhalten. Der Kranke darf nur allmählig zu seiner frühern Lebensweise und zu seinen frühern Genüssen zurückkehren. Die Erfahrung hat gelehrt, dafs die Syphilis häufig durch allgemeine Kuren so gedämpft wird, dafs sie sich in keiner bestimmten Form mehr äufsert, und allmählig völlig getilgt wird, wenn nicht der schlummernde Keim durch aufregende Lebensweise, Erkältungen geweckt wird.

Alle methodischen, antisyphilitischen Kuren werden durch ein strenges Verhalten und sorgfältige Diät wesentlich unterstützt. Viele

Kuren scheitern nur deſshalb, weil der Kranke sich nicht dem unerläſslich nothwendigen Regimen unterwerfen will, oder kann und viele Menschen bereiten sich ein sieches und frühzeitiges Alter, weil sie scheinbar leichte syphilitische Uebel nicht ernst genug behandelten.

Strenge Diät, Diätentziehung, Beförderung aller Secretionen, besonders die der Haut durch warmes Verhalten und Ruhe, sind unerläſsliche Glieder einer jeden methodischen antisyphilitischen Kur. Nur wenn der Kranke durch die lange Dauer seines Uebels, durch frühere Behandlung, Säfteverlust, sehr herunter gekommen ist, oder wenn seine Geschwüre, wegen allgemeiner Schwäche, phagedänisch und brandig geworden sind, muſs von einer strengen Entziehungskur abgesehen und ihm eine reichlicher nährende, selbst animalische Diät, gestattet werden. — Wie weit die Diätentziehung zu gehen hat, muſs in jedem einzelnen Falle bestimmt werden; eigentliche Hungerkuren sind nur in den extremsten Fällen wirklich nothwendig. Für die gröſsere Zahl der Fälle genügt es, wenn die Kost des Kranken wesentlich, etwa auf die Hälfte bis ein Drittel dessen, was er in gesunden Tagen zu genieſsen pflegte, beschränkt wird. Dabei muſs genau nicht allein die Quantität jeder erlaubten Speise, sondern auch diese selbst sehr genau bestimmt werden, da die Kranken sehr geneigt sind, sich für eine verbotene, an einer nicht verbotenen zu entschädigen. Geistige und gewürzte, aufregende Nahrungsmittel, Spirituosa, Kaffee, sind gänzlich zu verbieten, der Genuſs des Fleisches ist gänzlich zu untersagen, oder auf ganz kleine Quantitäten weicher Sorten zu beschränken. Am besten dienen schleimige Wassersuppen, dünne Fleischsuppen, leichte Gemüſse, Mehlspeisen. Um das sehr lästige Gefühl des Hungers zu betäuben, lasse man die Nahrungsmittel, um den Magen zu füllen, in sehr verdünnter Form reichen, oder gebe nebenbei indifferente, nahrungslose Getränke in gröſserer Quantität. Kranken, die an sehr reichliche substanzielle Kost gewöhnt waren, muſs man etwas mehr gestatten, als solchen, die vorher schon kärglich lebten; überhaupt ist ein sehr greller Wechsel in der Lebensweise selten zweckmäſsig, so daſs Personen, die an reichlichen Genuſs spirituöser Getränke gewöhnt waren, kleinere Quantitäten derselben zu gestatten sind, wenn nicht die Heilung sehr verzögert werden soll. Bei Weibern, die Diätentziehungen besser vertragen als Männer, muſs man etwas strenger sein, als bei diesen. Bessert sich die Krankheit, so setzt man der Quantität der Nahrung allmählig wieder zu und läſst den Kranken langsam zu seiner früheren Lebensweise zurückkehren. Wird der Kranke durch die Diätentziehung sehr matt und vermindert sich die Zahl der Pulsschläge sehr beträchtlich, so sind dieses Zeichen, daſs die Quantität der Speisen erhöht werden muſs; wird der Puls bei einer Frequenz von 40 bis 50

Schlägen intermittirend, so mufs man alsbald kräftige Nahrung und Analeptica reichen, wenn man nicht plötzliche Nervenlähmung befürchten will. — Sehr oft sieht man, dafs bei zu strenger Diät die Heilung nicht fortschreitet, dafs vielmehr die Herabsetzung der Lebensthätigkeit sich auch in dem Geschwüre bemerklich macht, dieses stehen bleibt, oder selbst phagedänisch und brandig wird. Auch hier ist die Diät nahrhafter und reizender einzurichten.

Eigentliche Hungerkuren eignen sich höchstens für verschleppte, durch mehrfachen unmethodischen Mercurialgebrauch alienirte Formen. Bei regelmäfsiger Behandlung der primären Formen, oder der ersten Erscheinungen der secundären Lues, werden sie selten nothwendig.— Von Osbeck, Hoffmann, Winslow und den beiden Struve sind genauere Vorschriften für solche Kuren angegeben worden. Nach Osbeck sollen die Kranken sechs Wochen hindurch täglich nur 10 Loth mageres, gebratenes Fleisch, ohne Brühe, und eben so viel in Wasser eingeweichtes Brod geniefsen, ein Decoct der Chinawurzel trinken und Morgens und Abends 6 Gran Extractum Chaerophylli sylvestris nehmen. Sinken die Kräfte zu sehr, so steigt Osbeck mit der Fleischportion auf 12 und nach 6 Wochen auf 14 Loth. Stuhlverstopfungen stören nicht und werden durch Lavements beseitigt. Mäfsige Bewegung im Zimmer, oder bei gutem Wetter im Freien, ist zuträglich. — Nach Verlauf der dritten Woche reichte er nur noch Morgens und Abends das Extract und Abends eine Sublimatpille. Nach Ablauf der sechsten Woche werden die innern Arzneien ganz ausgesetzt, der Kranke erhält gröfsere Portionen leicht verdaulicher Nahrung, mufs aber den Genufs spirituöser Getränke vermeiden, dann wird die Kur in derselben Weise wieder auf 2 bis 4 Wochen angewandt uud nach Beendigung derselben der Kranke allmählig an andere Nahrung gewöhnt. Die Localübel bleiben sich selbst überlassen, nur tiefe Geschwüre werden mit Aqua phagedaenica nigra betupft. — Hoffmann's Vorschrift ist folgende : der Kranke erhält, nachdem er ein- oder zweimal abgeführt hat und ihm zur Ader gelassen worden ist, täglich $1/2$ Pfund gebratenes Fleisch, eben so viel Zwieback, und um den Leib offen zu halten, 20 Stück getrocknete Zwetschen. Er trinkt dabei ein Decoct aus China, Quecken und Sarsaparille, die ersten Gläser warm im Bette, um den Schweifs abwarten zu können. — Winslow gestattet den Kranken täglich 8 Loth gebratenes Fleisch und eben so viel Brod, und liefs täglich eine Abkochung von 2 Unc. Sarsaparille auf $2\frac{1}{2}$ Pfund Colat. verbrauchen. Um die Sensibilität des Magens herabzustimmen, erhielt der Kranke Abends 6 Gran Extr. Cicutae. — Ganz ähnlich ist Struve's Vorschrift. Die Dauer der Kur bei Osbeck und Winslow ist 6 Wochen.

Man befördere alle Secretionen, zunächst die der Haut, durch warmes Verhalten und reichliches Trinken. Der gelinde Verlauf, den die Syphilis im Sommer und in warmen Klimaten nimmt, oder wenn sie sich unter besondern Verhältnissen auf die äufsere Haut wirft, beweisen, wie wohlthätig die Beförderung des Triebes nach der Haut und der Ausdünstung sind. Die Temperatur des Krankenzimmers werde beständig auf 16 bis 18 Grad R. erhalten, in schweren Erkrankungsfällen darf der Kranke das Bett nicht verlassen, in leichtern soll er wenigstens den gröfsern Theil seiner Zeit im Bette zubringen. Nur im Sommer, bei trockner und sehr warmer Witterung, ist dem Kranken Bewegung im Freien zu gestatten. Bei ungünstiger Witterung und im Winter müssen die Kranken das Zimmer sorgfältig hüten, besonders wenn sie Mittel gebraucht haben, welche den Trieb nach der Haut vermehren, wie Mercurialien, Holztränke. — Die Luft mufs stets rein erhalten werden; in unreiner, von animalischen Dünsten durchschwängerter Luft, in überfüllten Spitälern, wo die Luft von der Ausdünstung vieler Menschen, von Eiter, Jauche, Mercurialspeichelflufs durchdrungen ist, nehmen syphilitische Geschwüre gern bösartige, fressende Beschaffenheit an.

Man befördere die Secretionen der Haut, der Nieren und des Darmkanales durch reichliches Trinken geeigneter Getränke, Holztränke, Decocte der Species pro Dec. lignor., der Carex arenaria, Herb. jaceae, Sarsaparille mit Zusatz von etwas Fol. sennae, und lasse auch noch aufserdem viel laues Wasser, dünne, schleimige Brühen, namentlich so lange der Kranke im Bette zubringt, geniefsen. Wenn die Verdauung der Kranken durch den zu reichlichen Genufs jener Getränke angegriffen wird, gehe man wieder zu einer mehr trocknen Diät über, oder lasse nur reichlich Wasser trinken.

Der Kranke halte sich selbst möglichst ruhig, wo möglich den gröfsten Theil seiner Zeit im Bette, wobei er Diätentziehungen am besten erträgt und vermeide jede Irritation der erkrankten Parthie. — Sorgfältige Beobachtung der Reinlichkeit reicht häufig allein hin, um manche Localformen zu heilen, jedenfalls dient sie vielfach dazu, üblere Formen, Complicationen mit Entzündung, Rose, Phagedaena und Brand zu verhüten, so wie die Verbreitung der Krankheit durch Selbstansteckung zu beschränken. Man lasse daher, besonders die Localformen, welche reichliche Absonderungen liefern, jedoch mit Vermeidung jeder Irritation, fleifsig baden, waschen, ausspritzen, mit einfachem Wasser, bei grofser Empfindlichkeit mit Milch und Wasser, schleimigen Decocten, bei sehr reichlicher Absonderung mit Kalkwasser u. dgl. Man umgiebt die geschwürigen Parthien mit zarter Leinwand, oder bedeckt sie mit Charpie, die mit Bleiwasser befeuchtet, oder mit irgend einer milden Salbe bestrichen ist. Wo Geschwüre, Condylome, in Hautfalten stehen, mufs man Läppchen einlegen, damit nicht die eine Fläche von der andern angesteckt werde.

Maasregeln zur Verhütung der Ansteckung hat der Arzt nur in medicinisch-polizeilicher Hinsicht anzugeben. Die Sorge für die Einzelnen mufs billig diesen selbst überlassen bleiben und es ist unter der Würde des Arztes, Rathschläge zu ertheilen, die das beabsichtigte Laster ungefährlich machen sollen. Aufserdem sind die vielfachen, mechanisch und chemisch wirkenden Prophylactica, durch welche die Ansteckung verhütet, oder die stattgefundene wirkungslos gemacht werden soll, sehr unsicher. Zu den mechanisch wirkenden Mitteln gehören Einreibungen des Gliedes mit Oel oder schleimigen, gummösen Flüssigkeiten, unmittelbar vor dem Coitus und der Gebrauch des Condoms, durch welchen zwar der Penis, nicht aber das Scrotum vor Infection geschützt wird. Um das Contagium im Keime zu zerstören, hat man sorgfältiges Waschen, mit Wasser, mit Seifenwasser, mit sehr verdünnten Säuren, Alkalien, Chlor- und Quecksilberpräparaten, Alaunlösung, empfohlen. Die Waschungen müssen nicht allein unmittelbar nach dem Coitus, sondern auch noch einige Tage hindurch wiederholt werden. Oberflächliche Excoriationen ätzt man sogleich mit Höllenstein.

Behandlung des einfachen und des oberflächlichen primären Chankers.

Die allgemeinen Indicationen bei der Behandlung des primären Geschwüres sind :

1) das Gift, wenn man frühzeitig genug zur Behandlung zugezogen wird, an der Infectionsstelle zu zerstören um seiner Wirkung auf den Körper wo möglich zuvorzukommen.

2) durch eine allgemeine Behandlung secundäre Zufälle zu verhüten.

3) das Geschwür selbst seinem Charakter, dem Entzündungsgrade, den Modificationen gemäfs, welche es angenommen hat, zu behandeln und zur Vernarbung zu bringen.

In Bezug auf die erste Indication ist zu beachten, was früher Seite 416 über die Anwendbarkeit der Cauterisation des Chankers gesagt worden ist. Nur wenn die Crystallina selbst, oder der Chanker unmittelbar nach dem Bersten jener, tief genug geätzt werden, darf man hoffen, das Gift zerstört zu haben, ehe es sich über den Körper zerstreut hat. Aber selbst dann und jedenfalls wenn man erst später zur Behandlung kommt, sollte man sich auf die örtlichen Mittel nicht beschränken, sondern immer eine allgemeine Kur gleichzeitig in Anwendung bringen. — Eine sorgfältig durchgeführte allgemeine, namentlich auch eine Mercurialkur, stört das Befinden für die Zukunft nicht, wohl aber die secundäre Lues und die Mittel, die gegen diese nothwendig werden. Man leite daher bei jedem einfachen syphilitischen Geschwüre eine allgemeine Kur ein, namentlich mit dem Mercur, der unter allen Mitteln doch immer die gröfste Sicherheit vor Recidiven giebt.

Die weitere örtliche Behandlung richtet sich zunächst nach dem Grade und der Art der örtlichen Reaction.

Bei mäfsigem Entzündungsgrade genügt es, die Geschwürsstelle höchst reinlich zu erhalten, das Geschwür mit einem Charpiebäuschchen, welches mit einfacher Fettsalbe bestrichen ist, oder wo fettige Salben weniger gut vertragen werden, mit einem Leinwandläppchen, welches man mit Blei- oder Kalkwasser wiederholt befeuchten läfst, zu bedecken. Schickt sich das Geschwür zur Vernarbung an, so kann diese durch Verbände mit schwacher Sublimatsolution, Kalkwasser, verdünnter Opiumtinctur, befördert werden. Zugleich läfst man den Theil täglich mehrmals ½ Stunde lang in lauer Milch, oder einem schleimigen Absude baden, oder mit erweichenden Fomentationen und Cataplasmen bedecken. Nach jedem Bade erneut man den Verband, und überhaupt wenigstens zweimal im Tage.

Ein höherer Grad localer Entzündungsreaction hängt häufig nur von vernachlässigter Reinlichkeit, der Einwirkung scharf gewordenen Eiters, oder zu reizendem Verbande ab, und verschwindet, sobald man das Geschwür sorgfältiger rein hält, mehrmals täglich mit milden Salben, oder Bleiwasserumschlägen verbindet und einfach baden läfst. — Erysipelatöse Entzündungen im Umkreise des Geschwüres stehen gewöhnlich mit gastrischen Störungen, Ueberladungen, fehlerhaftem Gebrauche von Medicamenten, die nicht gehörig vertragen werden, in Verbindung und erfordern Brech- und Abführmittel, trocknen, warmen Verband, nicht selten auch locale, selbst allgemeine Blutentleerungen. Die Blutegel setze man nicht zu nahe an das Geschwür, in keinem Falle auf die weichere, leicht infiltrirbare Haut der Genitalien, sondern in einige Entfernung auf die feste Haut des Schamberges, des Dammes, oder der Schenkel, um nicht durch den mechanischen Reiz der Stiche die Entzündung zu vermehren und den Eintritt des Brandes zu begünstigen. Am Schamberge ist die Infection der Stiche durch den Chankereiter am wenigsten zu befürchten, wefshalb man diese Stelle im Allgemeinen jeder andern vorzieht. Bei kräftigen Personen und lebhafter, reiner Entzündung, verordne man zum Beginne der Kur schmale Diät, salinische Abführmittel und Aderlässe.

Bei torpiden, indolenten Geschwüren, geringer und dünner Absonderung, sucht man durch gelinde Reizmittel die örtliche Reaction zu steigern, die Secretion zu vermehren und zu verbessern.

Man verbindet mit einer schwachen Präcipitatsalbe, der Aqua phagedaenica nigra, Auflösungen von Sublimat, Zinksolution. Im Allgemeinen hält man es für dienlich, die Geschwürsabsonderung zu vermehren, in der, nicht gehörig als richtig erwiesenen Ansicht, das Gift in dem Geschwüre zur Ausscheidung zu bringen und secundäre Symptome zu verhüten.

Chanker am Frenulum beginnen ihre Vernarbung häufig erst dann, wenn sie das ganze Bändchen durchfressen haben. Wenn es daher nicht gelingt, durch die Anwendung des Höllensteins dem Ulcerationsprocesse Einhalt zu thun, so schneidet man das Bändchen ein, wodurch die Heilung sehr beschleunigt wird.

Geschwüre in den weiblichen Genitalien, besonders in der Scheide und am Gebärmutterhalse, cauterisirt man mit Hülfe eines Speculums, man läfst Injectionen mit einfach erweichenden oder narcotischen Flüssigkeiten machen, legt einen Leinwandtampon ein, theils um vermittelst desselben die nöthigen Arzneistoffe mit den Geschwüren in dauernden Contact zu bringen, theils um die Geschlechtstheile aus einander zu halten und Selbstinfection zu verhüten. Sitzen die Geschwüre in den Falten zwischen den Schamlippen, so läfst man zu demselben Zwecke häufig gewechselte Leinwandläppchen, oder Charpiefäden einlegen.

Chanker in der Harnröhre erfordern strenge Beobachtung der allgemeinen Vorschriften, anhaltende horizontale Lage und eine allgemeine Mercurialkur. Nur die Chanker, welche noch an der Mündung der Harnröhre sitzen, können cauterisirt werden. Gegen die tiefer rückwärts sitzenden bedient man sich gelinder Einspritzungen, von Höllenstein, Sublimat- oder Zinkauflösungen. Zugleich läfst man die Stelle, die dem Chanker entspricht, mit erweichenden Fomenten und Cataplasmen bedecken. Nach R i c o r d wird die Heilung durch sehr dünne, mit grauer Salbe, oder Calomelpomade bestrichene Bougies, sehr befördert. Die zurückbleibende Verhärtung und Strictur weicht einer innern Mercurialkur.

Ueber die Complication des Chankers mit Phimose und Paraphimose siehe die betreffenden Abschnitte.

Behandlung des indurirten Chankers.

Indurirte Chanker erfordern, wenn die Induration nicht Folge wiederholter Cauterisationen ist, in welchem Falle sie sich leicht auf die Anwendung erweichender Umschläge verliert, vor allem den innern Gebrauch des Mercurs, den man in gröfsern Dosen, bis zur entschiedenen Wirkung und so lange, bis aus der Narbe alle Härte verschwunden ist, fortgeben mufs. Auch örtlich lassen sich, wenn sich die Stelle dazu eignet, Einreibungen oder Verbände mit grauer Quecksilbersalbe mit Vortheil in Anwendung bringen. Oertliche Reizmittel und Caustica, die vielfach empfohlen worden sind, beseitigen in der Regel die Induration nicht, nur bei ganz indolenten Chankern mit verhärteter Basis kann der vorsichtige Gebrauch des Höllensteins, der rothen Präcipitatsalbe, Aufstreupulver von Calomel, die Aqua phagedaenica nigra u. dgl. nützlich werden.

Behandlung des erhabenen Chankers.

Das Ulcus elevatum erfordert dieselbe Behandlung wie das Ulcus induratum; mehrmals habe ich zahlreiche erhabene Chanker sehr leicht und schnell dem ausschliefsend innern Gebrauch des Jods weichen sehen. — Da elevirte Chanker gewöhnlich stark nässen und die ihnen gegenüber liegenden Flächen anstecken, so läfst man sie sorgfältig mit Charpie oder Leinwand, die mit Kalk- oder Bleiwasser befeuchtet ist, verbinden.

Behandlung des phagedänischen Chankers.

Die Ursachen der phagedänischen und serpiginösen Natur des Chankers sind uns häufig unbekannt. Hierin liegt der Hauptgrund, warum die Behandlung so schwierig und so schwankend ist und warum dieselben Mittel, die in einem Falle von Phagedaena ausgezeichnete Dienste leisteten, in einem andern ganz wirkungslos bleiben, oder selbst schaden. Selten liegt die Ursache in rein örtlichen Verhältnissen, allgemeine Störungen müssen daher sorgfältig aufgesucht und entfernt werden.

Wenn diese Geschwürsform bei Personen von sehr zerrütteter Constitution, ausschweifenden Menschen, die, nachdem sie schon angesteckt waren, ihre Ausschweifungen noch fortsetzten, oder welche unter dem Einflusse einer schlechtgeleiteten und ungenügenden Mercurialbehandlung stehen, vorkommt, so ist vor allen Dingen die Lebensweise zu regeln, dem Kranken der Genufs reiner Luft und einer nicht zu kärglichen Nahrung zu verschaffen. Selbst Fleisch und Spirituosa können nothwendig werden, letztere besonders in kleinen Dosen bei Personen, die an ihren Genufs sehr gewöhnt waren. Mercurialmittel dürfen hier vorerst nicht gegeben werden, bessere Dienste leisten Holztränke, Sarsaparille und das Jod. Oft selbst ist es nothwendig, den Kranken vorerst durch Tonica, China, Ratanhia, Säuren, Mineralsäuren, selbst Eisen, für den weitern Arzneigebrauch vorzubereiten. Zuweilen ist es passend, Tonica neben Mercurialien, unter denen sich für diese Fälle der rothe Präcipitat besonders eignet, besonders China und Chinin zu geben; oder man greift erst wieder zu einer methodischen Mercurialbehandlung, die man sorgfältig durch Holztränke unterstützt, wenn der Körper des Kranken durch Tonica und Säuren gekräftigt ist. — Hat der Kranke vorher schon viel Mercur verbraucht und ist sein Körper sehr herunter gekommen, so leistet das Jod jedoch meistens viel bessere Dienste, als der Mercur. — Zuweilen scheint der phagedänische Charakter des Geschwüres mit Störungen der Verdauung, Säurebildung in den ersten Wegen, zusammenzuhängen, wo dann leichte Abführmittel und Absorbentien gute Dienste leisten. — Oft liegt die Ursache auch nur in mangelnder Reinlichkeit, der schlechten verdorbenen Luft, in der der Kranke athmet, und das Geschwür bessert sich, sobald diese Verhältnisse sich ändern. Wo jedoch solche allgemeine Ursachen nicht aufzufinden sind, das Geschwür wenig schmerzhaft ist, wird der phagedänische Charakter desselben in der Regel am schnellsten durch den raschen und energischen, sowohl örtlichen als allgemeinen Gebrauch des Mercurs getilgt. Zum innern Gebrauche bedient man sich am besten des Sublimats, wegen seiner raschen Wirkung, besonders wo Zerstörung wichtiger Gebilde bevorsteht. Durch verhältnifsmäfsig grofse Dosen sucht man schnell bestimmte Mercurialwirkungen zu erreichen. Sind diese erlangt und ist die Verschwärung zum Stillstande gebracht, so kann man eine Zeit mit den Mercurialmitteln einhalten, oder zu andern langsamer wirkenden Präparaten in kleinern Dosen übergehen. Eben so mufs man den innern Gebrauch der Mercurialmittel aussetzen, wenn die Besserung des Geschwüres während der Anwendung derselben stille steht, oder Rückschritte macht. Oertlich sucht man durch Aetzmittel, den Höllenstein, den Liquor Bellostii, den Vegetationsprocefs in dem Geschwürsgrunde umzustimmen. Auch Räucherungen mit Zinnober leisten oft sehr gute Dienste.

Ist die Phagedaena mit sehr grofsem örtlichem und allgemeinem Erethismus verbunden, sind die Schmerzen, besonders des Nachts, sehr beträchtlich, schlafraubend, wie dieser Zustand bei sehr nervösen Personen, zuweilen aber auch ohne nachweisbaren Grund vorkommt, so wird das Quecksilber innerlich oft nicht gut vertragen, oder man mufs es wenigstens in Verbindung mit nervenberuhigenden Mitteln, Cicuta, Hyosciamus, besonders dem Opium, in gröfsern, aber seltnern Dosen geben. Oft aber kann das Quecksilber erst wieder gereicht werden, wenn der übermäfsige Erethismus gehoben ist; rücksichtloser Fortgebrauch dieses Mittels kann zur völligen Hektik führen.

Oertlich hat man gegen diese erethisch-phagedänischen Geschwüre die verschiedensten Mittel versucht. Zuweilen bessert sich das Geschwür, bei Beobachtung möglichster Ruhe, auf die örtliche Anwendung von Emollientien, erweichenden Umschlägen mit Hyosciamus, mit Zusatz von Opium, Blei- und Mercurialsalbe mit Opium, oft aber auch schlagen diese Mittel gänzlich fehl und der Erethismus verliert sich erst und die Phagedaena steht still, wenn der Grund des Geschwüres durch Aetzmittel, dickes und wiederholtes Aufstreuen von rothem Präcipitat, selbst das Glüheisen, gänzlich zerstört ist. Später verbindet man mit balsamischen Salben.

Behandlung des brandigen Chankers.

Die Behandlung des brandigen Chankers ist die des Brandes im Allgemeinen, mit besonderer Rücksicht auf die Constitution des Kranken und die Ursachen.

Der innere Gebrauch des Quecksilbers mufs bei fortschreitendem Brande in der Regel ausgesetzt werden, nur wenn der Brand aus rein örtlichen Ursachen entstanden ist, kann es zuweilen in kleinern Dosen, in Verbindung mit Opium, oder abwechselnd mit Tonicis, oder, wo gastrische Störungen bestehen, mit leicht ausleerenden Mitteln, vorsichtig fortgegeben werden. Meistens aber wird es nicht gut vertragen, die Rückwirkung des Brandes begünstigt seine abusive Wirkung, die ihrerseits wieder die Ausbreitung des Brandes befördert. Augenblicklich ist natürlich der Mercurialgebrauch zu unterbrechen, wenn der Brand Folge der zu starken Quecksilberwirkung zu sein scheint, bei sehr herunter gekommenen, lüderlichen Personen, Säufern, bei Complicationen mit Scorbut, gastrischen Störungen und erysipelatöser Beschaffenheit der peripherischen Entzündung, überhaupt wenn der Brand unter der Mercurialwirkung sich sehr rasch ausbreitete. — Wenn die Gangraen von sehr heftiger, peripherischer Entzündung begleitet ist, bei jüngern kräftigern Personen, die weder durch die Krankheit, noch durch eine Behandlung geschwächt sind, so lasse man zur Ader, oder setze Blutegel in die Nähe des Brandes, verordne Ruhe, erweichende Umschläge, zum innerlichen Gebrauche Säuren und, wenn die Zunge sich belegt, leichte säuerliche Abführmittel. Bei erysipelatöser Entzündung gebe man Brech- und Abführmittel und lasse trockene Fomentationen machen. Ist der Brand die Folge von heftiger Geschwulst und Einklemmung des Praeputiums, wie bei heftig entzündlicher Phimose, Zurückhaltung des Eiters hinter der Vorhaut, so können, aufser den übrigen entzündungswidrigen Mitteln, hohe Lage des Gliedes und frühzeitige Einschnitte, oder Spaltungen der Vorhaut, die Entleerung des zurückgehaltenen Eiters möglich machen, die Spannung und hiermit auch die fortdauernde Ursache des Brandes heben.

Blutungen, die im Verlaufe des entzündlichen Brandes aus dem Gliede entstehen, stille man erst durch Kälte, Tamponade, Einwicklung über einem in die Urethra eingelegten elastischen Catheter, im Nothfalle durch Styptica, selbst das Glüheisen, wenn sie übermäfsig zu werden drohen. Sie sind oft eine vortreffliche Hülfe, durch welche die Natur selbst das Fortschreiten des Brandes beschränkt. Bei geschwächten, cachektischen Personen dagegen sind diese Blutungen baldmöglichst zu stillen. — Brandige Chanker bei sehr geschwächten Kranken, lüderlichen Säufern, die durch mehrmalige, aber unregelmäfsige Mercurialkuren sehr herunter gekommen sind, breiten sich oft aufserordentlich rasch aus und erfordern eine sehr sorgfältige, vorsichtige Behandlung. Ausleerende Mittel sind zwar häufig im Anfange der Behandlung nicht zu entbehren, um den Darmkanal zur Aufnahme der weiter nothwendigen Arzneien geeignet zn machen, dürfen aber, des leicht nachfolgenden Collapsus wegen, nur mit grofser Vorsicht gegeben werden. Man gehe sobald wie möglich zum Gebrauche der Säuren, besonders der Salpetersäure, des Chinins und des Opiums über; bei zunehmendem Sinken der Kräfte helfen oft noch Camphor, Moschus, die ätherisch-tonischen Infusen und grofse Dosen Opium. Oertlich lasse man Umschläge von aromatischen Kräutern machen. — Die Diät sei nicht zu beschränkt, bei sinkenden Kräften sind selbst belebende diätetische Mittel und Personen, die an den Genufs spirituöser Mittel gewöhnt waren, selbst diese nicht gänzlich zu versagen. Sobald das Geschwür sich reinigt, verbindet man einfach mit Digestivsalben. Während des Vernarbungsprocesses mufs man sehr aufmerksam sein, weil häufig Stillstände, selbst Rückschritte erfolgen, welche die Wiederholung der frühern Mittel erfordern.

Wenn der Brand sehr frühzeitig ausbrach und die ganze Geschwürsfläche einnahm, so wird durch ihn die Syphilis häufig getilgt und das Geschwür schreitet, wenn es sich gereinigt hat, ununterbrochen zur Vernarbung fort, ohne dafs später die Erscheinungen der allgemeinen Lues ausbrechen und ohne dafs es nöthig ist, eine Behandlung defshalb einzuleiten. In dem entgegengesetzten Falle aber ist der Kranke vor den Folgen der secundären Lues nicht sicher; entweder vernarbt das Geschwür, aber später brechen die Erscheinungen der secundären Lues aus, oder die Vernarbung wird unterbrochen und das Geschwür nimmt wieder ein chankröses Aussehen an. Hier beginnt man wieder mit der antisyphilitischen Kur, sobald der Kranke sich etwas erholt hat. Quecksilber kann jedoch selten lang genug gegeben werden, oder nur in Verbinduug mit Tonicis, Opium, Sarsaparille. Besser werden Holztränke, Sarsaparille und Jod vertragen. In Zweifelfällen, ob die Syphilis durch den Brand getilgt ist, oder nicht, wird man wohl thun, jede allgemeine antisyphilitische Kur bis zum Eintritte der ersten secundären Zufälle auszusetzen, diese aber mit grofser Aufmerksamkeit zu verfolgen, um sogleich einschreiten zu können.

Behandlung des syphilitischen Bubo.

Die örtliche Behandlung des syphilitischen Bubo weicht im Allgemeinen nicht von der einer jeden Drüsenentzündung und Drüsenvereiterung ab und mufs dem Grade und dem Charakter der entzündlichen Reaction gemäfs eingerichtet werden.

Wenn auch die Erfahrung gelehrt hat, dafs secundäre Lues häufig ausbleibt, wenn der Bubo eitert und aufbricht, so hat sich doch die neuere Praxis fast allgemein gegen die ältere Ansicht, welche durch absichtliche Beförderung der Eiterung und des Aufbruchs des Drüsenabcefses, ein neues Ausleerungsorgan für das Contagium zu schaffen suchte, dahin entschieden, wo möglich den Bubo zu zertheilen, ohne grade durch gewaltsame Mittel, gegen entschiedene Neigung desselben zur Vereiterung, die Zertheilung erzwingen zu wollen, weil durch den Aufbruch der Leistenbeule, die secundäre Lues doch nicht sicher verhütet wird, wenn nicht eine zweckmäfsige, allgemeine antisyphilitische Behandlung eingeleitet worden ist, die dieses Ziel erreicht, gleichviel, ob der Bubo aufgebrochen ist, oder nicht; sowie weil durch die Vereiterung und den Aufbruch der Geschwulst die Heilung sehr verzögert wird und dem Kranken viele Beschwerden, selbst Gefahren bereitet werden. Am meisten springt der Vortheil der Zertheilung bei indolenten und atonischen Bubonen in die Augen, die sich nach dem Aufbruche oft in sehr häfsliche, phagedänische Geschwüre verwandeln, zu Eitersenkungen, Fistelbildungen und verunstaltenden Narben Veranlassung geben, sehr langsam heilen, oder selbst durch Verjauchung etc. direct lebensgefährlich werden.

Die Mittel zur Zertheilung syphilitischer Bubonen sind keine andern, als die, welche wir zu gleichem Zwecke auch bei andern entzündlichen Geschwülsten in Anwendung bringen.

Sobald wir einen Versuch zur Zertheilung eines Bubo machen, darf das primäre Geschwür in keiner Weise mehr gereizt werden. Wiederholte Cauterisationen des primären Geschwüres sind häufig die Ursache, dafs Bubonen, die von ihnen abhängen, in Vereiterung übergehen. Der Kranke mufs sich ruhig im Bette halten; seine Diät, so wie die Functionen seines Darmcanales, müssen sorgfältig regulirt werden.

Bei lebhaft entzündeten, sehr schmerzhaften Bubonen kräftiger Personen, wendet man allgemeine und örtliche Blutentleerungen, durch zahlreich und wiederholt angesetzte Blutegel, Umschläge von kaltem Wasser, oder Bleiwasser an. Zugleich setzt man den inneren Gebrauch der Mercurialien aus und verordnet einige salinische Abführmittel, oder den Brechweinstein in gröfsern Dosen, in Verbindung mit Glaubersalz. Einreibungen mit Quecksilbersalbe sind wenigstens nutzlos und können selbst durch den Reiz, der mit dem Einreiben immer verbunden ist, schaden. Die Blutegel setzt man in einiger Entfernung von dem Bubo und am besten oberhalb desselben an, damit die Stiche, wenn die Geschwulst gegen Erwartung doch aufbricht, durch den Eiter nicht so leicht inficirt werden. Die kalten Umschläge müssen im Anfang anhaltend, Tag und Nacht hindurch gemacht werden, mit dem Nachlasse der Entzündung genügt es, wenn man sie mehre Stunden hindurch im Tage in Anwendung bringt. Bei sehr reizbaren und geschwächten Personen sind allgemeine und selbst örtliche Blutentleerungen nur mit Vorsicht in Anwendung zu bringen und die kalten Umschläge bald mit feuchtwarmen von Bleiwasser, bei groſser Empfindlichkeit mit erweichenden, oder narcotischen Cataplasmen, mit Bleiwasser, zu vertauschen.

Bei dem indolenten und atonischen Bubo dürfen höchstens kleine locale Blutentleerungen versucht werden, auſserdem nützen hier aromatische, oder scharfe Cataplasmen, erkältende Umschläge von Brandwein und Wasser, von Auflösungen des Salmiaks, oder man läſst graue Salbe mit Zusatz von Linimentum volatile, oder Camphor, einreiben und legt eine Blase in die Nähe. Ricord läſst Vesicatore auflegen, mit doppelter Mercurialsalbe verbunden und nach Abtrocknung der Vesicatorstelle, unter Fortsetzung der Mercurialeinreibung, comprimiren. Dieses Verfahren wird, wenn nach sechs Tagen die Geschwulst nicht vermindert ist, wiederholt. — Auch die subcutane Durchschneidung ist von ihm gegen indolente, indurirte Bubonen angewendet worden. — Durch diese Mittel gelingt es oft noch, Bubonen zu zertheilen, auch wenn die Eiterung in ihnen schon begonnen hat.

Druckverband wurde zuerst von Fergusson, vermittelst aufgelegter Compressen und einer Binde, zur Zertheilung syphilitischer Bubonen empfohlen. Andere lieſsen zu demselben Zwecke Bleiplatten, runde, in Leinwand eingewickelte Holzklötze, glatte Steine auflegen, oder ein starkes Bruchband gebrauchen. Frike lieſs den Druck auch bei entzündlichen Bubonen in Anwendung bringen; er will beobachtet haben, daſs die Schmerzen sich nach einigen Stunden minderten, auch wenn sie anfangs heftiger wurden; dauerten sie dagegen fort und wurden sie immer stärker, so suchte er sie zuerst durch antiphlogistische Mittel, Breiumschläge zu mäſsigen. Frike lieſs öfter erst Blutegel ansetzen, kalte Umschläge machen, Liniment einreiben, oder Nachts Druck mit einer Binde ausüben, wenn er den Tag über Breiumschläge angewandt hatte.

Im Allgemeinen aber sind die Zertheilungsversuche vermittelst Druckverband, besonders bei noch entzündlichen Bubonen, nicht eben glücklich zu nennen. Der Druck wird häufig, der Schmerzen halber, nicht vertragen und steigert die Entzündung, besonders wenn er nicht gleichmäfsig auf die ganze Geschwulst wirkt, oder die Geschwulst weicht nur scheinbar, dehnt sich mehr in die Breite aus und erscheint wieder, sobald der Druck nachläfst. Nicht mit Unrecht beschuldigt man auch den Druck, dafs er, namentlich bei indolenten Bubonen cachektischer Personen, die Verjauchung des Zellgewebes, Vereiterung und Fistelbildung begünstige.

Nach diesen Vorausstellungen ist dem Druckverbande, bei noch blühender Dyskrasie, weder bei einfach entzündlichen, noch bei atonischen Bubonen cachektischer Personen, eine Stelle einzuräumen; sehr wirksam erweist er sich dagegen, um die entzündungslosen Drüsenverhärtungen zu heben, die nach völlig beseitigter Dyskrasie nicht selten zurückbleiben. Man gebraucht dazu am besten gut schliefsende Bruchbänder mit breiten, weich gefütterten Pelotten, oder gefütterte und passend gebogene Bleiplatten, die man mit einer Spica coxae andrückt. Geringere Indurationen können übrigens zeitlebens ohne Nachtheil zurückbleiben, oder sie lösen sich manchmal nach und nach von selbst auf, oder weichen endlich dem örtlichen Gebrauche des Jods und zertheilender Gummipflaster.

Starke Hautreize und Ableitungen hat man ebenfalls zum Zwecke der Zertheilung auf die Spitze der Geschwulst angebracht. Malapert liefs Vesicatore mitten auf die Spitze der Geschwulst legen und nachdem diese ihre Wirkung gethan, die entblöfste Hautstelle mit Charpie, die in starke Sublimatlösung getaucht war (20 Gr. auf 1 Unze Wasser), bedecken. Nach einigen Stunden bildet sich ein Schorf und unter diesem ein Geschwür, das man durch wiederholte Application der Sublimatauflösung unterhält, während der übrige Umfang des Bubo mit erweichenden Cataplasmen bedeckt wird. Vernarbt das Geschwür, ehe der Bubo gänzlich zertheilt ist, so soll das ganze Verfahren wiederholt werden.

Diese Methode ist höchst schmerzhaft, hinterläfst jedenfalls eine tiefe, häfsliche Narbe und erreicht bei weitem nicht immer den vorgesteckten Zweck der Zertheilung. Viele Aerzte, die früher ihre Lobredner machten, z. B. Ricord, sind von ihr zurückgekommen. Indolente Bubonen mit beginnender, aber träger Eiterung, deren Hautdecken jedoch noch nicht zu dünn geworden sind, möchten sich am besten für diese Methode eignen.

In gleicher Absicht sind aufserdem von Ballingal und Assalini die fliegenden Vesicatore, das Kali causticum und die Wiener Aetzpaste, von Hanke Einreibungen mit der Chlorzinkpaste, von Wallace die Anwendung des Höllensteins auf die Spitze der Geschwulst empfohlen worden.

Wenn die Vereiterung sich nicht mehr verhindern läfst, so sucht man sie durch die gewöhnlichen Mittel, durch erweichende, oder bei grofser Schmerzhaftigkeit narcotische, bei Atonie durch aromatische und scharfe Cataplasmen, erweichende Pflaster, die man während der Nacht überlegt, zu befördern.

Die Geschwulst öffnet man, sobald man Fluctuation fühlt und ehe die Haut zu sehr verdünnt und abgelöst ist, bei dem entzündlichen Bubo durch einen mäfsig grofsen Einstich, parallel mit der Längenachse der Extremität, bei dem indolenten Bubo vermittelst des Causticums, nach bekannter Methode.— Auch wo die Hautdecken schon von dem Eiter zu sehr abgelöst, verdünnt und destruirt sind, ist es zweckmäfsig das Causticum aufzulegen und den Brandschorf mit der Lancette zu durchstechen. Defsgleichen, wenn der Bubo schon von selbst aufgebrochen ist und die Hautränder zu sehr verdünnt sind, müssen sie entweder mit der Scheere abgetragen, oder mit dem Causticum bis zu ihrem derberen, oder an dem Grunde anhaftenden Theile zerstört werden. — Wallace rühmt sehr verdünnte Hautdecken, ehe man sie einschneidet, wiederholt mit Höllenstein, zu betupfen, sie verdickten sich dabei und legten sich später leichter an den Grund an. Er versichert, durch dieses Verfahren öfter die abgelösten Hautdecken erhalten zu haben, die ohne dasselbe nothwendig hätten abgetragen werden müssen. — Sind die Hautdecken sehr weit abgelöst, aber nicht so sehr verdünnt, als dafs sie nicht erhalten werden könnten, so wird man, um dem Eiter freien Abflufs zu gestatten, ohne eine zu grofse Wunde zu bilden, zweckmäfsiger an mehren Punkten kleinere Einstiche machen. Zu sehr frühzeitiger Eröffnung der Bubonen haben besonders Bonorden und Frike gerathen, um gröfsere Zerstörungen durch den sich selbst überlassenen Eiterungsprocefs vorzubeugen und selbst noch theilweise Resorption zu erwirken. Bonorden öffnet den entzündlichen Bubo mit einem kleinen Lancetstiche, der bis in die Drüse selbst eindringen mufs, sobald die Spitze der Geschwulst weich und ödematös geworden ist und bedeckt den Bubo mit einem erweichenden Cataplasma. Die Wunde entleert nur Blut und etwas lymphatische Flüssigkeit und verwandelt sich in ein chankröses Geschwür, das später den specifischen Charakter verliert und in 3 bis 4 Wochen mit einer kleinen Narbe heilt. Eben so öffnet Frike, sobald die erste Fluctuation sich zeigt, an der dünnsten Stelle, drückt den Eiter aus, schliefst die Wunde durch Heftpflaster und läfst cataplasmiren, häufig sind mehre solcher Einstiche nöthig. da die Wunde zuheilt und der Eiter sich wieder ansammelt.

Da, wenn noch wenig Eiter angesammelt ist, enge Stichwunden leicht wieder sich schliefsen, dann aber ganz vergebens gemacht sind, Bubonen sich auch häufig noch zertheilen lassen, wenn auch schon die Eiterung begonnen hat, so stimmt das Verfahren von Bonorden und Frike nicht mit der begründeten Ansicht überein, die Zertheilung so lange als möglich zu versuchen und scheint daher verwerflich.

Bleibt das Geschwür nach der freiwilligen oder operativen Eröffnung des Bubo sehr schmerzhaft, so läfst man, bei Beobachtung strenger Ruhe, die erweichenden oder narcotischen Cataplasmen fortgebrauchen. Ist dagegen die entzündliche Reaction zu gering, der Grund des Geschwüres unrein, speckig, fungös, so bestreicht man ihn wiederholt mit Höllenstein, oder läfst Salben von rothem Präcipitat, schwefelsaurem Kupfer, Chlorzink auflegen, rothen Präcipitat einstreuen und mit aromatischen Kräutern cataplasmiren. Sehr reichlich eiternde Bubonen erfordern zu ihrer Heilung bessere Kost, den Genufs reiner Luft und Tonica zur örtlichen und allgemeinen Anwendung. Fehlerhafte Gestaltungen der Geschwürsöffnung und ihrer Ränder, Fistelgänge, Ablösung der Hautdecken, werden durch den Gebrauch des Messers, Spaltung der Decken, Erweiterung der Fistelöffnungen, Abtragen der losgelösten Hautlappen, Cauterisation und zweckmäfsige Compressionsverbände verbessert.— Brandige Bubonen, die nur bei sehr dyskrasischen Subjecten und mehr in überfüllten, schlecht gelüfteten Spitälern, als in der Privatpraxis vorkommen, behandelt man nach den Gesetzen, wie sie für den Brand im Allgemeinen und den brandigen Chanker insbesondere, angegeben worden sind. — Im Uebrigen behandelt man das Geschwür gleich einem primär syphilitischen.

Die allgemeine Behandlung des Bubo trifft mit der Syphilis im Allgemeinen und der des primären Chankers zusammen. Entzündliches Fieber, allgemeine und örtliche Atonie, Brand, gastrische Störungen können, wie auch beim Chanker, nöthigen, den Mercurialgebrauch auszusetzen, bis diese Complicationen wieder beseitigt sind.

Behandlung der breiten Condylome.

Breite Condylome bedürfen, aufser Waschungen mit reinem Wasser, Blei- oder Kalkwasser, zur Reinhaltung keiner weitern örtlichen Mittel, sie verschwinden von selbst auf die allgemeine innere Behandlung.

Behandlung der spitzen Condylome.

Spitze Condylome erfordern zu ihrer dauernden Beseitigung, sowohl eine allgemeine, antisyphilitische Behandlung, besonders durch Mercurialien, den Sublimat, als auch die Anwendung örtlicher, austrocknender, oder ätzender Mittel. Die letztern wendet man erst dann an, wenn die allgemeine Behandlung schon eine zeitlang in Wirksamkeit getreten ist, die Condylome aufgehört haben sich zu vergröfsern und zu vermehren. Dieser Stillstand in der Entwicklung beweist, dafs die allgemeinen Ursachen ihrer Entstehung geschwächt sind, dafs ihre eigne, üppig wuchernde Vegetationskraft gebrochen und dafs sie damit der Einwirkung zerstörender, oder austrocknender Mittel zugänglicher geworden sind. Man erlangt mit diesem Zuwarten den weitern Vortheil, dafs alle Condylome hinreichend sichtbar geworden sind, während, wenn man früher den Gebrauch der örtlichen Mittel beginnt, viele der noch sehr kleinen Knötchen in der Haut der Aufmerksamkeit leicht entgehen, später hervorwuchern und somit den Anschein eines Recidives geben. Auch entstehen, wenn man Condylome, ehe ihre Entwicklung deutlich still steht, mit dem Aetzmittel angreift, an deren Stelle leicht chankröse Geschwüre, während die Wunde sehr leicht vernarbt, wenn man erst in der günstigern Periode das Causticum anwendet. Durch eine blofs allgemeine Behandlung können die fernere Vermehrung und Vergröfserung condylomatöser Vegationen zwar beschränkt, die schon vorhandenen aber höchst selten nur zum Rückgang gebracht werden. Nur Condylome auf Schleimhäuten, der Zunge z. B., verschwinden zuweilen durch die blofs allgemeine Behandlung, bei den übrigen ist das Höchste, was man erreicht, Stillstand in der fernern Entwicklung und Austrocknung der Oberfläche.

Man hat verschiedene Aetzmittel, den Lapis infernalis, den Liquor Bellostii, Sublimat, das Kali causticum, die Wiener Aetzpaste, als vorzüglich wirksam zur Zerstörung condylomatöser Wucherungen empfohlen. Es ist ziemlich gleichgültig, welches Aetzmittel man wählt, da eine specifische Wirksamkeit des einen oder des andern nicht in Betracht kommt und alles nur von der richtigen Wahl des Zeitpunktes und der Gründlichkeit der Zerstörung abhängt. Blofses Abtragen der Condylome mit der Scheere, dem Messer, oder der Ligatur, genügt nie, immer mufs wenigstens der blutende Grund tüchtig geätzt werden. Das Condylom wuchert immer wieder, wenn diese Mittel allein angewendet worden sind und zwar meistens üppiger, als vorher hervor. Man bediene sich dieser Verfahren daher nur, um die Wurzel sehr grofser, oder gestielter Condylome blofs zu legen und der Anwendung der ätzenden, oder austrocknenden Mittel, zugänglicher zu machen. Zur sichern Beseitigung ist es nothwendig, das Condylom bis auf seine in der Haut sitzende Wurzel zu zerstören. Am besten dient dazu, unter den Aetzmitteln, das Kali causticum.

Austrocknende Mittel eignen sich zur Beseitigung schwer zugänglicher Condylome, welche in der Tiefe der Scheide z. B., oder an Stellen sitzen, an welchen man der zu befürchtenden Blutung, oder der Entstellung wegen, tiefer greifende Cauterisationen nicht gern vornimmt, wie bei Condylomen, welche auf der Eichel selbst sitzen.

Unter den austrocknenden Mitteln zeigen sich der Bleiessig, die Jodtinctur, die Fowler'sche Arseniktinctur und der Alaun vorzüglich wirksam. Man bringt den Bleiessig, rein, oder nur mit wenig Wasser verdünnt, je nach der Reizempfänglichkeit der Stelle, vermittelst zarter geschabter Charpie, mit den Condylomen in dauernde Berührung. Geringere, schmerzhafte, ödematöse Anschwellungen des Präputiums, hindern den Fortgebrauch nicht, stärkere mildert man durch zeitweises Aussetzen des Mittels und kalte Umschläge. Bei dem Fortgebrauche des Bleiessigs schrumpfen die Condylome ein, werden welk und fallen zuletzt mit ihrer Wurzel aus, indem sie eine kleine überhäutete Grube hinterlassen, die sich jedoch sehr bald ausgleicht. Aehnliche Erfolge erlangt man, wenn die Condylome jede halbe Stunde mit Jodtinctur betupft, oder mit starken Alaunauflösungen belegt werden. Mit der Fowler'schen Tinctur läfst man, je nach der Empfindlichkeit der Haut, die Warzen täglich ein bis zweimal waschen, sie werden dabei blafs und schrumpfen ohne Schmerz oder unangenehme Empfindung ein, wenn die Tinctur nicht zu stark angewendet wurde.

Sind die Warzen sehr fest, hornartig, so läfst man sie, ehe man eins der genannten austrocknenden Mittel in Anwendung bringt, einige Tage hindurch mit erweichenden Umschlägen bedecken, oder baden, um sie für die Wirkung der austrocknenden Mittel empfänglicher zu machen.

Andere umstimmende und austrocknende Mittel, welche vielfach gegen Condylome empfohlen worden sind, das Kreosot, die Aqua phagedaenica nigra, die Sabina, als Pulver, Tinctur oder Salbe (1 Theil auf 3 Theile Fett), die Tinctura Thujae occidentalis, Kupfer- und Zinkauflösungen, sind entweder ganz unwirksam, oder stehen den oben genannten wenigstens sehr nach.

Bei Schwangern entferne man Condylome nur so weit, als sie vielleicht hinderlich bei der Niederkunft werden könnten, die übrigen überläfst man sich selbst, da sie sehr häufig im Wochenbette von selbst verschwinden.

Behandlung der syphilitischen Angina und Rachengeschwüre.

Die syphilitischen secundären Entzündungen und Verschwärungen der Schleimhaut des Rachens und der Nase, erfordern zu ihrer Heilung stets einer durchgreifenden allgemeinen Behandlung, durch

Mercurialien oder das Jod, deren Wirkung man durch warmes Verhalten, den Gebrauch schweifstreibender und ausleerender Tränke, Diätentziehung, Ruhe, Vermeidung jeder örtlich reizenden Einwirkung, erhitzender Getränke, des Tabakrauchens etc., sowie durch einige örtliche Mittel unterstützt.

Meistens treten diese Affectionen so schleichend und mit so geringer entzündlicher Reaction auf, dafs eigentlich entzündungswidrige Mittel, Blutentleerungen, salinische Abführungen, erweichende Dämpfe, nicht erforderlich sind. Complicationen mit Rheumatismus, gastrischen Störungen entfernt man, ehe man mit der eigentlichen Kur und zwar zunächst mit einem Laxans drasticum beginnt. — Kranke, die nicht unter der Wirkung einer frühern Mercurialkur stehen, läfst man das Quecksilber methodisch gebrauchen und unterstützt seine Wirkung durch schweifstreibende und gelind abführende Getränke. — Bei gröfserer Empfindlichkeit im Rachen, gebraucht man anfangs nur reizmildernde, schleimige Gurgelwässer, Milch, später läfst man Borax zusetzen, zuletzt, wenn die Empfindlichkeit sehr gering ist, läfst man mit Auflösungen des Sublimats, des schwefelsauren Kupfers, des Chlorzinks gurgeln, oder die entzündeten und verschwärenden Stellen mit Auflösungen dieser Salze bepinseln. — Wo dagegen die Krankheit vielleicht schon öfter recidivirte, der Kranke schon viel Mercur verbraucht hat, zeigt sich das Jod von wahrhaft wunderbarem Erfolge. Man läfst es sowohl innerlich als örtlich gebrauchen. Zwischendurch gereichte drastische Abführungen bilden, sowohl bei dem Gebrauche des Mercurs, als bei dem des Jods, nützliche Ableitungen auf den untern Theil des Darmcanales.

Bei rasch um sich fressenden phagedänischen Chankern im Halse, sucht man durch die am schnellsten wirkenden Präparate, namentlich durch den Sublimat, wenn der Anwendung des Mercurs keine Hindernisse entgegen stehen, eine schleunige Umstimmung zu bewirken und wendet zu gleicher Zeit örtlich Aetzmittel, besonders Pinselsäfte mit Sublimat oder Jod an, um die destructive Thätigkeit in dem Geschwürsgrunde umzustimmen. Bei Nasen- und Rachenchankern, bei welchen die Localität die Anwendungen von Pinselsäften, Gurgelwässern u. dergl. verbietet, beschränkt man sich auf Räucherungen mit Zinnober. Dafs jedoch die oben genannten Localmittel, neben der allgemeinen Behandlung, nur untergeordneten Werth haben, beweisen eben die Heilungen von Rachen- und Nasenchankern an Stellen, zu welchen man mit denselben nicht gelangen kann.

Wenn sich die Geschwüre bis zur hintern Wand des Gaumens und des Kehldeckels verbreitet haben, so mufs, da der Kranke gewöhnlich sehr heruntergekommen und hektisch ist, oft erst neben den oben angegebenen örtlichen Mitteln, eine allgemeine roborirende Kur eingeleitet werden, ehe man wieder zu den antisyphilitischen Mitteln greifen darf. Das Jod pflegt hier die herrlichsten Dienste zu leisten und mancher Kranke, der dem Tode verfallen zu sein scheint, erholt sich nach kurzem Gebrauche dieses Mittels und besserer Diät. Doch bringt auch eine sorgfältig geleitete Mercurialkur oft wieder Erwarten Heilung zu Stande.

Verschwärungen, welche tief bis zum Schlund hinabgehen, hinterlassen verkürzte Narben und Verengerungen. Der früzeitige Gebrauch elastischer Schlundsonden kann die Nachtheile derselben zwar einigermafsen vermindern, nie aber gänzlich verhüten.

Werden die Nasenknochen angegriffen, so mufs man, um den sehr lästigen Geruch zu vermindern und um die reichlich ausfliefsende Jauche auszuspülen, Einspritzungen von Chamillendecoct, oder Chlorkalkauflösung anwenden und die einzelnen Knochenstückchen, sobald sie los sind, ausziehen. Man darf nicht vergessen, dafs die Necrose der Knochen und mit ihr der riechende Ausflufs aus der Nase, fortbesteht, wenn die Syphilis schon getilgt ist und dafs, wenn dessen ungeachtet der Mercur fortgebraucht wird, die Zerstörung der Knochen den fürchterlichsten Grad erreichen kann. Man mufs daher, wenn man die Tilgung der Syphilis vermuthen darf, mit dem Mercur aussetzen, oder mit dem Jod, dem Zittmann'schen Decoct, vertauschen. Vermehrte Absonderung der Schleimhaut und häfslicher Geruch aus der Nase bleiben lange noch zurück, wenn auch die Necrose sich gänzlich abgestofsen hat und verlieren sich erst mit der Zeit, oder auf den Gebrauch von Chloreinspritzungen. Wurden die Nasenbeine zerstört, so sinkt die Nase nach und nach ein, so wie sie sich im Innern mit Granulationen ausfüllt und die Narbe sich zusammenzieht. Dieser Uebelstand kann nicht verhütet und nur durch eine cosmetische Operation verbessert werden. — Kleinere Oeffnungen im harten Gaumen schliefsen sich manchmal von selbst, oder auf die wiederholte Anwendung von Aetzmitteln, der concentrirten Säuren, des Höllensteins, eines glühenden Drahts; gröfsere können durch Cautshouk - Obturatoren verstopft werden. Gröfsere Spaltungen im weichen Gaumen vermochte man zuweilen durch die Staphylorhaphie zu schliefsen.

Behandlung syphilitischer Ausschläge.

Die Syphiliden, als Symptome allgemeiner und meistens eingewurzelter Lues, erfordern immer eine durchgreifende, methodische, antisyphilitische Kur, denn wenn auch die leichtern und unter fieberhaften Erscheinungen acut auftretenden Formen derselben, der Anwendung diaphoretischer Mittel, Bäder und Abführungen weichen, so liegt hierin eben so wenig Sicherheit vor Recidiven, als wenn sie, wie dieses ebenfalls zuweilen vorkommt, von selbst verschwinden; vielmehr erscheinen sie, nach solchen Behandlungen, binnen kurzem und oft in schlimmerer Form wieder, oder es treten an ihrer Stelle andere, häufig viel gefährlichere Aeufserungen der Syphilis auf, Entzündungen der Iris, der fibrösen Häute, oder es bilden sich Metastasen nach den Lungen, den serösen Häuten, Hektik, Wassersuchten.

Nur in den seltnern Fällen, dafs das erste Auftreten der Syphiliden mit lebhaften, fieberhaften Regungen verbunden ist, werden bei kräftigen Kranken Blutentleerungen, leichte, salinische Abführmittel, bei karger Diät, nothwendig. In den bei weitem häufigern Fällen, dafs jene lebhaften, fieberhaften Erscheinungen schon längst vorüber sind, oder das Exanthem überhaupt chronisch auftrat, beginne man, wenn nicht noch anderweitige Complicationen, gastrische Störungen, oder die Folgen unvollständiger früherer Kurversuche zu entfernen sind, alsbald die antisyphilitische Behandlung. Sehr herunter gekommene, geschwächte, hektische Kranken bedürfen zu ihrer Erholung einer Vorbereitungskur, einer leicht nährenden, nicht zu kärglichen Diät, des Aufenthaltes in freier, reiner Luft, der Bäder, Seebäder und der Tonica, ehe sie einer durchgreifenden antisyphilitischen Kur unterworfen werden können. Herrschen die Mercurialsymptome vor, so lasse man den Kranken vorerst Schwefelmittel, Schwefelbäder und zugleich Holztränke oder das Jod gebrauchen.

Die leichtern Formen syphilitischer Exantheme weichen zwar auch der ausleerenden Methode mit Neutralsalzen, Holztränken, werden jedoch dauernd und sicher nur durch methodischen Mercurialgebrauch gehoben. Calomel in vorsichtig steigenden Dosen, in Verbindung mit Holztränken, der Sarsaparille, pafst vorzüglich bei den acutern, oberflächlichen Formen, nach dem Verschwinden des Fiebers und der gastrischen Störungen; chronische Formen erfordern die stärkern Mercurialpräparate, den Sublimat, die Dzondi'sche Kur, den rothen Präcipitat nach der Berg'schen Vorschrift, die Holztränke, besonders auch das Zittmann'sche Decoct. Auch die Plummer'schen Compositionen haben sich häufig bei veralteten Fällen hülfreich erwiesen. — Jede Kurmethode wird durch den Gebrauch von Bädern wesentlich unterstützt. Bei leichtern Formen genügen Wasser-, Kleien- oder Seifenbäder, bei hartnäckigern haben sich besonders Schwefel-, Sublimat- und saure Bäder, mit Salz- oder Salpetersäure, von grofser Wirksamkeit gezeigt. — Gestatten die Verhältnisse des Kranken den Gebrauch von Bädern nicht, so läfst man die mit Ausschlag bedeckten Stellen einigemal mit ähnlichen Mischungen, wie man sie zum Bade gebraucht, waschen. Sehr empfindliche Stellen belegt man mit Linimenten, denen Bleizucker zugesetzt ist, oder mit dem B. Bell'schen Waschwasser (Sacchar. saturn. Scrup. 1. Lact. sulph. Drach. 2. Aq. dest. 1 Pfd.). Auch Räucherungen, besonders mit Zinnober, hat man in älterer Zeit vielfach gegen syphilitische Ausschläge gebraucht. Zur Vorbereitung nehme der Kranke ein Wasserbad, die Geschwüre werden vom Verbande entblöfst und der Kranke verweile bis zum Ausbruche eines starken Schweifses im Räucherungsapparate. Den Schweifs unterhält man durch warme Getränke und Bettwärme. Man kann die Räucherung jeden zweiten Tag wiederholen. Tritt Salivation ein, so wird die Kur unterbrochen.

Bei pustulösen, squamösen und besonders tuberkulösen Formen bleibt der Mercur häufig wirkungslos, gewöhnlich haben auch die Kranken schon viel Mercur ohne Erfolg verbraucht. Zuweilen erreicht man seinen Zweck durch Bäder, strenge Diät und das Zittmann'sche Decoct, dessen vorschriftsmäfsige Dosis nicht selten mehrmals genommen werden mufs. In manchen schlimmen Fällen soll auch die innere und äufsere Anwendung des Arseniks geholfen haben. Am hülfreichsten erweisen sich jedoch bei diesen Formen der innere und äufsere Gebrauch des Jods und seiner Verbindungen, das Jodkali mit Zusatz der Hälfte reinen Jods, das Jodquecksilber, der Jodschwefel, Jodbäder und Waschungen mit Jodauflösungen. Syphilitische Knoten läfst man mit Jod, oder Jodquecksilbersalbe einreiben. Auch wenn syphilitische Ausschläge in Geschwüre übergegangen sind, pflegen die Jodpräparate wirksamer, als das Quecksilber zu sein. Die Geschwüre selbst überläfst man entweder ganz sich selbst, oder verbindet sie mit Salben von rothem Präcipitat, Calomel, Sublimat, salzsaurem Zink, Cuprum sulphuricum, bei grofser Empfindlichkeit läfst man Opium zusetzen, oder man betupft sie mit Aqua phagedaenica nigra, mit Liquor Bellostii, in sehr schlimmen Fällen auch mit verdünnter Fowler'scher Tinctur. Sobald das Geschwür sich gereinigt hat, wählt man Verbandmittel, wie sie dem Stande der Entzündung und Eiterung entsprechen.

Gegen die dunkelrothen Flecken, die nach Heilung der Geschwüre oft noch lange zurückbleiben, läfst man Waschwasser von Salz- oder Salpetersäure (4 Drachm. Säure auf 1 Pfd. Wasser) gebrauchen.

Behandlung der syphilitischen Knochenkrankheiten.

Die syphilitischen Knochenkrankheiten erfordern vor allem eine strenge allgemeine Kur vermittelst des Mercurs oder des Jods, welche man durch Holztränke wesentlich unterstützt. — Von den Mercurialien passen besonders der rothe Präcipitat in der Berg'schen Form, der

Sublimat und die Schmierkur. Viele Kranke, welche durch langjähriges Leiden, vielfache unvollständige Mercurialkuren sehr herabgekommen sind, müssen zu einer strengern Mercurialkur erst durch Tonica, bessere Diät, Landluft, Bäder, See- und Schwefelbäder, vorbereitet werden. Noch schneller wirksam als das Quecksilber pflegt sich das Jod bei syphilitischen Knochenschmerzen und Knochenentzündungen zu erweisen, die Schmerzen verschwinden meistens schon nach einem Gebrauche dieses Mittels von wenigen Tagen und etwa vorhandene Caries bessert sich zusehends. Freilich ist die Besserung nicht immer von Dauer, wenn das Mittel nicht längere Zeit nach dem Verschwinden der letzten Symptome fortgebraucht wird. Ricord verbindet mit gutem Erfolge die Anwendung des Jods mit der Mercurialkur, indem er gegen das Ende der letztern das Jod in einer Dosis von 3 bis 6 Gran, dreimal täglich, mehre Wochen hindurch nehmen läfst. Sind die Schmerzen sehr heftig, so mufs man zur Linderung der Leiden das Opium zusetzen.

Die örtliche Behandlung richtet sich nach dem Stande der Entzündung. Sehr acute, lebhafte Periostitis ist selten rein syphilitisch, sondern gewöhnlich mit Rheuma oder Mercurialdyskrasie complicirt. Sie erfordert aufser vollständiger Ruhe, strengem Bettarrest, den Gebrauch von Blutegeln und feuchtwarmen, erweichenden oder narcotischen Umschlägen, bei einer, der allgemeinen Reaction und den Complicationen entsprechenden, allgemeinen Behandlung. — Tophen sucht man wo möglich im Entstehen zu zertheilen, was jedoch bei weitem nicht immer gelingt. Sind sie von heftiger Entzündung begleitet, so läfst man Blutegel ansetzen, graue Salbe, mit Zusatz von Extract. Hyosciami oder Digitalis einreiben, erweichende Umschläge machen. Wenn es auch durch diese Mittel nicht immer gelingt, sie völlig zu zertheilen, so können sie doch auf einen kleinern Umfang beschränkt werden, so dafs die nachfolgende Caries weniger ausgedehnt wird. Den Gebrauch der erweichenden und narcotischen Umschläge setzt man fort, wenn die Entzündung nachgelassen hat und läfst aufserdem die Geschwulst mit einem Cicutapflaster bedecken. Sehr heftige Schmerzen können durch Ableitungen, fliegende Vesicatore, die man sogleich abtrocknen läfst, sobald sie gezogen haben und durch neue ersetzt, Einreibungen der Brechweinsteinsalbe in die Nähe und auf die Geschwulst selbst, sehr gemildert werden. Mathias und Fricke spalteten syphilitische Tophen, wenn der Schmerz von Ergufs unter das Periosteum und Spannung desselben abzuhängen schien, der ganzen Länge nach und beobachteten augenblickliche Besserung. Der Schnitt mufs bis auf den Knochen dringen und nach beiden Seiten hin etwas über die grofse Länge der Geschwulst hinausgehen. Die Wunde mufs gut ausbluten und heilt, wenn der Knochen nicht schon zu sehr erkrankt war, bei einfacher Behandlung mit Cataplasmen, binnen 14 Tagen. — Spätere Beobachtungen haben jedoch gezeigt, dafs diese Spaltungen der ganzen Decke den Uebergang in Caries und Necrose, und selbst, wenn der Tophus in der Nähe eines Gelenkes liegt, die Verschwärung dieses begünstigt. Der Vortheil, der durch dieselben zu erlangen ist, steht daher in keinem Verhältnifs zu den Nachtheilen, die sie veranlassen können. Weniger gefährlich scheinen die subcutanen Durchschneidungen zu sein; die Erfahrungen über den Nutzen derselben sind jedoch noch nicht festgestellt.

Tophen und Exostosen bleiben gewöhnlich nach Ablauf der Syphilis zurück, sie erfordern keine weitere Behandlung, sobald sie aufhören schmerzhaft zu sein und zu wachsen. Nur wenn sie durch ihre Gröfse und besondere Lage nachtheilig werden, mufs man suchen, sie durch eine Operation zu beseitigen. Einigen Nutzen können, bei ganz entzündungslosen syphilitischen Knochenauswüchsen, auch Einreibungen mit Jodsalbe, oder Umschläge mit Jodtinctur gewähren.

Ist Caries und Necrose entstanden, so werden diese nach den allgemeinen Regeln, die für diese Krankheiten angegeben sind, behandelt. Die Caries heilt von selbst, sobald die Dyskrasie getilgt ist, necrotische Knochenstücke zieht man aus, sobald sie los geworden sind. — Bei durchdringender Caries oder Necrose der Schädelknochen kann die Trepanation nothwendig werden, um dem Eiter einen Ausweg zu verschaffen.

Behandlung der Syphilis bei Neugeborenen.

Wenn die Kinder von Personen, die früher syphilitisch waren, oder noch an degenerirter Syphilis leiden, stets todt zur Welt kommen, so stellt eine Mercurialkur das Befinden der Eltern zuweilen so weit her, dafs die nächsten Kinder lebend und lebensfähig geboren werden. Auch Badekuren, kalische, Seebäder, Kaltwasserkuren können in manchen Fällen Vortheil gewähren. Wenn die Mutter während der Schwangerschaft syphilitisch wird, oder an deutlichen Symptomen allgemeiner Lues leidet, so kann, besonders in den spätern Monaten, eine sorgfältig geleitete Mercurialkur durchgeführt werden, ohne das Leben des Kindes mehr zu bedrohen, als es durch den Bestand der Syphilis bei seiner Mutter und durch die Gefahr der Ansteckung während der Geburt, an und für sich schon bedroht ist. — Es scheint vielmehr, als wenn eine vorsichtige Mercurialbehandlung der Mutter, das Leben des Fötus eher zu erhalten im Stande wäre, als die Behandlung mit Jod oder Holztränken, Neutralsalzen, oder Hintansetzung der mercuriellen, antisyphilitischen Kur bis nach der Geburt. Ueber die Wahl der Mercurialmittel bei Schwangern sind die Praktiker nicht einig, denn während einige zu den mildern, nicht ätzenden Präparaten, dem Calomel, Mercurius gummosus, oder den Einreibungen der grauen Salbe rathen, empfehlen andere, und wie es scheint mit Recht, gerade den Sublimat in vorsichtigen Dosen zu gebrauchen. Durch diese Behandlung wird die Syphilis zwar nicht immer vollständig gehoben, aber doch so weit gedämpft, dafs das Kind lebend, wenn auch schwach, zur Welt kommt und bei sorgfältiger Pflege sich erholen kann. Ist die Niederkunft einer syphilitischen Mutter sehr nahe und drohen keine besondern Gefahren durch einzelne Localsymptome, so wartet man mit der antisyphilitischen Kur am besten bis nach Ablauf des Wochenbettes. — Die Localsymptome, durch die das Kind während der Niederkunft angesteckt werden könnte, sucht man bald möglichst durch Localmittel, Aetzen, austrocknende Waschwasser zu beseitigen. Die Niederkunft einer syphilitischen Mutter beschleunigt man soviel als möglich und sucht durch Einspritzungen in die Scheide und Waschungen des Kindes mit Chlorkalkauflösung, Seifenwasser, die Gefahr der Ansteckung zu vermindern. Kinder, die mit den Erscheinungen der Syphilis auf die Welt kommen, können nur durch Ammenmilch am Leben erhalten werden; ist daher die Amme, oder die Mutter, nicht selbst angesteckt und leidet das Kind an Geschwüren und Ausschlägen am Munde, so müssen besondere Vorsichtsmaasregeln getroffen werden, um die Uebertragung des Giftes zu verhüten. Die Brustwarzen müssen sehr rein gehalten, nach jedem Säugen sorgfältig mit Chlorkalklösung abgewaschen werden. Am sichersten aber ist es, wenn man das Kind nur durch ein Warzenhütchen, oder einen präparirten Kuheuter saugen läfst. Zeigen sich die Erscheinungen der Syphilis vorerst nur bei der Mutter, so mufs das Kind einer gesunden Amme übergeben werden. — Sind Mutter und Kind zugleich krank so kann man beide mit Quecksilber behandeln. Quecksilber der Mutter allein gegeben, genügt nicht zur Heilung des Säuglings. Dem Kinde selbst verleibt man das Quecksilber am besten durch die Haut ein, wenn nicht allgemein verbreitete Hautausschläge hindern, indem man 5 bis 10 Gran graue Salbe täglich in die am meisten leidenden Hautstellen einreiben, oder seinen Körper mit einer, mit Quecksilbersalbe bestrichenen Flanellbinde einwickeln läfst. Man vermeidet bei diesem Verfahren die bei Kindern sehr nachtheiligen Verdauungsstörungen, Diarrhöen, und das Wundwerden des Mundes, die häufig Folge des innern Mercurialgebrauches sind. Häufig hat man jedoch auch das Quecksilber, namentlich seine mildern Präparate, den Calomel, den Mercurius gummosus, oder auch die Plummer'schen Pulver, die beiden ersten in Dosen von $^1/_8$ bis $^1/_2$ Gran, mit gutem Erfolge innerlich gegeben.—Geschwüre im Halse, am Munde, bestreicht man mit

Pinselsäften, denen man ein wenig Sublimat, oder Cuprum sulphuricum zusetzt; Geschwüre in der äufsern Haut läfst man mit Aqua phagedaenica nigra betupfen.

Von dem Gebrauche des Quecksilbers in der Syphilis im Allgemeinen.

Aufser den im Allgemeinen und gelegentlich der Behandlung der einzelnen Formen angegebenen Kurregeln, mögen hier noch einige allgemeine Bemerkungen über die hauptsächlichsten, gegen die Syphilis gebräuchlichen Mittel stehen.

Das Quecksilber ist, trotz der vielfachen Anfeindungen, die es in der neuern Zeit erfahren hat, die jedoch, gerechter Weise, nur seinen Mifsbrauch, nicht seinen regelmäfsigen Gebrauch treffen, und der unzähligen Versuche, es durch andere Mittel aus dem Pflanzen- oder Mineralreiche zu ersetzen, immer noch das Präparat, durch welches im Allgemeinen die Syphilis am schnellsten und sichersten geheilt wird. Dafs es Formen und Combinationen giebt, die seine Anwendung verbieten, dafs es zuweilen seine Wirkung versagt und selbst bei fehlerhaftem Gebrauche schaden kann, hat es mit jedem mächtig eingreifenden Heilmittel gemein und mindert seinen Werth nicht. Wie es wirkt und worauf die Verschiedenheit der Wirkung seiner einzelnen Präparate beruht, ist uns eben so unbekannt, als die wesentliche Ursache der Syphilis und die Gründe, warum dieselbe bald diese, bald jene Regionen befällt, bei dem Einen in dieser, bei dem Andern unter anderer Form auftritt. — Wir gebrauchen daher das Quecksilber nur nach gewissen Regeln, die jedoch trotz der mehr als hundertjährigen Erfahrung noch nicht vollkommen festgestellt sind.

Damit das Quecksilber seine heilsame Wirkung gegen die Syphilis vollständig äufsere, ist es nothwendig, dasselbe in anfangs schwächern, allmählig steigenden Dosen zu geben, so dafs sich der Körper allmählig sättigen kann und Reactionen durch Fieber und stärkere Secretionen nicht zu frühzeitig eintreten. Vermehrte Secretionen der Haut, des Darmkanales, der Nieren und ganz besonders der Speicheldrüsen, so wie fieberhafte Regungen, Mercurialfieber, werden zwar, wenn sie nicht zu früh eintreten, als günstige Erscheinungen betrachtet, durch welche die Heilung gesichert wird, sie sind jedoch zur Sicherung derselben nicht absolut nothwendig und es würde sehr gefährlich sein, wenn man mit manchen Präparaten und bei manchen Individuen sie erzwingen wollte. Wo die Quecksilberpräparate nicht selbst die Secretionen bethätigen, unterstützt man sie durch secretionsbefördernde Tränke, oder setzt andere Präparate, Antimonialien, Schwefel u. s. w. zu. Welche Secretion durch das Quecksilber angeregt werden soll, steht nicht ganz in der Macht des Arztes, da

Vieles von der Individualität abhängt. Im Allgemeinen und insbesondere bei primären syphilitischen Affectionen an den Geschlechtstheilen und am After, giebt man den Mercur gern so lange, bis er die Speichelsecretion gelinde vermehrt und das Zahnfleisch ein wenig angreift. In diesem Zustande sucht man den Kranken einige Zeit, durch Steigen und Fallen mit dem Mittel und geeignete Zusätze zu erhalten. — Bei allgemeiner Lues und secundären Geschwüren im Halse, scheint es zweckmäfsiger zu sein, wenn gegen das Ende der Behandlung die Darmsecretion, durch die Wahl geeigneter Präparate, oder die Beihülfe der Senna, Jalappe u. s. w., vorzugsweise angeregt wird; bei den Syphiliden sucht man durch warme, schweifstreibende Getränke, Bäder, Zusätze von Antimonialien, Gummi resinen, die Wirkung vorzugsweise auf die Haut hinzulenken. — Wo das Quecksilber zu früh reichlichen Speichelflufs, oder heftige Diarrhöen hervorruft, schadet es meistens, wenn diese excessiven Wirkungen nicht durch passende Corrigentia beseitigt werden können. Das gleiche ist der Fall, wenn es zu früh Fieber erregt und die entzündliche Reaction der Localsymptome steigert. Speichelflufs und Mercurialfieber, die zu geeigneter Zeit entstehen, sucht man durch zweckmäfsige Regulirung der Quecksilberdosen, eine gewisse Zeit in mäfsigem Grade zu erhalten. Uebermäfsiger Speichelflufs sichert die Heilung nicht; er wird jedenfalls dem Kranken höchst lästig und, so wie wenn die Mercurialsymptome zu früh hervortreten, ehe die Syphilis getilgt ist, nachtheilig. Mit dem Auftreten der stärkern Mercurialsymptome mufs die Vorsicht verdoppelt werden, da der Kranke gegen äufsere Einflüsse sehr empfindlich geworden ist, Störungen der Secretionen lebensgefährliche Folgen haben können, jedenfalls höchst nachtheilig in den Verlauf der Behandlung eingreifen. Der Kranke mufs sich sehr warm halten, Diätfehler, so wie Erkältungen sorgfältig vermeiden. Werden die Ausleerungen, namentlich der Speichelflufs, zu stark, so geht man mit der Dose herunter, oder setzt das Mittel eine Zeit lang gänzlich aus und sucht durch Anregung anderer Ausleerungen antagonistisch die allzu reichliche in die gehörigen Schranken zurückzuführen. Wird das Quecksilber unzweckmäfsig, oder zu lange fortgegeben, so verschlimmern sich die Localsymptome zuweilen wieder und nehmen statt des syphilitischen den mercuriellen Charakter an, oft ehe die Syphilis gänzlich getilgt, vielmehr nur gedämpft ist, fortbesteht und später in schlimmerer Form wieder ausbricht. Hier mufs man das Quecksilber vollständig aussetzen und einstweilen andere Mittel, unter denen das Jod eine vorzügliche Stelle einnimmt, geben, um diese schlimme Complication zu heben (s. Mercurialkrankheit). — Auch nach Beendigung einer Mercurialkur bleibt der Körper, besonders gegen Erkältungen, sehr empfindlich, der Kranke mufs daher noch längere Zeit sehr vorsichtig sein, Erkältungen sorgfältig vermeiden und nur allmählig zu seiner früheren Lebensweise zurückkehren. Zweckmäfsig unterhält man die Secretionen der Haut und des Darmkanales durch Holztränke noch einige Wochen über den Beschlufs der Mercurialkur hinaus, oder geht aus dieser in eine Jodkur über. Syphilitische Affectionen, welche mit lebhafter, entzündlicher, erysipelatöser Reaction bestehen, vertragen das Quecksilber, welches die Entzündung leicht steigert und ihr eine Tendenz zur Phagedaena und zum Brand giebt, nur schlecht, hier mufs man eine Vorbereitungskur durch einfache, antiphlogistische und ausleerende Mittel vorausschicken, ehe man zum Quecksilber greifen darf. Eben so erfordern gastrische Complicationen häufig die Vorbereitung durch ausleerende Mittel. Magenschmerzen und Koliken, welche durch einzelne Quecksilberpräparate leicht erregt werden, mäfsigt man durch den Zusatz von Opium.

Gewöhnlich läfst man das Quecksilber, um allgemeine Wirkungen zu erzielen, innerlich nehmen. Die äufsere Anwendung, die Schmierkuren, passen nur für bestimmte Fälle, oder zur Bekämpfung einzelner Localsymptome.

Die Mode hat zu allen Zeiten einzelne Präparate als vorzüglich wirksam bezeichnet und täglich tauchen neue Präparate, Verbindungen und Methoden auf, welche die früher bekannten an Sicherheit und Wirksamkeit übertreffen sollen. Meiner Ansicht nach besitzen wir an den bekannten Präparaten mehr als hinreichend ist, und es kömmt zur sichern Heilung der Lues nicht darauf an, sie durch neue zu vermehren, sondern nur sie zweckmäfsig anzuwenden. Mit dem Colomel, dem Sublimat, allenfalls dem rothen Präcipitat, wird der vorsichtige Praktiker fast in allen Fällen ausreichen können und nur die Kinderpraxis wird noch das Mercurius solubilis H., so wie einzelne Formen degenerirter Lues die Jodquecksilberpräparate verlangen.

Von dem Gebrauche des Calomel in der Syphilis.

Das Calomel, Hydrargyrum muriaticum mite, empfiehlt sich besonders für frische Formen der Syphilis; bei veralteter Lues und wenn schon viel Mercur angewendet worden ist, wirkt es theils nicht kräftig genug, theils ruft es gern zu früh excessive Wirkungen hervor. Am meisten Anwendung findet es daher bei primären und besonders bei indurirten Chankern, Bubonen, bei Entzündungen des Auges, des Hodens, bei breiten Feigwarzen, so wie überhaupt bei allen syphilitischen Affectionen, welche mit stärkerer entzündlicher Reaction verlaufen und Neigung zu hypertrophischen Wucherungen zeigen. — Es greift unter allen Quecksilberpräparaten am frühesten die Schleimhäute, Schleim- und Speicheldrüsen an, macht das Zahnfleisch wund und erregt Speichelflufs oder Diarrhöe mit reichlicher Gallenabsonderung. Bei schlecht genährten, blutarmen, lymphatischen, atonischen, aufgedunsenen Personen, so wie bei solchen, die früher schon Mercur genommen haben, reichen oft wenige Gran des Mittels hin, um diese excessiven Wirkungen zu erzeugen. Es eignet sich daher bei diesen sehr wenig zur Bekämpfung der Syphilis. Der gewöhnlichen Angabe nach wird es von Kindern besser vertragen als von Erwachsenen, weshalb man es bei ihnen gern zur Behandlung der Lues wählt, was jedoch die Nothwendigkeit, bei jenen dieselbe Sorgfalt, wie bei diesen, in Bezug auf das Verhalten zu beobachten, nicht ausschliefst. Schwangern darf es nicht gegeben werden, indem es mehr, als ein anderes Quecksilberpräparat, den Abortus begünstigt. Während des Calomelgebrauches mufs der Kranke sich sehr warm halten, reichlich Tisanen trinken, welche gelinde auf den Stuhl wirken und, sobald das Zahnfleisch anfängt sich aufzulockern, den Mund mit adstringirenden Wassern, Decoct. Salviae, ausspülen. Nehmen die Erscheinungen des Speichelflusses nichts desto weniger zu, so giebt man stärkere Laxanzen aus Jalappe oder Senna und geht mit der Dosis des Calomels herab, oder setzt es eine Zeit lang gänzlich aus. Auf diese Weise kann meistens der Ausbruch des Speichelflusses lange genug hinaus gehalten werden, um die Syphilis vollständig zu tilgen.

Da die Empfänglichkeit für das Calomel bei verschiedenen Menschen sehr ungleich ist, so kann eine bestimmte Dosis nicht angegeben werden. Man giebt es daher am besten steigend von $1/4$ bis 1 Gran, zwei- bis dreimal täglich und geht, wenn die letzten Erscheinungen der Syphilis verschwunden sind, eben so mit der Dosis allmählig wieder herab. — Das Calomel bei der Syphilis in gröfseren Dosen zu geben, so dafs es rasch Speichelflufs, oder Diarrhöe erregt, ist unzweckmäfsig. Die Localsymptome verschwinden zwar zuweilen schon nach wenigen Dosen, gewöhnlich aber erfolgen Recidive. Mit Recht ist daher auch die sogenannte grofse Quecksilberkur nach Weinhold, bei welcher der Kranke jeden vierten Tag Abends zwei Dosen von 10 und eine von 5 Gran Calomel mit Zucker, und den andern Morgen, zur Beförderung des Stuhlganges, ein Pulver aus Jalappe und Kali tartaricum nehmen mufste, verlassen. Mehr als 7 bis 8 Dosen wurden gewöhnlich nicht gegeben; nach der 4. bis 5. Dose war der Magen meistens schon so abgestumpft, dafs 5 bis 6 Gran Jalappe jedem Pulver zugesetzt werden mufste. Gegen das Ende der Kur gestattete Weinhold Fleischdiät, Wein und reichte ein Chinadecoct. Auch Wallace empfiehlt das Calomel, oder die ähnlich wirkenden blauen Pillen, bei rasch vorschreitenden syphilitischen Zerstörungen in grofsen Dosen, bis zur bestimmten Mercurialwirkung zu geben, dann aber auszusetzen, oder nur mit kleinern Dosen fortzufahren.

In ähnlicher Weise wie der Calomel wirken der Mercurius gummosus Plenkii, Merc. solubilis Hahnemanni und die in England sehr gebräuchlichen blauen Pillen. — Die Verbindungen des Calomels mit Antimon in den Plummer'schen Pillen und Pulvern, sind vorzüglich wirksam bei Complicationen der Lues mit Rheuma, so wie bei Hautkrankheiten, auch in der Kinderpraxis können sie oft zweckmäfsig das reine Calomel ersetzen. Der Zusatz von Antimon verzögert, indem er die Wirkung mehr auf die Haut hinlenkt, die Entstehung des Speichelflusses.

Aeufserlich wird der Calomel selten als Aufstreupulver, oder in Salbenform, bei syphilitischen Geschwüren gebraucht.

Von dem Gebrauche des Sublimats in der Syphilis.

Der Sublimat, Mercurius sublimatus corrosivus, ist unter allen Quecksilberpräparaten eines der wirksamsten gegen die Syphilis. Man giebt ihn nicht leicht gegen primäre Affectionen, die er oft zu rasch unterdrückt, ehe die Syphilis selbst vollkommen getilgt ist. Es entstehen daher leicht Recidive, die sich durch besondere Hartnäckigkeit auszeichnen sollen. Wenigstens soll man, wenn man ihn gegen leichtere, primäre Affectionen verwenden will, nach dem Verschwinden der letzten Localsymptome noch ein anderes, milderes Präparat, namentlich den Calomel, eine Zeit lang nachgeben, so dafs einige vermehrte Ausleerungen und eine gelinde Auflockerung des Zahnfleisches erfolgt. Seine rasche Wirkung empfiehlt ihn besonders, wenn es sich darum handelt, phagedänischen, syphilitischen Ulcerationsprocessen Einhalt zu thun und Organe, deren Zerstörung durch Verschwärung bevorsteht, z. B. das Zäpfchen, durch ein sehr rasches Eingreifen noch zu retten. Ueberhaupt aber ist seine Stelle mehr bei secundären, als bei primären Formen, bei Rachen- und Nasengeschwüren, syphilitischen Hautleiden, Knochengeschwüren und Knochenschmerzen, spitzen Condylomen, besonders auch Trippercondylomen, Neurosen, bei Complicationen der Syphilis mit Rheumatismus. Es ist dasjenige Präparat, welches von Schwangern am besten vertragen und welches, wenn es vorsichtig in kleinen Dosen gegeben wird, am wenigsten leicht Abortus erregt. Auch bei Personen, deren Verhältnisse nicht erlauben, alle Vorschriften eines vorsichtigen Regimens zu beobachten, schadet der Sublimat unter den Mercurialpräparaten am wenigsten. Sehr selten erfolgt bei dem Gebrauche des Sublimats Speichelflufs und Durchfall; nur gegen das Ende einer vollständigen Sublimatkur entstehen nicht selten einige schleimige, vermehrte Stuhlausleerungen, die jedoch, als Zeichen der vollständigen Wirkung, nicht unterdrückt werden dürfen. Wird der Sublimat in gröfsern Dosen, bei nüchternem Magen, oder empfindlichen Personen gegeben, so erregt er leicht Magenschmerz und Brechreiz, ein kleiner Zusatz von Opium hebt diese Zufälle. Bei Personen mit Anlage zu Lungenphthise darf der Sublimat durchaus nicht gegeben werden, indem er auch bei anscheinend kräftigen Menschen den schlummernden Keim zu dieser Krankheit weckt. Ueberhaupt mufs man seinen Gebrauch augenblicklich aussetzen, sobald Druck und Schmerz auf der Brust entstehen.

Man giebt den Sublimat, wegen seiner corrosiven Eigenschaft, am liebsten in Pillenform, mit Succus liquirit., Extract. ligni Guajaci, oder Mica panis zu $\frac{1}{8}$ bis $\frac{1}{2}$ Gran steigend, mit Zusatz von Extr. Opii. Da alle Compositionen den Sublimat immer etwas zersetzen, so läfst man immer nur eine kleine Quantität möglichst trockener Pillen bereiten, die man vor Licht und Feuchtigkeit schützt. Mehr als 1 bis 2 Gran im Tage braucht man nie zu geben. Von den gröfsern Gaben geht man allmählig wieder zu den kleinern Anfangsdosen herab. Zweckmäfsig verbindet man Sublimatkuren mit dem Gebrauche secretionsbefördernder Getränke. — Bei gröfsern Dosen des Sublimats darf die Diät nicht allzu sparsam sein und Fleisch nicht gänzlich entzogen werden.

Eine methodische Sublimatkur ist von Dzondi angegeben worden, die jedoch vor der allmählig steigenden, der Individualität des Kranken angepafsten Darreichungsweise, keine Vorzüge hat.

Sehr häufig auch wird der Sublimat bei syphilitischen Affectionen in verdünnter Mischung, als Gurgelwasser, Pinselsaft, oder als Aetzmittel, bei Geschwüren, Condylomen und Hautausschlägen gebraucht. Bekannt ist der Pinselsaft für Rachengeschwüre (℞. Hydrarg. mur. corr. Gr. 6 — 12. solv. in Aq. dest. q. s. Extr. Cicut., Extr. Chamomill. ana Drachm. 2, Tinct. Op. simpl. Drachm. $1\frac{1}{2}$, Mel. rosat. Unc. 1).

Von dem Gebrauche des rothen Präcipitats in der Syphilis.

Der rothe Präcipitat, Mercurius praecipitatus ruber, gleicht dem Sublimat hinsichtlich der Kraft der Wirkung, übertrifft ihn aber noch an nachhaltigem Vertilgungsvermögen. Er wirkt langsam, aber sicher, auch gegen eingewurzelte Formen veralteter Lues, Hautgeschwüre, Knochenkrankheiten; er hilft da noch, wo der Sublimat nicht mehr ausreicht. Eben so wie dieser macht er selten Speichelflufs, oder Durchfall und nur bei empfindlichen Personen stört er die Verdauung, oder erregt Magenschmerz, wo man ihn dann in Pillenform, mit Zusatz von Opium, oder Extr. Cicutae, oder gleichzeitig mit einem schleimigen Getränke, reichen mufs. Man beginnt mit $\frac{1}{8}$ Gr. und steigt allmählig bis zu ½ Gr. 3—4mal täglich. Bei syphilitischen Hautleiden und Complicationen mit Rheumatismus bewährt sich die Darreichung des rothen Präcipitats in Verbindung mit Schwefelantimon, nach den Vorschriften von Berg und Ritter (Merc. praec. rubr. Gr. 2., Stibii, Sulph. nigr., Sacch. alb. ana Scrup. 8. m. f. p. divid. in 16 part. aequal. tägl. 2 Stück z. n.), oder mit Sulph. aurat. antimon. ganz vorzüglich. Gewöhnlich entstehen auf den Gebrauch dieser Compositionen sehr starke nächtliche Schweifse, welche die günstige Wirkung sehr zu befördern scheinen.

Oertlich gebraucht man ihn in Salben, oder als Aufstreupulver, bei indolenten, aber auch bei erethischen und phagedänischen Geschwüren.

Von den übrigen Quecksilberpräparaten hat, für die innere Anwendung, keines allgemeinere Anerkennung gefunden.

Das Hydrarg. nitric. oxydulat. crystallisatum ist häufiger äufserlich, als innerlich gebraucht worden. Es scheint, dafs seine innere Wirkung dem des Sublimats nahe steht. Das Cyanquecksilber, Hydrargyrum cyanogenatum, welches zuerst von Brera, später besonders von Mendaga, gegen veraltete Syphilis, Haut- und Knochenleiden, gerühmt wurde, soll noch schneller wirken, als der Sublimat, zugleich weniger leicht, als dieser, zersetzt werden und weniger nachtheilig auf Brust und Magen wirken.— Die Bromquecksilberpräparate, welche Werneck und v. Gräfe gegen die Syphilis versuchten, scheinen keinen Vorzug vor dem Sublimat, mit dem sie ähnliche Wirkungen haben, zu verdienen. Neuerdings sind die Jodquecksilberpräparate, das Proto- und Bijoduretum hydrargyri, besonders gegen veraltete und entartete Syphilis, Knochen- und Hautkrankheiten, Complicationen der Lues mit Scropheln, Impetigo und Mercurialdyskrasie, in vielen Fällen mit ausgezeichnetem Erfolge gegeben worden und verdienen für solche Fälle dringende Empfehlung zu weitern Versuchen.

Inunctionskur.

Abgesehen von der äufsern Anwendung des Quecksilbers, hat man sich dieses Mittels vielfach auch zur allgemeinen Behandlung der Lues und zwar gewöhnlich der grauen Quecksilbersalbe, des Ung. hydrarg. ciner., seltener der Salben aus Sublimat, oder Jodquecksilber, der Sublimatbäder, oder Zinnoberräucherungen bedient. Gewöhnlich verspart man die methodischen Quecksilbereinreibungen als Ultimum refugium, für veraltete und fast hoffnungslose Fälle, syphilitische Caries, Necrose, Knochenschmerzen, Hautleiden. Sie bringen die stärksten Mercurialwirkungen hervor, sind aber für den Kranken höchst beschwerlich und erfordern die gröfste Sorgfalt, wenn sie nicht durch

Störungen der Krisen selbst tödtliche Folgen, Gehirn- und Lungenschlag, nach sich ziehen sollen. Durch den vorsichtigen innern Gebrauch des Quecksilbers bei secundärer Lues, so wie durch das Jod, werden diese angreifenden Kuren meistens entbehrlich gemacht. Ueberall, wo das Quecksilber überhaupt nicht indicirt ist, bei scorbutischen, gedunsenen, wassersüchtigen Personen, Schwindsüchtigen, sind auch die methodischen Quecksilbereinreibungen verboten, wenn nicht die Kranken durch eine tonisirende Vorkur gehörig vorbereitet sind.

Gewöhnlich werden die Kranken durch Bäder, Abführungen, Diätentziehungen, vollblütige Personen auch durch Aderlässe, für die Einreibungen vorbereitet. Wir besitzen viele Vorschriften zur methodischen Anwendung der Quecksilbereinreibungen, von welchen die, von Rust modificirte, Louvrier's sogenannte grofse Schmierkur, die bekannteste ist. Zweckmäfsig ist bei ihr die Diätentziehung mit den Quecksilbereinreibungen verbunden. Sie beabsichtigt Umstimmung der gesammten Constitution, die Erregung kräftiger Reactionen, Mercurialfieber und Krisen an bestimmten Tagen, durch welche das Erkrankte ausgeschieden und der Organismus zur Norm zurückgeführt werden soll. — Störende Complicationen und Nachwirkungen früherer Behandlungen werden vorerst entfernt. Sodann beginnt man die Vorbereitungskur mit einem gelinden, nicht mercuriellen Laxanz, aus Senna, oder Natrum sulphur. In den folgenden 12 Tagen erhält der Kranke täglich ein warmes Bad von ungefähr 29° R. Schwitzt der Kranke auf das Bad, so vermindert man die Temperatur ein wenig. Nach dem 12ten Bade wird wieder eine Laxanz gereicht. Schlaffe, aufgedunsene Individuen läfst man nur jeden 3ten Tag baden. Dabei erhält der Kranke täglich ein halbes Quart schleimige Fleischbrühsuppe mit Reis, oder Grütze, oder, statt der einen Hälfte der Suppe, Morgens eine Tasse Kaffee und trinkt täglich ungefähr 3 Schoppen einer Abkochung der Sarsaparille, oder der Species p. dec. lignor. Alten, schwächlichen Leuten, kann man aufserdem etwas Gemüse, oder gekochtes Obst, selbst ein Glas alten Wein, einige weiche Eier gestatten. Sobald der Speichelflufs eingetreten ist, kann der Kranke ohnedem keine feste Speise mehr zu sich nehmen, er erhält dann täglich nur 3mal eine Tasse Fleischbrühe. Bei Weibern mufs man die Vorbereitungskur so einrichten, dafs sie mit dem Eintreten der Menses beendet ist, die eigentliche Kur beginnt dann mit dem Aufhören derselben.

Der Kranke mufs sich in einem mittelgrofsen Zimmer, dessen Fenster vor der Krise nicht geöffnet, in welchem die Temperatur auf 18° erhalten und die Luft nur mit Vorsicht gewechselt werden darf, aufhalten, er darf Wäsche und Bettzeug nicht wechseln. Wo möglich reibt er selbst ungefähr während wenigstens 5 Minuten die Salbe ein und legt sich dann etwa 2 Stunden lang ins Bett. Das Quantum der einzureibenden Salbe richtet sich nach der Beschaffenheit des Kranken und der Krankheit. Für Erwachsene braucht man anfangs Drach. 1 und steigt auf Drach. 2 — 2 ½. Gewöhnlich ist es besser kleinere und etwas zahlreichere, als gröfsere und weniger zahlreiche Dosen einreiben zu lassen. — Zuweilen heilen die Geschwüre schon in der Vorbereitungskur, was jedoch von dem Beginn der Einreibungen nicht abhalten darf. Oft genügen 5 — 6 Einreibungen; gewöhnlich bedarf man deren 12 und oft mehr. Die Ordnung der Einreibungen ist : 1ter Tag, beide Unterschenkel; 3ter Tag, beide Oberschenkel; 6ter Tag, beide Arme von der Hand bis zur Schulter; 8ter Tag, Rücken; 10ter Tag, Einreibung in die Unterschenkel; 12ter Tag, in die Oberschenkel; 14ter Tag, in die Arme; die Einreibungen bis hierher geschehen alle Morgens. Am 15ten Tag treten gewöhnlich kritische Reactionen auf; der Kranke wird ängstlich, unruhig, beklommen, der Puls matt, die Zunge sehr belegt und der Unterleib aufgetrieben. Es stellen sich Herzklopfen, Kolikschmerzen, unruhiger Schlaf, Auffahren im Schlafe, selbst stille Delirien ein. Durch kritischen Schweifs, der manchmal 24 Stunden dauert, vermehrte Stuhl- und Urinausleerung, verschwinden jene Zufälle und der Kranke fühlt sich wieder wohl und heiter. Während der Schweifskrise hält sich der Kranke zu Bett, nimmt ein diaphoretisches Getränk und vermeidet sorgfältig jede Störung der Krise. Die folgenden Einreibungen geschehen des Abends; am 16ten Tag Abends spät in den Rücken; am 17ten erhält der Kranke Morgens eine Laxanz; 18ten Tag, Einreibung, Abends in den Schenkel; 19ten Tag, Morgens eine Laxanz; 20ten Tag, Abends Einreibung in den Oberschenkel; 21ten Tag, Morgens Laxanz; 22ten Tag, Abends Einreibung in die Arme; 23ten Tag,, Morgens eine Laxanz; 24ten Tag, Abends Einreibung in den Rücken; 25ten Tag, Morgens eine Laxanz; 26ten Tag, Morgens, bekommt ein laues Bad, wird mit Seifenspiritus gewaschen, erhält reine Wäsche und begiebt sich in ein anderes Zimmer.

Verschiedene Zufälle können im Verlauf der Kur deren Unterbrechung, oder die Verminderung der Einreibungen erfordern. Wird vor der 3ten Einreibung schon die Reaction zu stark, so dafs jetzt schon Fieber, ermattende Schweifse, grofse Schwäche, Ohnmachten eintreten, wie das bei nervenschwachen, oder an nahrhafte Kost gewöhnten Personen häufig sich ereignet, so giebt man etwas Wein, kräftige Suppen, Anodyna, ein Infusum Valerianae, oder etwas Liq. anodynus; verschwinden hierauf die Zufälle nicht, so mufs die Kur unterbrochen werden. Auch wenn der Speichelflufs schon vor der

3ten Einreibung erscheint, darf die Kur nicht fortgesetzt werden, da sonst die Salivation zu einem gefährlichen Grade sich vermehren und doch nicht hinreichend Quecksilber einverleibt werden könnte. Der Speichelflufs ist die günstigste Krise, er erscheint gewöhnlich zwischen der 3ten—4ten Einreibung; fehlt er noch nach der 5ten, so steigt man zu stärkeren Dosen der Salbe, bis zu Drach. 2½; bleibt er gänzlich aus, so treten dafür manchmal andere kritische Ausleerungen ein, die Kur ist jedoch weniger sicher. Durch noch stärkere Einreibungen den Speichelflufs erzwingen zu wollen, ist unzweckmäfsig. Obgleich der Speichelflufs als Krise erwünscht ist, so darf durch ihn doch nicht mehr als 2—3 Pfund Speichel täglich entleert werden. Zur Verminderung der örtlichen Beschwerden spült der Kranke den Mund mit lauem Wasser, oder Hollunderthee aus und bepinselt die Mundgeschwüre mit Camphoröl (Ol. amygdalar. Unc. 1, Camph. Drach. 1). — Stärkere Geschwüre in dem Munde, Blutungen aus denselben, werden nach den allgemeinen Regeln behandelt. Erfolgt der Ausbruch der Salivation nach der 3ten Einreibung zu tumultuarisch, so setzt man die nächste Einreibung aus, macht am 9ten Tage eine in den Rücken und am 12ten eine in die Unter- und Oberschenkel zugleich, worauf man in der gewohnten Weise fortfährt. Legen sich jedoch auch hierbei noch nicht die schlimmern Salivationsbeschwerden, so setzt man die nächste Einreibung noch einen Tag länger aus und macht erst am 15ten oder 16ten Tag, wenn die Hautkrisis eingetreten ist, die nächste Abendeinreibung. — Magenbeschwerden, welche durch das Hinabschlucken des Speichels entstehen, beseitigt man durch ein Brechmittel aus Ipecacuanha.

Wird die Schweifskrise, oder der Speichelflufs durch Erkältung unterbrochen, so ist die Gefahr für den Kranken sehr grofs, er wird sehr aufgeregt, von Brustkrämpfen und Convulsionen befallen, der Puls wird klein, zusammengezogen, der Athem beklommen. Gelingt es nicht, durch warme Bäder, Senfpflaster, Frictionen mit camphorirten wollenen Tüchern, ein Brechmittel, oder Diaphoretica calida, den Schweifs wieder herzustellen, so erfolgt der Tod durch Schlagflufs, oder unter Convulsionen. Mit den Abendeinreibungen darf nicht vor Beendigung der Schweifskrise und spätestens am 16ten Tage begonnen werden. Nicht jeder Kranke erträgt alle 5 Einreibungen und bei grofser Schwäche kann man daher am 18ten oder 19ten Tage die zweite und am 22ten und 25ten Tage die 3te und 4te vornehmen und hiermit die Kur beendigen. War die Krisis vollständig, so vermehren die Abendeinreibungen gewöhnlich die Salivation nicht, nicht selten schwindet sie allmählig, bisweilen wird sie auch stärker, besonders wenn die Krise am 15ten Tag nicht vollständig war, der

Speichel bildet einen stärkeren Bodensatz und alle syphilitischen Symptome vergehen schnell. Während der Abendeinreibungen mufs man mit dem Gebrauche der Laxanzen vorsichtig sein, weil sie leicht die Salivation unterdrücken, oder Metastasen nach dem Unterleibe, oder schmelzende Diarrhöen erregen. Man wählt daher nur gelinde Abführmittel, Manna, Rheum, Tamarinden. Zu heftige Diarrhöen erfordern das Aussetzen der Kur, aromatische Fomente und Ueberschläge über den Unterleib und Opium mit Camphor oder Moschus. Zuweilen tritt während der Abendeinreibungen eine zweite Krise unter ähnlichen Vorboten ein, wie die erste, worauf sich der Kranke wieder wohler fühlt. Tritt bei Frauenzimmern während der Kur die Periode unter heftigen Zufällen ein, so müssen die Einreibungen bis nach Beendigung des Monatsflufses ausgesetzt werden. Eine örtliche Behandlung der Geschwüre ist nicht nothwendig. — Erregt die Kur gar keine Krisen, so bleibt sie erfolglos und kann, wenn sich der Kranke erholt hat, wiederholt werden; nach Beendigung derselben geht man allmählig und mit Vorsicht zu besserer Kost und zum Genufs der freien Luft über. Diese Methode ist von vielen Aerzten in mannichfacher Weise abgeändert worden, besonders in Bezug auf die Vorbereitungskur, die Anordnung der einzelnen Einreibungen und die Quantitäten der einzureibenden Salbe. Die meisten beschränken die Vorbereitung auf eine kürzere Zeit, eine geringere Zahl Bäder und lassen die Holztränke, als entbehrlich und dem Kranken zuwider, ganz weg.

Den Sublimat in Salbenform wendete zuerst Cirillo an, gegen hartnäckige, veraltete Fälle der Syphilis, welche den inneren Gebrauch des Mercurs nicht gestatten. Nachdem der Kranke durch einige Bäder vorbereitet war, liefs er von einer Salbe (R. Hydr. mur. corr., Ammon. mur. ana Drachm. 1 Axung. porc. Unz. 1, tere per horas 24 ad perfect. solut.), am ersten Tage Dr. 1. in die eine und am zweiten in die andere Fufssohle, einreiben; am dritten Tage ein Bad nehmen und so fort allmählig steigend mit der Dosis des Sublimats, bis Dr. 2. eingerieben werden. Speichelflufs tritt nicht ein, aber vermehrte Harn- und Schweifsabsonderung, die man durch fleifsiges Trinken von Sarsaparilledecoct unterstützt. Brustkranken, die sonst den Gebrauch des Sublimats nicht vertragen, schadet diese Kur, auch wenn sie Monate lang fortgesetzt wird, nicht. Neuere Beobachtungen über den Nutzen dieser Methode liegen uns wenige vor.

Auch in Bädern, sowohl allgemeinen, als topischen und Fufsbädern, wurde der Sublimat vielfach gegen allgemeine Lues, besonders in inveterirten Fällen, von Heine auch gegen die Lues der Kinder gebraucht. Ist die Haut nicht wund, so kann man Drachm 1—2 zu dem Bade verwenden und allmählig bis zu Unc. ½ und selbst Unc. 1 steigen. Der Kranke mufs sich warm halten und darf eine zwar nahrhafte, aber nicht allzu reichliche Kost geniefsen. Zur Sicherung mufs man die Bäder eine Zeit lang nach dem Verschwinden der Localsymptome fortsetzen. Ist die Haut geschwürig, so erregen die Sublimatbäder leicht Speichelflufs, Herzensangst, Beklemmung und andere Vergiftungszufälle.

Von dem Gebrauche des Jods in der Syphilis.

Neben dem Quecksilber nimmt das Jod die nächste Stelle bei der Behandlung der Lues ein. Obschon man mit dem Jod schon bei allen syphilitischen Affectionen günstige Erfolge erzielt hat, so eignet es sich doch weniger für die primären und die frühern secundären Formen der Lues, als vielmehr für die spätern secundären Uebel: veraltete, secundäre Hals- und Hautchanker, Recidive von früher durch Mercur geheilten Halschankern, pustulöse, squamöse und besonders für tuberkulöse Hautausschläge, die syphilitischen Knochenkrankheiten und die Krankheiten der fibrösen Häute überhaupt. Je veralteter diese Uebel sind und je öfter sie schon vergebens, oder zweckwidrig durch Mercur behandelt wurden, je mehr der Kranke schon heruntergekommen ist, desto weniger ist das Jod zu entbehren. — Ganz unentbehrlich ist es aber in den nicht seltenen Fällen, in welchen das Quecksilber im Allgemeinen zwar angezeigt wäre, individueller Verhältnisse halber aber nicht gegeben werden kann, oder aufhört wirksam zu sein; zu Ende von Mercurialkuren, wenn das Quecksilber die Syphilis zwar gedämpft hat, aber nicht im Stande ist, sie gänzlich zu beseitigen; zur Sicherung vor Recidiven nach Mercurialbehandlungen als Nachkur; so wie bei Personen, die schon viel Quecksilber zweckwidrig verbraucht haben, deren Verhältnisse ihnen nicht erlauben, sich gehörig zu halten, oder bei welchen das Quecksilber nicht anschlagen will. Phthischer Habitus und selbst ausgesprochene Phthisis contraindiciren den Gebrauch des Jods nicht, fordern nur zu einiger Vorsicht, wegen möglicher Congestionen nach der Brust auf. Complicationen der Syphilis mit Hydrargyrose und Scropheln indiciren recht eigentlich den Gebrauch desselben.

Unter den primären, syphilitischen Affectionen scheinen es nur manche phagedänische und serpiginöse, so wie veraltete Chanker, die bei fortgesetztem Mercurialgebrauche sich nicht weiter bessern, zu sein, bei denen das Jod dem Quecksilber vorzuziehen ist.

Man hat das Jod gegen Syphilis innerlich und in Form von Bädern, Waschwassern, Gargarismen und Salben verwendet.

Zum innern Gebrauche wählt man gewöhnlich das Jodkali, wegen seiner mildern und doch sichern Wirkung, einfach in destillirtem, oder einem ätherischen Wasser aufgelöst, ohne irgend einen andern Zusatz. Da das Jod jetzt seines Preises wegen häufig verfälscht wird, so hat man darauf zu sehen, ein reines Präparat zu erhalten. Häufig liegt in der unreinen, verfälschten Mischung des Mittels die Ursache, dafs dasselbe nicht vertragen wird. Nur bei Personen, deren Gefäfs- und Nervensystem sehr wenig erregbar, deren Magen namentlich auch nur wenig empfindlich ist, kann man jeder Dose Jodkaliauflösung bis zur Hälfte reines Jod zusetzen. Die Gröfse der einzelnen Dose und die Darreichungsweise wird von den einzelnen Beobachtern sehr verschieden angegeben. Während viele, Payan und Ricord, Wallace z. B. mit sehr kleinen Dosen 2—6—8 Gr. dreimal täglich ausreichten und diese Dose während der ganzen Behandlung nicht steigerten, fanden andere viel gröfsere Quantitäten in steigender Dose bis zu Dr. 2 Jodkali im Tage nothwendig. Gewifs ist es, dafs von den meisten Kranken so starke und selbst noch stärkere Dosen ohne Nachtheil vertragen werden. Am zweckmäfsigsten möchte es sein mit einer mittlern Dose, etwa 8 Gr. Jodkali, oder mit 6 Gr. Jodkali und 1—2 Gr. reinem Jod p. d. zu beginnen und nach Maasgabe der Wirkung allmählig bis zu Scrup. 1—1½ dreimal täglich zu steigen und wie sich die Erscheinungen bessern, allmählig wieder zu fallen. Wenn die Wirkung des Jods vollständig ist, so erscheint es in allen Ausleerungen, in dem Speichel- und Nasenschleime, dem Schweifse, dem Kothe, besonders auch in dem Urine, in welchen es sich durch seinen Geruch und die chemische Reaction auf Stärkemehl deutlich verräth. Nach Wallace mufs der Urin bei der Reaction mit Stärke schwarz wie Dinte werden, wenn die Wirkung vollständig sein soll.

Das Jod unterdrückt manche syphilitische Krankheitsformen, secundäre Chanker, Knochenschmerzen sehr schnell und ehe die Krankheit vollständig gehoben ist. Es erfolgen daher Recidive, wenn man das Mittel nicht eine ziemlich lange Zeit über das Verschwinden der letzten Symptome hinaus fortgiebt. — Die Diät und das Regimen brauchen bei der Jodbehandlung nicht so streng zu sein, als bei der Anwendung des Quecksilbers. Der Kranke vermeide, so lange das Jod sich im Magen befinden kann, amylumhaltige Nahrungsmittel zu geniefsen, weil mit den unverdauten Speiseresten eine grofse Quantität des gereichten Mittels sich verbindet und unbenützt wieder abgeht. Zweckmäfsig nimmt der Kranke zwei Stunden vor dem Frühstück, welches nur aus Milch, oder leichtem Kaffee, ohne Brod bestehen darf, die erste Dose und die beiden übrigen noch vor dem Mittagsessen, so dafs die letzte wenigstens eine Stunde vor diesem genommen ist. Die

Mittags- und Abendkost bestehe aus Fleischbrühe, Fleisch; Speisen aus Mehl bereitet, Kartoffeln sind nach der vorgeschriebenen Ordnung zwar nicht ganz verboten, aber doch zu beschränken.— Der Kranke kleide sich zwar warm, um den Trieb nach der Haut zu vermehren, er mufs jedoch dabei den Genufs der frischen Luft bei guter Witterung sich so oft wie möglich verschaffen.

Bei dieser Behandlung bessert sich der Kranke in der Regel sehr rasch, er bekommt wieder Farbe, er setzt Fleisch an, Appetit und Verdauung heben sich. Nachtheilige Wirkungen durch das Mittel fehlen meistens gänzlich, oder sind doch nur unbedeutend und werden leicht durch Corrigentia, oder durch Unterbrechung der Darreichung während einiger Tage, gehoben. — Die hauptsächlichsten der zu starken Jodwirkungen sind : Irritationen der Schleimhäute der Nase, des Auges, der Bronchien. Schnupfen mit Verstopfung der Nase und reichlicher Absonderung von dünnem, glasartig durchsichtigem Schleime, Augenschmerzen, Röthung der Conjunctiva und schleimig-eitriger Absonderung derselben, Thränenflufs, Bronchialcatarrh mit Druck und Beklemmung unter dem Brustbeine. Die Reizung der Nasenschleimhaut kann leicht zur Annahme verführen, dafs die syphilitische Halsentzündung Fortschritte gemacht habe; sie unterscheidet sich jedoch von der Ozaena syphilitica dadurch, dafs der Schleim nie eitrig wird und dafs einige salinische Laxanzen, oder ein kurzes Aussetzen des Mittels genügen, um das Uebel zu heben.— Diarrhöen entstehen selten, häufiger Verstopfung, wobei sich jedoch die Zunge nicht belegt und der Appetit gut bleibt. Auch Speichelflufs entsteht nur selten, gewöhnlich nur wenn Quecksilber vorher genommen worden war, oder wenn das Jod in Verbindung mit Quecksilber gegeben wird. Er bleibt immer sehr gelind, ohne üblen Geruch, es entstehen keine Geschwüre auf der Zunge, keine Lockerung des Zahnfleisches u. s. w. Hautausschläge sind während des Jodgebrauches sehr häufig und werden als Zeichen der günstigen Wirkung angesehen. Sie erscheinen in sehr verschiedenen Formen, als Pusteln, Acne, kleinen Furunkeln, an allen Stellen des Körpers, besonders aber an den untern Extremitäten. Sie unterscheiden sich von den syphilitischen, mit denen sie verwechselt werden können, durch ihre geringere Beständigkeit, das lebhafte Jucken, das sie erregen und die Verschiedenheit der Stellen an denen sie auszubrechen lieben. Bei sehr empfindlichen Personen, Frauen, wird zuweilen das Nervensystem angegriffen, grofse Reizbarkeit, Erbrechen, Schmerzen in der Magengegend, Eingenommenheit des Kopfes, Kopfweh, Schwindel, die Kranken schwanken, wie wenn sie betrunken wären, Congestionen nach Brust und Kopf, Blutspeien, Bluthusten mit Fieber. Die gelindern Jodsymptome nöthigen noch nicht, das

Mittel auszusetzen, oder in schwächerer Dosis zu geben. — Bei Verstopfung, oder Congestionen nach Brust und Kopf, giebt man zwischendurch salinische Laxanzen, bei gröfserer Reizbarkeit verbindet man den Gebrauch des Jods mit bittern Mitteln, mit einem bitteren ätherischen Thee, mit Chinin, oder setzt Opium zu.

Oertlich gebraucht man das Jodkali als Waschwasser, Pinselsaft, Salbe oder Gargarisma, bei tieffressenden Geschwüren, syphilitischer Caries, Ozaena, bei eiternden Syphiliden, in schwächerer oder stärkerer Verbindung, je nach der Empfindlichkeit und der Gröfse der Fläche, mit welcher man es in Berührung bringen will. Die Lösung mufs so stark sein, dafs sie gelindes Brennen erregt. Bei Geschwüren im Munde, im Rachen und in der Nase läfst man stündlich eine hinreichend verdünnte Lösung, die nur gelindes Brennen erregen darf, durch Gurgeln, oder Aufschnauben in Anwendung bringen. Hauttuberkeln und Knochengeschwülste zertheilen sich ziemlich leicht, wenn eine stärkere Jod- oder Jodquecksilbersalbe auf ihre Oberfläche eingerieben wird.

Von Moisisowicz werden auch Jod- oder Jodkochsalzbäder, die so lange fortgesetzt werden müssen, bis ein schuppiger, kritischer Ausschlag erscheint und sich abschuppt, zur Unterstützung der allgemeinen Kur, sehr empfohlen.

Von dem Gebrauche des Chlorzinks in der Syphilis.

Das Chlorzink ist, um das Quecksilber zu ersetzen, von Hanke zuerst gegen secundäre und dann auch gegen primäre Geschwüre eingeführt worden. Er will es örtlich und innerlich bei den verschiedensten Formen syphilitischer Behaftungen angewendet wissen. Besteht der Chanker noch als Crystallina, so zerstört man dieselbe, wozu ½ Gr. Chlorzink hinreicht, später, wenn das Contagium in dem Chanker nicht mehr zerstört werden kann, soll man, um die Absonderung des Eiters zu vermehren, mit einer nicht caustischen, sondern nur reizenden Auflösung (2 Gr. in 4 Unzen Wasser), viermal täglich mit Charpie verbinden und oben darauf kalte Umschläge machen. Die Chlorzinksolution verstärkt man nach und nach, bis Brennen in dem Geschwüre entsteht. Zusätze von Acid. muriat. oxygenatum, ein Tropfen auf je 2 Gr. Chlorzink, um dieses besser gelöst zu erhalten, sind nicht nothwendig. Entzündlicher Zustand des Chankers soll die örtliche Anwendung des Chlorzinks nicht hindern. Innerlich giebt man das Chlorzink 4 Gr. auf 4 Unzen Wasser, dreistündlich ein Efslöffel voll und steigt allmählig auf 8—12—16 Gr. — Bubonen werden, so lange noch keine Eiterung eingetreten ist, täglich zwei- bis dreimal mit einer Salbe aus Drachm. 1 Chlorzink auf Unc. 1 Fett eingerieben, bis Erythem erscheint, welches man durch Umschläge mit kaltem Wasser beseitigt und dann mit der Einreibung, bis zur gänzlichen Zertheilung des Bubo, fortfährt. Tritt dennoch Abscedirung ein, so wird sie durch Cataplasmen befördert und der Abscefs durch Chlorzinkpaste geöffnet. Bei pustulösen Syphiliden hat Hanke das Chlorzink ganz nach Art der Schmierkur angewendet. Condylome werden bis zur Schorfbildung mit Chlorzinksalbe eingerieben und dann bis zum Abfallen der Schorfe Umschläge mit kaltem Wasser gemacht und so abwechselnd bis zur Heilung fortgefahren, wobei die innere Anwendung, zur Verhütung der allgemeinen Zufälle, nicht vernachlässigt werden darf. Halsgeschwüre, Caries, Hautchanker, erfordern ebenfalls sowohl den innern, als örtlichen Gebrauch der Chlorzinklösung. — Die Erfahrung hat zwar die Wirksamkeit des Chlorzinks, sowohl bei primärer, als bei secundärer Lues, als unzweifelhaft dargethan, jedoch noch nicht die Fälle festgestellt, in denen es vor dem Mercur und dem Jod den Vorzug verdient. Lästige Zufälle werden durch das Chlorzink nicht hervorgerufen; es macht weder Speichelflufs, noch Durchfall, noch bringt es überhaupt bemerkbare Veränderungen in dem Befinden des Kranken hervor. So weit die Beobachtungen bis jetzt lehren, scheint das Chlorzink die Syphilis sicher zu tilgen, jedoch langsamer, als das Quecksilber zu wirken.

Von dem Gebrauche des Goldes, des Silbers, des Platins, des Kupfers, der Säuren in der Syphilis.

Mehre andere Metalle, deren Präparate ebenfalls gegen die Syphilis versucht wurden, haben den Erwartungen nicht entsprochen. Von den verschiedenen Goldpräparaten wurden besonders Chlorgold und das Aurum muriaticum natronatum, von Chrestien und Lallemand gegen veraltete Syphilis, gegen welche schon viel Quecksilber verbraucht war, empfohlen. Andere haben die Wirksamkeit des Goldes nicht bestätigt. In der neuern Zeit scheint es verlassen. Dasselbe gilt von dem Silber, welches von Serre und von dem Platin, welches von Hoefer, Cullerier und Fricke versucht wurde, welche überhaupt nie zur allgemeinern Anwendung gekommen sind und deren Nutzen andere Beobachter, z. B. Ricord, nicht bestätigen konnten. Das Kupfer ist von Gölis und Köchlin, als Liquor cupri ammoniato muriatici und Tinctura antimiasmatica, gegen die Syphilis der Kinder angewendet worden. Andere fanden es auch bei veralteter Lues wirksam. Jetzt wird es fast nur noch als Gurgel- und Waschwasser gegen veraltete secundäre Chanker gebraucht.

Die Säuren, besonders die Salpetersäure, auch Verbindungen gleicher Theile Salpeter und Salzsäure, sind häufig äufserlich als

Waschmittel, Gurgelwasser, oder als Unguentum oxygenatum, bei phagedänischen und brandigen Chankern gebraucht worden. Scott, Zeller, Alyon und Andere haben sie auch innerlich, besonders bei veralteter, entarteter Syphilis, bei der schon viel Mercur gebraucht worden war, bei cacheklischem und scorbutischem Zustande, der den Mercurialgebrauch nicht gestattete, sowohl als Vorbereitungs-, als auch als Hauptkur angewendet und erlangten nicht selten gründliche Heilung. Man beginnt mit Drachm. ½ — 1 der Säure auf den Tag, in verdünnter Form und in schleimigen Vehikeln und steigt bis Dr. 3—4. 8—12 Unz. waren im Ganzen meistens nothwendig. Neuere Beobachtungen über die Wirkung der Säuren als Antisyphiliticum liegen wenige vor.

Von der einfachen, oder antiphlogistischen Kur der Syphilis.

Unter dem Namen der antiphlogistischen, einfachen, oder englischen Behandlung der Syphilis, wurde zu Anfang dieses Jahrhunderts eine Methode eingeführt, welche hauptsächlich in der Anwendung eröffnender Neutralsalze, des Glauber- oder Bittersalzes, in solchen Dosen, dafs sie täglich 3 bis 4 flüssige Stühle machen, besteht. Fricke liefs von einer Auflösung der Magnesia sulphurica (Unc. 1½ auf Unc. 8 Wasser) täglich dreimal und öfter einen Efslöffel voll nehmen, so dafs anfangs täglich mehre flüssige Stühle und später wenigstens einmal im Tage Oeffnung erfolgte. Kluge fand es zweckmäfsiger, 6 Drach. bis 1½ Unc. Bittersalz nur ein um den andern Tag und später nur zweimal wöchentlich nehmen zu lassen, und überhaupt eine solche Dosis dieses Mittels zu reichen, dafs täglich 3 bis 4 flüssige Stühle erfolgen. Man unterstützt die Wirkung dieser Behandlungsweise durch strenge, vegetabilische, antiphlogistische Diät, Ruhe, Reinlichkeit und den häufigen Genufs lauwarmer Getränke. — Die örtliche Behandlung der Geschwüre richtet sich nach dem Reactionszustand derselben und weicht nicht von den, schon früher angegebenen, allgemeinen Regeln ab.

Diese Behandlungsmethode, welche zuerst von englischen Militärärzten, die sie während der Kriege auf der pyrenäischen Halbinsel kennen gelernt hatten, benutzt worden war, fand bald allgemeine Verbreitung und wurde von Vielen, wenn auch besonders bei primären, doch auch bei secundären Affectionen, der Mercurialcur unbedingt vorgezogen. Als Vortheile, welche mit dieser Kur verbunden wären, wurde hervorgehoben, dafs sie die Syphilis eben so sicher als der Mercur tilge, ohne die Constitution in gleicher Weise zu untergraben, dafs der Kranke sich schneller wieder erhole; dafs Recidive seltener vorkämen und in milderen, leichter zu heilenden Formen aufträten. Selbst spätere Infectionen seien weniger hartnäckig und bösartig; die Neigung der Syphilis zu dem Knochensysteme geringer, als wenn sie früher mit Mercur behandelt worden wäre.

Die spätern Erfahrungen haben jedoch die günstigen Angaben der ersten Beobachter nicht vollkommen bestätigt, und selbst die früheren Lobredner, die englischen Aerzte, sind jetzt wieder von der antiphlogistischen Methode abgekommen und zu dem Gebrauche des Mercurs und des Jods zurückgekehrt. Es scheint, dafs die günstigen Wirkungen, welche die englischen Militärärzte wahrnahmen, zum grofsen Theile auch dem Umstande zuzuschreiben sind, dafs sie ihre Beobachtungen an jungen, kräftigen Soldaten und in dem warmen Klima Spaniens und Portugals anstellten.

Als Ergebnifs der fortgesetzten Beobachtung stellt sich nach der jetzt ziemlich allgemein angenommenen Ansicht heraus, dafs die antiphlogistische Methode zwar primäre, syphilitische Affectionen zu heilen im Stande ist, dafs sie jedoch im Ganzen genommen längere Zeit dazu bedarf, als der Mercur, dafs Recidive häufiger erfolgen, so wie dafs sie gegen secundäre Zufälle durchaus nicht die nöthige Sicherheit gewährt nnd gegen diese dem Quecksilber und dem Jod weit nachsteht. Es scheint, dafs sie häufig die Dyskrasie nicht heilt, sondern nur die äufsern Symptome zurückdrängt. — Bei schlechtgenährten, herabgekommenen, oder scorbutischen Subjecten, so wie bei solchen, die früher schon viel Mercur genommen haben und noch an den excessiven Wirkungen dieses Mittels, so wie an Complicationen der Lues und Mercurialdyskrasie leiden, ist die Laxirkur durchaus nicht anwendbar. Geschwächte Kranke werden durch die Laxirkur noch mehr herabgebracht, als durch eine methodische Mercurialbehandlung. C o l l e s beobachtete, dafs die Kranken, welche die Laxirkur durchgemacht hatten, häufig von Typhus befallen wurden. Schwangere abortiren häufiger nach der englischen Kur, als nach einer vorsichtigen Mercurialbehandlung. Kleinere Dosen der Salze sind zwar weniger gefährlich, aber auch in ihren Wirkungen noch unsicherer. Auch bei Complicationen mit Tripper ist die Laxirkur nicht anwendbar, da derselbe, bei anhaltend vermehrten Stuhlausleerungen, gern in hartnäckigen Nachtripper übergeht. Bei spitzen Condylomen scheint die Laxirkur gar nichts zu leisten. In allen Fällen, wo wichtige Gegenanzeigen gegen den Gebrauch des Mercurs vorliegen, bei phagedänischen und brandigen Chankern, so wie bei Complicationen mit Scorbut, Phthisis consumata, sind die nachtheiligen Wirkungen der Laxirkur nicht minder gefährlich. Sie pafst daher hauptsächlich nur bei leichtern Erkrankungen jüngerer kräftiger Subjekte, oberflächlichen Chankern und breiten Condylomen. Diese Affectionen werden aber auch sehr leicht ohne Gefahren und wahrscheinlich mit gröfserer Sicherheit vor Recidiven, durch den Mercur geheilt.

Von dem Gebrauche der vegetabilischen Mittel in der Syphilis.

Verschiedene vegetabilische Mittel sind stets benutzt worden, um die Wirkung der Mercurial- und Entziehungskuren zu unterstützen, seltener auch, um die antisyphilitische Behandlung allein zu vollbringen. Aus der grofsen Zahl derselben sind die wichtigsten : das Lignum Sassafras, die Radix Chinae nodosae, Caricis arenariae, Dulcamarae, die Putamina nucum juglandium, die Cortex Mezerei, die Herba Jaceae, besonders aber das Lignum Guajaci und die Radix Sarsaparillae. — Mehre bekannte, bei der Behandlung der Syphilis vielfach gebrauchte Species Compositionen, Decocte und Syrupe, sind vorzugsweise aus den obengenannten Substanzen zusammengesetzt, oder enthalten oft nur noch unnöthige, oder doch weniger wesentliche Zusätze. Es gehören hierher die Decocte von Pollin, Feltz, Vigaroux, Zittmann, die Roobs von Lafecteur und Cullerier, von denen das Zittmann'sche Decoct die meisten bewährten Empfehlungen besitzt.

Die Wirkung obiger vegetabilischer Substanzen ist vorzugsweise in ihrer Eigenschaft, die Secretionen zu bethätigen, begründet. Eine directe Einwirkung auf Umstimmung des Contagiums, gleich den Mineralien, scheint ihnen nicht zuzustehen. Sie wirken daher auch am kräftigsten, wenn man sie in der Form giebt, in welcher sie am meisten die Secretionen, besonders die der Haut, der Nieren und des Darmkanales, anregen, wenn man sie also in flüssiger Form als Decoct und warm geniefsen läfst, während der Kranke sorgfältig das Bett hütet, den Schweifs abwartet und seine Nahrung auf wenige feste Stoffe beschränkt. Durch Anregung jener Secretionen hindern sie antagonistisch die allzu frühe und allzu starke Wirkung des Mercurs auf die Speicheldrüsen, und werden daher gewöhnlich als Unterstützungsmittel und Corrigentia neben diesem gegeben. Häufig reicht man sie daher auch da als Hauptmittel, wo der Mercur seine Wirkung versagte, oder wegen Complicationen mit Scorbut nicht gegeben werden darf, so wie bei Complicationen der Lues mit deutlich ausgeprägter, vorwaltender Mercurialdyskrasie. — Weniger zweckmäfsig ist die Darreichung in Syrupen, weil diesen die Hauptwirkung auf die Haut beinahe gänzlich abgeht.

Man giebt die Holztränke so wohl bei primärer, als bei secundärer Lues; ganz unentbehrlich sind sie bei der letztern, bei veralteten Haut- und Knochenkrankheiten, bei Complicationen der Syphilis mit Rheuma, Impetigo und besonders mit Mercurialkrankheit. Sehr zweckmäfsig setzt man den Gebrauch von Holztränken nach Beendigung einer Mercurialkur eine Zeit lang noch fort, um die etwa zurückgebliebenen Folgen des Mercurs zu tilgen.

Das kräftigste unter den vegetabilischen, antisyphilitischen Mitteln ist die Sarsaparille. Sie bethätigt vorzugsweise die Secretion der Nieren und der Haut. Soll sie als Unterstützungsmittel des Mercurs dienen, so läfst man, wenn man nicht noch ähnlich wirkende Vegetabilien mit ihr verbindet, das Decoct von 1 Unze täglich verbrauchen, soll sie ohne Mercur, als Hauptmittel und ohne weitere Zusätze gegeben werden, so bedarf man, nach St. Marie und Fordyce, 4 Unzen täglich. Die Sarsaparille bildet den Hauptbestandtheil der meisten zusammengesetzten Tisanen, namentlich auch des Zittmann'schen Decocts. Die grofse Wirksamkeit dieser Compositionen in den oben näher bezeichneten Formen secundärer Lues und deren Complicationen, ist nicht zu bezweifeln. Füglich kann jedoch ihre Zusammensetzung sehr vereinfacht und namentlich die Zusätze von Calomel und Zinnober, die sich doch in dem Wasser nicht auflösen, ganz weggelassen werden, ohne der Wirksamkeit zu schaden. Wichtig ist der Zusatz von Senna, durch den auch die Secretionen des Darmkanales, häufig jedoch zu früh und zu stark, angeregt werden, wefshalb man wohlthut, sie nicht von Anfang an, sondern nur nach Maasgabe und in der Quantität, als man ihrer zur Vermehrung der Stuhlausleerungen bedarf, zuzufügen. — Die der Composition beigegebenen Gewürze dienen zweckmäfsig, um jene dem Magen verträglicher zu machen.

Methodische Anwendung des Zittmann'schen Decocts.

Für die Anwendung des Zittmann'schen Decocts, als Hauptmittel gegen die Syphilis, giebt Chelius folgende Vorschrift : der Kranke nimmt am ersten Tage Morgens ein Laxans mercuriale (16 Stück Pillulae laxantes mercuriales). Die vier folgenden Tage trinkt er Morgens im Bett eine Bouteille erwärmtes, starkes Decoct und Nachmittags eine Bouteille nicht erwärmtes, schwaches Decoct. Die ganze Procedur wird vom 6. Tage an nochmals, und wenn das Uebel nicht geheilt ist, zum dritten- und viertenmale wiederholt. Dabei wartet der Kranke die Schweifse sorgfältig im Bette ab, geniefst nur 4 Loth gebratenes Hammelfleisch und 4 Loth weifses Brod und an den Tagen, an welchen er die Laxanzen nimmt, 3 Suppen. Die Geschwüre werden einfach verbunden. Nach der Vollendung der Kur hält sich der Kranke noch einige Tage im Zimmer, trinkt einen Thee aus Species p. dec. lignor. und geht nur allmählig zu reichlicherer Diät über. — Wäre der Kranke noch nicht geheilt, so wiederhole man die ganze Behandlung. Robusten Kranken gebe man am 11. Tage nochmals die abführenden Pillen. Im Durchschnitt erfolgen beim Gebrauche des

Decocts 5 bis 6 und mehr dünne Stühle und mehr oder weniger starke Schweifse.— Ueble Ereignisse, welche die Kur zu unterbrechen nöthigten, kommen nicht vor. Bei sehr ausgebreiteten Ausschlägen, so wie bei sehr geschwächten Personen, kann es zweckmäfsig sein, kleinere Portionen, täglich nur eine Bouteille des Decocts, trinken zu lassen, um bei der vorgeschriebenen Diät die Kur zu verlängern.

---

8) Von dem Mercurialgeschwüre, Mercurialismus.

Literatur.

Alley, essai on a peculiar eruptive disease, arising from the exhibition of mercury. Dublin 1804. — Observation on hydrargyra. Lond. 1810. — Spens and Mulin, Edinb. med. and surg. Journ. Vol. 1, 2 — A. Mathias, über die Mercurialkrankheit. Aus dem Engl. von Robbi. Pesth 1822. — J. Frank, de erythem. merc. in act. inst clin. Vilnens. Vol. 3. — Patissier, Krankheiten der Künstler und Handwerker. Aus dem Franz. von Schlegel. 1823. — Wendt, de abusu hydrargyri. Kopenhag. 1823. — Mérat, mémoires sur le tremblement auquel sont sujettés les personnes, qui emploient le mercure. — F. A. Simon jun., über die Zeichen der venerischen Krankheiten und über das wahre Wesen der Mercurialkrankheit. Hamburg 1825. — Rambach, Diss. de hydrargyrosi. Dorpat 1825. — Mitscherlich, de salivae indole in nonnullis morbis. Berol. 1834. — Ueber den Speichel des Menschen, Rust's Mag. 1836. — Bostock, med. chir. transact. 13, 73. — Dieterich, die Mercurialkrankheit. Leipzig 1827.

Von der Mercurialkrankheit im Allgemeinen.

Der Mercur wirkt entweder als Aetzmittel, unmittelbar die Flächen zerstörend, mit denen er in Berührung kommt, oder er geht in die Säftemasse über und erregt, wenn er in allzu starken Dosen, anhaltend und bei ungeregeltem Verhalten, einverleibt wird, eine eigenthümliche Krankheit, die Mercurialdyskrasie, welche sich in mannichfaltigen Gestaltungen und bald in acuten, bald in chronisch verlaufenden Formen äufsert. Die einzelnen Formen verbinden sich vielfach unter sich und mit andern Dyskrasien, deren Verlauf sie modificiren und hartnäckiger zu machen pflegen. — Die wichtigsten acuten Formen sind : das Mercurialfieber, die acuten Mercurialausschläge, der Mund- und Bauchspeichelflufs, die acute Vergiftung mit ätzenden Mercurialpräparaten. Unter den chronischen Formen erscheinen als die wichtigsten : der chronische Mercurialrheumatismus, die Knochenhautentzündung, die chronischen Hautausschläge, Drüsenanschwellungen, Entzündungen der Schleimhäute, des Rachens, der Augen, Geschwüre auf der Schleimhaut des Mundes und verschiedene Neurosen.

Von den Mercurialgeschwüren.

Die Mercurialgeschwüre entstehen entweder primär, besonders auf der Schleimhaut des Mundes, oder andere Geschwüre, namentlich syphilitische, nehmen, unter der allzu starken und ungeregelten Einwirkung des Mercurs, den mercuriellen Charakter an.

Vorkommen der Mercurialgeschwüre.

Die reinen Mercurialgeschwüre kommen am häufigsten auf der Schleimhaut des Mundes und des Rachens, an der Unterlippe, den Schneidezähnen gegenüber, an dem Zahnfleische der Unterkiefers, an der innern Fläche der Wange, besonders der Stelle, die bei geschlossenem Munde den aneinander schliefsenden Zähnen gegenüber steht, dem Rande der Zunge und an der Zungenspitze, seltener auch an dem Zäpfchen, dem Gaumen und den Tonsillen, oder dem Zahnfleische des Oberkiefers vor. An allen diesen Stellen entstehen die Geschwüre eben so wohl wenn das Quecksilber durch die äufsere Haut, als wenn es durch den Mund einverleibt wurde. Viel seltener sind primäre Mercurialgeschwüre auf der Schleimhaut der Geschlechtstheile. Die gemischten Mercurialgeschwüre können an allen Stellen des Körpers vorkommen; sie entwickeln sich nicht selten aus secundären syphilitischen Schleimhaut- und Knochengeschwüren.

Vorboten, Ptyalismus.

Dem Geschwüre selbst gehen immer Vorboten, die auf beträchtliche allgemeine Quecksilberwirkung hinweisen, bei deren Beachtung die Entstehung des Geschwüres selbst sich häufig noch verhüten läfst, voraus.

Unter den Vorboten erscheint am frühesten ein eigenthümlich aashaft, scharf riechender Athem, der die Atmosphäre des Kranken auf mehre Schritte im Umkreise verpestet und allein schon hinreicht, die Natur der Krankheit zu bezeichnen. Gewöhnlich fängt jetzt schon die Speichelsecretion an allzu reichlich zu werden, der Speichel sammelt sich in dem Munde und nöthigt den Kranken zu häufigem Ausspucken. So wie man dem Kranken den Mund öffnen läfst, sieht man, wie der Speichel sich in ungewöhnlich grofser Quantität zwischen den Lippen und dem Kiefer ansammelt; er sammelt sich während der Nacht in gröfserer Quantität an, fliefst aus dem Munde aus, oder reizt den Larynx und erregt heftige Hustenanfälle. — Der abgesonderte Speichel ist zäh, fadenziehend, der Kranke hat oft Mühe, besonders wenn die Zunge schon geschwollen und empfindlich ist, ihn zu entfernen; seine Mischung ist alterirt. Die Menge der festen Bestandtheile ist um so mehr vermindert, je mehr Speichel abgesondert wird. Daher ist auch das specifische Gewicht des Speichels bei Ptyalismus stets geringer, als das des gesunden Speichels. Er reagirt meistens alkalisch und enthält Albumin und phosphorsauren Kalk, der sich als sogenannter Zahnstein reichlich an die Zähne ansetzt. Auch Quecksilber hat Gmelin in dem Speichel bei Mercurialptyalismus nachgewiesen, während Mitscherlich es nicht aufzufinden vermochte. — Die übrigen Bestandtheile sind dieselben, wie im gesunden Speichel, jedoch nicht in denselben relativen Quantitäten, indem die der Salze vermehrt, die der organischen Bestandtheile vermindert angetroffen werden. Aufserdem besitzt der Speichel bei Ptyalismus noch einige, von denen des gesunden abweichende Eigenschaften. Er ist oft scharf und erregt verschluckt Cardialgien und Erbrechen, er excoriirt die Theile, über welche er hinfliefst, er ist oft so zäh, dafs er kaum ausgeworfen werden kann, oft aber auch vollkommen wässerig. Die Quantität des in 24 Stunden ausgeworfenen Speichels kann höchst bedeutend sein und bis gegen 10 Pfund betragen; 3 bis 4 Pfund werden nicht selten ausgeschieden. — Die Drüsen, bald mehr die Parotis, bald mehr die Sublingual- und Submaxillardrüsen, sind etwas angeschwollen., gegen Druck empfindlich, der Hals ist steif, schmerzhaft, das Zahnfleisch, jedoch gewöhnlich nur das des Unterkiefers, lockert sich auf, löst sich von den Zähnen ab und umgiebt sich mit einem bläulich-lividen Saume; die Zähne werden dadurch etwas locker, scheinen dem Kranken gestiegen zu sein und bedecken sich mit einem häfslichen, sehr übelriechenden, käsigen Ueberzuge, der die Glasur anfrifst, die Zähne schwarz macht, was sie manchmal für immer bleiben; der Geschmack wird bitter, metallisch, der Appetit verliert sich, die Zunge- und Wangenhaut schwellen an, pressen sich gegen die Zähne, von denen sie tiefe Eindrücke annehmen. In geringerm Maase erstreckt sich die Anschwellung auch über die Schleimhaut des Rachens, der Tonsillen, die Oeffnung der Eustachschen Röhre, daher Hindernisse im Schlingen, im Sprechen, leichte Betäubung des Gehörs; Fieber fehlt nie und ist oft sehr beträchtlich. Je stärker die Secretion des Speichels wird, desto mehr sind die übrigen Ausscheidungen angehalten, die Haut ist trocken, der Urin sparsam, roth, trübe, häufig albuminös.

Mercurialgeschwüre.

Die Geschwüre selbst entstehen gemeiniglich zuerst an der innern Fläche der Unterlippe, den Schneidezähnen gegenüber. Zunächst sieht man die zahlreichen kleinen Schleimhautdrüschen an dieser Stelle etwas anschwellen, stärker über die Oberfläche hervorragen und sich mit einem gerötheten Saume umgeben. Hier und da entstehen bläulichrothe Flecken, die anfangs deutlich aus einem Netze injicirter Gefäfse bestehen, sich bald in bläuliche Ecchymosen, mit Auflockerung des schleimhäutigen Gewebes, und wenn der Wirkung des Mercurs nicht alsbald Einhalt gethan wird, schon nach wenig Stunden, durch gänzlichen Zerfall der Schleimhaut, in flache Geschwüre verwandeln. Den Grund dieser Geschwüre bedeckt ein aschgraues, lockeres Gewebe, welches sich in gröfsern Fetzen und Fäden ablöst, die Absonderung ist reichlich, ichorös und, sobald die Verschwärung etwas tiefer greift, häufig blutig. Aus tiefern Geschwüren quillt das Blut bei der geringsten Berührung wie aus einem Schwamme hervor. Die Form des Geschwüres ist immer höchst unregelmäfsig, zackig; an der innern Fläche der Wange und dem Zungenrande von der Form der Zahneindrücke. In der Umgegend ist die Schleimhaut bläulich geröthet, aufgewulstet, und umgiebt den Rand des Geschwüres mit einem schmalen bläulichen Saume. Die Empfindlichkeit ist in der Regel so grofs, dafs der Kranke zuletzt jede Bewegung in dem Munde meidet und fast unfähig zu sprechen und zu schlucken, den Mund halb geöffnet, die Zunge unbeweglich zwischen den Kiefern hält.

Die Mercurialgeschwüre haben, wenn nicht der Mercur in äufserstem Uebermaase genommen wurde, oder seine Wirkung sich mit andern Entmischungszuständen des Blutes, wie bei dem Typhus, dem Scorbute, verbindet, wenig Neigung, sich in die Tiefe auszubreiten. Selbst die tiefern Geschwüre an dem Zungenrande scheinen nur durch die beträchtliche ödematöse Anschwellung des submucösen Zellgewebes tiefer, als sie wirklich sind. Sie heilen endlich, mit Regeneration der Schleimhaut, ohne die geringsten Spuren zu hinterlassen. Bei chronischer Mercurialdyskrasie kommen auch wandernde Geschwüre, besonders in dem hintern Theile des Rachens, dem Zäpfchen, den Tonsillen vor, sie vernarben an der einen Stelle und brechen an andern wieder auf.

So lange die Mercurialgeschwüre oberflächlich bleiben, pflegen sie keine dauernden, üblen Folgen zu hinterlassen. Bei unmäfsigem Gebrauche des Mercurs aber, der auch nach der Entstehung der Geschwüre noch fortgesetzt wird, oder bei Complicationen mit andern Entmischungszuständen des Blutes, können die übelsten und dauernden Folgen eintreten; Ausfallen der Zähne, necrotische Zerstörung der Kieferknochen, der Alveolen, Verwachsungen des Zahnfleisches mit der Wange oder der Zunge, tiefgreifende, brandige Zerstörung der Wange, der Lippen, der Zunge (s. Noma), des Zäpfchens, so wie Ozaena mit cariöser Auftreibung der Nasenknochen u. s. w. — Wird ein Mercurialspeichelflufs plötzlich, besonders durch Erkältungen, unterdrückt, so entstehen häufig gefährliche Metastasen, Apoplexien, Convulsionen, entzündliche Unterleibsaffectionen, hartnäckige Diarrhöen.

Gemischte Mercurialgeschwüre.

Gemischte Mercurialgeschwüre entstehen am häufigsten aus primären oder secundären Chankern, wohl nur defshalb, weil nur gegen diese Geschwüre der Mercur in grofsen und anhaltenden Dosen, bei sehr häufig unzweckmäfsigem Verhalten, gegeben wird. Doch können auch alle übrigen dyskrasischen Geschwüre den mercuriellen Charakter annehmen. — Bei dem Uebergange aus dem syphilitischen in den mercuriellen Charakter wird der Chanker schmerzhaft, seine Ränder erheben sich und nehmen eine hellviolette, bläuliche Farbe an, der Grund verliert sein speckartiges Aussehen, oder die rothen Fleischwärzchen, wenn das Geschwür sich schon gereinigt hatte, und überzieht sich mit einer schmutzig-grauen, oder bräunlichen, brandigen, zerrifsenen Decke. Es wird viel scharfe, dünne, häufig blutige Jauche abgeschieden, dabei vergröfsert sich das Geschwür, besonders wenn das Quecksilber fortgebraucht wird, rasch sowohl in die Breite, als in die Tiefe, es wird selbst häufig brandig und phagedänisch und kann in sehr kurzer Zeit einen grofsen Theil der Geschlechtstheile, oder des Rachens, zerstören und durch Blutungen gefährlich werden.

Wenn reine Mercurialgeschwüre heilen, so sinkt zunächst die ödematöse Geschwulst der Umgebung ein, das Geschwür wird weniger schmerzhaft, seine Ränder heller roth, das schmutzige faserige Gewebe des Grundes stöfst sich ab, der Grund wird roth und vernarbt, ohne dafs eigentliche Granulationen zum Vorschein gekommen sind. Oberflächliche Mercurialgeschwüre der Schleimhäute schliefsen sich, ohne sichtbare Narben zu hinterlassen.— Entartete Chanker nehmen entweder mit dem Verschwinden der Mercurialdyskrasie den syphilitischen Charakter wieder an, oder heilen, ohne dafs defswegen der Kranke von den Folgen der Syphilis befreit wäre. — Geschwüre und Speichelflufs recidiviren sehr gern; feuchte, kalte Witterung, Erkältungen, der Genufs erhitzender Getränke, bringen bei vielen Kranken Speichelflufs und Geschwüre wieder zum Ausbruche, auch wenn der Gebrauch des Mercurs schon seit längerer Zeit ausgesetzt war.

Diagnose.

Eine Verwechslung des reinen Mercurialgeschwüres im Munde mit irgend einem andern, ist, nach der stets unzweifelhaften Kenntnifs der Veranlassung und der eigenthümlichen Erscheinungsweise desselben, nicht möglich, dagegen können die gemischten Mercurialgeschwüre sehr leicht, besonders mit den syphilitischen, aus denen sie hervorgegangen sind, verwechselt werden. — Am schwierigsten ist die Unterscheidung der Knochengeschwüre, da nicht in diesen selbst, sondern höchstens in den mitverschwärenden Weichtheilen, der Charakter der einen und andern Dyskrasie deutlicher hervortritt. — In vielen Fällen, wenn weder der Charakter der einen noch der andern Dyskrasie sehr ausgeprägt ist, kann die Unterscheidung fast nur aus dem Nutzen oder Schaden entnommen werden, den verschiedene Arzneien und namentlich auch der methodische Fortgebrauch des Quecksilbers liefern. Die weitern Unterschiede liegen in der Beschaffenheit der Ränder, die bei dem Mercurialgeschwür bläulich, ödematös, geschwollen, unregelmäfsig gezackt, nicht scharf abgeschnitten, oder callös, kupferfarben, wie bei den syphilitischen Geschwüren sind; in der Verbreitungsweise, die bei dem Mercurial- und gemischten Geschwüre viel rascher, und mehr in die Breite und Tiefe erfolgt, als bei dem reinen syphilitischen. Das Mercurialgeschwür liefert gar keinen Eiter, sein Grund ist nicht speckig, nicht mit speckigem, fest anhängendem Eiter, sondern mit halbzerstörten, grauen Fetzen abgelösten Zellstoffs bedeckt.

Mercurialgeschwüre heilen häufig zu und brechen später ohne bestimmte Veranlassung wieder auf. Die Rücksicht auf die vorausgegangene Behandlung, die Menge des verbrauchten Mercurs, das Verhalten des Kranken, mufs das Urtheil über obige, allerdings nicht vollständig sichere Unterscheidungsmerkmale unterstützen.

Verlauf.

Leichtere oberflächliche Mercurialgeschwüre an den Lippen heilen oft binnen wenigen Tagen, tiefer greifende, nach sehr unmäfsigem Quecksilbergebrauche, bedürfen oft mehre Wochen zu ihrer dauernden Vernarbung und brechen häufig von selbst, oder nach Erhitzungen, Erkältungen wieder auf. Oft ist der Gebrauch des Quecksilbers schon längere Zeit ausgesetzt und der Kranke von seiner allzu starken Wirkung scheinbar geheilt, wenn der Wiederaufbruch unter erneutem Speichelflusse erfolgt. Das durch den Einflufs syphilitischer Dyskrasie gemischte Geschwür ist immer hartnäckiger, als das einfache.

Ursachen.

Mercurialspeichelflufs und Geschwüre entstehen vorzugsweise häufig nach dem Gebrauche der Oxydule, des Calomels und nach Einreibungen der grauen Salbe; die Oxyde und der Sublimat erregen weniger leicht diese Zufälle, deren Entstehung aufserdem noch durch die Art der Darreichung, die Constitution des Kranken, Fehler im Verhalten, sehr begünstigt wird. Bei manchen Personen, besonders bei lymphatischen, gedunsenen, oder durch anderweitige Krankheiten sehr herabgekommenen, dyskrasischen, scrophulösen Individuen, mit trockener Haut, trägem Stuhl, genügen oft schon sehr kleine und seltene Dosen Mercur, um den allerheftigsten Speichelflufs und tiefe Geschwüre zu erregen. Crampton sah nach 2 Gran Calomel heftigen Ptyalismus entstehen; ich beobachtete Mercurialgeschwüre nach einer einzigen Laxirdose Mercur, die ihre beabsichtigte Wirkung nicht versagt hatte. Der Mercur kann längere Zeit in dem Körper, scheinbar ohne zu wirken, verborgen liegen, bis er plötzlich, oft nachdem seine Darreichung längere Zeit ganz unterbrochen war, auf eine leichte Erkältung, nach einem Diätfehler, oder nachdem eine einzige neue Dose gereicht worden war, die Schleimhaut des Mundes und die Speicheldrüsen auf das heftigste angreift. Sehr kleine, in grofsen Zwischenräumen, aber oft wiederholt einverleibte Dosen von Quecksilber, das Einathmen von Quecksilberdämpfen, haben weniger leicht Verschwärungen, als die übrigen Formen der Mercurialcachexie zur Folge. Bei Kindern entstehen, der gewöhnlichen Annahme entgegen, Mercurialgeschwüre eben so leicht, als bei Erwachsenen, und ziehen eher als bei diesen, wegen der Weichheit der Gewebe, ausgebreitete, tiefgreifende Zerstörungen des Mundes (s. Noma), Verwachsungen u. s. w. nach sich. — Je mehr durch den Mercur selbst, oder durch andere Mittel, Diät und Regimen, die Secretionen des Darmes und der Haut angeregt werden, desto weniger leicht entstehen Speichelflufs und Mercurialgeschwüre; beide sind daher seltener im Sommer, in warmen Klimaten, bei Personen, die sich warm halten können; häufiger im Winter, bei rauher Witterung, bei Personen, die sich vor dem Einflusse der Witterung nicht schützen, deren Darmsecretion angehalten ist. Bei Menschen, die einmal Speichelflufs gehabt haben, entsteht er aufserordentlich leicht wieder.

Prophylaxis.

Wo Quecksilber in gröfseren Dosen und längere Zeit hindurch gebraucht werden mufs, begegnet man dem zu befürchtenden Ausbruche der Dyskrasie und der Geschwüre durch strenges Regimen, warmes Verhalten, Bettarrest, während man gleichzeitig, durch secretionsbefördernde Tränke, alle Abscheidungen, besonders die der Haut und des Darmkanales, anregt. Den Mund läfst man häufig mit irgend einem adstringirenden Decocte, einer starken Salbeiabkochung, ausspülen, um die Festigkeit der Schleimhaut zu vermehren. Auch wo schon die Schleimhaut aufgelockert ist, ein geringerer Grad von Ptyalismus und oberflächliche Geschwüre entstanden sind, genügt dieses mehr diätetische Verfahren, wenn nur der Fortgebrauch des Metalls alsbald ausgesetzt wird. Bei stärkerem Säfteantrieb zu der Schleimhaut des Mundes und den Speicheldrüsen, sucht man kräftigere Ableitungen auf den Darmkanal durch drastische Abführungen, mit Senna, oder Jalappe, zu erregen, wenn nicht der herabgekommene Zustand des Kranken ausleerende Mittel überhaupt verbietet, und die Secretionen des Darmkanales ohnedem zu reichlich sind. Wo dieses der Fall ist, können Laxanzen durch Erregung profuser, kaum zu stillender Diarrhöen, sehr gefährlich werden. Bessere Dienste leisten, unter solchen Umständen, Ableitungen auf die Haut durch Frictionen, Bäder, reizende Fufsbäder, oder durch Blasenpflaster, die man in den Nacken legt.

Tiefe und schmerzhafte Verschwärungen an der Zunge und den Wangen, vertragen oft nur den Gebrauch trockener und erweichender Fomentationen, während man das beschriebene Regimen fortsetzen läfst. Den Mund läfst man mit lauem Wasser, Hollunderthee, dünnem Gerstenschleim u. dgl. ausspülen, um den zähen Speichel, der den Kranken sehr belästigt und den er wegen der Geschwulst und Schmerzhaftigkeit der Zunge nicht gehörig ausspeien kann, zu entfernen. — Sind die Parotiden sehr geschwollen und schmerzhaft, so leisten einige Blutegel in der Nähe derselben die besten Dienste; später läfst man Oleum camphoratum auf die Haut über denselben einreiben. Sobald die Schmerzhaftigkeit des Mundes gewichen ist, setzt man den schleimigen Mundwässern etwas Aqua oxymuriatica zu, oder läfst mit einer sehr verdünnten Auflösung des Chlorkalkes, mit Salzsäure und Honig, mit aromatischen und adstringirenden Tincturen, Tinctura Myrrhae, Opii, die Geschwüre bepinseln, oder betupft sie geradezu mit Salzsäure, Höllenstein, oder greift zu stärkern adstringirenden Mundwässern, aus Salbei, Ratanhia, den Auflösungen von Cuprum oder Ferrum sulphuricum, Alaun, Bleiessig. Sitzen die Geschwüre an einer Stelle, an welcher Verwachsung mit der gegenüber liegenden Fläche zu befürchten ist, so mufs der Kranke den Mund häufig ausspülen, mit dem Finger, oder der Zunge zwischen den ulcerirten Flächen hinstreichen, den Unterkiefer fleifsig bewegen.

Zum innern Gebrauche dienen, wenn der Speichelflufs und die Absonderungen aus dem Geschwüre sehr reichlich, selbst blutig sind, aufser secretionsbefördernden Tränken, zu denen man gern die Sarsaparille, die Radix Chinae wählt, besonders die Adstringentien und Säuren. Ist der Kranke sehr herunter gekommen, so verordne man eine kräftig nährende Diät, Wein und gebe innerlich die China, Ratanhia, die Säuren, bei gröfserm Erethismus in Verbindung mit Opium und Camphor, die Eisenpräparate. — Der Schwefel, die Calcaria sulphurata und das Kali sulphuratum, die man als Gegengift des Mercurs häufig rühmte, besitzen wahrscheinlich nur eine sehr geringe Wirkung gegen die Mercurialkrankheit, die gewifs nicht darauf beruht, dafs sich chemische, unlösliche Verbindungen zwischen dem Schwefel und dem Mercur bilden, sondern, wenn sie überhaupt wahrnehmbar sind, nur auf ihrer Eigenschaft, die Thätigkeit der Haut und des Darmkanales zu vermehren, beruhen. Das zuerst von Knud von Helmenstreit und später von Kluge und vielen Andern sehr gerühmte Jod zeigt entschieden günstige Wirkungen, besonders bei chronischer Mercurialkrankheit, so wie bei Complicationen dieser mit Syphilis. Bei acutem und leichtem Ptyalismus und oberflächlichen Geschwüren bedarf man desselben nicht, weil diese Zufälle, wenn die Secretionen gehörig angeregt werden, schneller heilen, als man von dem Jod Wirkungen erwarten kann. Man gebraucht es sowohl örtlich, als Gurgelwasser und Pinselsaft, als auch innerlich. Die von K. v. H. vorgeschlagene Mischung (R. Jod pur. Gr. 5, solve in Spirit. vin. rect. Dr. 2, Aq. Cinnam. Unc. 2½, Syr. commun. Unc. ½), ist unzweckmäfsig, weil das Wasser eine Menge des im Weingeist gelösten Jods wieder niederschlägt. Am besten ist es daher, das Jod mit Jodkali nehmen zu lassen und mit einer ähnlichen Mischung, deren Stärke man nach der Empfindlichkeit der Schleimhaut richtet, häufig ausspülen zu lassen. — Blutungen aus dem Zahnfleische lassen sich durch kaltes Wasser, oder Adstringentien stillen.

Ist der Speichelflufs unterdrückt worden, so mufs man ihn so schnell wie möglich wieder herzustellen suchen. — Zu dem Ende gebraucht man reizende Einreibungen auf die Drüse, oder läfst ein Vesicator auflegen und den Mund mit scharfen Mundwässern ausspülen. Die metastatischen Entzündungen mufs man energisch behandeln. Innerlich gebe man, sobald wie möglich, das Calomel.

---

8) Von dem Knochengeschwüre, Caries.

Literatur.

Petit, traité des maladies des os. Tom. II. — Du Vernay, traité des maladies des os. Tom. II. — Ferrand, diss. de carie ossium. Paris 1765. — H. Boerhaave, vom Krebs und Krankheiten der Knochen. Frankfurt 1765. — Büttner, sehr seltene anatomisch-chirurgische Wahrnehmungen. Königsb. 1774. Röderer, observationes de ossium vitiis. Götting. 1760. — Nicolai, de carie ossium in genere. Jena 1762. — Bonn, descriptio ossium morbosarum. — Monro, Edinb. med. essays. Vol. V. — Lentin, von der Wirkung der Phosphorsäure bei der Caries. Loder's Journ. Bd. I. — Hey, practical observations in surgery. — Scarpa, de penitiori ossium structura. — Cases of the excision of carious joints by Park and Moreau, with observations by James Jeffray. Glasgow 1806. — Levret, diss. de carie. Paris 1805. — Rust, Helkologie. — Leveillé, praktische Bemerkungen über den Knochenfrafs. Hufeland u. Harlefs Journ. 1815. — Howship, med. chir. transact. Vol. VIII. — Wichmann, de rite cognoscendis et curandis carie et necrosi ossium. Halae 1821. — Boyer, traité des maladies chirurgicales. Tom. III. — Liston, Edinb. med. and surg. Journ. Jan. 1821. — Wedemeyer, allgemeine Bemerkungen über Caries und Necrosis. Gräfe und v. Walther's Journ. Bd V. — Knox, Hamb. Mag. 1824. — Cumin, med. and surg. Journ. Jan. 1825. — Miescher, de inflammatione ossium eorumque anatome generali. Berol. 1836. — Museum d'anatomie pathologique de la faculté de Paris. I. Partie. p. 283. — v. Bibra, chemische Untersuchungen über die Knochen und Zähne des Menschen und der Wirbelthiere. Schweinfurt 1844. — Rokitansky, Handbuch der pathologischen Anatomie.

Begriffsbestimmung.

Der Beinfraſs, Knochenfraſs, Caries, entspricht dem Geschwüre in Weichtheilen und unterscheidet sich wie dieses von der einfachen Knochenvereiterung, der einfachen Knochenwunde und dem Knochenbrande. Wie in dem Geschwüre der Weichtheile fortwährende brandige Zerstörung und Auflösung neben der ununterbrochenen Bestrebung zur Regeneration bestehen, so findet sich auch bei der Caries Erweichung, Auflösung und Zerstörung des Knochens, der sich der Jauche in kleinen sandartigen, necrotischen Stückchen beimischt, gleichzeitig mit dem Bestreben zur Regeneration durch Fleischwärzchen und unregelmäſsige Knochenwucherungen. Wie zwischen dem Geschwüre in Weichtheilen und dem Brande derselben nur ein gradweiser Unterschied besteht, so auch zwischen Caries und der Necrosis, in welche diese, wenn bemerklichere Stücke sich abstoſsen, als Caries necrotica übergeht.

Veranlassungen, Disposition, Gelegenheitsursachen.

Die wesentliche Ursache der Caries ist immer Entzundung, welche jedoch durch ähnliche Ursachen, wie bei der Verschwärung in Weichtheilen, von ihrem regelmſäsigen Verlaufe abgelenkt worden ist. In der Mehrzahl der Fälle geht diese Entzündung von den Medullarhäuten und Periosteen der Knochen aus, in dem weitern Verlaufe nimmt aber sicherlich auch das Knochengewebe, auſser daſs es in einzelnen Partikelchen abgestoſsen wird, an der Entzündung selbst Antheil.

Die Disposition zur Verschwärung ist in den einzelnen Knochen um so gröſser, je blut- und gefäſsreicher dieselben sind, daher in der Kindheit, vor Vollendung des normalen Verknöcherungsprocesses und in den spongiösen Knochenabtheilungen, die Caries häufiger vorkommt, als im spätern Alter und in den festern Segmenten des Squelettes. Doch ist Caries auch in dem spätern Alter und in den festesten Knochen nicht gerade eine seltene Krankheit.

Die Caries ist bald eine primäre Krankheit, das einzige und nächste Product der Krankheitsursache, bald erscheint sie secundär, als das Symptom eines andern Uebels. Sie entsteht entweder ursprünglich in dem Knochen selbst, oder ulcerative Processe der Weichtheile, besonders der Bänder und Synovialsäcke, setzen sich auf denselben fort.

Gleich den Geschwüren der Weichtheile, liegen auch der Caries gewöhnlich dyskrasische Processe zu Grunde, die selbst dann aufzusuchen sind, wenn rein äufsere Veranlassungen, Quetschungen, Entblöfsungen des Knochens, unzweckmäfsige, unreinliche Behandlung von Knochenwunden u. dergl. die Krankheit hervorgerufen zu haben scheinen; denn diese traumatischen Veranlassungen geben oft nur die Anregung zu verschwärenden Zerstörungen, welche dann durch allgemeine, besonders dyskrasische Krankheiten, unterhalten werden. Unter den einzelnen Dyskrasien geben Scropheln, Rheumatismus und Syphilis die häufigste Veranlassung, aufserdem Scorbut, Gicht, Rachitis, Knochengeschwulst, die Mercurialcachexie, Metastasen von acuten und chronischen Exanthemen, Fiebern. Meistens beweist das Auftreten dieser Dyskrasien in den Knochen, als Caries, ihre tief eingewurzelte Begründung. Einfache Knochenwunden und Knochenabscesse verwandeln sich nicht selten, durch das Hinzutreten einer dieser Dyskrasien, in cariöse Geschwüre.

Sehr oft entsteht Caries durch die Erweichung dyskrasischer Ablagerungen in den Knochen oder in deren Nähe, tuberkulöser oder carcinomatöser Infiltrationen des Knochengewebes u. dgl.

Verschiedenheiten.

Die wichtigern Verschiedenheiten der Caries beziehen sich auf ihre Ursachen, wonach man die einfache von der dyskrasischen zu unterscheiden hat; auf den Sitz, indem sie bald auf der Oberfläche des Knochens, als Caries peripherica, sich verbreitet, bald von der Tiefe desselben, dem Medullargewebe ausgeht, als Caries profunda, centralis; auf ihre Ausbreitung über einen ganzen Knochen, als Caries totalis, oder über ein kleineres Knochensegment, als Caries localis.— Der Knochen ist entweder schon blofsgelegt, dem Gesichte oder dem Gefühle zugänglich, Caries manifesta, aperta, oder die Haut hat sich noch nicht geöffnet, Caries occulta.

Symptome.

Nach diesen Differenzen weichen die Erscheinungen der Caries in einigen wesentlichen Punkten von einander ab.

Die ersten Symptome der oberflächlichen Caries sind dieselben, wie bei allen Entzündungen der Knochenhaut und der oberflächlichen Corticalschichte und es ist nicht möglich, wenn nicht der ganze Gang der Krankheit dafür spricht, vorauszusagen, ob diese Entzündung in

Verschwärung übergehen werde, oder nicht. Unter oft sehr leichten, dumpfen, fast unbemerklichen, zuweilen sehr heftigen, bohrenden, reifsenden Schmerzen, die auf eine bestimmte Stelle eines geschwollenen Knochens beschränkt sind, sich Abends und in der Bettwärme vermehren, erhebt sich, namentlich wenn der Knochen nicht zu tief liegt, die Haut zu einer anfangs ungefärbten, ödematösen Geschwulst. Die Temperatur ist oft sehr wenig, oft sehr beträchtlich erhöht. Später röthet sich die Haut, wie bei einer falschen Rose, die Geschwulst fängt an zu fluctuiren, bricht auf und es entleert sich eine gröfsere oder geringere Menge übel beschaffener Jauche. — Der Aufbruch findet bald dem schadhaften Knochen grade gegenüber statt, bald ist die Jauche durch feste Bänder zurückgehalten, sie hat sich deswegen weit weg gesenkt und Congestionsabscesse gebildet.—Die Spannung läfst nun nach, die Schmerzen werden aber meistens selbst stärker, als sie bisher waren. Die Functionen des Theiles, zu dem der kranke Knochen gehört, bleiben gestört, die Muskeln namentlich schlaff, müde, zu stärkeren Anstrengungen nicht fähig Das Glied ist gegen Druck, Bewegungen, Witterungswechsel sehr empfindlich.

Bei der Caries centralis ist der Schmerz tiefsitzend und wird in der ersten Zeit, so lange sich nämlich die krankhafte Veränderung auf den Centraltheil des Knochens beschränkt, die Peripherie noch nicht erreicht hat, durch Druck, Bewegungen des Gliedes u. s. w. nicht vermehrt. Anfangs ist derselbe sehr unbedeutend, steigt mit dem Fortschritte der Krankheit und wird zuletzt unerträglich.—Das Glied, zu welchem der erkrankte Knochen gehört, magert ab, wird schlaff, kraftlos, ermüdet leicht. Der Knochen treibt sich immer mehr auf; spongiöse Gelenkenden werden oft, indem ihr Inneres schon völlig verjaucht ist, zu einer dünnwandigen Knochenschaale verwandelt. Doch gehört der gröfsere Theil der Geschwulst oft weniger der Aufblähung des Knochens, als der secundären Anschwellung des Periosteums und des peripherischen Zellgewebes an. Frühe schon nimmt bei Caries centralis der Gesammtorganismus Antheil, die Verdauung leidet, Fieber mit nächtlichen Exacerbationen tritt hinzu und verstärkt sich merklich, nachdem endlich, unter heftigen Schmerzen, die Geschwulst aufgebrochen ist.—Die Untersuchung mit der Sonde setzt jetzt die Diagnose aufser allen Zweifel.

Die Oeffnung des Abscesses schliefst sich nicht, sondern wird fistulös und widersteht den Versuchen zur Heilung. Nach und nach entstehen gewöhnlich noch mehrere Oeffnungen, oder andere, die sich schon geschlossen hatten, brechen wieder auf. Die Fistelöffnungen liegen selten dem cariösen Knochen direct gegenüber, oft vielmehr in weiter Entfernung von demselben; sie pflegen jedoch weniger zahlreich als bei der Necrose zu sein. Ihre Oeffnung ist weit, schlaff, oft unterminirt und gewöhnlich mit schlaffen, oft weifsen durchsichtigen, leicht blutenden Fungositäten, oder einer gelblich-grauen, speckig aussehenden Lage schlaffer Granulationen ausgefüllt. Häufig wuchern die Fungositäten so üppig, dafs sie sich gegenseitig verdrängen, in der Geschwürsöffnung einklemmen und abstofsen; stets aber wuchern sie bald wieder von neuem hervor, so lange nicht der Charakter der Knochenentzündung sich geändert hat. Niemals führen diese fungösen speckigen Granulationen zur Vernarbung.—Liegt der cariöse Knochen dicht unter der Haut, so verschmelzen mehrere Oeffnungen gewöhnlich zu einer gröfsern, unregelmäfsig gestalteten, mit aufgeworfenen, wulstigen, unterfressenen Rändern; je weiter die Caries Fortschritte macht, desto mehr vergröfsern sich jene.

Führt man in die Fistelöffnungen die Sonde ein, so fühlt man den Knochen rauh, weich, wie wurmstichig, leicht zu durchbohren. Oft ist derselbe so erweicht, oder so sehr mit fungösen Granulationen überdeckt, dafs die Knochensubstanz nicht mehr gefühlt werden kann und die Sonde wie durch ein Stück weiches Fleisch, in welchem sich hier und da nur einige sandartige Körnchen durchfühlen lassen, hindurchgeht. Oft ist man, ohne aufgehalten worden zu sein, mit der Sonde bis in eine Tiefe eingedrungen, in der man nothwendiger Weise hätte auf den Knochen stofsen müssen, er ist hier vollkommen in eine weiche, fleischartige Masse verwandelt, die Kalksalze sind fast vollkommen aus ihm geschwunden (Caries carnosa). Die rauhe Beschaffenheit des Knochens gehört daher nicht zu den constanten Erscheinungen der Caries.—In andern Fällen sind die Knochenlamellen brüchig geworden und werden von der Sonde mit einem knisternden Geräusche durchbohrt. Die Untersuchung mit der Sonde pflegt in höherem Grade schmerzhaft zu sein als bei der Necrose.

Liegt die kranke Lamelle so weit blofs, dafs sie dem Auge sichtbar ist, so zeigt sie sich dunkel bräunlich, Fleisch ähnlich, oder mit speckigen Granulationen bedeckt.

Eigenschaften der cariösen Jauche.

Die Jauche cariöser Knochen ist zwar nach der ursächlichen Begründung der Caries und den Degenerationen des Knochens, die dieser vorausgingen, verschieden, im Allgemeinen jedoch dünn, wässerig, von eigenthümlichem Geruche nach Schwefelwasserstoff, scharf, die Umgebung anätzend, oft blutig, bräunlich, oft aber auch hell wie dünner Eiter; oder fettig, besonders wenn sie aus der Markhöhle kommt. Dafs sie silberne Instrumente mit einem schwarzen Ueberzuge versieht und auf der Leinwand oder bleihaltenden Salbenmassen schwärzliche Flecken bildet, ist keine der cariösen Jauche ausschliefslich zukommende Eigenschaft, sie theilt diese mit jedem albuminösen Eiter, in welchem durch Zersetzung des Eiweifses Schwefelwasserstoff frei geworden ist.

Nicht selten findet man in der cariösen Jauche kleine, sandartige, selbst gröfsere exfoliirte Knochenstückchen, Caries necrotica.—Das Vorkommen kleiner, durch das Gefühl oder das Mikroscop zu erkennenden Knochenstückchen in der Jauche, ist eins der sichersten Kennzeichen cariöser Geschwüre, welche die Sonde nicht zu erreichen vermag, oder in denen die Knochen so weich geworden sind, dafs sie nicht mehr durchgefühlt werden können. Erst wenn die Destruction des Knochens gänzlich stillsteht, finden sich durchaus keine Knochenpartikelchen in der Jauche mehr.

Ausbreitung und Verlauf.

Die Caries steht, so lange die ursächliche Begründung fortdauert, nicht still, sondern breitet sich langsamer oder schneller, je nach der Veranlassung, in die Tiefe und Fläche aus, bis sie endlich das ganze von ihr ergriffene Knochensegment zerstört hat.—Wo mehre Knochen an einander stofsen, in einem Gelenke z. B., hat sie grofse Neigung, von dem einen derselben auf die übrigen fortzuschreiten. In gleicher Weise setzt sich die Verschwärung von dem kranken Knochen auf die benachbarten Weichtheile fort. Werden bei der Caries zugleich gröfsere Knochenstücke necrotisch abgestofsen, so zeigt dieses nicht die beginnende Heilung an, sondern beweist nur, dafs durch fortschreitende Zerstörung ein Knochenfragment ringsum abgelöst worden ist.—Durch Säfteverlust und früher noch durch Resorption der Jauche entsteht ein hektisches Fieber, das um so schnellere Fortschritte macht, je gröfser der Verlust und je mehr der cariöse Eiter zersetzt ist. Die Ernährung leidet, der Kranke magert ab, seine Haut und Muskulatur werden schlaff, die Kräfte sinken, endlich erfolgt der Tod unter den bekannten colliquativen Erscheinungen.

Wenn die Caries geheilt wird, so geschieht dieses wie bei der Heilung anderer Geschwüre, indem an die Stelle fungöser, schlaffer Wucherungen, gute feste Granulationen und an die der Jauche, guter Eiter treten. Der speckige Grund der Fistelöffnung verschwindet, sie zieht sich zusammen und schliefst sich endlich dauernd, jedoch gewöhnlich erst nachdem sie mehrfach aufgebrochen war und sich vorübergehend geschlossen hatte. Die weichen, fleischähnlichen Granulationen, aus denen der Knochen sich zunächst regenerirt, verdichten sich, füllen sich mit Kalksalzen und verwandeln sich somit in Knochen, der viel härter als der ursprüngliche Knochen zu sein pflegt (Osteosclerose). Erst nach und nach lockert sich der neue Knochen wieder auf, er scheidet sich wieder in Diploe und Corticalsubstanz, oft bildet sich sogar eine neue Markhöhle (Caries ossificans, Cumin).—Die Reproduction des Knochens ist um so geringer, in je gröfserem Umfange er und seine Periosteen zerstört waren, die Knochennarbe bleibt daher häufig verunstaltet und die Weichtheile, die mit ihr verwachsen sind, eingezogen.

Auch wenn sich gröfsere Knochenstücke abstofsen, Exfoliatio sensibilis, ist der Weg der Heilung nicht von dem vorher beschriebenen wesentlich verschieden, indem auch hier von der Demarcationsfläche Granulationen aufschiefsen, welche die Lücke ausfüllen und später verknöchern. Das gleiche erfolgt, wenn zwei cariöse Gelenkflächen mit einander verwachsen und wahre Anchylose bilden.

Anatomische Untersuchung cariöser Knochen.

Bei beginnender, oberflächlicher Caries findet man die Markcanälchen erweitert, den macerirten Knochen daher von einer Menge kleiner Löcher durchbohrt, wie siebförmig. Schreitet die Caries fort, so schwinden die knöchernen Decken und Zwischenwände der Markcanäle und Markzellen, oder verlieren ihren Kalkgehalt und werden weich, der Knochen wird dadurch zuerst rauh, wie angefressen, calcinirt, später weich und schwammig. Die erweiterten Markcanäle findet man theils mit graulicher Knochenjauche, theils mit rothen Granulationen und Fungositäten ausgefüllt, den Knochen daher mehr oder weniger mifsfarbig, oder geröthet. Ist die Erweichung des cariösen Knochens durch das Schwinden der Kalksalze sehr weit gediehen, so erscheint derselbe oft wie ein Stück rothen Fleisches, welches nur von einzelnen zarten Knochenfäden durchzogen ist und durch welches die Sonde, oder das Messer, ohne Hindernifs hindurchgehen. — Aufserhalb der Markcanälchen legen sich die Fungositäten über die ganze kranke Fläche herüber. Immer ist hierbei der Knochen, je nach der Tiefe, bis in welche die cariöse Zerstörung eindringt, mehr oder weniger geschwollen. — Bei der Caries centralis findet man ähnliche Veränderungen. Die Knochenzellen aufgetrieben, mit einer rothen, fleischähnlichen Masse ausgefüllt, die äufsere Rinde aufgebläht, den Umfang des Knochens daher vermehrt. Jedesmal verliert bei der Caries die Marksubstanz ihre normalen Eigenschaften. Nach Delpech, Sanson, Bérard, wird eine eigenthümliche, fettige Substanz erzeugt, welche den Geruch wie ranziger Speck hat und mit derem Auftreten die Knochengallerte schwindet. Mouret nimmt zwar ebenfalls das Auftreten dieser Fettsubstanz an, leugnet aber, dafs gleichzeitig die Knochengallerte schwinde.

Die chemisch-mikroscopischen Untersuchungen cariöser Knochen ergeben nach dem Stadium und den Veranlassungen der Krankheit verschiedene Resultate. Mit dem Weichwerden des Knochens verschwindet zuerst der Kalkgehalt aus den Knochenkörperchen und deren Ausstrahlungen, später auch aus der Zwischensubstanz. Man sieht immer mehr leere Körperchen, Säuren ziehen nur wenig Kalksalze aus, mit Säuren übergossen entwickelt sich keine Kohlensäure mehr, endlich ist der Knochen völlig entkalkt und in eine weiche, fleischähnliche, körnige Masse verwandelt. Wie bei andern Knochenkrankheiten mit rückschreitender Bildung, verändert sich auch bei der Caries das Verhältnifs der festen Bestandtheile und insbesondere der Kalksalze. Während phosphorsaure Magnesia, Chlornatrium und kohlensaures Natron in frischen cariösen Knochen keine wesentlichen Abweichungen vom normalen Verhalten zeigen, findet man die quantitativen Verhältnisse der beiden Kalksalze immer verändert, weniger den des kohlensauren Kalkes, der unverändert geblieben, oder selbst zugenommen haben kann, als den an phosphorsaurem Kalke, der stets beträchtlich vermindert ist. Es läfst dieses Verhältnifs eine mehrfache Deutung zu. Es ist möglich, dafs die Phosphorsäure zuerst in das Blut zurückkehrt, freier Kalk zurückbleibt, der nur nach und nach aufgesaugt wird und sich bei der chemischen Untersuchung mit der bei derselben gebildeten Kohlensäure verbindet. Es kann aber auch sein, dafs das Vorherrschen des kohlensauren Kalkes daher rührt, dafs bei Caries neben der Destruction auch stets Neubildung von Knochen statt findet, und neugebildete Knochen, wie die der niedern Thiere und des Fötus, bekanntlich gröfsere Quantitäten kohlensauren Kalks enthalten.

Die Entzündung, welche in der cariösen Stelle selbst als eine destructive, ulceröse sich äufsert, setzt sich in der Umgebung der Weichtheile, sowohl derjenigen, welche unmittelbar zu dem Knochensystem gehören, als auch den benachbarten, als ein einfach exsudativer Procefs fort. Daher findet man in der Nähe des cariösen Knochengeschwüres das Periosteum verdickt, chronisch entzündet, verknorpelt und zum Theile verknöchert. Die Knochenpunkte, welche in der Knochenhaut entstehen, verwachsen endlich mit der Knochenoberfläche selbst zu mannichfaltig gestalteten, stachligen, oder plattenförmigen Osteophyten. Sobald diese einmal entstanden sind, ist ihre Existenz selbstständig, ihre weitere Vergröfserung hängt aber lediglich von der Fortdauer der cariösen Entzündung ab. Ein ähnliches, verknöcherndes, entzündliches Exsudat erfüllt auch die Zellen der diploetischen Substanz, oder die Markhöhle, der Knochen wird daher in der Umgebung cariöser Geschwüre dichter, sclerotisch. Eben so sind die Bänder und Aponeurosen in der Nähe der Caries verdichtet, verhärtet, verknorpelt und nicht selten setzen sich die Osteophyten bis in dieselben fort; Gelenksteifigkeit, falsche und wahre Anchylosen sind daher häufige Folgen der Caries.

In der Nähe cariöser Knochen ist das Zellgewebe in dem Zustande chronischer Entzündung, knorplich verhärtet, angeschwollen, die Muskeln sind von entzündlichen Extravasaten durchdrungen, abgeblafst, fester verwachsen, schwer beweglich und sowohl selbst, als wie die zu ihnen gehörigen Sehnen verkürzt. Sehr häufig entstehen daher neben Caries Contracturen der Gelenke, die zurückbleiben, auch wenn die Caries geheilt ist.

Der cariöse Knochen in getrocknetem Zustande erscheint rauh, wie angefressen. Seine Zellen und Markröhren sind erweitert, vielfach in einander einmündend. Der Knochen ist daher viel leichter, als im normalen Zustande, die Knochenwandungen sind verdünnt, zerbrechlich. Zahlreiche, oft sehr feste, mannichfaltig gestaltete Knochenwucherungen, umgeben bei den meisten Formen der Caries die Gränzen des Knochengeschwüres. Im Stadium der Heilung können cariöse Knochen dichter und fester sein, als in ihrem normalen Zustande.

Verschiedene Formen dyskrasischer Caries.

So wie die Geschwüre in Weichtheilen nach der Verschiedenheit ihrer dyskrasischen Begründung auch in Vorkommen, Form und Verlauf Verschiedenheiten darbieten, die es möglich machen, sie gröfstentheils durch die blofse Autopsie zu diagnosticiren, so sollte man erwarten, dafs dieses auch bei den verschiedenen Formen dyskrasischer Caries der Fall wäre. Die Unterschiede sind jedoch bis jetzt noch lange nicht mit hinreichender Schärfe aufgefafst und was sich hierüber sagen läfst, bezieht sich bei weitem mehr auf ihren anatomischen Charakter, als auf äufsere Kennzeichen, welche zur Diagnose während des Lebens benutzt werden könnten.

Von der scrophulösen Caries.

Die scrophulöse und tuberculöse Caries ergreift vorzugsweise die schwammigen Knochen der Wirbelsäule der Hand- und Fufswurzel, die spongiösen Gelenkenden, doch fehlt sie auch in den festen Knochen, z. B. denen des Gesichts und des Schädels, oder den kleinen Röhrenknochen, in welchen sie unter der Form der scrophulösen Paedarthrocace verläuft, nicht gänzlich. Sie geht fast immer von dem Knochen und am häufigsten von dessen Centraltheil aus und setzt sich von diesem auf die Weichtheile fort. Viel seltener greifen scrophulöse Verschwärungen der Weichtheile, z. B. scrophulöse Verschwärungen der Schleimbeutel, von aufsen her die Knochen an. Der Entstehung der scrophulösen Verschwärung geht, wenn sie in dem Knochen beginnt, eine entzündungslose Infiltration tuberkulöser Materie voraus. Der Knochen ist daher geschwollen, ohne entzündet zu sein. Die Entzündungssymptome treten erst mit der Erweichung der scrophulösen Ablagerung ganz allmählig auf. Bei der Section findet man das Markgewebe dunkel geröthet oder abgeblafst und mit Tuberkelmasse infiltrirt, den Knochen selbst erweicht, so dafs er leicht zwischen den Fingern zerdrückt, oder mit dem Messer zerschnitten werden kann. — Die erweichte Tuberkelmasse vermischt sich mit der Jauche, welche die entzündeten Flächen abscheiden, die scrophulöse Knochenjauche ist daher dünn, flockig, graulichgelb, sehr häufig mit abgestofsenen Knochenkörnchen untermischt, oder blutig. — Durch die tuberkulöse Infiltration werden die Knochenkanälchen auseinander getrieben, die Zwischenwandungen zum Theil zerstört, cariöse Knochen fühlen sich daher mit der Sonde sehr rauh und brüchig an und werden, wenn sie macerirt wurden, ungewöhnlich leicht und grofszellig. Auf der äufsern Oberfläche finden sich fast immer in der Umgegend scrophulöser Caries sehr beträchtliche, stalaktitenähnliche, oder sammetartige, blättrige Knochenneubildungen, was um so mehr auffallen mufs, als sie in der Knochensubstanz selbst in der Nahe des Geschwüres fehlen.

Der Verlauf der scrophulösen Caries ist immer sehr chronisch, mit abwechselnder Besserung und Verschlimmerung. Erst sehr spät erheben sich chronische, gewöhnlich wenig schmerzhafte Abscefse, die endlich, oft in sehr weiter Entfernung von dem kranken Knochen, aufbrechen. Die scrophulöse Caries heilt, nachdem die tuberkulöse Masse erweicht und entleert, oder zu einer kreidigen Masse eingedickt und die weitere Abscheidung durch Tilgung der Dyskrasie aufgehoben ist, in ähnlicher Weise, wie das scrophulöse Geschwür in Weichtheilen, so dafs die vertiefte, höckerige, balkenförmig durchzogene, netzförmige, verunstaltete Narbe, mit der die äufseren Weichtheile verwachsen sind, für immer ihren Ursprung verräth.

Die scrophulöse Caries befällt gewöhnlich mehre Knochen, besonders mehre an einander stofsende Knochensegmente zu gleicher Zeit, oder kurz nach einander. Ihre wesentliche Ursache ist die allgemeine Scropheldyskrasie, sie ist daher die häufigste Form der Caries in der Jugendzeit, vor der Pubertätsentwicklung; äufsere Veranlassungen, Stöfse, Quetschungen, beschleunigen häufig ihren frühzeitigen Ausbruch. — Nie fehlen gleichzeitig anderweitige Aeufserungen der Scropheldyskrasie, die zur Diagnose mit benutzt werden können.

Rheumatische und arthritische Caries.

Nach der scrophulosen scheint die rheumatische Caries die häufigste zu sein. Beide Dyskrasien compliciren sich häufig unter einander. Sie kommt sowohl in der frühern Jugend, als in dem fortgeschrittenen Alter, am häufigsten an den langen Röhrenknochen, sowohl an den Gelenkenden derselben, als auch an den Diaphysen vor, fehlt aber auch an spongiösen Knochen, denselben, an welchen auch die scrophulöse häufiger vorkommt, namentlich den Wirbelbeinen, Hand- und Fufswurzelknochen nicht. Sie greift sehr häufig von den Weichtheilen, den Bändern etc. secundär auf den Knochen über, kann sich jedoch auch primär in dem Innern desselben entwickeln. Sie geht alsdann von den fibrösen Auskleidungen der Markcanälchen, der Tela medullaris Blumenbachii aus. Der Satz, dafs sie nur von den äufseren Weichtheilen auf den Knochen übergehe und immer als Caries peripherica auftrete, bedarf demnach vielfacher Beschränkungen. — Die Entzündung entwickelt sich rasch, die Schmerzen gehen der Geschwulstbildung voraus, sie sind heftig, Abends in der Bettwärme und bei schlechter Witterung exacerbirend, Fieber ist meistens von Anfang an vorhanden. In der Beschaffenheit der Jauche und des Geschwürs selbst bietet sich nichts Charakteristisches dar. Die rheumatische Caries wird verhältnifsmäfsig leicht geheilt.

Die arthritische Caries befällt ebenfalls meistens die Nähe der Gelenke. Die Erscheinungen der Gicht, Exostosenbildung und Ablagerungen gichtischer Concremente gehen voraus.

Syphilitische Caries.

Ueber die Symptome und das Vorkommen der syphilitischen Caries siehe den Abschnitt über Syphilis und syphilitische Geschwüre.

Scorbutische Caries.

Ausgebildete scorbutische Caries kommt selten vor, am häufigsten noch als Folge der scorbutischen Mundfäule, aufserdem aber sowohl an den festen, breiten, als an den compacten, langen Knochen. Sie artet leicht in vollkommene Necrose aus. Gewöhnlich beginnt die Verschwärung in den äufseren Weichtheilen und geht von diesen auf das Periosteum und den Knochen über, selten und nur in den extremsten Fällen des Scorbuts beginnt die Verschwärung in dem Centraltheile des Knochens. Eine Entzündung mit Abscefsbildung, welche den Charakter einer scorbutischen trägt, geht ihr voraus. Die Knochen werden sehr zerbrechlich und porös, von Blut durchdrungen, mit Ecchymosen und blauen, lockern, leicht blutenden Fungositäten bedeckt. Die Zerstörung des Knochens schreitet sehr schnell vor.

Unterschied zwischen Caries und Necrose.

Die alten Chirurgen unterschieden die Caries von der Necrosis nicht als eine besondere Krankheit, sondern nur als eine besondere Form, unter dem Namen Caries humida, während sie die Necrose als Caries sicca bezeichneten. — Es ist oben schon angedeutet worden, dafs wirklich zwischen beiden Krankheiten nur ein gradweiser Unterschied besteht und dafs durch eine Steigerung der ursächlichen Verhältnisse, die Caries leicht in Necrose übergeführt werden kann, sowie, dafs Necrose sich sehr häufig mit Caries verbindet. Daher ist eine scharfe diagnostische Hervorhebung der Unterschiede beider nicht möglich. Wo aber die Caries rein für sich auftritt, unterscheidet sie sich von der Necrose :

1) durch das Vorkommen; indem die Necrose vorzugsweise die festen Knochen wählt, die Caries aufser diesen ganz besonders auch die spongiösen Knochenabschnitte.

2) aus dem Ergebnisse der örtlichen Untersuchung durch das Gesicht und mit der Sonde; bei der Caries ist der Knochen roth, fleischähnlich, bei der Necrose weifs oder schwarz, bei der ersteren weich, nachgiebig, leicht zu durchbohren, rauh, bei der letzten oft ganz glatt, wenn die äufserste Lamelle sich abstiefs, sonst aber wohl rauh, aber doch meistens hart, mit Ausnahme der scrophulösen und scorbutischen Necrose, die in demselben Grade, wie bei Caries, brüchig und leicht zu durchbohren sein können. Die Fistelöffnungen sind bei der Necrose von einem harten Fleischwalle umgeben, aufserordentlich eng, so dafs oft die Sondenspitze kaum durch sie hindurch geführt werden kann, ihre Ränder sind fest, callös, bluten daher bei der Untersuchung wenig, der Fistelgang ist nicht mit Fungositäten ausgefüllt. Umgekehrt ist die Fistelmündung bei Caries weit, unterminirt, ihr Grund speckig, oder mit Fungositäten ausgefüllt. Die Berührungen des Knochens mit der Sonde werden bei Necrose nur dann schmerzhaft, wenn sie so stark sind, dafs die unter dem Sequester liegenden Fleischwärzchen den Stofs empfangen, die Berührung der cariösen Fläche ist immer und oft in hohem Grade schmerzhaft.

Bei der Caries beschränkt sich die Geschwulst in der Regel mehr auf einen kleineren, bestimmteren Theil des Knochens. Bei der Necrose, besonders der reinen, wenigstens der harter Röhrenknochen, breitet sie sich schnell über die ganze Ausdehnung der Röhre aus. Doch ist dieses Kennzeichen nur von sehr untergeordnetem Werthe, da die Caries sehr ausgebreitet, die Necrose dagegen räumlich sehr beschränkt sein kann. Doch pflegt sich die Entzündung und die sie begleitende Geschwulst rascher, als bei der Caries, über einen grofsen Raum auszudehnen.

Die Necrose ist in der Regel das Product einer vorübergegangenen, die Caries einer fortwirkenden Ursache. Der Sequester wirkt auf die naheliegenden Weichtheile nur wie jeder andere unorganische Körper wirken würde, bei der Caries dagegen geht die Verschwärung von dem Knochen auch auf die Weichtheile über, oder umgekehrt von diesen auf jenen, hiermit hängt zusammen, dafs bei der Necrose guter Eiter, bei der Caries geschwürige Jauche abgesondert wird, dafs bei der Caries auch die Weichtheile in gröfserem Umfange zerstört und abgelöst werden, während umgekehrt bei der Necrose in ihnen ein starkes Bestreben zur Reproduction erwacht.

Bei der anatomischen Untersuchung kann kein Zweifel über die Natur des fraglichen Krankheitszustandes bestehen.

Vorhersage.

Die Voraussagung bei der Caries ist im Allgemeinen ungünstig. Sie ist immer eine langwierige Krankheit, welche leicht durch ihre localen Zerstörungen, durch Fortpflanzung auf naheliegende wichtige Organe, oder durch allgemeine Rückwirkung, Säfteverlust und Säfteverderbnifs, tödtlich werden kann. In letzter Beziehung ist besonders bei schnell vorschreitender cariöser Zerstörung diploetischer und Markknochen zu befürchten, dafs die dünnhäutigen Venen des Knochenmarkes dem allgemeinen Schmelzungsprocesse des Knochens erliegen, geöffnet werden und somit die Veranlassung zu schnell tödtlicher Eitergährung gegeben werde. In vielen Fällen tödtet die Caries, nachdem sie lange bestanden hat, am Ende durch Eiterresorption.

Im Uebrigen richtet sich die Voraussagung bei dem Knochenfrafse zunächst nach der gröfsern oder geringern Leichtigkeit, mit der die ursächlichen Momente entfernt werden können. Die günstigste Prognose giebt demnach die Caries, welche lediglich aus localen Verhältnissen, Unreinlichkeit, zweckwidrigem Verbande u. s. w. entstanden ist. Ungünstiger sind alle Formen dyskrasischer Caries, die ungünstigste Voraussagung giebt die scorbutische, nach ihr die scrophulöse, die selten heilt, ehe sie den ergriffenen Knochen mehr oder weniger zerstört hat, sich gern in vielen Knochen zu gleicher Zeit, oder nach und nach ausbildet und bei der sich immer voraussetzen läfst, dafs ähnliche Ablagerungen, wie in den Knochen, auch in andern Organen, namentlich den Lungen, statt gehabt haben, daher die Kranken selbst dann noch nicht aufser Gefahr sind, wenn durch eine glückliche Amputation das cariöse Glied entfernt worden ist, vielmehr trägt die Wundreaction selbst häufig nur dazu bei, jene innern Degenerationen zu rascher Entwicklung zu bringen. Die Erfahrung hat demnach gezeigt, dafs viele Kranken mit scrophulöser Caries bald nach der Amputation schwindsüchtig sterben. Die günstigste Voraussagung geben die rheumatische und die syphilitische Caries, jene, weil bei ihr die Ursache nicht tief eingewurzelt, meist selbst vorüber gegangen ist, diese, weil die Kunst sehr viel zur Entfernung derselben vermag.

In Bezug auf den Sitz wechselt die Voraussagung je nach der Tiefe, in der die Caries liegt und der gröfseren oder geringeren Schwierigkeit für den Eiter, nach aufsen durchzubrechen, so wie nach der Wichtigkeit der nahe liegenden Organe, bis zu welchen sich die Entzündung und Verschwärung fortsetzen können. Am gefährlichsten sind demnach die Verschwärungen, welche auf den inneren, den Körperhöhlen zugewendeten Flächen verschiedener Knochen vorkommen.

In dem jugendlichen Alter, besonders vor der Pubertätsentwicklung, darf man hoffen, dafs mit dem Eintritte dieser Periode eine, auch für das Localleiden günstige Umwandlung der Constitution statt finden werde; mit dem höheren Alter schwindet diese Aussicht auf die Beihülfe der Natur. Je bedeutender endlich die Rückwirkung der Caries auf den Gesammtorganismus, je schwächer die Kräfte geworden sind, je mehr die Verdauung und Ernährung gelitten haben, je stärker die Colliquationserscheinungen auftreten, desto ungünstiger ist die Prognose, so dafs man oft nur mit der Aufopferung des Gliedes noch Lebensrettung, durch Entfernung des Jaucheheerdes, erwarten darf.

Behandlung

Das Heilverfahren gegen Caries richtet sich hauptsächlich nach der allgemeinen ursächlichen Begründung, nach dem Grade und den Stadien der Entzündung. Die Behandlung der Caries occulta ist die der Entzündung, die ihr zu Grunde liegt, defshalb zunächst Bekämpfung derjenigen dyskrasischen Verhältnisse, welche als die Ursache des Entstehens, oder wenigstens des Fortbestehens der Krankheit, angesehen werden müssen und der Entzündung selbst.

Nicht selten ist die Anwendung von Blutentleerungen durch Schröpfköpfe oder Blutegel nothwendig, denn wenn auch durch dieselben, bei dyskrasischer Begründung des Uebels, der Fortbestand der Entzündung und der Ausbruch der Caries überhaupt nicht verhindert werden können, so trägt doch die Mäfsigung der Entzündung wesentlich dazu bei, die allzubedeutende Ausbreitung der Caries in Schranken zu halten und oft gelingt es auf diesem Wege, den Aufbruch der Caries so weit hinaus zu schieben, bis durch anderweitige Mittel die Dyskrasie getilgt und die Resorption der schon gebildeten Producte möglich geworden ist.

Die Wirkung der localen Blutentleerungen unterstütze man besonders durch erweichende Cataplasmen, Dunstbäder, laue Wasserbäder, sofern die dyskrasische Ursache die Anwendung der feuchten Wärme nicht verbietet. Doch können, bei gehöriger Vorsicht, selbst bei rheumatischer Entzündung, Cataplasmen recht wohl gebraucht werden. — Mercurialeinreibungen und Mercurialpflaster helfen wenig, sie verschlimmern oft bei anhaltender Anwendung die Dyskrasie und können selten so lange gebraucht werden, als es der langsame Verlauf der Krankheit erfordert. Bei weitem wirksamer und unerläfslich, sobald die Entzündung aus dem acuten Zustande getreten ist, sind Ableitungen durch Vesicantien oder Cauterien. — Es ist gewöhnlich wirksamer, wenn man dieselben öfters erneut und wieder zuheilen läfst, als wenn man sie ununterbrochen an derselben Stelle unterhält.

Hat sich endlich ein Abscefs gebildet, so ist derselbe nach den bei den Abscefsen überhaupt und insbesondere nach den bei den Congestions- und kalten Abscefsen angegebenen Regeln zu behandeln. Der Rath, den Einige geben, bei Caries centralis den Knochen anzubohren, um dem Eiter Abflufs zu gestatten, ist schon wegen der Unsicherheit der Diagnose unausführbar.

Sobald der Abscefs aufgebrochen ist, sorge man vor allem für freien Abflufs des Eiters, bilden sich Stockungen, so erweitere man die Fistelöffnungen durch-Prefsschwamm, Darmsaiten, das Haarseil, oder errichte Gegenöffnungen, vermeide aber jedes Ausstopfen der Wunde mit Charpie, wodurch nie Nutzen gewährt, wohl aber durch Zurückhaltung des Eiters nachtheilige Steigerungen der Entzündung veranlafst werden können. — Die Fistelgeschwüre verbinde man möglichst einfach, reinlich und so, dafs der Zutritt der Luft abgehalten wird. Besondere Salbenverbände haben keinen Nutzen. Einspritzungen in die Fisteln sind selten nöthig und sollen nur zur Entfernung stockenden, verdorbenen Eiters, welcher Zweck jedoch leichter durch gehörige Lagerung und Erweiterung der Fisteln erlangt wird, dienen. Jedenfalls müssen die Einspritzungen möglichst reizlos sein, von lauem Wasser, oder einem leichten Chamillenaufgusse. Nur wenn die Eiterung sehr profus, der Eiter zugleich dünn und übelriechend wird, können Einspritzungen von adstringirenden Decocten, der Eichenrinde, der China, mit Zusatz von Opium, von Chlorwasser u. dgl. nothwendig werden, um die Eiterung zu mäfsigen, den Eiter selbst zu desinficiren und somit die Rückwirkungen des Eiterverlustes und der Eiterresorption zu beschränken. Das Creosot leistet für diese Zwecke keinen besondern Nutzen, aufser dafs es ebenfalls die Eiterung etwas vermindert. Mit diesen Localmitteln verbindet man den Fortgebrauch der feuchtwarmen Umschläge, welche, je nach dem Stande der Entzündung, aus erweichenden, oder aromatischen Kräutern zu bereiten sind und erwarte, dafs bei dieser Behandlung nach und nach das Geschwür in eine gut eiternde Fläche sich verwandle und heile.

Sehr oft hat man den Vorgang bei der Caries necrotica als ein Heilbestreben der Natur angesehen und ihn durch die Kunst nachzuahmen gesucht, indem man durch sehr kräftige, Entzündung erregende Mittel, die cariöse Fläche in Brand überführte und erwartete, dafs mit der Abstofsung des Brandigen in dem Knochen ein kräftigerer, zur Production und Heilung hinneigender Procefs sich ausbilden werde. Die Mittel, die man hierzu verwendete, so mannichfach sie sind, kommen doch alle darin überein, dafs sie die vorhandene Entzündung kräftig steigern. Hierher gehören vor Allen das Glüheisen, welches man so stark und so oft anzuwenden rieth, bis ein vollkommen trockner Brandschorf auf der cariösen Fläche gebildet wäre. Zu diesem Entzwecke sollte man im Nothfalle die fungösen Wucherungen vorher mit dem Messer abtragen, die Blutung gehörig stillen, damit das Glüheisen auf die eigentlich kranke Stelle gehörig kräftig wirken könne. Aufserdem wurden in gleicher Absicht die concentrirten Säuren, das Kali causticum, wenn die Weichtheile hinreichend geschont werden konnten, der Liquor Bellostii, überhaupt fast alle scharfen und Aetzmittel gebraucht.

Der freiwillige Abgang sequestrirter Knochenstücke ist jedoch kein Beweis eines Naturbestrebens zur Heilung, deutet vielmehr häufig nur raschere Fortschritte der Krankheit an. Die Abstofsung gröfserer und kleinerer Knochenstücke findet während des ganzen Verlaufes der Krankheit statt, ohne dafs die Heilung hierdurch weiter käme. So lange die dyskrasische Begründung dauert, kann die Entfernung eines Knochenstücks, so grofs auch dasselbe sein mag, nichts zur Aenderung des Geschwürszustandes beitragen, indem die Demarcationsfläche selbst immer wieder geschwürig wird. Ist aber die dyskrasische Grundlage gehoben, so verwandelt sich die Geschwürsfläche meistens von selbst in eine eiternde und vernarbende Wunde. So lange die Ursache also fortdauert, kann die Necrotisirung der Geschwürsoberfläche nichts zur Heilung beitragen, sie führt vielmehr im Gegentheile leicht zur weiteren Ausbreitung der Ulceration; ist aber die Ursache gehoben, so bedarf es dieses Mittels, dessen Wirkung selten genau genug berechnet werden kann, nur selten, dann nur, wenn bei rein atonischem Geschwürszustande eine kräftige Anregung erforderlich scheint. Sequester, die sich im natürlichen Verlaufe der Caries gebildet haben, entfernt man nach den bei der Necrose angegebenen Regeln.

Eine grofse Zahl von Mitteln, welche sowohl innerlich, als besonders auch zur örtlichen Anwendung, als Specifica gegen Caries vorgeschlagen wurden, sind entweder ganz unwirksam, oder theilen die Nachtheile der localen Anwendung der Cauterien in gröfserem oder geringerem Grade. Hierher gehört der örtliche Gebrauch adstringirender Decocte, von Rubia tinctorum, Calamus aromaticus, Nux juglans, Plantago, Sabina. Einspritzungen von Tinct. Myrrhae, Benzoes, Euphorbii, Aloes, Ol. Terebinth., oder von Solutionen der Schwefelleber, des Sublimats, die Phosphorsäure mit Camphorspiritus, Kalkwasser, Bäder von Baryta muriatica, Einstreuen von Pulvis aristolochiae, Kohlen u. s. w. Keines dieser Mittel hat örtlich angewendet eine specifische Wirkung gegen Caries und sie gelangen selbst, wegen der fungösen Granulationen, die den Knochen bedecken, meistens nicht einmal bis zur eigentlich kranken Fläche.— Erfordert der torpide Zustand des Geschwüres erregende und belebende Mittel, aufser den aromatischen Cataplasmen, Waschungen mit Brandwein u. dgl., so kann das Oleum Terebinthinae die Stelle aller ähnlichen vertreten. Jodsalben und Jodbäder, die allgemein gegen Caries gerühmt wurden, können überhaupt nur bei torpiden, fast entzündunglosen Formen, besonders bei scrophulöser, syphilitischer und mercurieller Caries gebraucht werden. Sie schaden, so lange ein höherer Entzündungsgrad die Caries begleitet.

Zum innerlichen Gebrauche sind aus vorgefafster theoretischer Ansicht ähnliche Mittel gegen Caries gerühmt worden, welche sich eben so wenig specifisch wirksam erwiesen haben. Dahin gehören die Phosphorsäure, das Kalkwasser zu 1 bis 2 Pfund täglich, die Rubia tinctorum, die Asa foetida 2 bis 3 Drachmen täglich und die Gummi resinösen Mittel überhaupt, Barita muriatica zu 1 bis 3 Scrupel täglich, das Phellandrium aquaticum, die Nux juglans, die Cicuta, Sabina. Bei der Verschiedenheit der ursächlichen Krankheitszustände, deren Folge Caries sein kann, läfst sich von vorn herein von keinem dieser Mittel eine allgemeine Wirkung gegen Caries erwarten und sie können daher nur nach speciellen Indicationen Anwendung finden.

Drohen durch starken Säfteverlust die Kräfte des Kranken erschöpft zu werden, so bilden die Rücksichten zur Erhaltung derselben die hauptsächliche Indication. Neben dem Genufs einer leicht verdaulichen Kost, reiner Luft, der Sorge für die Reinhaltung der Wunde, der Beschränkung und Verbesserung der Eiterung, sind es vorzugsweise die China und die Säuren, die mit Rücksicht auf die Verdauungskräfte des Kranken und wenn trotz dem die Kräfte sinken, die operative Entfernung der kranken Stelle durch die Amputation, oder Resection, um eine weniger umfängliche, zur Vernarbung geeignete Wundfläche zu bilden, welche als Palliativmittel, um das Leben des Kranken zu erhalten, noch zu versuchen sind.

FSC
www.fsc.org
MIX
Papier | Fördert
gute Waldnutzung
FSC® C083411

Kolibri 360 GmbH
Ferdinand-Jühlke-Straße 7
99095 Erfurt, Deutschland
produktsicherheit@kolibri360.de